现代护理学思维与护理实践

主编　张新晶　李珊珊　薛　君　杨树青
　　　康晓庆　王　宁　姜菲菲

黑龙江科学技术出版社
HEILONGJIANG SCIENCE AND TECHNOLOGY PRESS

图书在版编目（CIP）数据

现代护理学思维与护理实践 / 张新晶等主编. -- 哈
尔滨：黑龙江科学技术出版社，2024.4
ISBN 978-7-5719-2369-3

Ⅰ. ①现… Ⅱ. ①张… Ⅲ. ①护理学 Ⅳ. ①R47

中国国家版本馆CIP数据核字（2024）第070040号

现代护理学思维与护理实践
XIANDAI HULIXUE SIWEI YU HULI SHIJIAN

主　　编　张新晶　李珊珊　薛　君　杨树青　康晓庆　王　宁　姜菲菲
责任编辑　陈兆红
封面设计　宗　宁
出　　版　黑龙江科学技术出版社
　　　　　地址：哈尔滨市南岗区公安街70-2号　邮编：150007
　　　　　电话：（0451）53642106　传真：（0451）53642143
　　　　　网址：www.lkcbs.cn
发　　行　全国新华书店
印　　刷　黑龙江龙江传媒有限责任公司
开　　本　787 mm×1092 mm　1/16
印　　张　22.5
字　　数　566千字
版　　次　2024年4月第1版
印　　次　2024年4月第1次印刷
书　　号　ISBN 978-7-5719-2369-3
定　　价　238.00元

前 言
FOREWORD

随着全面推进健康中国建设,国家对我国护理事业的发展提出了新的要求。要求护理事业紧紧围绕人民健康需求,构建全面全程、优质高效的护理服务体系,不断满足群众差异化的护理服务需求。并且我国信息技术的快速发展也为护理事业的发展创造了有利条件。新一代信息技术与卫生健康服务深度融合,卫生健康领域中新模式、新产业、新业态不断涌现,为推动护理服务模式创新,提高护理服务效率,引领我国护理高质量发展提供了有力支撑。目前,护理领域依然存在着一定的矛盾,其主要表现在人民群众的护理服务需求与供给相对不足之间的矛盾,需要进一步从护理体系、服务、技术、管理、人才等多维度统筹,以实现推动护理高质量发展,提高护理同质化水平。对此,为了顺应时代发展的要求,积极为健康中国的建设作出突出贡献,我们邀请具有丰富临床护理经验的专家编写了《现代护理学思维与护理实践》一书。

本书从临床护理实际工作需求出发,以提升临床护理操作技术,规范临床护理操作为核心,并且对护理学最新进展进行汇总。本书首先介绍临床常用护理技术,为临床护理工作夯实基础;随即围绕临床科室展开,对临床各科室中常见疾病的护理内容进行阐述,重点包括疾病的护理评估、护理诊断、护理措施及护理评价等内容。此外,本书还简要介绍了疾病的病因、临床表现、辅助检查和诊断,将科学的临床思维、丰富的临床实践经验融汇在一起,不仅内容全面,而且操作性强,是一本适合临床护理工作者参考的工具书。

尽管在本书编撰过程中,编者尽可能把护理学的最新研究成果呈现给读者,但限于编写经验不足、编写时间有限,书中如存在遗漏之处,敬请广大读者提出宝贵的修改建议。

《现代护理学思维与护理实践》编委会

2023 年 12 月

目 录
CONTENTS

第一章

临床常用护理技术

第一节 皮下注射

皮下注射法是将少量药液或生物制剂注入皮下组织的方法。常用的部位有上臂三角肌下缘、前臂外侧、腹部、后背和大腿外侧方。

一、目的

(1)注入小剂量药物,用于不宜口服给药而需在一定时间内发生药效时。

(2)局部麻醉用药。

(3)预防接种。

二、准备

(一)操作者准备

穿戴整齐,修剪指甲,洗手,戴口罩。

(二)用物准备

皮肤消毒液、无菌棉签、2 mL 注射器、按医嘱准备药液、医嘱本、弯盘、手消毒液等。

(三)患者准备

了解注射的目的、方法及注意事项,能主动配合。

(四)环境准备

清洁、安静、光线适宜或有足够的照明。

三、操作程序

(1)查对无误后,解释操作的目的和过程,选择注射部位。

(2)将安瓿尖端的药液弹至体部。

(3)按无菌操作法取出棉签,蘸取消毒液,常规消毒安瓿。

(4)常规消毒注射部位皮肤,待干。

(5)用无菌纱布包住安瓿瓶颈及以上部分,折断安瓿。

(6)检查注射器,取出并接好针头。

（7）抽吸药液,排尽空气,二次查对。

（8）左手绷紧注射部位皮肤,右手持注射器,示指固定针栓,使针头与皮肤成 30°～40°,迅速将针梗 1/2～2/3 刺入皮下。

（9）固定针栓,左手抽吸活塞,如无回血即可缓慢推药。

（10）注射完毕,用棉签轻压在针刺处,迅速拔针,再次查对。

（11）处理用物,洗手、记录。

四、注意事项

（1）严格执行查对制度和无菌操作原则。

（2）对皮肤有刺激的药物一般不做皮下注射。

（3）对过度消瘦者,可捏起局部组织,适当减少穿刺角度。

（4）进针角度不宜超过 45°,以免刺入肌层。

（5）注意职业防护,用后的针头及时放入锐器盒。

（康晓庆）

第二节　皮内注射

皮内注射法是将少量药液注入表皮和真皮之间的方法。

一、目的

（1）药物的皮肤敏感试验。

（2）预防接种。

（3）局部麻醉的起始步骤。

二、准备

（一）操作者准备

穿戴整齐,修剪指甲,洗手,戴口罩。

（二）用物准备

消毒溶液、无菌棉签、1 mL 注射器、弯盘、注射用药液（过敏试验时需备急救药物和注射器）、医嘱本等。

（三）患者准备

了解注射的目的、方法及注意事项。

（四）环境准备

清洁、安静、光线适宜或有足够的照明。

三、操作程序

（1）严格执行查对制度和无菌操作原则,按医嘱抽吸药液。

（2）备齐用物,携至患者床旁,仔细查对患者的姓名、床号、药名、浓度、剂量、方法、时间并解释。如做药物过敏试验,应先询问患者有无过敏史。

（3）选择注射部位,药物过敏试验一般为前臂掌侧下段。

（4）用75%乙醇常规消毒皮肤,待干。

（5）二次查对,排尽注射器内空气。

（6）针尖斜面向上与皮肤成5°刺入皮内,推注药液0.1 mL,局部隆起呈皮丘,皮丘变白并显露毛孔,随即拔出针头。再次查对。

（7）若为药物过敏试验,应告知患者勿离开病室(或注射室),若有不适应立即告知医师。在20分钟后观察试验结果。

（8）帮助患者取舒适体位,清理用物。

（9）洗手,记录。

四、注意事项

（1）严格执行查对制度和无菌操作原则。

（2）药物过敏试验前,应询问患者的用药史、过敏史及家族史,如患者对需要注射的药物有过敏史,应及时与医师联系,更换其他药物。

（3）药物过敏试验消毒皮肤时忌用碘伏,以免影响对局部反应的观察。

（4）在药物过敏试验前,皮试液应现配现用,剂量准确,同时应备好急救药品,以防发生意外。

（5）进针角度为针尖斜面全部进入皮内为宜,进针角度过大易将药液注入皮下,影响结果的观察和判断。

（6）药物过敏试验结果为阳性,应告知医师、患者和家属,并记录在病历上。

（王　宁）

第三节　肌内注射

肌内注射法是将一定量药液注入肌肉组织内的方法。自肌内注射的药物可通过毛细血管壁到达血液内,吸收较完全而生效迅速。

一、目的

（1）不宜或不能做静脉注射,要求比皮下注射更迅速发生疗效时采用。

（2）用于注射刺激性较强或药量较大的药物。

二、准备

(一)操作者准备

穿戴整齐,修剪指甲,洗手,戴口罩。

（二）用物准备

皮肤消毒液、无菌棉签、2 mL 或 5 mL 注射器、按医嘱准备的药物、弯盘、医嘱本、手消毒液等。

（三）患者准备

了解注射的目的、方法及注意事项，能主动配合。

（四）环境准备

清洁、安静、光线适宜或有足够的照明。

三、操作程序

（1）查对，并向患者解释操作的目的和过程。

（2）协助患者取合适的体位，确定注射部位。如选用臀大肌内注射射，用"十字法"或"连线法"定位。①"十字法"：从臀裂顶点向左或向右划一水平线，再从髂嵴最高点作一垂直线，将一侧臀部分为四个象限，外上象限避开内角为注射部位；②"连线法"：髂前上棘与尾骨连线的外上1/3处为注射部位。

（3）取出无菌棉签，蘸取消毒液。

（4）常规分别消毒安瓿和注射部位皮肤。

（5）用无菌纱布包住安瓿的瓶颈及以上部分，折断安瓿。

（6）检查注射器包装，取出注射器，吸取药液，排尽空气，二次查对。

（7）左手的拇指和示指绷紧皮肤，右手持注射器并固定针栓，针头与皮肤垂直，用手臂带动腕部的力量，快速刺入肌肉（切勿将针头全部刺入），左手放松绷紧的皮肤，抽动活塞观察无回血后，固定针栓并缓慢推注药物。

（8）注射完毕，用无菌棉签轻压进针处，快速拔出针头，按压片刻。

（9）再次核对，观察患者有无不良反应。

（10）整理床单位，协助患者躺卧舒适。

（11）清理用物，洗手，记录。

四、注意事项

（1）严格执行查对制度和无菌操作原则。

（2）两种药物同时注射时，应注意配伍禁忌。

（3）对 2 岁以下婴幼儿不宜选用臀大肌内注射射，因其臀大肌尚未发育好，注射时有损伤坐骨神经的危险，最好选择臀中肌和臀小肌内注射射。

（4）对需长期注射者，应交替更换注射部位，并选用细长针头，以避免或减少硬结的发生。

（5）注意职业防护，用后的针头及时放入锐器盒。

（姜菲菲）

第四节 静脉输液

一、准备

(一)仪表
着装整洁,佩戴胸牌,洗手,戴口罩。

(二)用物
注射盘内放干棉球缸、一次性输液器、网套、止血带、橡皮小枕及一次性垫巾、弯盘、0.75%碘伏、棉签、胶布、启盖器、药液瓶外贴输液标签(上写患者姓名、床号、输液药品、剂量、用法、日期、时间、输液架)。

二、操作步骤

(1)根据医嘱备齐用物,携至床旁查对床号、姓名、剂量、用法、时间、药液瓶和面貌,并摇动药瓶对光检查。

(2)做好解释工作,询问大小便,备胶布。

(3)开启铝盖中心部分(如备物时加完药可省去)套网套,消毒瓶塞中心及瓶颈,挂于输液架上,检查输液器并打开,插入瓶塞至针头根部。

(4)排气,排液3~5 mL至弯盘内。

(5)选择血管、置小枕及垫巾,扎止血带、消毒皮肤,待干。

(6)再次查对床号、姓名、剂量、用法、时间、药液瓶。

(7)再次检查空气是否排尽,夹紧,穿刺时左手绷紧皮肤并用拇指固定静脉,见回血,松止血带及螺旋夹。

(8)胶布固定,干棉球遮盖针眼,调节滴速,开始15分钟应慢,无异常可调节至正常速度。

(9)交代注意事项,整理床及用物。

(10)爱护体贴患者,协助卧舒适体位。

(11)洗手、消毒用物。

三、临床应用

(一)静脉输液注意事项
(1)严格执行无菌操作和查对制度。

(2)根据病情需要,有计划地安排轮流顺序,如需加入药物,应合理安排,以尽快达到输液目的,注意配伍禁忌。

(3)需长期输液者,要注意保护和合理使用静脉,一般从远端小静脉开始。

(4)输液前应排尽输液管及针头内空气,药液滴尽前要按需及时更换溶液瓶或拔针,严防造成空气栓塞。

(5)输液过程中应加强巡视,耐心听取患者的主诉,严密观察注射部位皮肤有无肿胀、针头有无脱出,阻塞或移位,针头和输液器衔接是否紧密,输液管有无扭曲受压,输液滴速是否适宜及输液瓶内溶液量等,及时记录在输液卡或护理记录单上。

(6)需 24 小时连续输液者,应每天更换输液器。

(7)颈外静脉穿刺置管,如硅胶管内有回血,须及时用稀释肝素溶液冲注,以免硅胶管被血块堵塞;如遇输液不畅,须注意是否存在硅胶管弯曲或滑出血管外等情况。

(二)常见输液反应及防治

1.发热反应

(1)减慢滴注速度或停止输液,及时与医师联系。

(2)对症处理,寒战时适当增加盖被或用热水袋保暖,高热时给予物理降温。

(3)按医嘱给抗过敏药物或激素治疗。

(4)保留余液和输液器,必要时送检验室做细菌培养。

(5)严格检查药液质量、输液用具的包装及灭菌有效期等,防止致热物质进入体内。

2.循环负荷过重(肺水肿)

(1)立即停止输液,及时与医师联系,积极配合抢救,安慰患者,使患者有安全感和信任感。

(2)为患者安置端坐位,使其两腿下垂,以减少静脉回流,减轻心脏负担。

(3)加压给氧,可使肺泡内压力升高,减少肺泡内毛细血管渗出液的产生,同时给予 20%～30%乙醇湿化吸氧。因乙醇能降低肺泡内泡沫的表面张力,使泡沫破裂消散,从而改善肺部气体交换,迅速缓解缺氧症状。

(4)按医嘱给用镇静剂、扩血管药物和强心剂如洋地黄等。

(5)必要时进行四肢轮流结扎,即用止血带或血压计袖带做适当加压,以阻断静脉血流,但动脉血流仍通畅。每隔 5～10 分钟轮流放松一侧肢体的止血带,可有效地减少静脉回心血量,待症状缓解后,逐步解除止血带。

(6)严格控制输液滴速和输液量,对心、肺疾病患者及老年人、儿童尤应慎重。

3.静脉炎

(1)严格执行无菌操作,对血管壁有刺激性的药物应充分稀释后应用,并防止药物溢出血管外。同时,要有计划地更换注射部位,以保护静脉。

(2)患肢抬高并制动,局部用 95%乙醇或 50%硫酸镁行热湿敷。

(3)理疗。

(4)如合并感染,根据医嘱给予抗生素治疗。

4.空气栓塞

(1)立即停止输液,及时通知医师,积极配合抢救,安慰患者,以减轻恐惧感。

(2)立即为患者置左侧卧位(可使肺的位置低于右心室,气泡侧向上漂移到右心室,避开肺动脉口)和头低足高位(在吸气时可增加胸腔内压力,以减少空气进入静脉。由于心脏搏动将空气混成泡沫,分次小量进入肺动脉内)。

(3)氧气吸入。

(4)输液前排尽输液管内空气,输液过程中密切观察,加压输液或输血时应专人守护,以防止空气栓塞发生。

(宋建铭)

第二章

神经内科疾病护理

第一节　面神经炎

面神经炎又称 Bell 麻痹，是面神经在茎乳孔以上面神经管内段的急性非化脓性炎症。

一、病因

病因不明，一般认为面部受冷风吹袭、病毒感染、自主神经功能紊乱造成面神经的营养微血管痉挛，引起局部组织缺血、缺氧所致。近年来也有认为可能是一种免疫反应。膝状神经节综合征则系带状疱疹病毒感染，使膝状神经节及面神经发生炎症所致。

二、临床表现

无年龄和性别差异，多为单侧，偶见双侧，多为吉兰-巴雷综合征。发病与季节无关，通常急性起病，数小时至 3 天达到高峰。病前 1～3 天患侧乳突区可有疼痛。同侧额纹消失，眼裂增大，闭眼时，眼睑闭合不全，眼球向外上方转动并露出白色巩膜，称 Bell 现象。病侧鼻唇沟变浅，口角下垂。不能做噘嘴和吹口哨动作，鼓腮时病侧口角漏气，食物常滞留于齿颊之间。

若病变波及鼓索神经，尚可有同侧舌前 2/3 味觉减退或消失。镫骨肌支以上部位受累时，出现同侧听觉过敏。膝状神经节受累时除面瘫、味觉障碍和听觉过敏外，还有同侧唾液、泪腺分泌障碍，耳内及耳后疼痛，外耳道及耳郭部位带状疱疹，称膝状神经节综合征。一般预后良好，通常于起病 1～2 周后开始恢复，2～3 个月内痊愈。发病时伴有乳突疼痛、老年、患有糖尿病和动脉硬化者预后差。可遗有面肌痉挛或面肌抽搐。可根据肌电图检查及面神经传导功能测定判断面神经受损的程度和预后。

三、诊断与鉴别诊断

根据急性起病的周围性面瘫即可诊断。但需与以下疾病鉴别。

(1)吉兰-巴雷综合征：可有周围面瘫，多为双侧性，并伴有对称性肢体瘫痪和脑脊液蛋白-细胞分离。

(2)中耳炎、内耳炎、乳突炎等并发的耳源性面神经麻痹，以及腮腺炎肿瘤下颌化脓性淋巴结炎等所致者多有原发病的特殊症状及病史。

（3）颅后窝肿瘤或脑膜炎引起的周围性面瘫：起病较慢，且有原发病及其他脑神经受损表现。

四、治疗

（一）急性期治疗

以改善局部血液循环，消除面神经的炎症和水肿为主。如为带状疱疹所致的亨特综合征，可口服阿昔洛韦 5 mg/(kg·d)，每天 3 次，连服 7～10 天。①类固醇皮质激素：泼尼松（20～30 mg）每天 1 次，口服，连续 7～10 天。②改善微循环，减轻水肿：706 代血浆（羟乙基淀粉）或右旋糖酐-40 250～500 mL，静脉滴注每天 1 次，连续 7～10 天，亦可加用脱水利尿药。③神经营养代谢药物的应用：维生素 B_1 50～100 mg，维生素 B_{12} 500 μg，胞磷胆碱 250 mg，辅酶 Q_{10} 5～10 mg等，肌内注射，每天 1 次。④理疗：茎乳孔附近超短波透热疗法，红外线照射。

（二）恢复期治疗

以促进神经功能恢复为主：①口服维生素 B_1、维生素 B_{12} 各 1～2 片，每天 3 次；地巴唑10～20 mg，每天 3 次。亦可用加兰他敏 2.5～5.0 mg，肌内注射，每天 1 次。②中药，针灸，理疗。③采用眼罩，滴眼药水，涂眼药膏等方法保护暴露的角膜。④病后 2 年仍不恢复者，可考虑行神经移植治疗。

五、护理

（一）一般护理

（1）病后两周内应注意休息，减少外出。

（2）本病一般预后良好，约80%患者可在 3～6 周内痊愈，因此应向患者说明病情，使其积极配合治疗，解除心理压力，尤其年轻患者，应保持健康心态。

（3）给予易消化、高热能的半流饮食，保证机体足够营养代谢，增加身体抵抗力。

（二）观察要点

面神经炎是神经科常见病之一，在护理观察中主要注意以下两方面的鉴别。

1.分清面瘫属中枢性还是周围性瘫痪

中枢性面瘫系由对侧皮质延髓束受损引起的，故只产生对侧下部面肌瘫痪，表现为鼻唇沟浅、口角下坠、露齿、鼓腮、吹口哨时出现肌肉瘫痪，而皱额、闭眼仍正常或稍差。哭笑等情感运动时，面肌仍能收缩。周围性面瘫所有表情肌均瘫痪，不论随意或情感活动，肌肉均无收缩。

2.正确判断患病一侧

面肌挛缩时病侧鼻唇沟加深，眼裂缩小，易误认健侧为病侧。如让患者露齿时可见挛缩侧面肌不收缩，而健侧面肌收缩正常。

（三）保护暴露的角膜及防止结膜炎

由于患者不能闭眼，因此必须注意眼的清洁卫生：①外出必须戴眼罩，避免尘沙进入眼内。②每天抗生素眼药水滴眼，入睡前用眼药膏，以防止角膜炎或暴露性角结膜炎。③擦拭眼泪的正确方法是向上，以防止加重外翻。④注意用眼卫生，养成良好习惯，不能用脏手、脏手帕擦泪。

（四）保持口腔清洁防止牙周炎

由于患侧面肌瘫痪，进食时食物残渣常停留于患侧颊齿间，故应注意口腔卫生：①经常漱口，必要时使用消毒漱口液;②正确使用刷牙方法,应采用"短横法或竖转动法"两种方法,以去除菌斑及食物残片;③牙齿的邻面与间隙容易堆积菌斑而发生牙周炎,可用牙线紧贴牙齿颈部,然后在邻面做上下移动,每个牙齿4~6次,直至刮净;④牙龈乳头萎缩和齿间空隙大的情况下可用牙签沿着牙龈的形态线平行插入,不宜垂直插入,以免影响美观和功能。

(五)家庭护理

1.注意面部保暖

夏天避免在窗下睡觉,冬天迎风乘车要戴口罩,在野外作业时注意面部及耳后的保护。耳后及病侧面部给予温热敷。

2.平时加强身体锻炼

增强抗风寒侵袭的能力,积极治疗其他炎性疾病。

3.瘫痪面肌锻炼

因面肌瘫痪后常松弛无力,患者自己可对着镜用手掌贴于瘫痪的面肌上做环形按摩,每天3~4次,每次15分钟,以促进血液循环,并可减轻患者面肌受健侧的过度牵拉。当神经功能开始恢复时,鼓励患者练习病侧的各单个面肌的随意运动,以促进瘫痪肌的早日康复。

(张新晶)

第二节　三叉神经痛

三叉神经痛是三叉神经分布区短暂的反复发作性剧痛。

一、护理评估

(一)病因及发病机制

原发性三叉神经痛病因不明,多数人认为由脑干三叉神经感觉主核或半月神经节细胞发作性放电,也有人认为是半月节附近的动脉硬化,小血管团压迫三叉神经根等原因引起。继发性三叉神经痛常为脑桥小脑占位性病变、多发性硬化等所致。

(二)健康史

询问患者疼痛的部位、性质和频率;仔细询问患者疼痛的部位是一侧还是两侧,痛点位于哪里;询问患者是否有特别敏感的区域;是否有诱发因素;疼痛的感觉如何,持续时间有多久。

(三)身体评估

了解起病形式及病程特点:三叉神经痛者多呈周期性发作,每次发作期可为数天、数周或数月不等;缓解期亦可数天至数年不等。

(四)心理-社会评估

疼痛严重时可昼夜发作,使患者夜不能眠,常导致患者面色憔悴、甚至精神抑郁或情绪低落。

(五)实验室及其他检查

了解神经系统有无阳性体征:原发性三叉神经痛一般无神经系统阳性体征。

二、护理诊断

(一)疼痛

疼痛与三叉神经受损有关。

(二)焦虑

焦虑与疼痛反复、频繁发作有关。

三、护理措施

(一)一般护理

保持室内光线柔和,周围环境安静、安全,避免患者因周围环境刺激而产生焦虑加重疼痛。

(二)饮食护理

饮食宜清淡,保证机体营养,避免粗糙、干硬、辛辣食物,严重者予以流质饮食。

(三)症状护理

观察患者疼痛的部位、性质,与患者进行交谈,帮助患者了解疼痛的原因与诱因;指导患者运用想象、分散注意力、放松、适当按摩疼痛部位等技巧减轻疼痛;指导患者生活有规律,合理休息,鼓励患者参加一些娱乐活动(如看电视、杂志,听音乐,跳交谊舞等),以减轻疼痛和消除紧张情绪。

(四)用药护理

按时服药,并将药物不良反应向患者说明,使之更好配合。如使用卡马西平可致眩晕、嗜睡、恶心、步态不稳,多在数天后消失;偶有皮疹、白细胞减少,需停药。迅速有效的止痛是治疗本病的关键。

1.药物治疗

卡马西平为三叉神经痛的首选药物,其次可选用苯妥英钠、氯硝西泮、巴氯芬等;轻者也可服用解热镇痛药。

2.封闭治疗

服药无效者可行三叉神经纯乙醇封闭治疗。

3.射频电凝疗法

采用射频电凝治疗对大多数患者有效,可缓解疼痛数月至数年。

以上治疗均无效时可考虑三叉神经感觉根部分切断术,止痛效果为目前首选。

(五)心理护理

护士应怀着同情心去理解和体谅患者的情况,对缺乏知识的恐惧,应做耐心的解释工作。

(六)健康指导

帮助患者及家属掌握本病有关治疗和训练方法。如洗脸、刷牙时动作轻柔,进软食,禁食较硬的食物,以免诱发疼痛;遵医嘱合理用药,学会识别药物不良反应;不要随意更换药物或停药;若有眩晕、步态不稳、皮疹等应及时就诊。

四、护理评价

患者疼痛有所减轻,并且能够说出疼痛的诱发因素。

(张新晶)

第三节 病毒性脑膜炎

病毒性脑膜炎是一组由各种病毒感染引起的脑膜急性炎症性疾病,临床以发热、头痛和脑膜刺激征为主要表现。本病大多呈良性过程。

一、病因及发病机制

多数的病毒性脑膜炎由肠道病毒引起。该病毒属于微小核糖核酸病毒科,有60多个不同亚型,包括脊髓灰质炎病毒、柯萨奇病毒 A 和 B、埃可病毒等,其次为流行性腮腺炎、单纯疱疹病毒和腺病毒。

肠道病毒主要经粪-口途径传播,少数通过呼吸道分泌物传播;大部分病毒在下消化道发生最初的感染,肠道细胞上有与肠道病毒结合的特殊受体,病毒经肠道入血,产生病毒血症,再经脉络丛侵犯脑膜,引发脑膜炎症改变。

二、临床表现

(1)本病以夏秋季为高发季节,在热带和亚热带地区可终年发病。儿童多见,成人也可罹患。多为急性起病,出现病毒感染的全身中毒症状如发热、头痛、畏光、肌痛、恶心、呕吐、食欲减退、腹泻和全身乏力等,并可有脑膜刺激征。病程在儿童常超过 1 周,成人病程可持续 2 周或更长时间。

(2)临床表现可因患者的年龄、免疫状态和病毒种类不同而异,如幼儿可出现发热、呕吐、皮疹等症状,而脑膜刺激征轻微甚至缺如;手足口综合征常发生于肠道病毒 71 型脑膜炎,非特异性皮疹常见于埃可病毒 9 型脑膜炎。

三、辅助检查

脑脊液压力正常或增高,白细胞数正常或增高,可达 $(10\sim100)\times10^6$/L,早期可以多形核细胞为主,8~48 小时后以淋巴细胞为主。蛋白质可轻度增高,糖和氯化物含量正常。

四、治疗

本病是一种自限性疾病,主要是对症治疗、支持治疗和防治并发症。对症治疗:如头痛严重者可用止痛药,癫痫发作可选用卡马西平或苯妥英钠等,脑水肿在病毒性脑膜炎不常见,可适当应用甘露醇。对于疱疹病毒引起的脑膜炎,应用阿昔洛韦抗病毒治疗可明显缩短病程和缓解症状,目前针对肠道病毒感染临床上使用或试验性使用的药物有人免疫球蛋白和抗微小核糖核酸病毒药物普来可那立。

五、护理评估

(一)健康史
发病前有无发热及感染史(呼吸道、消化道)。

（二）症状

发热、头痛、呕吐、食欲减退、腹泻、乏力、皮疹等。

（三）身体状况

（1）生命体征及意识，尤其是体温及意识状态。

（2）头痛：头痛部位、性质、有无逐渐加重及突然加重，脑膜刺激征是否阳性。

（3）呕吐：呕吐物性质、量、频率，是否为喷射样呕吐。

（4）其他症状：有无人格改变、共济失调、偏瘫、偏盲、皮疹。

（四）心理状况

（1）有无焦虑、恐惧等情绪。

（2）疾病对生活、工作有无影响。

六、护理诊断/问题

（一）体温过高

体温过高与感染的病原有关。

（二）意识障碍

意识障碍与高热、颅内压升高引起的脑膜刺激征及脑疝形成有关。

（三）有误吸的危险

误吸与脑部病变引起的脑膜刺激征及吞咽困难有关。

（四）有受伤的危险

受伤与脑部皮质损伤引起的癫痫发作有关。

（五）营养失调

低于机体需要量与高热、吞咽困难、脑膜刺激征所致的营养入量不足有关。

（六）生活自理能力缺陷

生活自理能力缺陷与昏迷有关。

（七）有皮肤完整性受损的危险

有皮肤完整性受损的危险与昏迷抽搐有关。

（八）语言沟通障碍

语言沟通障碍与脑部病变引起的失语、精神障碍有关。

（九）思维过程改变

思维过程改变与脑部损伤所致的智能改变、精神障碍有关。

七、护理措施

（一）高热的护理

（1）注意观察患者发热的热型及相伴的全身中毒症状的程度，根据体温高低定时监测其变化，并给予相应的护理。

（2）患者在寒战期及时给予增加衣被保暖；在高热期则给予减少衣被，增加其散热。患者的内衣以棉制品为宜，且不宜过紧，应勤洗勤换。

（3）在患者头、颈、腋窝、腹股沟等大血管走行处放置冰袋，及时给予物理降温，30分钟后测量降温后的效果。

(4)当物理降温无效、患者持续高热时,遵医嘱给予降温药物。给予药物降温后特别是有昏迷的患者,要观察其神志、瞳孔、呼吸、血压的变化。

(5)做好基础护理,使患者身体舒适;做好皮肤护理,防止降温后大量出汗带来的不适;给予患者口腔护理,以减少高热导致口腔分泌物减少引起的口唇干裂、口干、舌苔,以及呕吐、口腔残留食物引起的口臭带来的不适感及舌尖、牙龈炎等感染;给予会阴部护理,保持其清洁,防止卧床所致的泌尿系统感染;床单位清洁、干燥、无异味。

(6)患者的饮食应以清淡为宜,给予细软、易消化、高热量、高维生素、高蛋白、低脂肪饮食。鼓励患者多饮水,多吃水果和蔬菜。意识障碍不能经口进食者及时给予鼻饲,并计算患者每公斤体重所需的热量,配置合适的鼻饲饮食。

(7)保持病室安静舒适,空气清新,室温 18～22 ℃,湿度 50％～60％适宜。避免噪声,以免加重患者因发热引起的躁动不安、头痛及精神方面的不适感。降低室内光线亮度或给患者戴眼罩,减轻因光线刺激引起的燥热感。

(二)病情观察

(1)严密观察患者的意识状态,维持患者的最佳意识水平。严密观察病情变化,包括意识、瞳孔、血压、呼吸、体温等生命体征的变化,结合其伴随症状,正确判断、准确识别因智能障碍引起的表情呆滞、反应迟钝,或因失语造成的不能应答,或因高热引起的精神萎靡,或因颅内压增高所致脑疝引起的嗜睡、昏睡、昏迷,应及时并准确地反馈给医师,以利于患者得到恰当的救治。

(2)按时给予脱水降颅内压的药物,以减轻脑水肿引起的头痛、恶心、呕吐等脑膜刺激征,防止脑疝的发生。

(3)注意补充液体,准确记录 24 小时出入量,防止低血容量性休克而加重脑缺氧。

(4)定时翻身、叩背、吸痰,及时清理口鼻呼吸道分泌物,保持呼吸道通畅,防止肺部感染。

(5)给予鼻导管吸氧或储氧面罩吸氧,保证脑组织氧的供给,降低脑组织氧代谢。

(6)避免噪声、强光刺激,减少癫痫发作,减少脑组织损伤,维护患者意识的最佳状态。

(7)癫痫发作及癫痫持续状态的护理详见癫痫患者的护理。

(三)精神症状的护理

(1)密切观察患者的行为,每天主动与患者交谈,关心其情绪,及时发现有无暴力行为和自杀倾向。

(2)减少环境刺激,避免引起患者恐惧。

(3)注意与患者沟通交流和护理操作技巧,减少不良语言和护理行为的刺激,避免患者意外事件的发生:①在与患者接触时保持安全距离,以防有暴力行为患者的伤害。②在与患者交流时注意表情,声音要低,语速要慢,避免使患者感到恐惧,从而增加患者对护士的信任。③运用顺应性语言劝解患者接受治疗护理,当患者焦虑或拒绝时,除特殊情况外,可等其情绪稳定后再处理。④每天集中进行护理操作,避免反复的操作引起患者的反感或激惹患者的情绪。⑤当遇到患者有暴力行为的倾向时,要保持沉着、冷静的态度,切勿大叫,以免使患者受到惊吓后产生恐惧,引发攻击行为而伤害他人。

(4)当患者烦躁不安或暴力行为不可控时,及时给予适当约束,以协助患者缓和情绪,减轻或避免意外事件的发生。约束患者时应注意以下几点:①约束患者前一定要向患者家属讲明约束的必要性,医师病程和护理记录要详细记录,必要时签知情同意书,在患者情绪稳定的情况下也应向家属讲明约束原因。②约束带应固定在患者手不可触及的地方。约束时注意患者肢体的姿势,维持肢体功能性位置,约束带松紧度适宜,注意观察被约束肢体的肤色和活动度。③长时间约束至少每2小时松解约束5分钟。必要时改变患者体位,协助肢体被动运动。若患者情况不允许,则每隔一段时间轮流松绑肢体。④患者在约束期间家属或专人陪伴,定时巡视病房,并保证患者在护理人员的视线之内。

(四)用药护理

(1)遵医嘱使用抗病毒药物,静脉给药注意保持静脉通路通畅,做好药物不良反应宣教,注意观察患者有无谵妄、震颤、皮疹、血尿,定期抽血监测肝、肾功能。

(2)使用甘露醇等脱水降颅内压的药物,应保证输液快速滴注,并观察皮肤情况,药液有无外渗,准确记录出入量。

(3)使用镇静、抗癫痫药物,要观察药效及药物不良反应,定期抽血,监测血药浓度。

(4)使用退热药物,注意及时补充水分,观察血压情况,预防休克。

(五)心理护理

(1)要做好患者心理护理,介绍有关疾病知识,鼓励患者配合医护人员的治疗,树立战胜疾病的信心,减轻恐惧、焦虑、抑郁等不良情绪,以促进疾病康复。

(2)对有精神症状的患者,给予家属帮助,做好患者生活护理,减少家属的焦虑。

(六)健康教育

(1)指导患者和家属养成良好的卫生习惯。

(2)加强体质锻炼,增强抵抗疾病的能力。

(3)注意休息,避免感冒,定期复查。

(4)指导患者服药。

(张新晶)

第四节 脑 卒 中

脑卒中又称中风或脑血管意外,是一组以急性起病、局灶性或弥漫性脑功能缺失为共同特征的脑血管病,通常指包括脑出血、脑梗死、蛛网膜下腔出血。脑卒中主要由于血管壁异常、血栓、栓塞以及血管破裂等所造成的神经功能障碍性疾病。我国脑卒中呈现高发病率、高复发率、高致残率、高死亡率的特点。据世界卫生组织调查结果显示,我国脑卒中发病率高于世界平均水平。世界卫生组织 MONICA 研究表明,我国的脑卒中发生率正以每年 8.7% 的速度上升。我国居民第三次死因调查报告显示,脑血管病已成为国民第一位的死因。我国脑卒中的死亡率高于欧美国家 4~5 倍,是日本的 3.5 倍,甚至高于泰国、印度等发展中国家。MONICA 研究也表明,脑卒中病死率为 20%~30%。世界卫生组织对中国脑卒中死亡的人数进行了预测,如果死亡率维持不变,到 2030 年,我国每年将有近 400 万人口死于脑卒中。如果死亡率增长 1%,到 2030 年,我国每年将有近 600 万人口死于脑卒中,我国现幸存脑卒中患者近 700 万,其中致残率高达 75%,约有 450 万患者不同程度丧失劳动能力或生活不能自理。脑卒中复发率超过 30%,5 年内再次发生率达 54%。

一、脑出血的护理评估

脑出血(intra cerebral hemorrhage,ICH)是指原发于脑内动脉、静脉和毛细血管的病变出血,以动脉出血为多见,血液在脑实质内积聚形成脑内血肿。脑内出血临床病理过程与出血量和部位有关。小量出血时,血液仅渗透在神经纤维之间,对脑组织破坏较少;出血量较大时,血液在脑组织内积聚形成血肿,血肿的占位效应压迫周围脑组织,撕裂神经纤维间的横静脉使血肿进一步增大,血液成分特别是凝血酶、细胞因子 IL-1、TNF-α、血红蛋白的溶出等致使血肿周围的脑组织可在数小时内形成明显脑水肿、缺血和点状的微出血,血肿进一步扩大,导致邻近组织受压移位以至形成脑疝。脑内血肿和脑水肿可向内压迫脑室使之移位,向下压迫丘脑、下丘脑,引起严重的自主神经功能失调症状。幕上血肿时,中脑受压的危险性很大;小脑血肿时,延髓易于受下疝的小脑扁桃体压迫。脑内血肿可破入脑室或蛛网膜下腔,形成继发性脑室出血和继发性蛛网膜下腔出血。

(一)病因分析

高血压动脉硬化是自发性脑出血的主要病因,高血压患者约有 1/3 的机会发生脑出血,而93.91%脑出血患者中有高血压病史。其他还包括脑淀粉样血管病、动脉瘤、动脉-静脉畸形、动脉炎、血液病等。

(二)临床观察

高血压性脑出血以 50 岁左右高血压患者发病最多。由于与高血压的密切关系以致在年轻高血压患者中,个别甚至仅 30 余岁也可发生。脑出血虽然在休息或睡眠中也会发生,但通常是在白天情绪激动、过度用力等体力或脑力活动紧张时即刻发病。除有头昏、头痛、工作效率差、鼻出血等高血压症状外,平时身体一般情况常无特殊。脑出血发生前常无预感。极个别患者在出血前数小时或数天诉有瞬时或短暂意识模糊、手脚动作不便或说话含糊不清等脑部症状。高血压性脑出血常突然发生,起病急骤,往往在数分钟到数小时内病情发展到高峰(图 2-1)。

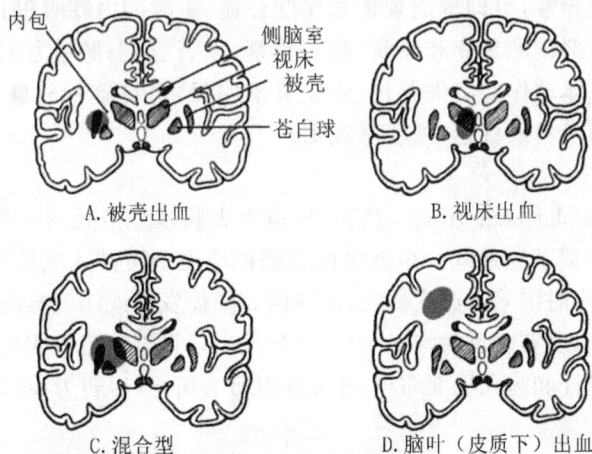

图 2-1　高血压性脑出血

1.壳核出血

大脑基底节为最常见的出血部位,约占脑出血的 60%。由于损伤到内囊故称为内囊出血。除具有脑出血的一般症状外,内囊出血的患者常有头和眼转向出血病灶侧,呈"凝视病灶"状和

"三偏"症状,即偏瘫、偏身感觉障碍和偏盲。

(1)偏瘫:出血病灶对侧的肢体偏瘫,瘫痪侧鼻唇沟较浅,呼气时瘫侧面颊鼓起较高。瘫痪肢体由弛缓性瘫痪逐渐转为痉挛性瘫痪,上肢呈屈曲内收,下肢强直,腱反射转为亢进,可出现踝阵挛,病理反射阳性,呈典型上运动神经元性偏瘫。

(2)偏身感觉障碍:出血灶对侧偏身感觉减退,用针刺激肢体、面部时无反应或反应较另一侧迟钝。

(3)偏盲:在患者意识状态能配合检查时还可发现病灶对侧同向偏盲,主要是由于经过内囊的视放射受累所致。

另外,主侧大脑半球出血可伴有失语症,脑出血患者亦可发生顶叶综合征,如体象障碍(偏瘫无知症、幻多肢、错觉性肢体移位等)、结构性失用症、地理定向障碍等。记忆力、分析理解、计算等智能活动往往在脑出血后明显减退。

2.脑桥出血

常突然起病,出现剧烈头痛、头晕、眼花、坠地、呕吐、复视、讷吃、吞咽困难、一侧面部发麻等症状。起病初意识可部分保留,但常在数分钟内进入深度昏迷。出血往往先自一侧脑桥开始,表现为交叉性瘫痪,即出血侧面部瘫痪和对侧上下肢弛缓性瘫痪。头和两眼转向非出血侧,呈"凝视瘫肢"状。脑桥出血常迅速波及两侧,出现两侧面部和肢体均瘫痪,肢瘫大多呈弛缓性。少数呈痉挛性或呈去脑强直。双侧病理反射呈阳性。头和两眼位置回到正中,两侧瞳孔极度缩小。这种"针尖样"瞳孔见于1/3的脑桥出血患者,为特征性症状,是由脑桥内交感神经纤维受损所致。脑桥出血常阻断下丘脑对体温的正常调节而使体温急剧上升,呈持续高热状态。由于脑干呼吸中枢的影响常出现不规则呼吸,可于早期就出现呼吸困难。脑桥出血后,如两侧瞳孔散大、对光反射消失、呼吸不规则、脉搏和血压失调、体温不断上升或突然下降,则提示病情危重。

3.小脑出血

小脑出血多发生在一侧小脑半球,可导致急性颅内压增高,脑干受压,甚至发生枕大孔疝。起病急骤,少数病情凶险异常,可即刻出现神志深度昏迷,短时间内呼吸停止;多数患者于起病时神志清楚,常诉一侧后枕部剧烈头痛和眩晕,呕吐频繁,发音含糊;瞳孔往往缩小,两眼球向病变对侧同向凝视,病变侧肢体动作共济失调,但瘫痪可不明显,可有脑神经麻痹症状、颈项强直等。病情逐渐加重,意识渐趋模糊或昏迷,呼吸不规则。

4.脑室出血

脑室出血(intraventricular hemorrhage,IVH)多由于大脑基底节处出血后破入到侧脑室,以致血液充满整个脑室和蛛网膜下腔系统。小脑出血和脑桥出血也可破入到第四脑室,这种情况极其严重。意识往往在1~2小时内陷入深度昏迷,出现四肢抽搐发作或四肢瘫痪。双侧病理反射呈阳性。四肢常呈弛缓性瘫痪,所有腱反射均引不出,可阵发出现强直性痉挛或去脑强直状态。呕吐咖啡色残渣样液体,高热、多汗和瞳孔极度缩小,呼吸深沉带有鼾声,后转为浅速和不规则。

(三)辅助检查

1.CT检查

CT检查可显示血肿部位、大小、形态,是否破入脑室,血肿周围有无低密度水肿带及占位效应、脑组织移位等。24小时内出血灶表现为高密度,边界清楚(图2-2)。48小时以后,出血灶高密度影周围出现低密度水肿带。

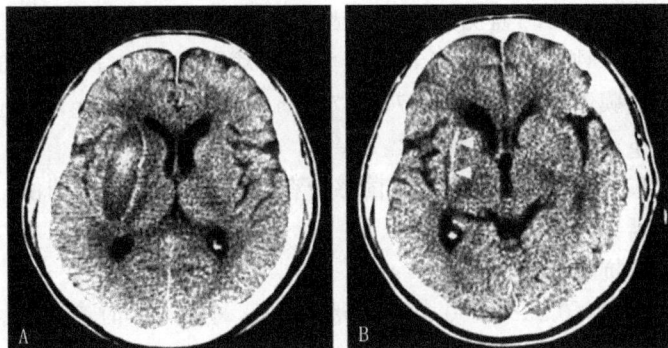

图 2-2　壳核外囊型脑出血的演变 CT

脑出血发病 40 天后 CT 平扫(图 2-2A)显示右侧壳核外囊区有一个卵圆形低密度病灶,其中心密度略高,同侧侧脑室较对侧略小;2.5 个月后复查 CT(图 2-2B)平扫可见原病灶部位呈裂隙状低密度,为后遗脑软化灶,并行伴有条状血肿壁纤维化高密度(白箭头),同侧侧脑室扩大

2.数字减影血管造影(DSA)

脑血管 DSA 对颅内动脉瘤、脑血管畸形等的诊断均有重要价值(图 2-3)。颈内动脉造影正位像可见大脑前、中动脉间距在正常范围,豆纹动脉外移(黑箭头)。

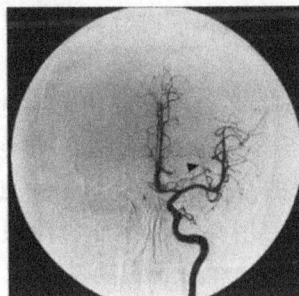

图 2-3　内囊出血 DSA

3.MRI

MRI 具有比 CT 更高的组织分辨率,且可直接多方位成像,无颅骨伪影干扰,又具有血管流空效应等特点,使对脑血管疾病的显示率及诊断准确性,比 CT 更胜一筹。CT 能诊断的脑血管疾病,MRI 均能做到;而对发生于脑干、颞叶和小脑等的血管性疾病,MRI 比 CT 更佳;对脑出血、脑梗死的演变过程,MRI 比 CT 显示更完整;对 CT 较难判断的脑血管畸形、烟雾病等,MRI 比 CT 更敏感。

4.TCD

多普勒超声检查最基本的参数为血流速度与频谱形态。血流速度增加可表示高血流量、动脉痉挛或动脉狭窄;血流速度减慢则可能是动脉近端狭窄或循环远端阻力增高的结果。

(四)内科治疗

(1)静脉补液:静脉给予生理盐水或乳酸 Ringer 溶液静脉滴注,维持正常的血容量。

(2)控制血糖:既往有糖尿病病史和血糖>200 mg/L 应给予胰岛素。低血糖者最好给予 10%～20% 葡萄糖静脉输液,或静脉推注 50% 葡萄糖溶液纠正。

(3)血压的管理:有高血压病史的患者,血压水平应控制在平均动脉压(MAP)17.3 kPa

(130 mmHg)以下。颅内压(ICP)监测增高的患者,脑灌注压(CPP)[CPP=(MAP−ICP)]应保持＞9.3 kPa(70 mmHg)。刚手术后的患者应避免平均动脉压＞14.7 kPa(110 mmHg)。心力衰竭、心肌缺血或动脉内膜剥脱,血压＞26.7/14.7 kPa(200/110 mmHg)者,应控制平均动脉压在 17.3 kPa(130 mmHg)以下。

(4)控制体温:体温＞38.5 ℃的患者及细菌感染者,给予退烧药及早期使用抗生素。

(5)维持体液平衡。

(6)禁用抗血小板和抗凝治疗。

(7)降颅压治疗:甘露醇(0.25～0.50 g/kg 静脉滴注),每隔 6 小时给 1 次。通常每天的最大量是 2 g/kg。

(8)纠正凝血异常:常用药物如华法林、鱼精蛋白、6-氨基己酸、凝血因子Ⅷ和新鲜血小板。

(五)手术治疗

1.开颅血肿清除术

对基底节区出血和皮层下出血,传统手术为开颅血肿清除。壳核出血一般经颞叶中回切开入路。Suzuki 提倡经侧裂入路,以减少颞叶损害。对脑室积血较多可经额叶前角或经侧脑室三角区入路清除血肿,并行脑室外引流术。传统开颅术因时间较长,出血较多,手术常需全麻,术后并发症较多,易发生肺部感染及上消化道出血,而使年龄较大、心肺功能较差的患者失去手术治疗的机会。优点在于颅压高、有脑疝的患者可同时行去骨片减压术。

2.颅骨开窗血肿清除术

用于壳核出血、皮层下出血及小脑出血。壳核出血在患侧颞部做一向前的弧形皮肤切口,分开颞肌,颅骨钻孔后扩大骨窗至 3 cm×3 cm 大小,星形剪开脑膜,手术宜在显微镜下进行,既可减小皮层切开及脑组织切除的范围,还能窥清出血点。在颞中回做 1.5 cm 皮层切开,用窄脑压板轻轻牵开脑组织,见血肿后用吸引器小心吸除血块,其内侧壁为内囊方向不易出血,应避免压迫或电灼,而血肿底部外侧常见豆纹动脉出血点,用银夹夹闭或用双极电凝止血,其余地方出血常为静脉渗血,用吸收性明胶海绵片压迫即可止血。小脑出血如血肿不大,无扁桃体疝也可在患侧枕外隆凸水平下 2 cm,正中旁开 3 cm 为中心做皮肤切口,钻颅后咬除枕鳞部成 3 cm 直径骨窗即可清除小脑出血。该手术方法简单、快捷、失血较少,在局麻下也可完成,所以术后意识恢复较快、并发症特别是肺部感染相对减少,即使高龄、一般情况差的患者也可承受该手术。

3.钻颅血肿穿刺引流术

多采用 CT 引导下立体定向穿刺加引流术。现主要有 3 种方法:以 CT 示血肿中心为靶点,局麻下颅骨钻孔行血肿穿刺,首次抽吸量一般达血肿量的 1/3～1/2,然后注入尿激酶 6 000 U,6～12 小时后再次穿刺及注药,或同时置入硅胶引流管作引流,以避免反复穿刺而损伤脑组织。Niizuma 用此方法治疗除脑干外的其他各部位出血 175 例,半年后随访优良率达 86%,死亡率11%。优点在于操作简单、安全、局麻下能完成,同时应用尿激酶可较全清除血肿,高龄或危重患者均可采用,但在出血早期因血肿无液化效果不好。

4.锥颅血肿碎吸引流术

以 CT 示血肿中心为靶点,局麻下行锥颅血肿穿刺,置入带螺旋绞丝的穿刺针于血肿中心,在负压吸引下将血块粉碎吸出,根据吸除量及 CT 复查结果,血肿清除量平均可达 70%。此法简单易行,在急诊室和病床旁均可施行,高龄及危重患者也可应用。但有碎吸过度损伤脑组织及再出血危险,一般吸出量达血肿量50%～70%即应终止手术。

5.微创穿刺冲洗尿激酶引流术

将带锥颅、穿刺、冲洗引流为一体的穿刺管,置入血肿中心后用含尿激酶、肝素的生理盐水每天冲洗1次,现已有许多医院应用。

6.脑室外引流术

单纯脑室出血和脑内出血破入脑室无开颅指征者,可行脑室外引流术。一般行双额部钻孔引流,Suzuki提出在双侧眶上缘、中线旁开3 cm处分别钻孔,置管行外引流,因放入引流管与侧脑室体部大致平行,可引流出后角积血。也有人主张双侧置管,一管作冲洗另一管用于引流,或注入尿激酶加速血块的溶解。

7.脑内镜辅助血肿清除术

颅骨钻孔或小骨窗借助脑镜在直视下清除血肿,其对脑组织的创伤小,清除血肿后可以从不同角度窥清血肿壁。

二、蛛网膜下腔出血的护理评估

颅内血管破裂后血液流入蛛网膜下腔时,称为蛛网膜下腔出血(subarachnoid hemorrhage,SAH)。自发性蛛网膜下腔出血可由多种病因所致,临床表现为急骤起病的剧烈头痛、呕吐、意识障碍、脑膜刺激征和血性脑脊液,占脑卒中的10%～15%。其中半数以上是先天性颅内动脉瘤破裂所致,其余是由各种其他的病因所造成的。

(一)病因分析

引起蛛网膜下腔出血的病因很多,在SAH的病因中以动脉瘤破裂占多数,达76%,动-静脉畸形占6%～9%,动-静脉畸形合并动脉瘤占2.7%～22.8%。较常见的为:①颅内动脉瘤及动静脉畸形的破裂。②高血压、动脉硬化引起的动脉破裂。③血液病,如白血病、血友病、恶性贫血等。④颅内肿瘤,原发者有胶质瘤、脑膜瘤等;转移者有支气管性肺癌等。⑤血管性变态反应,如多发性结节性动脉炎系统性红斑狼疮等。⑥脑与脑膜炎症,包括化脓性、细菌性、病毒性、结核性等。⑦抗凝治疗的并发症。⑧脑血管闭塞性疾病引起出血性脑梗死。脑底异常血管网病常以蛛网膜下腔出血为主要表现。⑨颅内静脉的血栓形成。⑩妊娠并发症。

(二)临床观察

蛛网膜下腔出血任何年龄均可发病,以青壮年多见,最常见的表现为颅内压增高症状、意识障碍、脑膜刺激征、脑神经损伤症状、肢体活动障碍或癫痫等。

1.出血前症状及诱因

部分患者于数天或数周前出现头痛、头昏、动眼神经麻痹或颈强直等先驱症状,又称前兆渗漏。其产生与动脉瘤扩大压迫邻近结构有关(图2-4)。只有1/3患者是在活动状态下发病,如解大小便、弯腰、举重、咳嗽、生气等。

2.出血后观察

由于脑血管突然破裂,起病多很急骤。患者突感头部劈裂样剧痛,分布于前额、后枕或整个头部,并可延及颈、肩、背、腰及两腿部。伴有面色苍白、全身出冷汗、恶心呕吐。半数以上的患者出现不同程度的意识障碍。轻者有短暂的神志模糊,重者则昏迷逐渐加深。有的患者意识始终清醒,但表现为淡漠、嗜睡,并有畏光、胆小、怕响、拒动,有的患者出现谵妄、木僵、定向及记忆障碍、幻觉及其他精神症状。有的患者伴有部分性或全身性癫痫发作。起病初期,患者血压上升,

1～2 天后逐渐恢复至原有水平,脉搏明显加快,有时节律不齐,呼吸无明显改变。起病 24 小时后可逐渐出现发热、脉搏不稳、血压波动、多汗、皮肤黏膜充血、腹胀等。重症患者立即陷入深昏迷,伴有去大脑强直发作及脑疝形成,可很快导致死亡。老年患者临床表现常不典型,头痛多不明显,而精神症状和意识障碍则较多见。

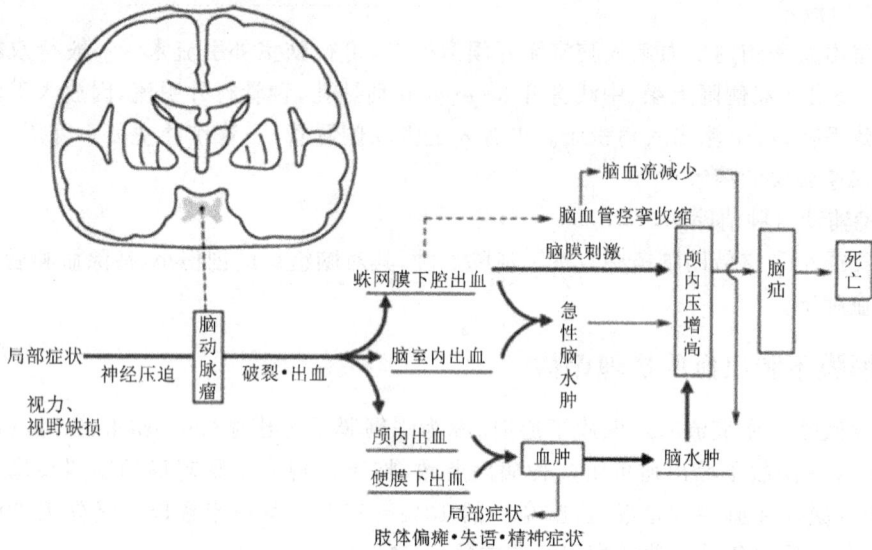

图 2-4　动脉瘤破裂

3.护理查体

颈项强直明显,克尼格征及布鲁辛斯基征阳性。往往发病 1～2 天内出现,是蛛网膜下腔出血最常见的体征。眼底检查可见视盘周围、视网膜前的玻璃体下出血。

(三)辅助检查

1.CT 检查

利用血液浓缩区判定动脉瘤的部位。急性期(1 周内)多数可见脑沟、脑池或外侧裂中有高密度影。在蛛网膜下腔高密度区中出现局部特高密度影者,可能为破裂的动脉瘤。脑表面出现局部团块影像者,可能为脑血管畸形。

2.DSA 检查

脑血管 DSA 是确定颅内动脉瘤、脑血管畸形等的"金标准"。一般选在发病后 3 天内或 3 周后。

3.脑脊液检查

脑脊液压力一般均增高,多为均匀一致血性。

4.血液检查

监测血糖、血脂等化验检查。

5.MRI 检查

急性期不宜显示病变,亚急性期 T_1 加权像上蛛网膜下腔呈高信号,MRI 对超过 1 周的蛛网膜下腔出血有重要价值。

三、脑梗死的护理评估

(一)疾病概述

脑梗死是指局部脑组织(包括神经细胞、胶质细胞和血管)由于血液供应缺乏而发生的坏死。引起脑梗死的根本原因是供应脑部血液的颅外或颅内动脉中发生闭塞性病变而未能获得及时、充分的侧支循环,使局部脑组织的代谢需要与可能得到的血液供应之间发生超过一定限度的供不应求现象所致。

血液供应障碍的原因,有以下 3 个方面。

1.血管病变

最重要而常见的血管病变是动脉粥样硬化和在此基础上发生的血栓形成。其次是高血压病伴发的脑小动脉硬化。其他还有血管发育异常,如先天性动脉瘤和脑血管畸形可发生血栓形成,或出血后导致邻近区域的血供障碍、脉管炎,如感染性的风湿热、结核病和国内已极罕见的梅毒等所致的动脉内膜炎等。

2.血液成分改变

血管病变处内膜粗糙,使血液中的血小板易于附着、积聚以及释放更多的五羟色胺等化学物质;血液成分中脂蛋白、胆固醇、纤维蛋白原等含量的增高,可使血液黏度增高和红细胞表面负电荷降低,致血流速度减慢;以及血液病如白血病、红细胞增多症、严重贫血等和各种影响血液凝固性增高的因素均使血栓形成易于发生。

3.血流速度改变

脑血流量的调节受到多种因素的影响。血压的改变是影响局部血流量的重要因素。当平均动脉压低于 9.3 kPa(70 mmHg)和高于 24.0 kPa(180 mmHg)时,由于血管本身存在的病变,血管狭窄,自动调节功能失调,局部脑组织的血供即将发生障碍。

一些全身性疾病(如高血压、糖尿病等)可加速或加重脑动脉粥样硬化,亦与脑梗死的发生密切相关。通常临床上诊断为脑梗死或脑血栓形成的患者中,大多数是动脉粥样硬化血栓形成性脑梗死,简称为动脉硬化性脑梗死。

此外,导致脑梗死的另一类重要病因是脑动脉的栓塞即脑动脉栓塞性脑梗死,简称为脑栓塞。脑栓塞患者供应脑部的血管本身多无病变,绝大多数的栓子来源于心脏。

(二)动脉硬化性脑梗死的护理评估

动脉粥样硬化血栓形成性脑梗死,简称动脉硬化性脑梗死,是供应脑部的动脉系统中的粥样硬化和血栓形成使动脉管腔狭窄、闭塞,导致急性脑供血不足所引起的局部脑组织坏死,临床上常表现为偏瘫、失语等突然发生的局灶性神经功能缺失。

1.病因分析

动脉硬化性脑梗死的基本病因是动脉粥样硬化,最常见的伴发病是高血压,两者之间虽无直接的病因联系,但高血压常使动脉粥样硬化的发展加速、加重。动脉粥样硬化是可以发生在全身各处动脉管壁的非炎症性病变。其发病原因与脂质代谢障碍和内分泌改变有关,确切原因尚未阐明。

脑动脉的粥样硬化和全身各处的动脉粥样硬化相同,主要改变是动脉内膜深层的脂肪变性和胆固醇沉积,形成粥样硬化斑块及各种继发病变,使管腔狭窄甚至闭塞。管腔狭窄需达80%~90%方才影响脑血流量。硬化斑块本身并不引起症状。如病变逐渐发展,则内膜分裂、内膜下出血(动脉本身的营养血管破裂所致)和形成内膜溃疡。内膜溃疡处易发生血栓形成,使管腔进一步变狭窄或闭塞;硬化斑块内容物或血栓的碎屑可脱入血流形成栓子。

2.临床观察

脑动脉粥样硬化性发展,较同样程度的冠状动脉粥样硬化一般在年龄方面晚10年。60岁以后动脉硬化性脑梗死发病率增高。男性较女性稍多。高脂肪饮食者血胆固醇高而高密度脂蛋白胆固醇偏低时,易有动脉粥样硬化形成。在高血压、糖尿病、吸烟、红细胞增多症患者中,均有较高发病率。

动脉硬化性脑梗死占脑卒中的 $60\%\sim80\%$。本病起病较其他脑卒中稍慢些,常在数分钟到数小时、半天,甚至一两天达到高峰。数天到1周内逐渐加重到高峰极为少见。不少患者在睡眠中发生。约占小半数的患者以往经历过短暂脑缺血发作。

起病时患者可有轻度头痛,可能由于侧支循环血管代偿性扩张所致。头痛常以缺血侧头部为主,有时可伴眼球后部疼痛。动脉硬化性脑梗死发生偏瘫时意识常很清楚。如果起病时即有意识不清,要考虑椎-基底动脉系统脑梗死。大脑半球较大区域梗死、缺血、水肿可影响间脑和脑干的功能,而在起病后不久出现意识障碍。

脑的局灶损害症状主要根据受累血管的分布而定。如颈动脉系统动脉硬化性脑梗死的临床表现主要为病变对侧肢体瘫痪或感觉障碍;主侧半球病变常伴不同程度的失语、非主侧半球病变伴偏瘫无知症,患者的两眼向病灶侧凝视。如病灶侧单眼失明伴对侧肢体运动或感觉障碍,为颈内动脉病变无疑。颈内动脉狭窄或闭塞可使整个大脑半球缺血造成严重症状,也可仅表现轻微症状。这种变异极大的病情取决于前、后交通动脉,眼动脉,脑浅表动脉等侧支循环的代偿功能状况。如瘫痪和感觉障碍限于面部和上肢,以大脑中动脉供应区缺血的可能性为大。大脑前动脉的脑梗死可引起对侧的下肢瘫痪,但由于大脑前交通动脉的侧支循环供应,这种瘫痪亦可不发生。大脑后动脉供应大脑半球后部、丘脑及上脑干,脑梗死可出现对侧同向偏盲,如病变在主侧半球时除皮质感觉障碍外还可出现失语、失读、失写、失认和顶叶综合征。椎-基底动脉系统动脉硬化性脑梗死主要表现为眩晕、眼球震颤、复视、同向偏盲、皮质性失明、眼肌麻痹、发音不清、吞咽困难、肢体共济失调、交叉性瘫痪或感觉障碍、四肢瘫痪。可有后枕部头痛和程度不等的意识障碍。

3.辅助检查

(1)血生化、血流变学检查、心电图等。

(2)CT 检查:早期多正常,24~48 小时后出现低密度灶(图 2-5)。

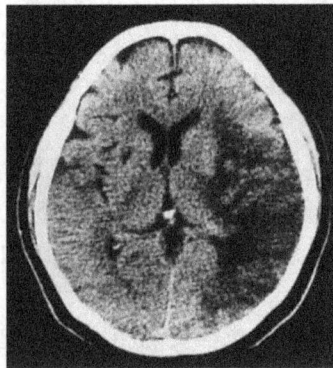

图 2-5　CT 左侧颞顶叶大片状低密度梗死灶

（3）MRI：急性脑梗死及伴发的脑水肿，在 T_1 加权像上均为低信号，T_2 加权像上均为高信号，如伴出血，T_1 加权像上可见高信号区（图 2-6）。

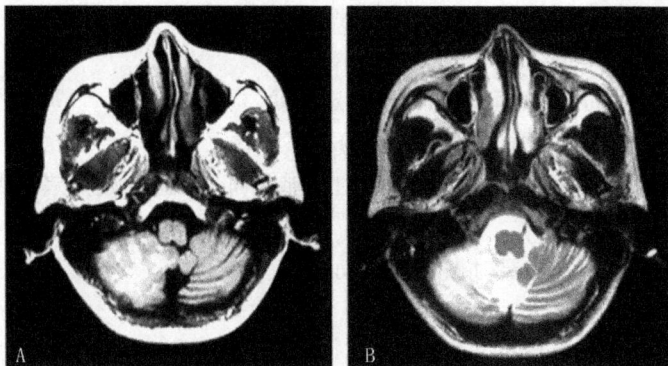

图 2-6　小脑出血性梗死

小脑出血性梗死发病 4 天 MRI 平扫横断 T_1 加权像（A）可见右侧小脑半球脑沟消失，内部混杂有斑点状高信号；T_2 加权像（B）显示右侧小脑半球为均匀高信号

（4）TCD 和颈动脉超声检查：发现有血管高度狭窄或局部血流异常。

（5）脑脊液检查脑脊液多正常。

4.防治

患动脉粥样硬化者应摄取低脂饮食，多吃蔬菜和植物油，少吃胆固醇含量丰富的食物和动物内脏、蛋黄和动物油等。如伴有高血压、糖尿病等，应重视对该病的治疗。注意防止可能引起血压骤降的情况，如降压药物过量、严重腹泻、大出血等。生活要有规律。注意劳逸结合、避免身心过度疲劳。经常进行适当的保健体操，加强心血管的应激能力。对已有短暂性脑缺血发作者，应积极治疗。这是防止发生动脉硬化性脑梗死的重要环节。

（三）脑栓塞的护理评估

由于异常的物体（固体、液体、气体）沿血液循环进入脑动脉或供应脑的颈部动脉，造成血流阻塞而产生脑梗死，称为脑栓塞，亦属于缺血性脑卒中。脑栓塞占脑卒中发病率的 10%～15%。2/3 患者的复发均发生在第一次发病后的 1 年之内。

1.病因分析

脑栓塞的栓子来源可分为心源性、非心源性、来源不明性三大类。

2.临床观察

脑栓塞的起病年龄不一。因多数与心脏病尤其是风湿性心脏病有关，所以发病年龄以中青年居多。起病急骤，大多数并无任何前驱症状。起病后常于数秒钟或很短时间内症状发展到高峰。个别患者可在数天内呈阶梯式进行性恶化，系由反复栓塞所致，脑栓塞可仅发生在单一动脉，也可广泛多发，因而临床表现不一。除颈内动脉栓塞外患者一般并不昏迷。一部分患者可在起病时有短暂的意识模糊、头痛或抽搐。神经系统局灶症状突然发生，并限于一个动脉支的分布区。约 4/5 栓塞发生在脑底动脉环前半部的分布区，因而临床表现为面瘫、上肢单瘫、偏瘫、失语、局灶性抽搐等颈内动脉-大脑中动脉系统病变的表现。偏瘫也以面部和上肢为重，下肢较轻。感觉和视觉可能有轻度影响。但一般不明显。抽搐大多数为局限性，如为全身性大发作，则提示梗死范围广泛，病情较重。1/5 的脑栓塞发生在脑底部动脉环的后半部的分布区，可出现眩晕、复视、共济失调、交叉性瘫痪等椎-基底动脉系统病变的表现。

3.辅助检查

(1)血生化、血流变学检查等。

(2)CT检查:一般于24～48小时后出现低密度灶。病程中如低密度区中有高密度影,则提示为出血性梗死。

(3)颈动脉和主动脉超声检查可发现有不稳定斑块。

(4)TCD栓子检测可发现脑血流中有过量的栓子存在。

(5)脑脊液检查:感染性梗死者脑脊液中的白细胞增加,出血性梗死者可见红细胞。脂肪栓塞时,可见脂肪球。

(6)心电图:有心房颤动。必要时做超声心动。

4.治疗

防治心脏病是防治脑栓塞的一个重要环节。一旦发生脑栓塞,其治疗原则上与动脉硬化性脑梗死相同。患者应取左侧卧位。右旋糖酐、扩血管药物、激素均有一定作用。由于风湿性二尖瓣病变等心源性脑栓塞的充血性梗死区极易出血,故抗凝治疗必须慎用。

四、短暂性脑缺血发作的护理评估

短暂性脑缺血发作(transient ischemic attacks,TIA)是颈内动脉系统或椎-基底动脉系统的短暂性血液供应不足,表现为突然发作的局限性神经功能缺失,在数秒钟、数分钟及数小时,最长不超过24小时完全恢复,而不留任何症状和体征,常反复发作。该定义是在20世纪50年代提出来的。随着临床脑卒中的研究,尤其是缺血性脑卒中起病早期溶栓治疗的应用,国内外有关TIA的时限提出争议。最近美国TIA工作组推荐的定义为TIA是由于局部脑组织或者视网膜缺血,引起短暂的神经功能异常发作,典型的临床症状持续不超过1小时,没有临床急性梗死的证据。一旦出现持续的临床症状或者临床症状虽很短,但是已经出现典型的影像学异常就应该诊断为脑梗死而不是TIA。

(一)病因分析

引起TIA动脉粥样硬化是最主要的原因。主动脉弓、颈总动脉和颅内大血管动脉粥样斑块脱落,是引起动脉至动脉微栓塞最常见的原因。余详见脑出血。

(二)临床观察

TIA发作好发于中年以后,50～70岁多见,男性多于女性。起病突然,历时短暂,症状和体征出现后迅速达高峰,持续时间为数秒至数分钟、数小时,24小时内完全恢复正常而无后遗症。各个患者的局灶性神经功能缺失症状常按一定的血管支配区而反复刻板地出现,多则一天数次,少则数周、数月甚至数年才发作1次,椎-基底动脉系统TIA发作较频繁。根据受累的血管不同,临床上将TIA分为两大类:颈内动脉系和椎-基底动脉系TIA。

1.颈内动脉系统TIA

症状多样,以大脑中动脉支配区TIA最常见。常见的症状可有患侧上肢和/或下肢无力、麻木、感觉减退或消失,亦可有失语、失读、失算、书写障碍,偏盲较少见,瘫痪通常以上肢和面部较重。短暂的单眼失明是颈内动脉分支眼动脉缺血的特征性症状,为颈内动脉系统TIA所特有。如果发作性偏瘫伴有瘫痪对侧的短暂单眼失明或视觉障碍,则临床上可诊断为失明侧颈内动脉短暂性脑缺血发作。上述症状可单独或合并出现。

2.椎-基底动脉系统 TIA

有时仅表现为头昏、眼花、走路不稳等含糊症状而难以诊断,局灶性症状以眩晕为最常见,一般不伴有明显的耳鸣。若有脑干、小脑受累的症状如复视、构音障碍、吞咽困难、交叉性或双侧肢体瘫痪等感觉障碍、共济失调,则诊断较为明确,大脑后动脉供血不足可表现为皮质性盲和视野缺损。倾倒发作为椎-基底动脉系 TIA 所特有,患者突然双下肢失去张力而跌倒在地,而无可觉察的意识障碍,患者可即刻站起,此乃双侧脑干网状结构缺血所致。枕后部头痛、猝倒,特别是在急剧转动头部或上肢运动后发作,上述症状均提示椎-基底动脉系供血不足并有颈椎病、锁骨下动脉盗血征等存在的可能。

3.共同症状

症状既可见于颈内动脉系统,亦可见于椎-基底动脉系统。这些症状包括构音困难、同向偏盲等。发作时单独表现为眩晕(伴或不伴恶心、呕吐)、构音困难、吞咽困难、复视者,最好不要轻易诊断为 TIA,应结合其他临床检查寻找确切的病因。上述两种以上症状合并出现,或交叉性麻痹伴运动、感觉、视觉障碍及共济失调,即可诊断为椎-基底动脉系统 TIA 发作。

4.发作时间

TIA 的时限短暂,持续 15 分钟以下,一般不超过 30 分钟,少数也可达 12~24 小时。

(三)辅助检查

1.CT 和 MRI 检查

多数无阳性发现。恢复几天后,MRI 可有缺血改变。

2.TCD 检查

了解有无血管狭窄及动脉硬化程度。椎-基底动脉供血不足患者早期发现脑血流量异常。

3.单光子发射计算机断层扫描

单光子发射计算机断层扫描(singlephoton emission computed tomography,SPECT)脑血流灌注显像可显示血流灌注降低区。发作和缓解期均可发现异常。

4.其他

血生化检查血液成分或流变学检查等。

(四)临床治疗

1.抗血小板聚集治疗

阿司匹林是治疗 TIA 首选的抗血小板药物。对服用阿司匹林仍有 TIA 发作者,可改用噻氯匹定或氯吡格雷。

2.抗凝治疗

肝素或低分子肝素。

3.危险因素的干预

控制高血压、糖尿病;治疗冠状动脉性疾病和心律不齐、充血性心力衰竭、瓣膜性心脏病;控制高脂血症;停用口服避孕药;终止吸烟;减少饮酒;适量运动。

4.外科治疗

对于颈动脉狭窄达 70% 以上的患者可做颈动脉内膜剥脱术。颅内动脉狭窄的血管内支架治疗正受到重视,但对 TIA 预防效果正在评估中。

五、脑卒中的常见护理问题

(一)意识障碍

患者出现昏迷,说明患者病情危重,而正确判断患者意识状态,给予适当的护理,则可以防止不可逆的脑损伤。

(二)气道阻塞

分泌物及胃内容物的吸入造成气道阻塞或通气不足可引起低氧血症及高碳酸血症,导致心肺功能的不稳定,缺氧加重脑组织损伤。

(三)肢体麻痹或畸形

大脑半球受损时,对侧肢体的运动与感觉功能便发生了障碍,再加上脑血管疾病初期,肌肉呈现张力迟缓的现象,紧接着会发生肌肉张力痉挛,若发病初期未给予适当的良肢位摆放,则肢体关节会有僵硬、挛缩的现象,将导致肢体麻痹或畸形。

(四)语言沟通障碍

左侧大脑半球受损时,因语言中枢的受损部位不同而产生感觉性失语、表达性失语或两者兼有,因而与患者间会发生语言沟通障碍的问题。

(五)吞咽障碍

因口唇、颊肌、舌及软腭等肌肉的瘫痪,食物团块经口腔向咽部及食管入口部移动困难,食管入口部收缩肌不能松弛,食管入口处开大不全等阻碍食物团块进入食管,导致食物易逆流入鼻腔及误入气管。吞咽障碍可致营养摄入不足。

(六)恐惧、绝望、焦虑

脑卒中患者在脑卒中突然发生后处于急性心理应激状态,由于生理的、社会的、经济的多种因素,可引起患者一系列心理变化:害怕病治不好而恐惧;对疾病的治疗无信心,自己会成为一个残疾的人而绝望;来自对工作、家庭等的忧虑,担心自己并不会好,成为家庭和社会的负担。

(七)知觉刺激不足

由于中枢神经的受损,在神经传导上,可能在感觉刺激传入时会发生障碍,以致知觉刺激无法传达感受,尤其是感觉性失语症的患者,会失去语言讯息的刺激感受。此外,患者由于一侧肢体麻痹,因此所感受的触觉刺激也减少,常造成知觉刺激不足。

(八)并发症

1.神经源性肺水肿

脑卒中引起下丘脑功能紊乱,中枢交感神经兴奋,释放大量儿茶酚胺,使周围血管收缩,血液从高阻的体循环向低阻的肺循环转移,肺血容量增加,肺毛细血管压力升高而诱发肺水肿;中枢神经系统的损伤导致体内血管活性物质大量释放,使肺毛细血管内皮和肺泡上皮通透性增高,肺毛细血管流体静压增高,致使动-静脉分流,加重左心负担,出现左心功能衰竭而加重肺部淤血;颅内高压引起的频繁呕吐,患者昏迷状态下误吸入酸性胃液,可使肺组织发生急性损伤,引起急性肺水肿。由于脑卒中,呼吸中枢处于抑制状态,支气管敏感部位的神经反应性及敏感性降低,咳嗽能力下降,不能有效排出过多的分泌物而流入肺内造成肺部感染。平卧、床头角度过低增加向食管反流及分泌物逆流入呼吸道的机会。

2.发热

体温升高的原因包括体内产热增加、散热减少和下丘脑体温调节中枢功能异常。脑卒中患者发热的原因可分为感染性和非感染性。

3.压疮

由于脑卒中患者发生肢体瘫痪或长期卧床而容易发生压疮,临床又叫压迫性溃疡。它是脑卒中患者的严重并发症之一。

4.应激性溃疡

脑卒中患者常因颅内压增高,下丘脑及脑干受损而引起上消化道应激性溃疡出血。多在发病后7~15天,也有发病后数小时就发生大量呕血而致患者死亡者。

5.肾功能损害

由于脑损伤使肾血管收缩,肾血流减少,造成肾皮质损伤,肾小管坏死;另外,脑损伤神经体液调节紊乱直接影响肾功能;脑损伤神经体液调节紊乱,心肺功能障碍,造成肾缺血、缺氧;脑损伤神经内分泌调节功能紊乱,肾素-血管紧张素分泌增加,肾缺血加重。加之使用脱水药,肾血管和肾小管的细胞膜通透性改变,易出现肾缺血、坏死。

6.便失禁

脑卒中引起上运动神经元或皮质损害,可出现粪嵌塞伴溢出性便失禁。长期粪嵌塞,直肠膨胀感消失和外括约肌收缩无力导致粪块外溢;昏迷、吞咽困难等原因导致营养不良及低蛋白血症,肠道黏膜水肿,容易发生腹泻。

7.便秘

便秘是由于排便反射被破坏、长期卧床、脱水治疗、摄食减少、排便动力不足、焦虑及抑郁所致。

8.尿失禁

脑卒中可直接导致高反射性膀胱或48小时内低张力性膀胱;当皮质排尿中枢损伤,不能接收和发出排尿信息,出现不择时间和地点的排尿,表现为尿失禁。由于脑桥水平以上的中枢抑制解除,膀胱表现为高反射性,或者脑休克导致膀胱表现为低反射性,引起膀胱-骶髓反射弧的自主控制功能丧失,导致尿失禁;长期卧床导致耻骨尾骨肌和尿道括约肌松弛,使患者在没有尿意的情况下尿液流出。

9.下肢深静脉血栓

下肢深静脉血栓(deepvein thrombosis,DVT)是指血液在下肢深静脉系统的不正常凝结若未得到及时诊治可导致下肢深静脉致残性功能障碍。有资料显示卧床2周的发病率明显高于卧床3天的患者。严重者血栓脱落可继发致命性肺栓塞(pulmonary embolism,PE)。

六、脑卒中的护理目标

(1)抢救患者生命,保证气道通畅。

(2)摄取足够营养。

(3)预防并发症。

(4)帮助患者达到自我照顾。

(5)指导患者及家属共同参与。

(6)稳定患者的健康和保健。

(7)帮助患者达到期望。

七、脑卒中的护理措施

(一)脑卒中的院前救护

发生脑卒中要启动急救医疗服务体系,使患者得到快速救治,并能在关键的时间窗内获得有益的治疗。脑卒中处理的要点可记忆为 7"D":检诊(Detection)、派送(Dispatch)、转运(Delivery)、收入急诊(Door)、资料(Data)、决策(Decision)、药物(Drug)。前 3 个"D"是基本生命支持阶段,后 4 个"D"是进入医院脑卒中救护急诊绿色通道流程。在脑卒中紧急救护中护理人员起着重要的作用。

1.分诊护士职责

(1)鉴别下列症状、体征为脑血管常见症状,需分诊至神经内科:①身体一侧或双侧,上肢、下肢或面部出现无力、麻木或瘫痪。②单眼或双眼突发视物模糊,或视力下降,或视物成双。③言语表达困难或理解困难。④头晕目眩、失去平衡,或任何意外摔倒,或步态不稳。⑤头痛(通常是严重且突然发作)或头痛的方式意外改变。

(2)出现下列危及生命的情况时,迅速通知神经内科医师,并将患者护送至抢救室:①意识障碍。②呼吸、循环障碍。③脑疝。

(3)对极危重患者监测生命体征:意识、瞳孔、血压、呼吸、脉搏。

2.责任护士职责

(1)生命体征监测。

(2)开辟静脉通道,留置套管针。

(3)采集血标本:血常规、血生化(血糖、电解质、肝肾功能)、凝血四项。

(4)行心电图(ECG)检查。

(5)静脉输注第一瓶液体:生理盐水或林格液。

3.护理员职责

(1)对佩戴绿色通道卡片者,一对一地负责患者。

(2)运送患者行头颅 CT 检查。

(3)对无家属陪同者,必要时送血、尿标本。

(二)院中护理

1.观察病情变化,防止颅内压增高

(1)患者急性期要绝对卧床休息,避免不必要的搬动,保持环境安静。出血性脑卒中患者应将床头抬高 30°,缺血性脑卒中患者可平卧。意识障碍者头偏向一侧,如呼吸道有分泌物应立即协助吸出。

(2)评估颅内压变化,密切观察患者生命体征、意识和瞳孔等变化,评估患者吞咽、感觉、语言和运动等情况。

(3)了解患者思想情况,防止过度兴奋、情绪激动。对癫痫、偏瘫和有精神症状的患者,应加用床挡或适当约束,防止坠床发生意外。感觉障碍者,保暖时注意防止烫伤。患者应避免用力咳嗽、用力排便等,保持大便通畅。

(4)若有发热,应设法控制患者的体温。

2.评估吞咽情况,给予营养支持

(1)暂禁食:首先评价患者吞咽和胃肠功能情况,如是否有呕吐、腹胀、排便异常、未排气及肠鸣音异常、应激性溃疡出血量在 100 mL 以上者,必要时应暂禁食。

(2)观察脱水状态:很多患者往往会出现相对脱水状态,脱水所致血细胞比容和血液黏稠度增加,血液明显减少,使动脉血压降低。护理者可通过观察颈静脉搏动的强或弱、周围静脉的充盈度和末梢体温来判断患者是否出现脱水状态。

(3)营养支持:在补充营养时,应尽量避免静脉内输液,以免增加缺血性脑水肿的蓄积作用,最好的方法是鼻饲法。多数吞咽困难患者需要 2 周左右的营养支持。有误吸危险的患者,则需将管道末端置于十二指肠。有消化道出血的患者应暂停鼻饲,可改用胃肠外营养。经口腔进食的患者,要给予高蛋白、高维生素、低盐、低脂、富有纤维素的饮食,还可多吃含碘的食物。

(4)给予鼻饲喂养预防误吸护理:评估胃管的深度和胃潴留量。鼻饲前查看管道在鼻腔外端的长度,嘱患者张口查看鼻饲管是否盘卷在口中。用注射器注入 10 mL 空气,同时在腹部听诊,可听到气过水声;或鼻饲管中抽吸胃内容物,表明鼻饲管在胃内。无肠鸣音或胃潴留量过 100～150 mL 应停止鼻饲。抬高床头 30°呈半卧位减少反流,通常每天喂入总量以 2 000～2 500 mL 为宜,天气炎热或患者发热和出汗多时可适当增加。可喂入流质饮食,如牛奶、米汤、菜汁、西瓜水、橘子水等,药品要研成粉末。在鼻饲前后和注药前后,应冲洗管道,以预防管道堵塞。对于鼻饲患者,要注意固定好鼻饲管。躁动患者的手要适当地加以约束。

(5)喂食注意:对面肌麻痹的患者,喂食时应将食物送至口腔健侧近舌根处。进食时宜采用半卧位、颈部向前屈的姿势,这样既可以利用重力使食物容易吞咽,又可减少误吸。每口食物量要从少量开始,逐步增加,寻找合适的"一口量"。进食速度应适当放慢,出现食物残留口腔、咽部而不能完全吞咽情况时,应停止喂食并让患者重复多次吞咽动作或配合给予一些流质来促进残留食物吞入。

3.心脏损害的护理

心脏损害是脑卒中引起的循环系统并发症之一,大都在发病 1 周左右发生,如心电图显示心肌缺血、心律不齐和心力衰竭等,故护理者应经常观察心电图变化。在患者应用脱水剂时,应注意尿量和血容量,避免脱水造成血液浓缩或入量太多加重心脏负担。

4.应激性溃疡的护理

应注意患者的呕吐物和大便的性状,鼻饲患者于每天喂食前应先抽取胃液观察,同时定期检查胃中潜血及酸碱度。腹胀者应注意肠鸣音是否正常。

5.泌尿系统并发症的护理

对排尿困难的患者,尽可能避免导尿,可用诱导或按摩膀胱区的方法以助患者排尿。患者由于限制活动,处于某些妨碍排尿的位置;也可能是由于失语不能表达所致。护理者应细心观察,主动询问,定时给患者便器,在可能情况下尽量取直立姿势解除排尿困难。

(1)尿失禁的男患者可用阴茎套连接引流尿袋,每天清洁会阴部,以保持会阴部清洁舒适。

(2)女性尿失禁患者,留置导尿管虽然影响患者情绪,但在急性期内短期的应用是必要的,因为它明显增加了患者的舒适感并减少了压疮发生的机会。

(3)留置导尿管期间要每天进行会阴部护理。密闭式集尿系统除因阻塞需要冲洗外,集合系统的接头不可轻易打开。应定时查尿常规,必要时做尿培养。

6.压疮的护理

可因感染引起骨髓炎、化脓性关节炎、蜂窝织炎,甚至迅速通过表浅组织引起败血症等,这些并发症往往严重威胁患者的生命。

（1）压疮好发部位：多在受压和缺乏脂肪组织保护、无肌肉包裹或肌层较薄的骨骼隆突处，如枕骨粗隆、耳郭、肩胛部、肘部、脊椎体隆突处、髋部、骶尾部、膝关节的内外侧、内外踝、足跟部等处。

（2）压疮的预防措施。①压疮的预防要求做到"七勤"：勤翻身、勤擦洗、勤按摩、勤换洗、勤整理、勤检查、勤交代。定时变换体位，1～2小时翻身1次。如皮肤干燥且有脱屑者，可涂少量润滑剂，以免干裂出血。另外还应监测患者的清蛋白指标。②患者如有大、小便失禁，呕吐及出汗等情况，应及时擦洗干净，保持干燥，及时更换衣服、床单，褥子应柔软、干燥、平整。③对肢体瘫痪的卧床患者，配备气垫床以达到对患者整体减压的目的，气垫床使用时注意根据患者的体重调节气垫床充其量。骨骼隆突易受压处，放置海绵垫或棉圈、软枕、气圈等，以防受压水肿、肥胖者不宜用气圈，以软垫更好，或软枕置于腿下，并抬高肢体，变换体位，更为重要。可疑压疮部位使用减压贴保护。④护理患者时动作要轻柔，不可拖拽患者，以防止关节牵拉、脱位或周围组织损伤。翻身后要仔细观察受压部位的皮肤情况，有无将要发生压疮的迹象，如皮肤呈暗红色。检查鼻管、尿管、输液管等是否脱出、折曲或压在身下。取放便盆时，动作更轻巧，防止损伤皮肤。

7.下肢深静脉血栓的护理

长期卧床者，首先在护理中应帮助他们减少形成静脉血栓的因素，例如抬高下肢 $20°～30°$，下肢远端高于近端，尽量避免膝下垫枕，过度屈髋，影响静脉回流。另外，肢体瘫痪者增加患肢活动量，并督促患者在床上主动屈伸下肢作跖屈和背屈运动，内、外翻运动，足踝的"环转"运动；被动按摩下肢腿部比目鱼肌和腓肠肌，下肢应用弹力长袜，以防止血液滞留在下肢。还应减少在下肢输血、输液，并注意观察患肢皮温、皮色，倾听患者疼痛主诉，因为下肢深静脉是静脉血栓形成的好发部位，鼓励患者深呼吸及咳嗽和早期下床活动。

8.发热的护理

急性脑卒中患者常伴有发热，主要原因为感染性发热、中枢性发热、吸收热和脱水热。

（1）感染性发热：多在急性脑卒中后数天开始，体温逐渐升高，常不规则，伴有呼吸、心率增快，白细胞总数升高。应做细菌培养，应用有效抗生素治疗。

（2）中枢性发热：是病变侵犯了下丘脑，患者的体温调节中枢失去调节功能，导致发热。主要表现两种情况：其一是持续性高热，发病数小时后体温升高至 $39～40$ ℃，持续不退，躯干和肢体近端大血管处皮肤灼热，四肢远端厥冷，肤色灰暗，静脉塌陷等，患者表现深昏迷、去大脑强直（一种病理性体征）、阵挛性或强直性抽搐、无汗、肢体发凉，患者常在1～2天死亡。其二是持续性低热，患者表现为昏迷、阵发性大汗、血压不稳定、呼吸不规则、血糖升高、瞳孔大小多变，体温多在 $37～38$ ℃。对中枢性发热主要是对病因进行治疗，同时给予物理降温，如乙醇擦浴、头置冰袋或冰帽等。但应注意缺血性脑卒中患者禁用物理降温法，可行人工冬眠。

1）物理降温。①乙醇、温水擦浴：可通过在皮肤上蒸发，吸收而带走机体大量的热；②冰袋降温：冰袋可放置在前额或体表大血管处（如颈部、腋下、腹股沟、窝等处）；③冰水灌肠：要保留30分钟后再排出，便后30分钟测量体温。

2）人工冬眠疗法：分冬眠Ⅰ号和冬眠Ⅱ号，应用人工冬眠疗法可降低组织代谢，减少氧的消耗，并增强脑组织对创伤和缺氧的耐受力，减轻脑水肿和降低颅内压，改善脑缺氧，有利于损伤后的脑细胞功能恢复。

人工冬眠注意事项：①用药前应测量体温、脉搏、呼吸和血压。②注入冬眠药半小时内不宜翻身和搬动患者，防止直立性低血压。③用药半小时后，患者进入冬眠状态，方可行物理降温，因镇静降温作用较强。④冬眠期间，应严密观察生命体征变化及神经系统的变化，如有异常及时报告医师处理。冬眠期间每2小时测量生命体征1次,并详细记录,警惕颅内血肿引起脑疝。结束冬眠仍应每4小时测体温1次,保持观察体温的连贯性。⑤冬眠期间应加强基础护理,防止并发症发生。⑥减少输液量,并注意水、电解质和酸碱平衡。⑦停止冬眠药物和物理降温时,首先停止物理降温,然后逐渐停用冬眠药,以免引起寒战或体温升高,如有体温不升者要适当保暖,增加盖被和热水袋保温。

(3)吸收热:是脑出血或蛛网膜下腔出血时,红细胞分解后吸收而引起反应热。常在患者发病后3～10天发生,体温多在37.5℃左右。吸收热一般不需特殊处理,但要观察记录出入量并加强生活护理。

(4)脱水热:是由于应用脱水剂或补水不足,使血浆渗透压明显升高,脑组织严重脱水,脑细胞和体温调节中枢受损导致发热。患者表现体温升高,意识模糊,皮肤黏膜干燥,尿少或比重高,血清钠升高,血细胞比容增高。治疗给予补水或静脉输入5%葡萄糖注射液,待缺水症状消失后,根据情况补充电解质。

(三)介入治疗的护理

神经介入治疗是指在X线下,经血管途径借助导引器械(针、导管、导丝)递送特殊材料进入中枢神经系统的血管病变部位,如各种颅内动脉瘤、颅内动静脉畸形、颈动脉狭窄、颈动脉海绵窦瘘、颅内血管狭窄及其他脑血管病。治疗技术分为血管成形术(血管狭窄的球囊扩张、支架植入)、血管栓塞术(固体材料栓塞术、液体材料栓塞术、可脱球囊栓塞术、弹簧圈栓塞术等)、血管内药物灌注[超选择性溶栓、超选择性化学治疗(简称化疗)、局部止血]。广义的神经介入治疗还包括经皮椎间盘穿刺髓核抽吸术、经皮穿刺椎体成形术、微创穿刺电刺激等,以及在影像仪器定位下进行和神经功能治疗有关的各种穿刺、活检技术等。相比常规开颅手术的优点是血管内治疗技术具有创伤小,恢复快,疗效好的特点(图2-7)。

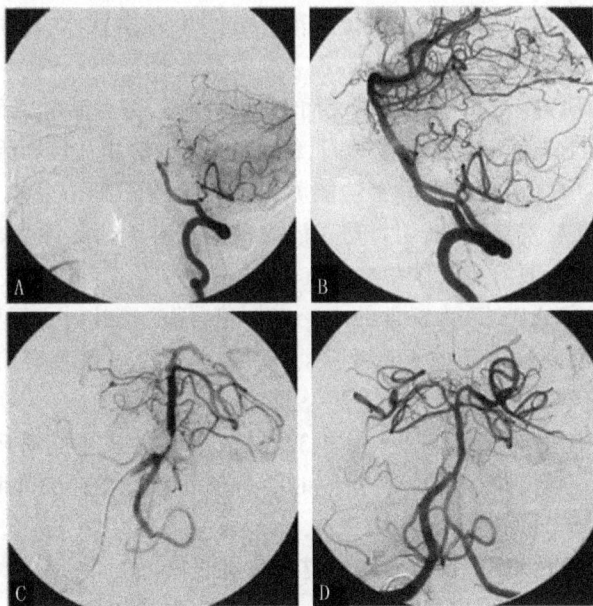

图2-7 神经介入治疗

A.大脑后动脉栓塞;B.大脑后动脉栓塞溶栓治疗后;C.大脑基底动脉不全栓塞;D.大脑基底动脉栓塞溶栓治疗后

1.治疗前护理

(1)遵医嘱查血、尿、便常规,血型及生化,凝血四项和出凝血时间等。

(2)准备好物品:注射泵,监护仪器,药品如甘露醇、天普乐新等。

(3)建立可靠的静脉通路(套管针),尽量减少患者的穿刺,防止出血及瘀斑。

(4)须手术者术前手术区域备皮,沐浴,更衣。遵医嘱局麻4~6小时、全麻9~12小时前,需禁食、水、药。遵医嘱给予留置导尿。监测生命体征,遵医嘱给术前药。

(5)心理护理:术前了解患者思想动态,减轻心理负担,创造安静的修养环境,使患者得到充分休息。

2.治疗中护理

(1)密切观察给药时间及患者的病情变化,遵医嘱调节好给药的速度及浓度,并做好详细记录,以利于了解病情。

(2)注意血压的变化,溶栓过程中每15分钟测量1次,如出现异常应及时处理。

(3)患者如在溶栓过程中出现烦躁、意识障碍加重、瞳孔异常等生命体征的改变,并伴有鼻出血和四肢肌力瘫痪加重等各种异常反应时,应及时通知医师停止溶栓。

(4)患者如在用药过程中出现寒战、高热等不良反应时,应停止溶栓。

(5)护理者应准确、熟练地遵医嘱给药。

3.治疗后护理

(1)神经系统监测:严密观察病情变化,如意识、瞳孔、生命体征、感觉、运动、语言等。特别是血压、心率的异常变化。

(2)行腹股沟穿刺者穿刺区加压包扎制动24小时,观察有无出血及血肿。避免增加腹压动作,咳嗽时用手压迫穿刺部位,防止出血。观察穿刺肢体皮肤的色泽、温度,15分钟测量1次足背动脉搏动共2小时。保持动脉鞘通畅,防止脱落。鼓励患者多饮水,增加血容量,促进造影剂的排泄。

(3)注意观察四肢的肌力,防止血栓再形成而引起的偏瘫、偏身感觉障碍。

(4)24小时监测出凝血时间、凝血酶原时间、纤维蛋白原,防止血栓再形成。

(5)应用抗凝药前做出凝血功能及肝肾功能测定。用肝素初期应每小时测出、凝血时间,稳定后可适当延长。注意观察穿刺处、切口是否渗血过多或有无新的渗血,有无皮肤、黏膜、消化道、泌尿道出血,反复检查大便潜血及尿中有无红细胞。

(6)用肝素时主要观察APTT,为正常的1.5~2.5倍;用法华林时主要监测AT,应降至正常的20%~50%。注意观察药物的其他不良反应,肝素注意有无过敏如荨麻疹、哮喘、发热、鼻炎等;注意华法林有无皮肤坏死、无脱发、皮疹、恶心、腹泻等不良反应。

(7)使用速避凝皮下注射时应选择距肚脐4.5~5.0 cm处的皮下脂肪环行注射,并捏起局部垂直刺入,拔出后应按压片刻。注射前针头排气时要避免肝素挂在针头外面,造成皮下组织微小血管出血。

(8)术后遵医嘱行颈动脉超声,观察支架的位置及血流情况。

(四)其他护理措施

1.患者早期康复训练,提高患者的生活质量

(1)早期康复的内容:①保持良好的肢体位置;②体位变换;③关节的被动活动;④预防吸入性肺炎;⑤床上移动训练;⑥床上动作训练;⑦起坐训练;⑧坐位平衡训练;⑨日常生活活动能力

训练;⑩移动训练等。

（2）早期康复的时间：康复治疗开始的时间应为患者生命体征稳定，神经病学症状不再发展后 48 小时。有人认为，康复应从急性期开始，只要不妨碍治疗，康复训练越早，功能恢复的可能性越大，预后就越好。脑卒中后，只要不影响抢救，马上就可以康复治疗、保持良肢位、体位变换和适宜的肢体被动活动等，而主动训练则应在患者神志清醒、生命体征平稳且精神症状不再进展后 48 小时开始。由于 SAH 近期再发的可能性很大，故对未手术的患者，应观察 1 个月左右再谨慎地开始康复训练。

（3）影响脑卒中预后和康复的主要因素：①不利因素。影响脑卒中预后和康复的不利因素有发病至开始训练的时间较长；病灶较大；以前发生过脑血管意外；年龄较大；严重的持续性弛缓性瘫痪；严重的感觉障碍或失认症；二便障碍；完全失语；严重认知障碍或痴呆；抑郁症状明显；以往有全身性疾病，尤其是心脏病；缺乏家庭支持。②有利因素。对脑卒中患者预后和康复的有利因素有发病至开始训练的时间较短；病灶较小；年轻；轻偏瘫或纯运动性偏瘫；无感觉障碍或失认症；反射迅速恢复；随意运动有所恢复；能控制小便；无言语困难；认知功能完好或损害甚少；无抑郁症状；无明显复发性疾病；家庭支持。

（4）早期的康复治疗和训练：正确的床上卧位关系到康复预后的好坏。为预防并发症，应使患者肢体置于良好体位，即良肢位。这样既可使患者感觉舒适，又可使肢体处于功能位置，预防压疮和肢体挛缩，为进一步康复训练创造条件。

保持抗痉挛体位：其目的是预防或减轻以后易出现的痉挛模式。取仰卧位时，头枕枕头，不要有过伸、过屈和侧屈。患肩垫起防止肩后缩，患侧上肢伸展、稍外展，前臂旋后，拇指指向外方。患髋垫起以防止后缩，患腿股外侧垫枕头以防止大腿外旋。本体位是护理上最容易采取的体位，但容易引起紧张性迷路反射及紧张性颈反射所致的异常反射活动，为"应避免的休位"。"推荐体位"是侧卧位：取健侧侧卧位时，头用枕头支撑，不让向后扭转，躯干大致垂直，患侧肩胛带充分前伸，肩屈曲 90°～130°，肘和腕伸展，上肢置于前面的枕头上；患侧髋、膝屈曲似踏出一步置于身体前面的枕头上，足不要悬空。取患侧侧卧位时，头部用枕头舒适地支撑，躯干稍后仰，后方垫枕头，避免患肩被直接压于身体下，患侧肩胛带充分前伸，肩屈曲 90°～130°，患肘伸展，前臂旋后，手自然地呈背屈位；患髋伸展，膝轻度屈曲；健肢上肢置于体上或稍后方，健腿屈曲置于前面的枕头上，注意足底不放任何支撑物，手不握任何物品（图 2-8）。

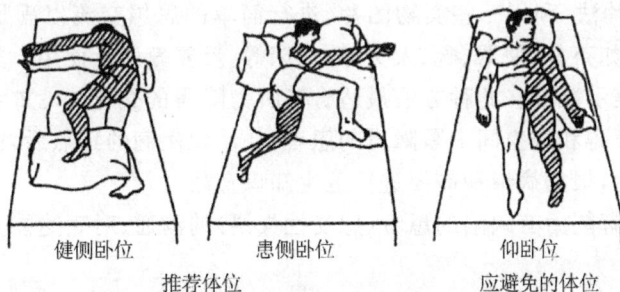

健侧卧位	患侧卧位	仰卧位
推荐体位		应避免的体位

图 2-8 抗痉挛体位

体位变换：主要目的是预防压疮和肺感染，另外由于仰卧位强化伸肌优势，健侧侧卧位强化患侧屈肌优势，患侧侧卧位强化患侧伸肌优势，不断变换体位可使肢体的伸屈肌张力达到平衡，预防痉挛模式出现。一般每 60～120 分钟变换体位一次。

关节被动运动:主要是为了预防关节活动受限(挛缩),另外可能有促进肢体血液循环和增加感觉输入的作用。先从健侧开始,然后参照健侧关节活动范围进行患侧运动。一般按从肢体近端到肢体远端的顺序进行,动作要轻柔缓慢。重点进行肩关节外旋、外展和屈曲,肘关节伸展,腕和手指伸展,髋关节外展和伸展,膝关节伸展,足背屈和外翻。在急性期每天做两次,每次每个关节做 3~5 遍,以后视肌张力情况确定被动运动次数,肌张力越高被动关节运动次数应越多。较长时间卧床者尤其要注意做此项活动。

2.心理护理措施

(1)护理者对患者要热情关心,多与患者交流,在病情允许的情况下,鼓励患者做自己力所能及的事情,减少过多、过细的照顾,给予患者心理上战胜疾病的信念。

(2)注意发挥药物的生理效应,在患病急性期要及时向患者通报疾病好转的消息,减少患者过分的担心和不必要、不准确的对自身疾病的猜疑等。

(3)鼓励患者参与治疗护理计划,教育患者重建生活、学习和工作内容,开始新的生活,使患者能早日回归家庭、回归社会。

3.语言沟通障碍的护理

(1)评估:失语的性质、理解能力,记录患者能表达的基本语言。观察患者手势、表情等,及时满足患者需要。向护理者/患者解释语言锻炼的目的、方法,促进语言功能恢复。如鼓励讲话、不耻笑患者,消除其羞怯心理,为患者提供练习机会。

(2)训练:包括肌群运动、发音训练、复述训练。

肌群运动:指进行唇、舌、齿、软腭、咽、喉与颌部肌群运动,包括缩唇、叩齿、卷舌、上下跳举舌、弹舌、鼓腮、吹气-叹气、咳嗽-清嗓子等活动。

发音训练:先练习易发或能够发的音,由无意义的词→有意义的词→短语→句子。举例:你→你好→你住院→你配合医师治疗。发单音后训练发复音,教患者先做吹的动作然后发 p 音。

复述训练:复述单字和词汇。命名训练让患者说出常用物品的名称。①词句训练与会话训练:给患者一个字音,让其组成各种词汇造句并与其会话交流。②听觉言语刺激训练:听语指图、指物、指字,并接触实物叫出物名。方法如下。a.手势法:与患者共同约定手势意图,如上竖拇指表示大便,下竖拇指表示小便,张口是吃饭,手掌上、下翻动是翻身。手捂前额表示头痛,手在腹部移动表示腹部不适。除偏瘫或双侧肢体瘫者和听力或听理解力障碍患者不能应用外,其他失语均可应用。b.实物图片法:利用一些实物图片,进行简单的思想交流以满足生理需要,解决实际困难。利用常用物品如茶杯、便器、碗、人头像、病床等,反复教患者使用。如茶杯表示要喝水,人头像表示头痛,病床表示翻身。此种方法最适合于听力障碍的交流。c.文字书写法:适用于文化素质高,无机械书写障碍和视空间书写障碍的患者,在认识疾病的特点后,医护人员、护理者有什么要求,可用文字表达,根据病情和需要进行卫生知识宣教。

(3)沟通:包括对理解能力有缺陷的患者(感受性失语)的沟通、对表达能力有缺陷的患者(运动性失语)的沟通。

对理解能力有缺陷的患者(感觉性失语)的沟通:①交谈时减少外来的干扰。②若患者不注意,他将难以了解对方说了些什么,所以需将患者精神分散的情形减至最低。③自患者视野中除去不必要的东西,关掉收音机或电视。④一次只有一人对患者说话。⑤若患者精神分散,则重复叫患者的名字或拍其肩膀,走进其视野,使其注意。

对表达能力有缺陷的患者(运动性失语)的沟通:①用简短的"是""不是"的问题让患者回答。

②说话的时候缓慢,并给予患者充分的时间以回答问题。③设法了解患者的某些需要,主动询问他们是否需要哪一件东西。④若患者所说的话,我们听不懂,则应加以猜测并予以澄清。⑤让患者说有关熟悉的事物,例如家人的名字、工作的性质,则患者较易表达。⑥可教导患者用手势或用手指出其需要或身体的不适。⑦利用所有的互动方式刺激患者说话。⑧患者若对说出物体的名称有困难,则先对患者说一遍,例如,先对患者说出"水"这个字,然后写下"水",给患者看,让患者跟着念或拿实物给患者看。

4.控制危险因素,建立良好生活方式

(1)了解脑卒中的危险因素:包括不可改变的危险因素、明确且可以改变的危险因素、明确且潜在可改变的危险因素和较少证据的危险因素。

不可改变的危险因素。①年龄:是主要的危险因素,脑卒中发病随年龄的升高而增高,55岁以上后每增加10年脑卒中危险加倍,60~65岁后急剧增加,发病率和死亡率分别是60岁以前的2~5倍。②性别:一般男性高于女性。③家族史:脑卒中家族史是易发生脑卒中的一个因素。父母双方直系亲属发生脑卒中或心脏病时年龄<60岁即为有家族史。④种族:不同种族的脑卒中发病率不同,可能与遗传因素有关。社会因素如生活方式和环境,也可能起一部分作用。非洲裔的发病率大于亚洲裔。我国北方各少数民族脑卒中率水平高于南方。⑤出生低体重:出生体重<2 500 g者发生脑卒中的概率高于出生体重≥4 000 g者两倍以上(中间出生体重者有明显的线性趋势)。

明确且可以改变的危险因素。①高血压:是脑卒中的主要危险因素,大量研究资料表明,90%脑卒中归因于高血压,70%~80%的脑卒中患者都患有高血压,无论是缺血还是出血性脑卒中都与高血压密切相关。在有效控制高血压后,脑卒中的发病率和病死率随之下降。②吸烟:是缺血性脑卒中独立的危险因素,长期吸烟者发生脑卒中的危险性是不吸烟者的6倍。戒烟者发生脑卒中的危险性可减少50%。吸烟会促进狭窄动脉的血栓形成,加重动脉粥样硬化,可使不明原因脑卒中的发生风险提高将近3倍。③心房纤颤:是发生缺血性脑卒中重要的危险因素,随年龄的增长,心房纤颤患者血栓栓塞性脑卒中的发生率迅速增长。心房颤动可使缺血性脑卒中的年发病率增加0.5%~12%。其他血管危险因素调整后单独心房颤动可以增加脑卒中的风险3~4倍。④冠心病:心肌梗死后脑卒中危险性为每年1%~2%。心肌梗死后1个月内脑卒中危险性最高可达31%。有冠心病史患者的脑卒中危险性增加2.0~2.2倍。⑤高脂血症:总胆固醇每升高1 mmol/L,脑卒中发生率就会增加25%。⑥无症状颈动脉狭窄:50%~99%的无症状性颈动脉狭窄者脑卒中的年发病率在1.0%~3.4%。⑦TIA/脑卒中史:TIA是早期脑卒中的危险因素,高达10%的未经治疗的缺血性脑卒中患者将在1个月内发生再次脑卒中。高达15%的未经治疗的缺血性脑卒中患者将在1年内发生再次脑卒中。高达40%的未经治疗的缺血性脑卒中患者将在5年内发生再次脑卒中。⑧镰状细胞病:5%~25%镰状细胞性贫血患者有发生TIA/脑卒中的风险。

明确且潜在可改变的危险因素。①糖尿病:是缺血性脑卒中独立的危险因素,2型糖尿病患者发生脑卒中的危险性增加2倍。②高同型半胱氨酸血症:血浆同型半胱氨酸每升高5 μmol/L,脑卒中风险增高1.5倍。

较少证据的危险因素:肥胖、过度饮酒、凝血异常、缺乏体育锻炼、口服避孕药、激素替代治疗和口服替代治疗、呼吸暂停综合征。

(2)脑卒中危险因素干预建议。①控制高血压:定时测量血压,合理服用降压药,全面评估缺血性事件的病因后,高血压的治疗应以收缩压低于 18.7 kPa(140 mmHg),舒张压低于12.0 kPa(90 mmHg)为目标。对于患有糖尿病的患者,建议血压<17.3/11.3 kPa(130/85 mmHg)。降压不能过快,选用平稳降压的降压药,降压药要长期规律服用;降压药最好在早晨起床后立即服用,不要在睡前服用。②冠状动脉疾病、心律失常、充血性心力衰竭及心脏瓣膜病应给予治疗。③严格戒烟:采取咨询专家、烟碱替代治疗及正规的戒烟计划等戒烟措施。④禁止酗酒,建议正规的戒酒计划。轻到中度的乙醇摄入(1~2 杯)可减少脑卒中的发生率。饮酒者男性每天饮酒的乙醇含量不应超过20 g(相当于葡萄酒 100~150 mL;啤酒 250~500 mL;白酒 25~50 mL;果酒 200 mL),女性不应超过 15 g。⑤治疗高脂血症:限制食物中的胆固醇量;减少饱和脂肪酸,增加多烯脂肪酸;适当增加食物中的混合碳水化合物、降低总热量,假如血脂维持较高水平(LDL>130 mg/dL),建议应用降脂药物。治疗的目标应使 LDL <100 mg/dL。⑥控制糖尿病:监测血糖,空腹血糖应<7 mmol/L,可通过控制饮食、口服降糖药物或使用胰岛素控制高血糖。⑦控制体重:适度锻炼,维持理想体重,成年人每周至少进行3 次适度的体育锻炼活动,每次活动的时间不少于 30 分钟。运动后感觉自我良好,且保持理想体重,则表明运动量和运动方式合适。⑧合理膳食:根据卫健委发布的中国居民膳食指南及平衡膳食宝塔,建议每天食物以谷薯类及豆类为主,辅以蔬菜和水果,适当进食蛋类、鱼虾类、畜禽肉类及奶类,少食菜用油和盐。

(3)注意脑卒中先兆,及时就诊:脑卒中虽然多为突然发病,但有些脑卒中在发病前有先兆,生活中要多加注意,如发现一侧手脚麻木、无力、全身疲倦;头痛、头昏、颈部不适;恶心、剧烈呕吐;视力模糊;口眼㖞斜要立即到医院就诊。

(张新晶)

第五节　偏　头　痛

偏头痛是临床最常见的原发性头痛类型,临床以发作性中重度、搏动样头痛为主要表现,头痛多为偏侧,一般持续 4~72 小时,可伴有恶心、呕吐,光、声刺激或日常活动均可加重头痛,安静环境、休息可缓解头痛。偏头痛是一种常见的慢性神经血管性疾患,多起病于儿童和青春期,中青年期达发病高峰,女性多见,男女患者比例约为 1∶(2~3),人群中患病率为 5%~10%,常有遗传背景。

一、临床表现

该病多于青年或成年早期首次发病,但也有于儿童期发病者。女性多于男性,大多数患者有阳性家族史。据临床表现可以分为无先兆的偏头痛(普通型偏头痛)、有先兆的偏头痛(典型偏头痛)和特殊性偏头痛三型,以前两种常见。

(一)无先兆的偏头痛

无先兆偏头痛是最常见的偏头痛类型,约占80%。发病前可没有明显的先兆症状,也有部分患者在发病前有精神障碍、疲劳、哈欠、食欲不振、全身不适等表现,女性月经来潮、饮酒、空腹饥饿时也可诱发疼痛。头痛多呈缓慢加重,反复发作的一侧或双侧额颞部疼痛,呈搏动性,疼痛持续时伴颈肌收缩可使症状复杂化。常伴有恶心、呕吐、畏光、畏声、出汗、全身不适、头皮触痛等症状。

(二)有先兆的偏头痛

1.先兆期

视觉先兆最常见,表现为亮光、暗点、异彩、黑矇、偏盲、视物变形等;其次为躯体感觉先兆,如一侧肢体或面部麻木、感觉异常等。先兆多于头痛前1小时内发生,可持续数分钟至1小时。

2.头痛期

伴先兆症状同时或随后出现剧烈头痛,约2/3的患者头痛位于一侧,1/3患者头痛位于两侧或左右交替。头痛为搏动性或钻痛,常伴有恶心、呕吐、畏光或畏声、易激怒、气味恐怖或疲劳感等。患者面色苍白、精神萎靡,头痛一般持续数小时至十余小时,进入睡眠后消失。

(三)特殊性偏头痛

1.偏瘫性偏头痛

临床少见。先兆除必须有运动无力症状外,还应包括视觉、感觉和言语三种先兆之一,先兆症状持续5分钟至24小时,症状呈完全可逆性,在先兆同时或先兆60分钟内出现符合偏头痛特征的头痛。

2.基底动脉型偏头痛

以儿童特别是青春期女性多见。先兆症状明显源自脑干和/或两侧大脑半球,临床可见构音障碍、眩晕、耳鸣、听力减退、复视、双眼鼻侧及颞侧视野同时出现视觉症状、共济失调、意识障碍、双侧同时出现感觉异常,但无运动无力症状。在先兆同时或先兆60分钟内出现符合偏头痛特征的头痛,常伴恶心、呕吐。

3.偏头痛等位症

部分患者可周期性发作某些症状而无头痛,或与头痛交替出现。有多种亚型,每个患者只有一种,如闪光暗点、腹型、偏瘫偏麻、复发性眩晕和精神型。

二、鉴别诊断

偏头痛应与下列疼痛相鉴别。

(一)紧张型头痛

紧张型头痛又称肌收缩型头痛。其临床特点是头痛部位较弥散,可位于前额、双颞、顶、枕及颈部。头痛性质常呈钝痛,头部压迫感、紧箍感,患者常述犹如戴着一个帽子。头痛常呈持续性,可时轻时重。多有头皮、颈部压痛点,按摩头颈部可使头痛缓解,多有额、颈部肌肉紧张。多少伴有恶心、呕吐。

(二)丛集性头痛

丛集性头痛又称组胺性头痛、Horton综合征,表现为一系列密集的、短暂的、严重的单侧钻痛。与偏头痛不同,头痛部位多局限并固定于一侧眶部、球后和额颞部。发病时间常在夜间,并使患者痛醒。发病时间固定,起病突然而无先兆,开始可为一侧鼻部烧灼感或球后压迫感,继之出现特定部位的疼痛,常疼痛难忍,并出现面部潮红,结膜充血、流泪、流涕、鼻塞。为数不少的患者出现Horner征,可出现畏光,不伴恶心、呕吐。诱因可为发作群集期饮酒、兴奋或服用扩血管药引起。发病年龄常较偏头痛晚,平均25岁,男女之比约4:1。罕见家族史。治疗包括非甾体抗炎止痛剂;激素治疗;睾丸素治疗;吸氧疗法(国外介绍为100%氧,8～10 L/min,共10～15分钟,仅供参考);麦角胺咖啡因或双氢麦角碱睡前应用,对夜间头痛特别有效;碳酸锂疗效尚有争议,但多数介绍其有效,但中毒剂量有时与治疗剂量很接近,曾有老年患者(精神患者)服一片致昏迷者,建议有条件者监测血锂水平,不良反应有胃肠道症状、肾功能改变、内分泌改变、震颤、眼球震颤、抽搐等;其他药物尚有钙通道阻滞剂、舒马普坦等。

(三)痛性眼肌麻痹

痛性眼肌麻痹又称 Tolosa-Hunt 综合征。是一种以头痛和眼肌麻痹为特征,涉及特发性眼眶和海绵窦的炎性疾病。病因可为颅内颈内动脉的非特异性炎症,也可能涉及海绵窦。常表现为球后及眶周的顽固性胀痛、刺痛,数天或数周后出现复视,并可有第Ⅲ、Ⅳ、Ⅵ对脑神经受累表现,间隔数月数年后复发,需行血管造影以排除颈内动脉瘤。皮质类固醇治疗有效。

(四)颅内占位所致头痛

占位早期,头痛可为间断性或晨起为重,但随着病情的发展,多成为持续性头痛,进行性加重,可出现颅内高压的症状与体征,如头痛、恶心、呕吐、视盘水肿,并可出现局灶症状与体征,如精神改变。偏瘫、失语、偏身感觉障碍、抽搐、偏盲、共济失调、眼球震颤等,典型者鉴别不难。但需注意,也有表现为十几年的偏头痛,最后被确诊为巨大血管瘤者。

三、并发症

偏头痛每月头痛发作超过 15 天,连续 3 个月或 3 个月以上,并排除药物过量引起的头痛,可考虑为慢性偏头痛;偏头痛发作持续时间≥72 小时,而且疼痛程度较严重,但其间可有因睡眠或药物应用获得的短暂缓解期为偏头痛持续状态;极少数情况下在偏头痛先兆症状后出现颅内相应供血区域的缺血性梗死,此先兆症状常持续 60 分钟以上,而且缺血性梗死病灶为神经影像学所证实,称为偏头痛性梗死。

四、治疗

药物治疗包括控制发作和预防发作两方面。

(一)发作时的治疗

轻症可用阿司匹林、布洛芬、吲哚美辛等非甾体类消炎镇痛药,头痛较重者首选麦角衍生物类药物,如二氢麦角胺 0.25～1.00 mg 肌注或静注;或 1.0 mg 皮下注射;或麦角胺 2～3 mg 鼻腔给药。麦角胺咖啡因 2 片于先兆期服用,若不能控制发作可于 30～60 分钟后再服 1～2 片。但是对于眼肌瘫痪型和基底动脉型不宜使用。

(二)预防发作

对于发作频繁者可以选用下列药物预防性治疗,以停止发作或减轻头痛和延长间歇期。①苯噻啶:从 0.5 mg/d 开始,逐渐加量至 2 mg/d。②β受体阻滞剂:普萘洛尔,每次 10～40 mg,2～4 次/天,口服。③钙通道阻滞剂:氟桂利嗪或尼莫定平等口服。

五、健康教育与管理

偏头痛患者的教育与管理是提高疗效,减少复发,提高患者生活质量的重要措施。在医师指导下患者要学会自我管理、学会控制病情。应为每个初诊哮喘患者制定防治计划,应使患者了解或掌握以下内容:①帮助患者分析和寻找诱发或加重头痛的各种因素,选择缓解或减轻头痛的有效方法。患者应注意合理饮食,避免过饱或过饥,禁食高脂肪食物和酒类,避免其他如奶酪、巧克力、熏鱼等刺激性食物;注意气候变化,避免闪电、强光、噪声等刺激,防止诱发。女性患者在月经前或月经期,应特别注意避免情绪紧张,以减少发作。②平时适度运动,注意劳逸结合,保持平和心态,避免精神紧张和过度疲劳;保持充分休息和充足睡眠,防止因缺睡等而诱发头痛,加重焦虑。③出现黑蒙、亮点等先兆症状时不要紧张,应卧床休息并保持安静;头痛发作严重应及时就诊或遵医嘱服用止痛药,胡思应向患者详细介绍常用止痛药物的名称、剂量和使用方法,强调不能自行加大药物剂量,防止造成药物依赖性。

在此基础上采取一切必要措施对患者进行长期系统管理,包括鼓励偏头痛患者与医护人员建立伙伴关系,避免和控制偏头痛诱发因素,减少复发,制定发作期处理方案和长期定期随访保健,提高患者的依从性,并根据患者病情变化及时修订防治计划。

六、预后

病预后良好,男女患者均在更年期后发作次数逐渐减少。

七、护理

(一)护理评估

1.健康史

(1)了解头痛的部位、性质和程度:询问是全头疼还是局部头疼;是搏动性头疼还是胀痛、钻痛;是轻微痛、剧烈痛还是无法忍受的疼痛。偏头疼常描述为双侧颞部的搏动性疼痛。

(2)头疼的规律:询问头疼发病的急缓,是持续性还是发作性,起始与持续时间,发作频率,激发或缓解的因素,与季节、气候、体位、饮食、情绪、睡眠、疲劳等的关系。

(3)有无先兆及伴发症状:如头晕、恶心、呕吐、面色苍白、潮红、视物不清、闪光、畏光、复视、耳鸣、失语、偏瘫、嗜睡、发热、晕厥等。典型偏头疼发作常有视觉先兆和伴有恶心、呕吐、畏光。

(4)既往史与心理社会状况:询问患者的情绪、睡眠、职业情况以及服药史,了解头疼对日常生活、工作和社交的影响,患者是否因长期反复头疼而出现恐惧、忧郁或焦虑心理。大部分偏头疼患者有家族史。

2.身体状况

检查意识是否清楚、瞳孔是否等大等圆、对光反射是否灵敏;体温、脉搏、呼吸、血压是否正常;面部表情是否痛苦,精神状态怎样;眼睑是否下垂、有无脑膜刺激征。

3.主要护理问题及相关因素

(1)偏头疼:与发作性神经血管功能障碍有关。

(2)焦虑:与偏头疼长期、反复发作有关。

(3)睡眠形态紊乱:与头疼长期反复发作和/或焦虑等情绪改变有关。

(二)护理措施

1.避免诱因

告知患者可能诱发或加重头疼的因素,如情绪紧张、进食某些食物、饮酒、月经来潮、用力性动作等;保持环境安静、舒适、光线柔和。

2.指导减轻头疼的方法

如指导患者缓慢深呼吸,听音乐、练气功、生物反馈治疗,引导式想象,冷、热敷及理疗、按摩、指压止痛法等。

3.用药护理

告知止痛药物的作用与不良反应,让患者了解药物依赖性或成瘾性的特点,如大量使用止痛剂,滥用麦角胺咖啡因可致药物依赖。指导患者遵医嘱正确服药。

(张新晶)

第六节 癫 痫

癫痫是多种原因导致的脑部神经元高度同步化异常放电所引起的临床综合征,临床表现具有发作性、短暂性、重复性和刻板性的特点。临床上每次发作或每种发作的过程称为痫性发作。

一、临床表现

(一)痫性发作

1.部分性发作

部分性发作包括以下几种。①单纯部分性发作:常以发作性一侧肢体、局部肌肉节律性抽动或感觉障碍为特征,发作时程短。②复杂部分性发作:表现为意识障碍,多有精神症状和自动症。③部分性发作继发全面性发作:上述部分性发作后出现全身性发作。

2.全面性发作

这类发作起源于双侧脑部,发作初期即有意识丧失,根据其临床表现的不同,分类如下。

(1)全面强直-阵挛发作:以意识丧失、全身抽搐为主要临床特征。早期出现意识丧失、跌倒,随后的发作过程分为三期:强直期、阵挛期和发作后期。发作过程可有喉部痉挛、尖叫、心率增快、血压升高、瞳孔散大、呼吸暂停等症状,发作后各项体征逐渐恢复正常。

(2)失神发作:典型表现为正常活动中突然发生短暂的意识丧失,两眼凝视且呼之不应,发作停止后立即清醒,继续原来的活动,对发作没有丝毫记忆。

(3)强直性发作:多在睡眠中发作,表现为全身骨骼肌强直性阵挛,常伴有面色潮红或苍白、瞳孔散大等症状。

(4)阵挛性发作:表现为全身骨骼肌阵挛伴意识丧失,见于婴幼儿。

(5)肌阵挛发作:表现为短暂、快速、触电样肌肉收缩,一般无意识障碍。

(6)失张力发作:表现为全身或部分肌肉张力突然下降,造成张口、垂颈、肢体下垂甚至跌倒。

3.癫痫持续状态

癫痫持续状态指一次癫痫发作持续30分钟以上,或连续多次发作致发作间期意识或神经功能未恢复至通常水平。可见于各种类型的癫痫,但通常是指全面强直-阵挛发作持续状态。可因不适当地停用抗癫痫药物或治疗不规范、感染、精神刺激、过度劳累、饮酒等诱发。

(二)癫痫综合征

特定病因引发的由特定症状和体征组成的癫痫。

二、治疗要点

目前癫痫治疗仍以药物治疗为主,药物治疗应达到3个目的:①控制发作或最大限度地减少发作次数;②长期治疗无明显不良反应;③使患者保持或恢复其原有的生理、心理和社会功能状态。

(一)病因治疗

去除病因,避免诱因。如全身代谢性疾病导致癫痫的应先纠正代谢紊乱,睡眠不足诱发癫痫的要保证充足的睡眠,对于颅内占位性病变引起者首先考虑手术治疗,对于脑寄生虫病行驱虫治疗。

(二)发作时治疗

立即让患者就地平卧,保持呼吸道通畅,及时给氧;防止外伤,预防并发症;应用药物预防再次发作,如地西泮、苯妥英钠等。

(三)发作间歇期治疗

合理应用抗癫痫药物,常用的抗癫痫药物有地西泮、氯硝西泮、卡马西平、丙戊酸、苯妥英钠、苯巴比妥、扑痫酮、拉莫三嗪、奥卡西平、左乙拉西坦、加巴喷丁等。强直性发作、部分性发作和部分性发作继发全面性发作首选卡马西平;全面强直-阵挛发作、典型失神、肌阵挛发作、阵挛性发作首选丙戊酸。

(四)癫痫持续状态的治疗

保持稳定的生命体征和进行性心肺功能支持;终止呈持续状态的癫痫发作,减少癫痫发作对脑部神经元的损害;寻找并尽可能根除病因及诱因;处理并发症。可依次选用地西泮、异戊巴比妥钠、苯妥英钠和水合氯醛等药物。及时纠正血液酸碱度和电解质失衡,发生脑水肿时给予甘露醇和呋塞米注射,注意预防和控制感染。

(五)其他治疗

对于药物难治性、有确定癫痫灶的癫痫可采用手术治疗,中医学针灸治疗对某些癫痫也有一定疗效。

三、护理措施

(一)一般护理

(1)饮食:为患者提供充足的营养,癫痫持续状态的患者可给予鼻饲,嘱发作间歇期的患者进食清淡、无刺激、富于营养的食物。

(2)休息与运动:癫痫发作后宜卧床休息,平时应劳逸结合,保证充足的睡眠,生活规律,避免不良刺激。

(3)纠正水、电解质及酸碱平衡紊乱,预防并发症。

(二)病情观察

密切观察生命体征、意识状态、瞳孔变化、大小便等情况;观察并记录发作的类型、频率和持续时间;观察发作停止后意识恢复的时间,有无疲乏、头痛及行为异常。

(三)安全护理

告知患者有发作先兆时立即平卧。活动中发作时,立即将患者置于平卧位,避免摔伤。摘下眼镜、手表、义齿等硬物,用软垫保护患者关节及头部,必要时用约束带适当约束,避免外伤。用牙垫或厚纱布置于患者口腔一侧上下磨牙间,防止口、舌咬伤。发作间歇期,应为患者创造安静、安全的休养环境,避免或减少诱因,防止意外的发生。

(四)保持呼吸道通畅

发作时立即解开患者领扣、腰带以减少呼吸道受压,及时清除口腔内食物、呕吐物和分泌物,防止呼吸道阻塞。让患者平卧、头偏向一侧,必要时用舌钳拉出舌头,避免舌后坠阻塞呼吸道。必要时可行床旁吸引和气管切开。

(五)用药护理

有效的抗癫痫药物治疗可使80％的患者发作得到控制。告诉患者抗癫痫药物治疗的原则以及药物疗效与不良反应的观察,指导患者遵医嘱坚持长期正确服药。

1.服药注意事项

服药注意事项包括:①根据发作类型选择药物。②药物一般从小剂量开始,逐渐加量,以尽可能控制发作、又不致引起毒性反应的最小有效剂量为宜。③坚持长期有规律服药,完全不发作后还需根据发作类型、频率,再继续服药2～3年,然后逐渐减量至停药,切忌服药控制发作后就自行停药。④间断不规则服药不利于癫痫控制,易导致癫痫持续状态发生。

2.常用抗癫痫药物不良反应

每种抗癫痫药物均有多种不良反应。不良反应轻者一般不需停药,从小剂量开始逐渐加量或与食物同服可以减轻,严重反应时应减量或停药、换药。服药前应做血、尿常规和肝、肾功能检查,服药期间定期监测血药浓度,复查血常规和生化检查。

(六)避免促发因素

1.癫痫的诱因

疲劳、饥饿、缺睡、便秘、经期、饮酒、感情冲动、一过性代谢紊乱和变态反应。过度换气对于失神发作、过度饮水对于强直性阵挛发作、闪光对于肌阵挛发作也有诱发作用。有些反射性癫痫还应避免如声光刺激、惊吓、心算、阅读、书写、下棋、玩牌、刷牙、起步、外耳道刺激等特定因素。

2.癫痫持续状态的诱发因素

癫痫持续状态的诱发因素常为突然停药、减药、漏服药及换药不当;其次为发热、感冒、劳累、饮酒、妊娠与分娩;使用异烟肼、利多卡因、氨茶碱或抗抑郁药亦可诱发。

(七)手术的护理

对于手术治疗癫痫的患者,术前应做好心理护理以减少恐惧和紧张。密切观察意识、瞳孔、肢体活动和生命体征等情况,并按医嘱做好术前检查和准备;术后麻醉清醒后应采取头高脚低位,以减轻脑水肿的发生。严密监测病情,做好术后常规护理、用药护理和安全护理。

(八)心理护理

病情反复发作、长期服药常会给患者带来沉重的精神负担,易产生焦虑、恐惧、抑郁等不良心理状态。护士应多关心患者,随时关注其心理状态并给予安慰和疏导,缓解患者的心理负担,使其更好地配合治疗。

(九)健康指导

(1)向患者及家属介绍疾病治疗和预防的相关知识,教会其癫痫的基本护理方法,安静的环境、规律的生活、合理的饮食、充足的睡眠、远离不良刺激等均有利于患者的康复。

(2)告知患者及家属遵医嘱长期、规律用药,不可突然减药甚至停药,定期复查,病情变化立即就诊。

(3)应尽量避免患者单独外出,不参与蹦极、游泳等可能危及生命的活动,避免紧张、劳累。

(4)特发性癫痫且有家族史的女性患者,婚后不宜生育,双方均有癫痫,或一方患病,另一方有家族史者不宜婚配。

(张新晶)

第七节 帕金森病

帕金森病由 James Parkinson 首先描述,旧称震颤麻痹,是发生于中年以上的中枢神经系统慢性进行性变性疾病,病因至今不明。多缓慢起病,逐渐加重。其病变主要在黑质和纹状体。其他疾病累及锥体外系统也可引起同样的临床表现者,则称为震颤麻痹综合征或帕金森综合征。65 岁以上人群患病率为 1 000/10 万,随年龄增高,男性稍多于女性。

一、临床表现

(一)震颤

肢体和头面部不自主抖动,这种抖动在精神紧张时和安静时尤为明显,病情严重时抖动呈持续性,只有在睡眠后消失。

(二)肌肉僵直,肌张力增高

表现手指伸直,掌指关节屈曲,拇指内收,腕关节伸直,头前倾,躯干俯屈,髋关节和膝关节屈曲等特殊姿势。

(三)运动障碍

运动减少,动作缓慢,写字越写越小,精细动作不能完成,开步困难,慌张步态,走路前冲,呈碎步,面部缺乏表情。

(四)其他症状

多汗、便秘、油脂脸,直立性低血压,精神抑郁症状等,部分患者伴有智力减退。

二、体格检查

(一)震颤

检查可发现静止性、姿势性震颤,手部可有搓丸样动作。

(二)肌强直

患肢肌张力增高,可因均匀的阻力而出现"铅管样强直",如伴有震颤则似齿轮样转动,称为"齿轮样强直"。四肢躯干颈部和面部肌肉受累出现僵直,患者出现特殊姿态。

(三)运动障碍

平衡反射、姿势反射和翻正反射等障碍及肌强直导致的一系列运动障碍,写字过小症及慌张步态等。

(四)自主神经系统体征

仅限于震颤一侧的大量出汗和皮脂腺分泌增加等体征,食管、胃及小肠的功能障碍导致吞咽困难和食管反流,以及顽固性便秘等。

三、辅助检查

(一)MRI

唯一的改变为在 T_2 相上呈低信号的红核和黑质网状带间的间隔变窄。

（二）正电子发射计算机断层扫描（PETCT）

可检出纹状体摄取功能下降,其中又以壳核明显,尾状核相对较轻,即使症状仅见于单侧的患者也可查出双侧纹状体摄功能降低。尚无明确症状的患者,PETCT若检出纹状体的摄取功能轻度下降或处于正常下界,以后均发病。

四、诊断

（一）诊断思维

（1）帕金森病实验室检查及影像学检查多无特殊异常,临床诊断主要依赖发病年龄、典型临床症状及治疗性诊断（应用左旋多巴有效）。

（2）帕金森病诊断明确后,还须进行帕金森评分量表评分及分级,来评判帕金森病的严重程度并指导下步治疗。

（二）鉴别诊断

1.脑炎后帕金森综合征

通常所说的昏睡性脑炎所致帕金森综合征,已近几十年未见报道,因此该脑炎所致脑炎后帕金森综合征也随之消失。近年报道病毒性脑炎患者可有帕金森样症状,但本病有明显感染症状,可伴有颅神经麻痹、肢体瘫痪、抽搐、昏迷等神经系统损害的症状,脑脊液可有细胞数轻中度增高、蛋白增高、糖降低等。病情缓解后其帕金森样症状随之缓解,可与帕金森病鉴别。

2.肝豆状核变性

隐性遗传性疾病、约1/3有家族史,青少年发病、可有肢体肌张力增高、震颤、面具样脸、扭转痉挛等锥体外系症状。具有肝脏损害,角膜K-F环及血清铜蓝蛋白降低等特征性表现,可与帕金森病鉴别。

3.特发性震颤

特发性震颤属显性遗传病,表现为头、下颌、肢体不自主震颤,震颤频率可高可低,高频率者甚似甲状腺功能亢进,低频者甚似帕金森震颤。本病无运动减少、肌张力增高及姿势反射障碍,并于饮酒后消失,普萘洛尔治疗有效等,可与原发性帕金森病鉴别。

4.进行性核上性麻痹

本病也多发于中老年,临床症状可有肌强直、震颤等锥体外系症状。但本病有眼球凝视障碍、肌强直以躯干为重、肢体肌肉受累轻而较好的保持了肢体的灵活性、颈部伸肌张力增高致颈项过伸与帕金森病颈项屈曲显然不同,均可与帕金森病鉴别。

5.Shy-Drager综合征

临床常有锥体外系症状,但因有突出的自主神经症状,如晕厥、直立性低血压、性功能及膀胱功能障碍,左旋多巴制剂治疗无效等,可与帕金森病鉴别。

6.药物性帕金森综合征

过量服用利血平、氯丙嗪、氟哌啶醇及其他抗抑郁药物均可引起锥体外系症状,因有明显的服药史,并于停药后减轻可资鉴别。

7.良性震颤

良性震颤指没有脑器质性病变的生理性震颤（肉眼不易觉察）和功能性震颤。功能性震颤包括以下几点。①生理性震颤加强（肉眼可见）:多呈姿势性震颤,与肾上腺素能的调节反应增强有关;也见于某些内分泌疾病,如嗜铬细胞瘤、低血糖、甲状腺功能亢进。②可卡因和乙醇中毒及一些药物的不良反应;癔症性震颤,多有心因性诱因,分散注意力可缓解震颤。③其他:情绪紧张时和做精细动作时出现的震颤。良性震颤临床上无肌强直、运动减少和姿势异常等帕金森病的特征性表现。

五、治疗

(一)一般治疗

因本病的临床表现为震颤、强直、运动障碍、便秘和生活不能自理,故家属及医务人员应鼓励PD早期患者多做主动运动,尽量继续工作,培养业余爱好,多吃蔬菜水果或蜂蜜,防止摔跤,避免刺激性食物和烟酒。对晚期卧床患者,应勤翻身,多在床上做被动运动,以防发生关节固定、压疮及坠积性肺炎。

(二)药物治疗

PD宜首选内科治疗,多数患者可通过内科药物治疗缓解症状。

各种药物治疗虽能使患者的症状在一定时期内获得一定程度的好转,但皆不能阻止本病的自然发展。药物治疗必须长期坚持,而长期服药则药效减退和不良反应难以避免。虽然有相当一部分患者通过药物治疗可获得症状改善,但即使目前认为效果较好的左旋多巴或复方多巴(美多芭及信尼麦),也有15%左右患者根本无效。用于治疗本病的药物种类繁多,现今最常用者仍为抗胆碱能药和多巴胺替代疗法。

1.抗胆碱能药物

该类药物最早用于Parkinson病的治疗,常用者为苯海索2 mg,每天3次口服,可酌情增加;东莨菪碱0.2 mg,每天3~4次口服;苯甲托品2~4 mg,每天1~3次口服等。因苯甲托品对周围副交感神经的阻滞作用,不良反应多,应用越来越少。

2.多巴胺替代疗法

此类药物主要补充多巴胺的不足,使乙酰胆碱-多巴胺系统重获平衡而改善症状。最早使用的是左旋多巴,但其可刺激外周多巴胺受体,引起多方面的外周不良反应,如恶心、呕吐、厌食等消化道症状和血压降低、心律失常等心血管症状。目前不主张单用左旋多巴治疗,用它与苄丝肼或卡比多巴的复合制剂。常用的药物有美多芭、息宁或帕金宁。

(1)美多芭:是左旋多巴和苄丝肼4:1配方的混合剂。对病变早期的患者,开始剂量可用62.5 mg,日服3次。如患者开始治疗时症状明显,则开始剂量可为125 mg,每天3次;如效果不满意,可在第2周每天增加125 mg,第3周每天再增加125 mg。如果患者的情况仍不满意,则应每隔1周每天再增加125 mg。如果美多芭的日剂量>1 000 mg,需再增加剂量只能每月增加1次。该药明显减少了左旋多巴的外周不良反应,但却不能改善其中枢不良反应。

(2)息宁:是左旋多巴和卡比多巴10:1的复合物,开始剂量可用125 mg,日服2次,以后根据病情逐渐加量。其加药的原则和上述美多芭的加药原则是一致的。帕金宁是左旋多巴和卡比多巴10:1的复合物的控释片,它可使左旋多巴血浓度更稳定并达4~6小时,有利于减少左旋多巴的剂末现象、开始现象和剂量高峰多动现象。但是,控释片也有一些缺陷,如起效慢,并且由于在体内释放缓慢,有可能在体内产生蓄积作用,反而有时出现异动症的现象,改用美多芭后消失。

3.多巴胺受体激动剂

多巴胺受体激动剂能直接激动多巴胺能神经细胞突触受体,刺激多巴胺释放。

(1)溴隐亭:最常用,对震颤疗效好,对运动减少和强直均不及左旋多巴,常用剂量维持量为每天15~40 mg。

（2）协良行：患者使用时应逐步增加剂量，以达到不出现或少出现不良反应的目的。一般来讲，增加到每天 0.3 mg 是比较理想的剂量，但对于个别早期的患者，可能并不需要增加到这个剂量，那么可以在医师认为合适的剂量长期服用而不再增加。如果效果不理想，还可以根据病情的需要及对药物的耐受情况，每隔 5 天增加 0.025 mg 或 0.05 mg。

（3）泰舒达：使用剂量是每天 100~200 mg。可以从小剂量每天 50 mg 开始，可逐渐增加剂量。在帕金森病的早期，可以单独使用泰舒达治疗帕金森病，剂量最大可增加至每天 150 mg。如果和左旋多巴合并使用，剂量可以维持在每天 50~150 mg。一般每使用 250 mg 左旋多巴，可考虑合并使用泰舒达 50 mg 左右。

（三）外科手术治疗

1.立体定向手术治疗

立体定向手术包括脑内核团毁损、慢性电刺激和神经组织移植。

（1）脑内核团毁损。①第一次手术适应证：长期服药治疗无效或药物治疗不良反应严重者；疾病进行性缓慢发展已超过 3 年以上；年龄在 70 岁以下；工作能力和生活能力受到明显限制（按 Hoehn 和 Yahr 分级为Ⅱ~Ⅳ级）；术后短期复发，同侧靶点再手术。②第二次对侧靶点毁损手术适应证：第一次手术效果好，术后震颤僵直基本消失，无任何并发症者；手术近期疗效满意并保持在 12 个月以上；年龄在 70 岁以下；两次手术间隔时间要 1 年；目前无明显自主神经功能紊乱症状或严重精神症状，病情仍维持在Ⅱ~Ⅳ级。③禁忌证：症状很轻，仍在工作者；年老体弱；出现严重关节挛缩或有明显精神障碍；严重的心、肝、肾功能不全，高血压脑动脉硬化者或有其他手术禁忌者。

（2）脑深部慢性电刺激（DBS）：目前 DBS 最常用的神经核团为丘脑腹中间核（VIM）、丘脑底核（STN）和苍白球腹后部（PVP）。

慢性刺激术控制震颤的效果优于丘脑腹外侧核毁损术，后者发生并发症也常影响手术的成功。通过改变刺激参数可减少不必要的不良反应，远期疗效可靠。该法尚可用于非帕金森性震颤，如多发硬化和创伤后震颤。

丘脑底核（STN）也是刺激术时选用的靶点。有学者（1994 年）报道应用此方法观察治疗一例运动不能的 PD 患者。靶点定位方法为脑室造影，并参照立体定向脑图谱，同时根据慢性电极刺激和电生理记录进行调整。发现神经元活动自发增多的区域位于 AC-PC 平面下 2~4 mm，AC-PC 线中点旁 10 mm。对该处进行 130 Hz 刺激，可立即缓解运动不能症状（主要在对侧肢体），但不诱发半身舞蹈症等运动障碍。上述观察表明，对 STN 进行慢性电刺激可用于治疗运动严重障碍的 PD 患者。

2.脑细胞移植和基因治疗

帕金森病脑细胞移植术和基因治疗已在动物试验上取得很大成功，但最近临床研究显示，胚胎脑移植只能轻微改善 60 岁以下患者的症状，并且 50% 的患者在手术后出现不随意运动的不良反应，因此，目前此手术还不宜普遍采用。基因治疗还停留在试验阶段。

六、护理

（一）护理评估

1.健康史评估

（1）询问患者职业，农民的发病率较高，主要是他们与杀虫剂、除草剂接触有关。

(2)评估患者家族中有无患此病的人,PD 与家族遗传有关,患者的家族发病率为 7.5%～94.5%。

(3)评估患者居住、生活、工作的环境,农业环境中神经毒物(杀虫剂、除草剂),工业环境中暴露重金属等是 PD 的重要危险因素。

2.临床观察评估

帕金森病常为 50 岁以上的中老年人发病,发病年龄平均为 55 岁,男性稍多,起病缓慢,进行性发展,首发症状多为动作不灵活与震颤,随着病程的发展,可逐渐出现下列症状和体征。

(1)震颤:常为首发症状,多由一侧上肢远端(手指)开始,逐渐扩展到同侧下肢及对侧肢体,下颌、口唇、舌及头部通常最后受累,典型表现是静止性震颤,拇指与屈曲的食指呈"搓丸样"动作,安静或休息时出现或明显,随意运动时减轻或停止,紧张时加剧,入睡后消失。

(2)肌强直:肌强直表现为屈肌和伸肌同时受累,被动运动关节时始终保持增高的阻力,类似弯曲软铅管的感觉,故称"铅管样强直";部分患者因伴有震颤,检查时可感到在均匀掌的阻力中出现断续停顿,如同转动齿轮感,称"齿轮样强直",是由于肌强直与静止性震颤叠加所致。

(3)运动迟缓:表现为随意动作减少,包括行动困难和运动迟缓,并因肌张力增高,姿势反射障碍而表现一系列特征性运动症状,如起床、翻身、步行、方向变换等运动迟缓;面部表情肌活动减少,常常双眼凝视,瞬目运动减少,呈现"面具"脸;手指做精细动作如扣钮、系鞋带等困难;书写时字越写越小,呈现写字过小征。

(4)姿势步态异常:站立时呈屈曲体姿,步态障碍甚为突出,患者自坐位、卧位起立困难,迈步后即以极小的步伐向前冲去,越走越快,不能及时停步或转弯,称慌张步态。

(5)其他症状:反复轻敲眉弓上缘可诱发眨眼不止。口、咽、腭肌运动障碍,讲话缓慢,语音低沉、单调,流涎,严重时可有吞咽困难。还有顽固性便秘、直立性低血压等;睡眠障碍;部分患者疾病晚期可出现认知功能减退、抑郁和视幻觉等,但常不严重。

3.诊断性检查评估

(1)头颅 CT:CT 可显示脑部不同程度的脑萎缩表现。

(2)生化检测:采用高效液相色谱(HPLC)可检测到脑脊液和尿中 HVA 含量降低。

(3)基因检测:DNA 印迹技术、PCR、DNA 序列分析等在少数家族性 PD 患者可能会发现基因突变。

(4)功能显像检测:采用 PETCT 或 SPECT 与特定的放射性核素检测,可发现 PD 患者脑内 DAT 功能明显降低,且疾病早期即可发现,D_2 型 DA 受体(D_2R)活性在疾病早期超敏、后期低敏,以及 DA 递质合成减少,对 PD 的早期诊断、鉴别诊断及病情进展监测均有一定的价值。

(二)护理问题

1.运动障碍

帕金森病患者由于其基底核或黑质发生病变,以致负责运动的锥体外束发生功能障碍,患者运动的随意肌失去了协调与控制,产生运动障碍并随之带来一定的意外伤害。

(1)跌倒:震颤、关节僵硬、动作迟缓,协调功能障碍常是患者摔倒的原因。

(2)误吸:舌头、唇、颈部肌肉和眼睑亦有明显的震颤及吞咽困难。

2.营养摄取不足

患者常因手、头不自主的震颤,进食时动作太慢,常常无法独立吃完一顿饭,以致未能摄取日常所需热量,因此,约有 70% 的患者有体重减轻的现象。

3.便秘

由于药物的不良反应、缺乏运动、胃肠道中缺乏唾液(因吞咽能力丧失,唾液由口角流出),液体摄入不足及肛门括约肌无力,所以大多数患者有便秘。

4.尿潴留

吞咽功能障碍以致水分摄取不足,贮存在膀胱的尿液不足 200 mL 则不会有排尿的冲动感;排尿括约肌无力引起尿潴留。

5.精神障碍

疾病使患者协调功能不良、顺口角流唾液,而且又无法进行日常生活的活动,因此患者会有心情抑郁、产生敌意、罪恶感或无助感等情绪反应。由于外观的改变,有些患者还会发生因自我形象的改变而造成与社会隔离的问题。

(三)护理目标

(1)患者未发生跌倒或跌倒次数减少。

(2)患者有足够的营养;患者进食水时不发生呛咳。

(3)患者排便能维持正常。

(4)患者能维持部分自我照顾的能力。

(5)患者及家属的焦虑症状减轻。

(四)护理措施

1.安全护理

(1)安全配备:由于患者行动不便,在病房楼梯两旁、楼道、门把附近的墙上,增设沙发或木制的扶手,以增加患者开、关门的安全性;配置牢固且高度适中的座厕、沙发或椅。以利于患者坐下或站起,并在厕所、浴室增设可供扶持之物,使患者排便及穿脱衣服方便;应给患者配置助行器辅助设备;呼叫器置于患者床旁,日常生活用品放在患者伸手可及处。

(2)定时巡视:主动了解患者的需要,既要指导和鼓励患者增强自我照顾能力,做力所能及的事情,又要适当协助患者洗漱、进食、沐浴、如厕等。

(3)防止患者自伤:患者动作笨拙,常有失误,应谨防其进食时烫伤。端碗持筷困难者,尽量选择不易打碎的不锈钢餐具,避免使用玻璃和陶瓷制品。

2.饮食护理

(1)增加饮食中的热量、蛋白质的含量及容易咀嚼的食物;吃饭少量多餐。定时监测体重变化;在饮食中增加纤维与液体的摄取,以预防便秘。

(2)进食时,营造愉快的气氛,因患者吞咽困难及无法控制唾液,所以有的患者喜欢单独进食;应将食物事先切成小块或磨研,并给予粗大把手的叉子或汤匙,使患者易于把持;给予患者充分的进食时间,若进食中食物冷却了,应予以温热。

(3)吞咽障碍严重者,吞咽可能极为困难,在进食或饮水时有呛咳的危险,而造成吸入性肺炎,故不要勉强进食,可改为鼻饲喂养。

3.保持排便畅通

给患者摄取足够的营养与水分,并教导患者解便与排尿时,吸气后闭气,利用增加腹压的方法解便与排尿。另外,依患者的习惯,在进食后半小时应试着坐于马桶上排便。

4.运动护理

告之患者运动锻炼的目的在于防止和推迟关节僵直和肢体挛缩,与患者和家属共同制定锻炼计划,以克服运动障碍的不良影响。

(1)尽量参与各种形式的活动,如散步、太极拳、床边体操等。注意保持身体和各关节的活动强度与最大活动范围。

(2)对于已出现某些功能障碍或坐起已感到困难的患者,要有目的、有计划地锻炼。告诉患者知难而退或由他人包办只会加速功能衰退。如患者感到坐立位变化有困难,应每天做完一般运动后,反复练习起坐动作。

(3)必须指导患者注意姿势,以预防畸形。应小心观察头与颈部是否有弯曲的倾向。正确姿势有助于头、颈直立。躺于床上时,不应垫枕头,且患者应定期俯卧。

(4)本病常使患者起步困难和步行时突然僵住,因此嘱患者步行时思想要放松。尽量跨大步伐;向前走时脚要抬高,双臂摆动,目视前方而不要注视地面;转弯时,不要碎步移动,否则会失去平衡;护士和家属在协助患者行走时,不要强行拖着患者走;当患者感到脚黏在地上时,可告诉患者先向后退一步,再往前走,这样会比直接向前容易。

(5)过度震颤者让他坐在有扶手的椅子上,手抓着椅臂,可以稍加控制震颤。

(6)晚期患者出现明显的运动障碍时。要帮助患者活动关节,按摩四肢肌肉,注意动作轻柔,勿给患者造成疼痛。

(7)鼓励患者尽量试着独立完成日常生活的活动,自己安排娱乐活动,培养兴趣。

(8)让患者穿轻便宽松的衣服,可减少流汗与活动的束缚。

5.合并抑郁症的护理

帕金森病患者的抑郁与帕金森疾病程度呈正相关,即患者的运动障碍愈重对其神经心理的影响愈严重。在护理患者时要教会患者一些心理调适技巧:重视自己的优点和成就;尽量维持过去的兴趣和爱好,积极参加文体活动,寻找业余爱好;向医师、护士及家人倾诉内心想法,疏泄郁闷,获得安慰和同情。

6.睡眠异常的护理

(1)创造良好的睡眠环境:建议患者要有舒适的睡眠环境,如室温和光线适宜;床褥不宜太软,以免翻身困难;为运动过缓和僵直较重的患者提供方便上下床的设施;卧室内放尿壶及便器,有利于患者夜间如厕等。避免在有限的睡眠时间内实施影响患者睡眠的医疗护理操作,必须进行的治疗和护理操作应穿插于患者的自然觉醒时,以减少被动觉醒次数。

(2)睡眠卫生教育:指导患者养成良好的睡眠习惯和方式,建立比较规律的活动和休息时间表。

(3)睡眠行为干预。①刺激控制疗法:只在有睡意时才上床;床及卧室只用于睡眠,不能在床上阅读、看电视或工作;若上床15～20分钟不能入睡,则应考虑换别的房间,仅在又有睡意时才上床(目的是重建卧室与睡眠间的关系);无论夜间睡多久,清晨应准时起床;白天不打瞌睡。②睡眠限制疗法:教导患者缩短在床上的时间及实际的睡眠时间,直到允许躺在床上的时间与期望维持的有效睡眠时间一样长。当睡眠效率超过90%时,允许增加15～20分钟卧床时间。睡眠效率低于80%,应减少15～20分钟卧床时间。睡眠效率80%～90%,则保持卧床时间不变。最终,通过周期性调整卧床时间直至达到适度的睡眠时间。③依据睡眠障碍的不同类型和药物的半衰期遵医嘱有的放矢地选择镇静催眠药物。并主动告知患者及家属使用镇静催眠药的原则,即最小剂量、间断、短期用药,注意停药反弹、规律停药等。

7.治疗指导

药物不良反应的观察如下。

(1)遵医嘱准时给药,预防或减少"开关"现象、剂末现象、异动症的发生。

(2)药物治疗初起可出现胃肠不适,表现为恶心、呕吐等,有些患者可出现幻觉。但这些不良反应可以通过逐步增加剂量或降低剂量的办法得到克服。特别值得指出的是,有一部分患者过分担心药物的不良反应,表现为尽量推迟使用治疗帕金森病的药物,或过分地减少药物的服用量,这不仅对疾病的症状改善没有好处,长期如此将导致患者的心、肺、消化系统等出现严重问题。

(3)精神症状:服用苯海索、金刚烷胺药物后,患者易出现幻觉,当患者表述一些离谱的事情时,护士应考虑到是服药引起的幻觉,立即报告医师,遵医嘱给予停药或减药,以防其发生意外。

8.功能神经外科手术治疗护理

(1)手术方法:外科治疗方法目前主要有神经核团细胞毁损手术与脑深部电刺激器埋置手术两种方式。原理是为了抑制脑细胞的异常活动,达到改善症状的目的。

(2)手术适应证:诊断明确的原发性帕金森病患者都是手术治疗的适合人群,尤其是对左旋多巴(美多芭或息宁)长期服用以后疗效减退,出现了"开关"波动现象、异动症和"剂末"恶化效应的患者。

(3)手术并发症:因手术靶点的不同,会有不同的并发症。苍白球腹后部(PVP)切开术可能出现偏盲或视野缺损,丘脑腹外侧核(VIM)毁损术可出现感觉异常如嘴唇、指尖麻木等,丘脑底核(STN)毁损术可引起偏瘫。

(4)手术前护理。①术前教育:相关知识教育。②术前准备:术前一天头颅备皮;对术中术后应用的抗生素遵医嘱做好皮试;嘱患者晚12:00后开始禁食水药;嘱患者清洁个人卫生,并在术前晨起为患者换好干净衣服。③术前30分钟给予患者术前哌替啶25 mg肌内注射;并将一片美多芭备好交至接手术者以便术后备用。④患者离病房后为其备好麻醉床、无菌小巾、一次性吸痰管、心电监护。

(5)手术后护理。①交接患者:术中是否顺利、有无特殊情况发生、术后意识状态、伤口的引流情况等。②安置患者于麻醉床上,头枕于无菌小巾上,取平卧位,嘱患者卧床2天,减少活动,以防诱发颅内出血;嘱患者禁食、水、药6小时后逐渐改为流食、半流食、普通饮食。③术后治疗效果观察:原有症状改善情况并记录。④术后并发症的观察:术后患者会出现脑功能障碍、脑水肿、颅内感染、颅内出血等并发症。因此,术后严密观察患者神志、瞳孔变化,有无高热、头疼、恶心、呕吐等症状;有无偏盲、视野变窄及感知觉异常;观察患者伤口有无出血及分泌物等。⑤心电监测、颅脑监测24小时,低流量吸氧6小时。

9.给予患者及家属心理的支持

对于心情抑郁的患者,应鼓励其说出对别人依赖感的感受。对于怀有敌意、罪恶感或无助感的患者,应给予帮助与支持,提供良好的照顾。寻找患者有兴趣的活动,鼓励患者参与。

10.健康教育

(1)指导术后服药,针对手术的患者,要让患者认识到手术虽然改善运动障碍,但体内多巴胺缺乏客观存在,仍需继续服药。

(2)指导日常生活中的运动训练告知患者运动锻炼的目的在于防止和推迟关节僵直和肢体挛缩,与患者和家属共同制定锻炼计划,以克服运动障碍的不良影响。①关节活动度的训练:脊柱、肩、肘、腕、指、髋、膝、踝及趾等各部位都应进行活动度训练。对于脊柱,主要进行前屈后伸、左右侧屈及旋转运动。②肌力训练：上肢可进行哑铃操或徒手训练；下肢股四头肌的力量和膝关节控制能力密切相关，可进行蹲马步或反复起坐练习；腰背肌可进行仰卧位的桥式运动或俯卧位的燕式运动；腹肌力量较差行仰卧起坐训练。③姿势转换训练：必须指导患者注意姿势，以预防畸形。应小心观察头与颈部是否有弯曲的倾向。正确姿势有助于头、颈直立。躺于床上时，不应垫枕头，且患者应定期俯卧，注意翻身、卧位转为坐位、坐位转为站位训练。④重心转移和平衡训练：训练坐位平衡时可让患者重心在两臀间交替转移，也可训练重心的前后移动；训练站立平衡时双足分开 5～10 cm，让患者从前后方或侧方取物，待稳定后便可突然施加推或拉外力，最好能诱发患者完成迈步反射。⑤步行步态训练：对于下肢起步困难者，最初可用脚踢患者的足跟部向前，用膝盖推挤患者腘窝使之迈出第一步，以后可在患者足前地上放一矮小障碍物，提醒患者迈过时方能起步。抬腿低可进行抬高腿练习，步距短的患者行走时予以提醒；步频快则应给予节律提示。对于上下肢动作不协调的患者，一开始嘱患者做一些站立相的两臂摆动，幅度可较大；还可站于患者身后，两人左、右手分别共握一根体操棒，然后喊口令一起往前走，手的摆动频率由治疗师通过体操棒传给患者。⑥让患者穿轻便宽松的衣服，可减少流汗与活动的束缚。

（张新晶）

第八节　多发性硬化

多发性硬化（multiple sclerosis，MS）是中枢神经系统白质脱髓鞘疾病，其病因不清，病理特征为中枢神经系统白质区域多个部位的炎症、脱髓鞘及胶质增生病灶。临床上多为青壮年起病，症状和体征提示中枢神经系统多部位受累，病程有复发缓解的特征。

一、病因及发病机制

病因及发病机制尚未完全清楚。有研究认为该病与病毒感染有关，但尚未从患者的脑组织中发现和分离出病毒；亦有认为 MS 可能是中枢神经系统病毒感染引起的自身免疫性疾病。MS 还具有明显的家族性倾向，MS 患者的一级亲属中患病的危险比一般人群要高得多，其遗传易感性可能是多基因产物相互作用的结果。环境、种族、免疫接种、外伤、怀孕等因素均可能与该病的发病或复发有关。

二、临床表现

（一）发病年龄

发病通常在青壮年，20～30 岁是发病的高峰年龄。10 岁以前或 60 岁以后很少发病。但有 3 岁和 67 岁发病的报道。

（二）发病形式

起病快慢不一，通常急性或亚急性起病。病程有加重与缓解交替。临床病程会由数年至数十年，亦有极少数重症患者在发病后数月内死亡。部分患者首次发作症状可以完全缓解，但随着复发，缓解会不完全。

(三)症状和体征

可出现中枢神经系统各部位受累的症状和体征。其特征是症状和体征复杂,且随着时间变化,其性质和严重程度也发生着变化。

(1)视觉症状包括复视、视觉模糊、视力下降、视野缺损。眼底检查可见有视神经炎的改变,晚期可出现视神经萎缩。内侧纵束病变可造成核间性眼肌麻痹,是多发性硬化的重要体征。其特征表现为内直肌麻痹而造成一侧眼球不能内收,并有对侧外直肌无力和眼震。

(2)某些患者三叉神经根部可能会损害,表现为面部感觉异常,角膜反射消失。三叉神经痛应考虑多发性硬化的可能。

(3)其他如眩晕、面瘫、构音障碍、假性延髓性麻痹均可以出现。

(4)肢体无力是最常见的体征。单瘫、轻偏瘫、四肢瘫均能见到,还可能有不对称性四肢瘫。肌力常与步行困难不成比例。某些患者,特别是晚发性患者,会表现为慢性进行性截瘫,可能只出现锥体束征及较轻的本体感觉异常。

(5)小脑及其与脑干的联系纤维常常受累,引起构音障碍、共济失调、震颤及肢体协调不能,其语言具有特征性的扫描式语言,系腭和唇肌的小脑性协调不能加上皮质脑干束受累所致,出现所谓夏科三联征:构音不全、震颤及共济失调。

(6)排尿障碍症状包括尿失禁、尿急、尿频等。排便障碍少于排尿障碍。男性患者可以出现性欲减低和阳痿。女性性功能障碍亦不少见。

(7)感觉异常较常见。颈部被动或主动屈曲时会出现背部向下放射的闪电样疼痛,即Lhermitte征,提示颈髓后柱的受累。各种疼痛除 Lhermitte 征外,还有三叉神经痛、咽喉部疼痛、肢体的痛性痉挛、肢体的局部疼痛及头痛等。

(8)精神症状亦不少见,常见有抑郁、欣快,亦有可能合并情感性精神病。认知、思维、记忆等均可受累。

三、辅助检查

(一)影像学检查

磁共振是最有用的诊断手段。90%以上的患者可以通过 MRI 发现白质多发病灶,因而是诊断多发性硬化的首选检查。T_2 加权相是常规检查,质子相或压水相能提高检查的正确率。典型改变应在白质区域有 4 处直径大于 3 mm 的病灶,或 3 处病灶至少有一处在脑室旁。

(二)脑脊液检查

对于诊断可以提供支持证据。脑脊液 γ 球蛋白改变及出现寡克隆区带,提示鞘内有免疫球蛋白合成,这是 MS 的脑脊液改变之一。

(三)电生理检查

视觉诱发电位及脑干诱发电位对发现临床病灶有重要意义。视觉诱发电位对视神经、视交叉、视束病灶非常敏感。

四、治疗原则

治疗原则包括针对病因和对症治疗。

(一)激素治疗

糖皮质激素具有抗炎和免疫抑制作用,用于治疗 MS 可以缩短病程和减少复发。急性发作较严重,可给予甲泼尼龙 1 000 mg,加入 5% 葡萄糖 500 mL 中静脉滴注,3~4 小时滴完,连续 3 天,然后口服泼尼松治疗:80 mg/d,10~14 天,以后可根据病情调整剂量和用药时间,逐渐减量。亦可予地塞米松 10~20 mg/d,或氢化可的松 200~300 mg/d,静脉滴注,一般使用 10~14 天后改服泼尼松。从对照研究来看,激素治疗可加速急性发作的缓解,但对于最终预后的影响尚不清楚。促皮质激素多数人认为不宜使用。

(二)干扰素

目前认为可能改变 MS 病程和病情。有两种制剂,β-1a、β-1b。这些药物治疗可能降低复发缓解期的发作次数 30%,也可降低症状的严重程度。β-干扰素治疗的不良反应较小,有些患者可能产生肝功能异常及骨髓抑制。

(三)免疫抑制剂

1.环磷酰胺

成人剂量一般 0.2~0.4 g 加入 0.9% 生理盐水 20 mL 中静脉注射,隔天一次,累计总量 8~10 g 为 1 个疗程。

2.硫唑嘌呤

口服剂量 1~2 mg/kg,累积剂量 8~10 g 为 1 个疗程。

3.甲氨蝶呤

对于进展性 MS 可能有效,剂量为 7.5~15.0 mg,每周一次。使用免疫抑制剂时应注意其毒性反应。

(四)Copolymer1

Copolymer1 是一种由 L-丙氨酸、L-谷氨酸、L-赖氨酸和 L-酪氨酸按比例合成的一种多肽混合物。它在免疫化学特性上模拟多发性硬化的推测抗原,可清除自身抗原分子,对早期复发缓解性多发性硬化患者可减少复发次数,但对重症患者无效。用法为每天皮下注射 120 mg。

(五)对症治疗

减轻痉挛,可用 Baclofen 40~80 mg/d,分数次给予,地西泮和其他肌松药也可给予。尿失禁患者应注意预防泌尿道感染。有痛性强直性痉挛发作或其他发作性症状,可予卡马西平 0.1~0.2 g,每天 3 次口服,应注意该药对血液系统和肝功能的不良反应。功能障碍患者应进行康复训练,加强营养。注意预防肺部感染。感冒、妊娠、劳累可能诱发复发,应注意避免。

五、护理评估

(一)健康史

有无家族史;有无病毒感染史。

(二)症状

1.视力障碍

表现为急性视神经炎或球后视神经炎,常伴眼球疼痛。部分有眼肌麻痹和复视。

2.运动障碍

四肢瘫、偏瘫、截瘫或单瘫,以不对称瘫痪最常见。易疲劳,可为疾病首发症状。

3.感觉异常

浅感觉障碍,肢体、躯干或面部针刺麻木感,异常的肢体发冷、蚁走感、瘙痒感或尖锐、烧灼样疼痛及定位不明确的感觉异常。

4.共济失调

不同程度的共济运动障碍。

5.自主神经功能障碍

尿频、尿失禁、便秘,或便秘与腹泻交替出现,性欲减退、半身多汗和流涎等。

6.精神症状和认知功能障碍

抑郁、易怒、脾气暴躁,也可表现为淡漠、嗜睡、强哭强笑等。

7.发作性症状

发作性症状指持续时间短暂、可被特殊因素诱发的感觉或运动异常。如构音障碍、共济失调、单肢痛性发作及感觉迟钝、面肌痉挛、阵发性瘙痒和强直性发作等。

(三)身体状况

(1)生命体征,尤其是呼吸、血氧饱和度。

(2)肢体活动障碍:肌力分级、肌力有无下降。

(3)二便障碍:有无尿失禁、尿潴留,有无尿管,有无便秘。

(4)呼吸:有无呼吸困难、咳嗽咳痰费力。

(5)视力:有无视力障碍、复视。

(四)心理状况

(1)有无焦虑、恐惧、抑郁等情绪。

(2)疾病对生活、工作有无影响。

六、护理诊断/问题

(一)生活自理能力缺陷

生活自理能力缺陷与肢体无力有关。

(二)躯体移动障碍

躯体移动障碍与脊髓受损有关。

(三)有受伤的危险

受伤与视神经受损有关。

(四)有皮肤完整性受损的危险

皮肤完整性受损与瘫痪及大小便失禁有关。

(五)便秘

便秘与脊髓受累有关。

(六)潜在并发症——感染

感染与长期应用激素导致机体抵抗力下降有关。

七、护理措施

(1)环境与休息:保持病室安静舒适,病房内空气清新,温湿度适宜。病情危重患者应卧床休息。病情平稳时应鼓励患者下床活动,预防跌倒、坠床等不良事件的发生。

(2)饮食护理:指导患者进高热量、易消化、高维生素的食物,少食多餐,多吃新鲜蔬菜和水果。出现吞咽困难等症状时,进食应抬高床头,速度宜慢,并观察进食情况,避免呛咳,必要时遵医嘱留置胃管,并进行吞咽康复锻炼。

（3）严密观察病情变化，保持呼吸道通畅，出现咳嗽无力、呼吸困难症状给予吸氧、吸痰，并观察缺氧的程度，备好抢救物品。

（4）视力下降、视野缺损的患者要注意用眼卫生，不用手揉眼，保持室内光线良好，环境简洁整齐。将呼叫器、水杯等必需品放在患者视力范围内，暖瓶等危险物品远离患者。复视患者活动时建议戴眼罩遮挡一侧眼部，以减轻头晕症状。

（5）感觉异常的患者，指导其选择宽松、棉质衣裤，以减轻束带感。洗漱时，以温水为宜，可以缓解疲劳。禁止给予患者使用热水袋，避免泡热水澡。避免因过热而导致症状波动。

（6）排泄异常的患者嘱其养成良好的排便习惯，定时排便。每天做腹部按摩，促进肠蠕动，排便困难时可使用开塞露等缓泻药物。平时多食含粗纤维食物，以保证大便通畅。留置尿管的患者，保持会阴部清洁、干燥。定时夹闭尿管，协助患者每天做膀胱、盆底肌肉训练，帮助患者控制膀胱功能。

（7）卧床患者加强基础护理。保持床单位清洁、干燥，保证患者"六洁四无"。定时翻身、拍背、吸痰，保持呼吸道通畅，保持皮肤完好。肢体处于功能位，每天进行肢体的被动活动及伸展运动训练。能行走的患者，鼓励进行主动锻炼。锻炼要适度，并保证患者安全，避免外伤。

（8）注射干扰素时，选择正确的注射方式，避免重复注射同一部位，选择注射部位轮流注射。注射前 15～30 分钟将药物从冰箱取出，置室温环境复温，以减少注射部位反应。注射前冰敷注射部位 1～2 分钟，以缓解疼痛。注射部位在注射后先轻柔按摩 1 分钟再冰敷（勿大于 5 分钟），以降低红肿及硬块的发生。

（9）使用激素时要注意观察生命体征、血糖变化。保护胃黏膜，避免进食坚硬、有刺激的食物。长期应用者，要注意预防感染。

（10）要做好患者心理护理，介绍有关疾病知识，鼓励患者配合医护人员的治疗，树立战胜疾病的信心，减轻恐惧、焦虑、抑郁等不良情绪，以促进疾病康复。

八、健康指导

（1）合理安排工作、学习，生活有规律。

（2）保证充足睡眠，保持积极乐观的精神状态，增加自我照顾能力和应对疾病的信心。

（3）避免紧张和焦虑。

（4）进行康复锻炼，以保持活动能力，强度要适度。

（5）避免诱发因素，如感冒、发热、外伤、过劳、手术、疫苗接种。控制感染。

（6）正确用药，合理饮食。

（7）女性患者首次发作后 2 年内避免妊娠。

（张新晶）

第九节　重症肌无力

重症肌无力（MG）是乙酰胆碱受体抗体（AchR-Ab）介导的，细胞免疫依赖及补体参与者的神经-肌肉接头处传递障碍的自身免疫性疾病。病变主要累及神经-肌肉接头突触后膜上乙酰胆碱受体(AchR)。临床特征为部分或全身骨骼肌易疲劳,通常在活动后加重、休息后减轻,具有晨轻暮重等特点。MG 在一般人群中发病率为 8/10 万～20/10 万,患病率约为 50/10 万。

一、病因

(1)重症肌无力确切的发病机制目前仍不明确,但是有关该病的研究还是很多的,其中,研究最多的是有关重症肌无力与胸腺的关系,以及乙酰胆碱受体抗体在重症肌无力中的作用。大量的研究发现,重症肌无力患者神经-肌肉接头处突触后膜上的乙酰胆碱受体(AchR)数目减少,受体部位存在抗 AchR 抗体,且突触后膜上有 IgG 和 C3 复合物的沉积。

(2)血清中的抗 AchR 抗体的增高和突触后膜上的沉积所引起的有效的 AchR 数目的减少,是本病发生的主要原因。而胸腺是 AchR 抗体产生的主要场所,因此,本病的发生一般与胸腺有密切的关系。所以,调节人体 AchR,使之数目增多,化解突触后膜上的沉积,抑制抗 AchR 抗体的产生是治愈本病的关键。

(3)很多临床现象也提示本病和免疫机制紊乱有关。

二、诊断要点

(一)临床表现

本病根据临床特征诊断不难。起病隐袭,主要表现受累肌肉病态疲劳,肌肉连续收缩后出现严重肌无力甚至瘫痪,经短暂休息后可见症状减轻或暂时好转。肌无力多于下午或傍晚劳累后加重,晨起或休息后减轻,称之为"晨轻暮重"。首发症状常为眼外肌麻痹,出现非对称性眼肌麻痹和上睑下垂,斜视和复视,严重者眼球运动明显受限,甚至眼球固定,瞳孔光反射不受影响。面肌受累表现皱纹减少,表情困难,闭眼和示齿无力;咀嚼肌受累使连续咀嚼困难,进食经常中断;延髓肌受累导致饮水呛咳,吞咽困难,声音嘶哑或讲话鼻音;颈肌受损时抬头困难。严重时出现肢体无力,上肢重于下肢,近端重于远端。呼吸肌、膈肌受累,出现咳嗽无力、呼吸困难,重症可因呼吸肌麻痹继发吸入性肺炎可导致死亡。偶有心肌受累可突然死亡,平滑肌和膀胱括约肌一般不受累。感染、妊娠、月经前常导致病情恶化,精神创伤、过度疲劳等可为诱因。

(二)临床试验

肌疲劳试验,如反复睁闭眼、握拳或两上肢平举,可使肌无力更加明显,有助诊断。

(三)药物试验

1.新斯的明试验

以甲基硫酸新斯的明 0.5 mg 肌内注射或皮下注射。如肌力在半至 1 小时内明显改善时可以确诊,如无反应,可次日用 1 mg、1.5 mg,直至 2 mg 再试,如 2 mg 仍无反应,一般可排除本病。为防止新期的明的毒碱样反应,需同时肌内注射阿托品 0.5～1.0 mg。

2.氯化腾喜龙试验

适用于病情危重、有延髓性麻痹或肌无力危象者。用 10 mg 溶于 10 mg 生理盐水中缓慢静脉注射,至 2 mg 后稍停 20 秒,若无反应可注射 8 mg,症状改善者可确诊。

(四)辅助检查

1.电生理检查

常用感应电持续刺激,受损肌反应及迅速消失。此外,也可行肌电图重复频率刺激试验,低频刺激波幅递减 10% 以上,高频刺激波幅递增 30% 以上为阳性。单纤维肌电图出现颤抖现象延长,延长超过 50 μs 者也属阳性。

2.其他

血清中抗 AchR 抗体测定约 85% 患者增高。胸部 X 线检查或胸腺 CT 检查,胸腺增生或伴有胸腺肿瘤,也有辅助诊断价值。

三、鉴别要点

(1)本病眼肌型需与癔症、动眼神经麻痹、甲状腺毒症、眼肌型营养不良症、眼睑痉挛鉴别。

(2)延髓肌型者,需与真假延髓性麻痹鉴别。

(3)四肢无力者需与神经衰弱、周期性瘫痪、感染性多发性神经炎、进行性脊肌萎缩症、多发性肌炎和癌性肌无力等鉴别。特别由支气管小细胞肺癌所引起的 Lambert-Eaton 综合征与本病十分相似,但药物试验阴性。肌电图(EMG)有特征异常,静息电位低于正常,低频重复电刺激活动电位渐次减小,高频重复电刺激活动电位渐次增大。

四、规范化治疗

(一)胆碱酯酶抑制剂

主要药物是溴吡斯的明,剂量为 60 mg,每天 3 次,口服。可根据患者症状确定个体化剂量,若患者吞咽困难,可在餐前 30 分钟服药;如晨起行走无力,可起床前服长效溴吡斯的明 180 mg。

(二)糖皮质激素

糖皮质激素适用于抗胆碱酯酶药反应较差并已行胸腺切除的患者。由于用药早期肌无力症状可能加重,患者最初用药时应住院治疗,用药剂量及疗程应根据患者具体情况做个体化处理。

1.大剂量泼尼松

开始剂量为 60~80 mg/d,口服,当症状好转时可逐渐减量至相对低的维持量,隔天服 5~15 mg/d,隔天用药可减轻不良反应发生。通常 1 个月内症状改善,常于数月后疗效达到高峰。

2.甲泼尼龙冲击疗法

反复发生危象或大剂量泼尼松不能缓解,住院危重病例、已用气管插管或呼吸机可用,每天 1 g,口服,连用 3~5 天。如 1 个疗程不能取得满意疗效,隔 2 周可再重复 1 个疗程,共治疗 2~3 个疗程。

(三)免疫抑制剂

严重的或进展型病例必须做胸腺切除术,并用抗胆碱酯酶药。症状改善不明显者可试用硫唑嘌呤;小剂量糖皮质激素未见持续疗效的患者也可用硫唑嘌呤替代大剂量糖皮质激素,常用剂量为 2~3 mg/(kg·d),最初自小剂量 1 mg/(kg·d) 开始,应定期检查血常规和肝、肾功能。白细胞计数低于 3×10^9/L 应停用;可选择性抑制 T 和 B 淋巴细胞增生,每次 1 g,每天 2 次,口服。

(四)血浆置换

用于病情急骤恶化或肌无力危象患者,可暂时改善症状,或于胸腺切除术前处理,避免或改善术后呼吸危象,疗效持续数天或数月,该法安全,但费用昂贵。

(五)免疫球蛋白

通常剂量为 0.4 g/(kg·d),静脉滴注,连用 3~5 天,用于各种类型危象。

(六)胸腺切除

60 岁以下的 MG 患者可行胸腺切除术,适用于全身型 MG 包括老年患者,通常可使症状改善或缓解,但疗效常在数月或数年后显现。

(七)危象的处理

1.肌无力危象

肌无力危象最常见,常因抗胆碱酯药物剂量不足引起,注射腾喜龙或新斯的明后症状减轻,应加大抗胆碱酯药的剂量。

2.胆碱能危象

抗胆碱酯酶药物过量可导致肌无力加重,出现肌束震颤及毒蕈碱样反应,腾喜龙静脉注射无效或加重,应立即停用抗胆碱酯酶药,待药物排出后重新调整剂量或改用其他疗法。

3.反拗危象

抗胆碱酯酶药不敏感所致。腾喜龙试验无反应。应停用抗胆碱酯酶药,输液维持或改用其他疗法。

(八)慎用和禁用的药物

奎宁、吗啡及氨基苷类抗生素、新霉素、多黏菌素、巴龙霉素等应禁用,地西泮、苯巴比妥等应慎用。

五、护理

(一)护理诊断

1.活动无耐力

活动无耐力与神经-肌肉联结点传递障碍,肌肉萎缩、活动能力下降,呼吸困难、氧供需失衡有关。

2.废用综合征

废用综合征与神经肌肉障碍导致活动减少有关。

3.吞咽障碍

吞咽障碍与神经肌肉障碍(呕吐反射减弱或消失;咀嚼肌肌力减弱;感知障碍)有关。

4.生活自理缺陷

生活自理缺陷与眼外肌麻痹、眼睑下垂或四肢无力、运动障碍有关。

5.营养不足

低于机体需要量与咀嚼无力、吞咽困难致摄入减少有关。

(二)护理措施

(1)轻症者适当休息,避免劳累、受凉、感染、创伤、激怒。病情进行性加重者须卧床休息。

(2)在急性期,鼓励患者充分卧床休息。将患者经常使用的日常生活用品(如便器、卫生纸、茶杯等)放在患者容易拿取的地方。根据病情或患者的需要协助其日常生活活动,以减少能量消耗。

(3)指导患者使用床挡、扶手、浴室椅等辅助设施,以节省体力和避免摔伤。鼓励患者在能耐受的活动范围内,坚持身体活动。患者活动时,注意保持周围环境安全,无障碍物,以防跌倒,路面防滑,防止滑倒。

(4)给患者和家属讲解活动的重要性,指导患者和家属对受累肌肉进行按摩和被动/主动运动,防止肌肉萎缩。

(5)选择软饭或半流质饮食,避免粗糙干硬、辛辣等刺激性食物。根据患者需要供给高蛋白、高热量、高维生素饮食。吃饭或饮水时保持端坐、头稍微前倾的姿势。给患者提供充足的进餐时间、喂饭速度要慢,少量多餐,交替喂液体和固体食物,让患者充分咀嚼、吞咽后再继续喂。把药片碾碎后制成糊状再喂药。

(6)注意保持进餐环境安静、舒适;进餐时,避免讲话或进行护理活动等干扰因素。进食宜在口服抗胆碱酯酶药物后 30～60 分钟,以防呛咳。如果有食物滞留,鼓励患者把头转向健侧,并控制舌头向受累的一侧清除残留的食物或喂食数口汤,让食物咽下。如果误吸液体,让患者上身稍前倾,头稍微低于胸口,便于分泌物引流,并擦去分泌物。在床旁备吸引器,必要时吸引。患者不能由口进食时,遵医嘱给予营养支持或鼻饲。

(7)注意观察抗胆碱酯酶药物的疗效和不良反应,严格执行用药时间和剂量,以防因用量不足或过量导致危象的发生。

(三)应急措施

(1)一旦出现重症肌无力危象,应迅速通知医师;立即给予吸痰、吸氧、简易呼吸器辅助呼吸,做好气管插管或切开、人工呼吸机的准备工作;备好新斯的明等药物,按医嘱给药,尽快解除危象。

(2)避免应用一切加重神经肌肉传导障碍的药物,如吗啡、利多卡因、链霉素、卡那霉素、庆大霉素和磺胺类药物。

(四)健康指导

1.入院教育

(1)给患者讲解疾病的名称,病情的现状、进展及转归。

(2)根据患者需要,给患者和家属讲解饮食营养的重要性,取得他们的积极配合。

2.住院教育

(1)仔细向患者解释治疗药物的名称、药物的用法、作用和不良反应。

(2)告知患者常用药治疗方法、不良反应、服药注意事项,避免因服药不当而诱发肌无力危象。

(3)肌无力症状明显时,协助做好患者的生活护理,保持口腔清洁防止外伤和感染等并发症。

3.出院指导

(1)保持乐观情绪、生活规律、饮食合理、睡眠充足,避免疲劳、感染、情绪抑郁和精神创伤等诱因。

(2)注意根据季节、气候,适当增减衣服,避免受凉、感冒。

(3)遵医嘱正确服药,避免漏服、自行停服和更改药量。

(4)患者出院后应随身带有卡片,包括姓名、年龄、住址、诊断证明,目前所用药物及剂量,以便在抢救时参考。

(5)病情加重时及时就诊。

(张新晶)

第十节　急性脊髓炎

一、概述

脊髓炎是指由于感染或毒素侵及脊髓所致的疾病,更因其在脊髓的病变常为横贯性者,故亦称横贯性脊髓炎。

二、病因

脊髓炎不是一个独立的疾病,它可由许多不同的病因所引起,主要包括感染与毒素两类。

(一)感染

感染是引致脊髓炎的主要原因之一。可以是原发的,亦可以为继发的。原发性者最为多见,即指由于病毒所引致的急性脊髓炎而言。继发性者为起病于急性传染病,如麻疹、猩红热、白喉、流行性感冒、丹毒、水痘、肺炎、心内膜炎、淋病与百日咳等病的病程中,疫苗接种后或泌尿系统慢性感染性疾病时。

(二)毒素

无论外源毒素或内源毒素,当作用于脊髓时均可引致脊髓炎。较为常见可能引起脊髓炎的外源毒素有下列几种:一氧化碳中毒、二氧化碳中毒、脊髓麻醉与蛛网膜下腔注射药物等。脊髓炎亦偶可发生妊娠或产后期。

三、病理

脊髓炎的病理改变,主要在脊髓本身。

(一)急性期

脊髓肿胀、充血、发软、灰质与白质界限不清。镜检则可见细胞浸润,小量出血,神经胶质增生,血管壁增厚,神经细胞和纤维变性改变。

(二)慢性期

脊髓萎缩、苍白、发硬,镜检则可见神经细胞和纤维消失,神经胶质纤维增生。

四、临床表现

病毒所致的急性脊髓炎多见于青壮年,散在发病。起病较急,一般多有轻度前驱症状,如低热、全身不适或上呼吸道感染的症状,脊髓症状急骤发生。可有下肢的麻木与麻刺感,背痛并放射至下肢或围绕躯体的束带状感觉等,一般持续一或二天(罕有持续数小时者),长者可至1周,即显现脊髓横贯性损害症状,因脊髓横贯性损害可为完全性者,亦可为不完全性者,同时因脊髓罹患部位的不同,故其症状与体征亦各异,胸节脊髓最易罹患,此盖因胸髓最长与循环功能不全之故,兹依脊髓罹患节段,分别论述其症状与体征如下。

(一)胸髓

胸髓脊髓炎患者的最初症状为下肢肌力弱,可迅速进展而成完全性瘫痪。病之早期,瘫痪为弛缓性者,此时肌张力低下,浅层反射与深层反射消失,病理反射不能引出,是谓脊髓休克,为痉挛性截瘫。与此同时出现膀胱与直肠的麻痹,故初为尿与大便潴留,其后为失禁。因病变的横贯性,故所有感觉束皆受损,因此病变水平下的各种感觉皆减退或消失。感觉障碍的程度,决定于病变的严重度。瘫痪的下肢可出现血管运动障碍,如水肿与少汗或无汗。阴茎异常搏起偶可见到。

由于感觉消失,营养障碍与污染,故压疮常发生于骶部,股骨粗隆,足跟等骨骼隆起处。

(二)颈髓

颈髓脊髓炎患者,弛缓性瘫痪见于上肢,而痉挛性瘫痪见于下肢。感觉障碍在相应的颈髓病变水平下,病变若在高颈髓(C_3、C_4)则为完全性痉挛性四肢瘫痪且并有膈肌瘫痪,可出现呼吸麻痹,并有高热,可导致死亡。

(三)腰骶髓

严重的腰骶髓脊髓炎呈现下肢的完全性弛缓性瘫痪,明显的膀胱与直肠功能障碍,下肢腱反射消失,其后肌肉萎缩。

五、实验室检查

血液中白细胞数增多,尤以中性多形核者为甚。脑脊髓液压力可正常,除个别急性期脊髓水肿严重者外,一般无椎管阻塞现象。脑脊髓液外观无色透明,白细胞数可增高,主要为淋巴细胞,蛋白质含量增高、糖与氯化物含量正常。

六、诊断与鉴别诊断

确定脊髓炎的部位与病理诊断并不困难,其特点包括起病急骤,有前驱症状,迅即发生的脊髓横贯性损害症状与体征及脑脊髓液的异常等。但欲确定病因则有时不易,详细的病史非常重要,例如起病前不久曾疫苗接种,则其脊髓炎极可能与之有关。

本病需与急性硬脊膜外脓肿,急性多发性神经根神经炎,视神经脊髓炎和脊髓瘤相鉴别。

七、治疗

一切脊髓炎患者在急性期皆应绝对卧床休息。急性期可应用糖皮质激素,如氢化可的松100~200 mg或地塞米松5~10 mg静脉滴注,1天1次,连续10天,以后改为口服强的松,已有并发感染或为预防感染,可选用适当的抗生素,并应加用维生素 B_1、维生素 B_{12} 等。

有呼吸困难者应注意呼吸道通畅,勤翻身,定时拍背,务使痰液尽量排出,如痰不能咳出或有分泌物储积,可行气管切开。

必须采取一切措施预防压疮的发生,患者睡衣与被褥必须保持清洁、干燥、柔软且无任何皱褶。骶部应置于裹有白布的橡皮圈上,体位应定时变换,受压部分的皮肤亦应涂擦滑石粉。若压疮已发生,可局部应用氧化锌粉、代马妥或鞣酸软膏。

尿潴留时应使用留置导尿管,每3~4小时放尿一次,每天应以3%硼酸或1%呋喃西林或者1%高锰酸钾液,每次250 mL冲洗灌注,应停留0.5小时再放出,每天冲洗1~2次,一有功能恢复迹象时则应取去导尿管,训练患者自动排尿。

便秘时应在食物中增加蔬菜,给予缓泻剂,必要时灌肠。

急性期时应注意避免屈曲性截瘫的发生以及注意足下垂的预防,急性期后应对瘫痪肢进行按摩、全关节的被动运动与温浴,可改善局部血液循环与防止挛缩。急性期后仍为弛缓性瘫痪时,可应用平流电治疗。

八、护理

(一)评估要点

1.一般情况

了解患者起病的方式、缓急;有无接种疫苗、病毒感染史;有无受凉、过劳、外伤等明显的诱因和前驱症状。评估患者的生命体征有无改变,了解对疾病的认识。

2.专科情况

(1)评估患者是否存在呼吸费力、吞咽困难和构音障碍。

(2)评估患者感觉障碍的部位、类型、范围及性质。观察双下肢麻木、无力的范围、持续时间；了解运动障碍的性质、分布、程度及伴发症状。评估运动和感觉障碍的平面是否上升。

(3)评估排尿情况：观察排尿的方式、次数与量，了解膀胱是否膨隆。区分是尿潴留还是充溢性尿失禁。

(4)评估皮肤的情况：有无皮肤破损、发红等。

3.实验室及其他检查

(1)肌电图是否呈失神经改变；下肢体感诱发电位及运动诱发电位是否异常。

(2)脊髓 MRI 是否有典型的改变，即病变部位脊髓增粗。

(二)护理诊断

1.躯体移动障碍

躯体移动障碍与脊髓病变所致截瘫有关。

2.排尿异常

排尿异常与自主神经功能障碍有关。

3.低效性呼吸形态

低效性呼吸形态与高位脊髓病变所致呼吸肌麻痹有关。

4.感知改变

感知改变与脊髓病变、感觉传导通路受损有关。

5.潜在并发症

压疮、肺炎、泌尿系统感染。

(三)护理措施

1.心理护理

双下肢麻木、无力易引起患者情绪紧张，护理人员应给予安慰，向患者及家属讲解疼痛过程。教会患者分散注意力的方法，如听音乐、看书。多与患者进行沟通，树立战胜疾病的信心，提高疗效。

2.病情观察

(1)监测生命体征：如血压偏低、心率慢、呼吸慢、血氧饱和度低、肌张力低，立即报告医师，同时建立静脉通道，每 15 分钟监测生命体征 1 次，直至正常。

(2)观察双下肢麻木、无力的范围、持续时间。

(3)监测血常规、脑脊液中淋巴细胞及蛋白、肝功能、肾功能情况，并准确记录。

3.皮肤护理

每 1～2 小时翻身 1 次，并观察受压部位皮肤情况。保持皮肤清洁、干燥，床单柔软、平坦、舒适，受压部位皮肤用软枕、海绵垫悬空，防止压疮形成。保持肢体的功能位置，定时活动，防止关节挛缩和畸形，避免屈曲性痉挛的发生。

4.饮食护理

饮食上给予清淡、易消化、营养丰富的食物，新鲜的瓜果和蔬菜，如苹果、梨、香蕉、冬瓜、木耳等，避免辛辣刺激性强和油炸食物。

5.预防并发症

(1)预防压疮，做到"七勤"。如已发生压疮，应积极换药治疗。

（2）做好便秘、尿失禁、尿潴留的护理，防治尿路感染。

（3）注意保暖，避免受凉。经常拍背，帮助排痰，防止坠积性肺炎。

（四）应急措施

如患者出现呼吸费力、呼吸动度减小、呼吸浅慢、发绀、吞咽困难时，即刻给予清理呼吸道，吸氧，建立人工气道，应用简易呼吸器进行人工捏球辅助呼吸，有条件者给予呼吸机辅助呼吸；建立静脉液路，按医嘱给予抢救用药，必要时行气管插管或气管切开。

（五）健康教育

1.入院教育

（1）鼓励患者保持良好的心态，关心、体贴、尊重患者，树立战胜疾病的信心。

（2）告知本病的治疗、护理及预后等相关知识。

（3）病情稳定后及早开始瘫痪肢体的功能锻炼。

2.住院教育

（1）指导患者按医嘱正确服药，告知药物的不良反应与服药注意事项。

（2）给予高热量、高蛋白、高维生素饮食，多吃酸性及纤维素丰富的食物，少食胀气食物。

（3）告知患者及家属膀胱充盈的表现及尿路感染的表现，鼓励多饮水，2 500～3 000 mL/d，保持会阴部清洁。保持床单位及衣物整洁、干燥。

（4）指导患者早期进行肢体的被动与主动运动。

3.出院指导

（1）坚持肢体的功能锻炼和日常生活动作的训练，忌烟酒，做力所能及的家务和工作，促进功能恢复。

（2）患者出院后，继续遵医嘱服药。

（3）定期门诊复查，一旦发现肢体麻木、乏力、四肢瘫痪等情况，立即就医。

（张新晶）

第十一节　视神经脊髓炎

视神经脊髓炎（neuro myelitis optica，NMO）是免疫介导的主要累及视神经和脊髓的原发性中枢神经系统炎性脱髓鞘病。Devic 首次描述了单相病程的 NMO，称为 Devic 病。视神经脊髓炎在中国、日本等亚洲人群的中枢神经系统脱髓鞘病中较多见，而在欧美西方人群中较少见。

一、临床表现

（1）任何年龄均可发病，平均年龄 39 岁，女：男比例为（5～10）：1。

（2）单侧或双侧视神经炎（optic neuritis，ON）及急性脊髓炎是本病主要表现，其初期可为单纯的视神经炎或脊髓炎，亦可两者同时出现，但多数先后出现，间隔时间不定。

（3）视神经炎可单眼、双眼间隔或同时发病。多起病急，进展快，视力下降可至失明，伴眶内疼痛，眼球运动或按压时明显。眼底可见视盘水肿，晚期可见视神经萎缩，多遗留显著视力障碍。

（4）脊髓炎可为横贯性或播散性，症状常在几天内加重或达到高峰，表现为双下肢瘫痪、双侧感觉障碍和尿潴留，且程度较重。累及脑干时可出现眩晕、眼震、复视、顽固性呃逆和呕吐、饮水呛咳和吞咽困难。根性神经痛、痛性肌痉挛和内侧纵束综合征也较为常见。

（5）部分 NMO 患者可伴有其他自身免疫性疾病，如系统性红斑狼疮、干燥综合征、混合结缔组织病、重症肌无力、甲状腺功能亢进、桥本甲状腺炎、结节性多动脉炎等，血清亦可检出抗核抗体、抗 SSA/SSB 抗体、抗心磷脂抗体等。

（6）经典 Devic 病为单时相病程，在西方多见。80％～90％的 NMO 患者呈现反复发作病程，称为复发型 NMO，常见于亚洲人群。

二、治疗原则

视神经脊髓炎的治疗包括急性发作期治疗、缓解期治疗和对症治疗。

（一）急性发作期治疗

首选大剂量甲泼尼龙琥珀酸钠（甲强龙）冲击疗法，能加速 NMO 病情缓解。从 1 g/d 开始，静脉滴注 3～4 小时，共 3 天，剂量阶梯依次减半，甲强龙停用后改为口服泼尼松 1 mg/（kg·d），逐渐减量。对激素有依赖性患者，激素减量过程要慢，每周减 5 mg，至维持量 15～20 mg/d，小剂量激素维持时间应较 MS 长一些。对甲强龙冲击疗法反应差的患者，应用血浆置换疗法可能有一定效果。一般建议置换 3～5 次，每次用血浆 2～3 L，多数置换 1～2 次后见效。无血浆置换条件者，使用静脉滴注免疫球蛋白（IVIG）可能有效，用量为 0.4 g/（kg·d），一般连续用 5 天为 1 个疗程。对合并其他自身免疫疾病的患者，可选择激素联合其他免疫抑制剂如环磷酰胺治疗。

（二）缓解期治疗

主要通过抑制免疫达到降低复发率、延缓残疾的目的，需长期治疗。一线药物方案包括硫唑嘌呤联用泼尼松或者利妥昔单抗。二线药物可选用环磷酰胺、米托蒽醌、吗替麦考酚酯等，定期使用 IVIG 或间断血浆交换也可用于 NMO 治疗。

（三）对症治疗

1.疲劳

药物治疗常用金刚烷胺或莫达非尼，用量均为 100～200 mg/d，早晨服用。职业治疗、物理治疗、心理干预及睡眠调节可能有一定作用。

2.行走困难

中枢性钾通道阻滞剂达方吡啶，是一种能阻断神经纤维表面的钾离子通道的缓释制剂，2010 年被美国 FDA 批准用来改善各种类型 MS 患者的行走能力。推荐剂量为 10 mg（一片）口服，2 次/天，间隔 12 小时服用，24 小时剂量不应超过 2 片。常见不良反应包括泌尿道感染、失眠、头痛、恶心、灼热感、消化不良、鼻部及喉部刺痛等。

3.膀胱功能障碍

可使用抗胆碱药物解除尿道痉挛、改善储尿功能，如索利那新、托特罗定、非索罗定、奥昔布宁，此外，行为干预亦有一定效果。尿液排空功能障碍患者，可间断导尿，3～4 次/天。混合型膀胱功能障碍患者，除间断导尿外，可联合抗胆碱药物或抗痉挛药物治疗，如巴氯芬、多沙唑嗪、坦索罗辛等。

4.疼痛

对急性疼痛如内侧纵束综合征,卡马西平或苯妥英钠可能有效。度洛西汀和普瑞巴林治疗。加巴喷丁和阿米替林对感觉异常如烧灼感、紧束感、瘙痒感可能有效。配穿加压长袜或手套对缓解感觉异常可能也有一定效果。

5.认知障碍

目前仍缺乏疗效肯定的治疗方法。可应用胆碱酯酶抑制剂如多奈哌齐。

6.抑郁

可应用选择性5-羟色胺再摄取抑制剂(SSRI)类药物。心理治疗也有一定效果。

7.其他症状

如男性患者勃起功能障碍可选用西地那非治疗。眩晕症状可选择美克洛嗪、昂丹司琼或东莨菪碱治疗。

三、护理评估

(一)健康史

有无感染史(消化道、呼吸道),有无其他自身免疫性疾病如系统性红斑狼疮、干燥综合征、混合结缔组织病、重症肌无力、甲状腺功能亢进、桥本甲状腺炎、结节性多动脉炎等。

(二)症状

1.视神经损害

视力下降伴眼球胀痛,在眼部活动时明显。急性起病患者受累眼几小时或几天内部分或完全视力丧失。视野改变主要表现为中心暗点及视野向心性缩小,也可出现偏盲或象限盲;以视神经炎形式发病者,眼底早期有视盘水肿,晚期出现视神经萎缩。以球后视神经炎发病者早期眼底正常,晚期出现原发性视神经萎缩。

2.脊髓损害

为脊髓完全横贯性损害,症状常在几天内加重或达到高峰,表现为双下肢瘫痪、双侧感觉障碍和尿潴留,且程度较重。累及脑干时可出现眩晕、眼震、复视、顽固性呃逆和呕吐,饮水呛咳和吞咽困难。根性神经痛、痛性肌痉挛也较为常见。

(三)身体状况

1.生命体征

生命体征有无异常。

2.肢体活动障碍

受累部位肢体肌力、肌张力,有无感觉障碍。

3.吞咽困难

有无饮水呛咳,吞咽困难,洼田饮水试验分级。

4.二便障碍

有无尿失禁、尿潴留,便秘。

5.视力障碍

有无视力丧失、下降,视野缺损,偏盲,复视等。

(四)心理状况

(1)有无焦虑、恐惧、抑郁等情绪。

（2）疾病对生活、工作有无影响。

四、护理诊断/问题

（一）生活自理能力缺陷
与肢体无力有关。

（二）躯体移动障碍
与脊髓受损有关。

（三）有受伤的危险
与视神经受损有关。

（四）有皮肤完整性受损的危险
与瘫痪及大小便失禁有关。

（五）便秘
与脊髓受累有关。

（六）潜在的并发症
感染，与长期应用激素导致机体抵抗力下降有关。

（七）有泌尿系统感染的危险
与长期留置尿管及卧床有关。

（八）知识缺乏
与疾病相关知识缺乏有关。

（九）焦虑
与担心疾病预后及复发有关。

五、护理措施

（一）环境与休息
保持病室安静舒适，病房内空气清新，温湿度适宜。病情危重的患者应卧床休息。病情平稳时鼓励患者下床活动，注意预防跌倒、坠床等不良事件的发生。

（二）饮食护理
指导患者进高热量、高蛋白质、高维生素食物，少食多餐，多吃新鲜蔬菜和水果。出现吞咽困难等症状时，进食应抬高床头，速度宜慢，并观察进食情况，避免呛咳。必要时遵医嘱留置胃管，并进行吞咽康复锻炼。

（三）安全护理
（1）密切观察病情变化，视力、肌力如有下降，及时通知医师。视力下降、视野缺损的患者要注意用眼卫生，不用手揉眼，保持室内光线良好，环境简洁整齐。将呼叫器、水杯等必需品放在患者视力范围内，暖瓶等危险物品远离患者。复视患者活动时建议戴眼罩遮挡一侧眼部，以减轻头晕症状。

（2）感觉异常的患者，指导其选择宽松、棉质衣裤，以减轻束带感。洗漱时，以温水为宜，可以缓解疲劳。禁止给予患者使用热水袋，避免泡热水澡。避免因过热而导致症状波动。

（四）肠道护理
排泄异常的患者嘱其养成良好的排便习惯，定时排便。每天做腹部按摩，促进肠蠕动，排便困难时可使用开塞露等缓泻药物。平时多食含粗纤维食物,以保证大便通畅。留置尿管的患者,保持会阴部清洁、干燥。定时夹闭尿管,协助患者每天做膀胱、盆底肌肉训练,增强患者控制膀胱功能的能力。

(五)基础护理

保持床单位清洁、干燥,保证患者"六洁四无"。定时翻身、拍背、吸痰,保持呼吸道通畅,保持皮肤完好。肢体处于功能位,每天进行肢体的被动活动及伸展运动训练。能行走的患者,鼓励其进行主动锻炼。锻炼要适度。并保证患者安全,避免外伤。

(六)用药护理

使用糖皮质激素应注意观察药物的不良反应及并发症,及时有效遵医嘱给予处理。注意观察生命体征、血糖变化。保护胃黏膜,避免进食坚硬、有刺激的食物。长期应用者,要注意避免感染。并向患者及家属进行药物宣教,以取得其配合。使用免疫抑制剂应向患者及家属做好药物知识宣教,使其了解药物的使用注意事项及不良反应,注意观察药物不良反应,预防感染,定期抽血,监测血常规及肝肾功能。

(七)心理护理

要做好患者心理护理,介绍有关疾病知识,鼓励患者配合医护人员的治疗,做好长期治疗的准备,树立战胜疾病的信心,减轻恐惧、焦虑、抑郁等不良情绪,以促进疾病康复。

六、健康指导

(1)合理安排工作、学习,生活有规律。

(2)保证充足睡眠,保持积极乐观的精神状态,增加自我照顾能力和应对疾病的信心。

(3)避免紧张和焦虑的情绪。

(4)进行康复锻炼,以保持活动能力,强度要适度。

(5)正确用药,合理饮食。

(张新晶)

第十二节　脊髓压迫症

一、疾病概述

(一)概念和特点

脊髓压迫症是一组椎管内占位性病变引起的脊髓受压综合征,随着病变进展出现脊髓半切和横贯性损害及椎管梗阻,脊神经根和血管可不同程度受累。

(二)病因

脊髓是含水分丰富的柔软组织,对外来机械压力及缺血缺氧的耐受能力差,脊髓压迫症与机械压迫、血供障碍及占位病变直接浸润破坏有关。①急性压迫型:多由急性硬膜外血肿、外伤后椎管内血肿、椎管内出血等引起,病变发展快,在较短时间内(1~3天)迅速压迫脊髓,使脊髓动脉血供减少,静脉回流受阻,受损区神经细胞、胶质细胞及神经轴突水肿、变性,若不能及时解除病因,可出现脊髓坏死。②慢性压迫型:常由先天性脊柱畸形和椎管内良性肿瘤引起,病变发展速度较慢,可在一定的时间内不表现出相应的临床症状。发病后期出现失代偿症状,机械压迫表现为神经根脊髓半切或横贯性损害。

(三)临床表现

1.急性脊髓压迫症

发病及进展迅速,常于数小时至数天内脊髓功能完全丧失,多表现为脊髓横贯性损害,出现脊髓休克,病变以下呈弛缓性瘫,各种反射消失。

2.慢性脊髓压迫症

病情缓慢进展,早期症状体征可不明显。可分为3期。

(1)根痛期(神经根刺激期):出现神经根痛及脊膜刺激症状。晚间症状加重,白天减轻;咳嗽、排便和用力等加腹压动作可使疼痛加剧,改变体位也使症状减轻或加重。

(2)脊髓部分受压期:表现脊髓半切综合征,同侧损害节段以下上运动神经元性瘫痪、腱反射亢进、病理征阳性,同侧深感觉障碍及病变对侧损害节段以下痛温觉减退或丧失,而触觉良好,病变侧损害节段以下血管舒缩功能障碍。

(3)脊髓完全受压期:出现脊髓完全横贯性损害,表现的运动、感觉与自主神经功能障碍和急性脊髓炎一致。

(四)辅助检查

1.脑脊液检查

常规、生化检查及动力学变化对确定脊髓压迫症和程度很有价值。

2.影像学检查

脊柱X线平片、CT及MRI、脊髓造影等也可以确定病变的节段、性质及压迫程度。

(五)治疗原则

(1)早期诊断,及早手术,尽快去除病因。恶性肿瘤或转移瘤可酌情手术、放射治疗(简称放疗)或化疗。

(2)急性脊髓压迫症需在6小时内减压,如硬脊膜外脓肿应紧急手术并给予足量抗生素,脊柱结核在根治术同时抗结核治疗。

(3)瘫痪肢体应积极进行康复治疗及功能训练,预防并发症。

二、护理评估

(一)一般评估

1.生命体征

患者因感染引起的体温升高和心率加快。疾病波及高段颈髓和延髓时,易致呼吸肌瘫痪,观察呼吸的频率和节律。延髓心血管中枢受影响时,患者心率和血压波动较大。

2.患者主诉

了解发病前数天或1~2周有无发热、全身不适或上呼吸道感染症状、促发脊髓炎的主要原因及诱因等。询问其首发症状和典型表现,肌无力的部位,感觉障碍的部位和性质,大小便失禁/潴留,有无长期卧床并发症。

(二)身体评估

1.头颈部

评估患者的意识状态和面容,患者的营养状态。面部表情是否淡漠、颜色是否正常,有无畸形、面肌抽动、眼睑水肿、眼球突出、眼球震颤、巩膜黄染、结膜充血。有无张口呼吸或鼻翼翕动，有无咳嗽无力。头颅大小、形状，注意有无颅畸形。注意头颈部有无局部肿块或压痛；颈动脉搏动是否对称。有无头部活动受限、不自主活动及抬头无力。角膜反射、咽反射是否存在或消失，有无构音障碍或吞咽困难。脑膜刺激征是否阳性。

2.胸部

患者胸廓、脊柱有无畸形，有无呼吸困难。肺部感染者，可触及语音震颤。心脏及肺部叩诊和听诊是否异常，注意两侧对比。皮肤干燥和多汗的部位。感觉检查宜在环境安静、患者清醒配合的情况下进行，注意感觉障碍的部位、性质、范围、感觉变化的平面及双侧对称性等。

(1)浅感觉。①痛觉：用针尖轻刺皮肤，确定痛觉减退、消失或过敏区域。检查时应掌握刺激强度，可从无痛觉区向正常区检查，自上而下，两侧对比。②温度觉：以盛有冷水(5～10 ℃)和热水(40～45 ℃)的两试管，分别接触患者皮肤，询问其感觉。③触觉：以棉花、棉签轻触患者皮肤，询问其感觉。

(2)深感觉。①位置觉：嘱患者闭目，医者用手指从两侧轻轻夹住患者的手指或足趾，作伸屈动作，询问其被夹指、趾的名称和被扳动的方向。②震动觉：将音叉震动后，放在患者的骨突起部的皮肤上，询问其有无震动及震动持续时间。③实体感觉：嘱患者闭目，用手触摸分辨物体的大小、方圆、硬度。④两点分辨觉：以圆规的两个尖端，触及身体不同部位，测定患者分辨两点距离的能力。

3.腹部

患者腹部和膀胱区外形和膀胱区是否正常，触诊有无局部压痛、反跳痛，双侧感觉是否存在，是否对称，记录感觉变化的部位。腹壁反射、提睾反射是否存在和对称。两便失禁是否引起压疮。留置尿道者，观察尿道口有无脓性分泌物，尿液的性质。叩诊膀胱区，判断有无尿潴留。肠鸣音是否减弱或消失。

4.四肢

患者四肢外形，有无畸形，四肢肌力和肌张力。触诊患者的肌力和肌张力，肌张力增高或降低，肌张力异常的形式。感觉障碍的部位和性质，病理反射阳性。评估患者四肢腱反射的强弱。病理反射是否阳性。

根据肌力的情况，一般均将肌力分为以下 0～5 级，共 6 个级别。

0 级：完全瘫痪，测不到肌肉收缩。

1 级：仅测到肌肉收缩，但不能产生动作。

2 级：肢体能在床上平行移动，但不能抵抗自身重力，即不能抬离床面。

3 级：肢体可以克服地心吸收力，能抬离床面，但不能抵抗阻力。

4 级：肢体能做对抗外界阻力的运动，但不完全。

5 级：肌力正常。

(三)心理-社会评估

主要了解患者患病后的情绪反应及其学习、工作与家庭生活等情况，家庭成员的支持程度，家庭经济能力和社会支持资源。

(四)辅助检查结果评估

1.实验室检查

急性期血常规可见白细胞升高，脑脊液白细胞增多，蛋白含量明显增高。

2.磁共振检查(MRI)

MRI检查可在早期明确脊髓病变的性质、范围、程度。早期,脊髓病变段呈弥漫肿胀、增粗。后期,脊髓不再肿胀,少部分患者出现脊髓萎缩。

(五)常用药物治疗效果的评估

严格按医嘱用药,严禁骤然停药,否则会引发病情加重。急性期大剂量应用糖皮质激素,注意观察患者症状是否改善及其不良反应。长期大量应用糖皮质激素可引起物质代谢和水盐代谢紊乱,出现类肾上腺皮质功能亢进综合征,如水肿、低血钾、高血压、糖尿病、皮肤变薄、满月脸、水牛背、向心性肥胖、多毛、痤疮、肌无力和肌萎缩等症状,一般不需格外治疗,停药后可自行消退。骨质疏松及椎骨压迫性骨折是各种年龄患者应用糖皮质激素治疗中严重的合并症。

三、主要护理诊断/问题

(一)躯体移动障碍

躯体移动障碍与脊髓病变有关。

(二)低效性呼吸形态

低效性呼吸形态与呼吸肌麻痹有关。

(三)尿潴留

尿潴留与膀胱自主神经功能障碍有关。

(四)生活自理缺陷

生活自理缺陷与肢体瘫痪有关。

(五)潜在并发症

压疮、坠积性肺炎、尿路感染。

四、护理措施

(一)病情观察

监测生命体征,应严密观察有无呼吸困难、心率加快、血压升高、体温升高,有无发绀、吞咽及言语障碍等。定期监测血生化指标。判断瘫痪和感觉平面有无上升,疾病有无进展或加重。

(二)一般护理

1.休息与活动

急性期特别是并发有心肌炎时应卧床休息。如有呼吸肌麻痹应取平卧位,头偏向一侧。恢复期可适当活动与休息相结合,但避免过度劳累。

2.吸氧

给予低流量吸氧。如出现呼吸无力、呼吸困难应及时通知医师,必要时给予气管插管或气管切开、呼吸机辅助呼吸。

(三)合理饮食

保证机体足够的营养,进食高蛋白、高热量、高维生素、易消化、含钾丰富(如橘子、香蕉等)的食物。吞咽困难进食呛咳者,应给予鼻饲,切勿勉强进食,以免引起吸入性肺炎及窒息。口腔护理一天两次,根据患者的情况选择合适的漱口液,可以自理的患者尽量鼓励患者自己洗漱。

(四)皮肤护理

大小便失禁、腹泻、发热、出汗、自主神经功能紊乱等都会使皮肤处于潮湿环境中,发生压疮的危险会增加,必须加强皮肤护理。对骨突或受压部位,如脚踝、足跟、骶尾部等部位常检查,加强营养;使用一些护理用品和用具,如给予气垫床、赛肤润、美皮康和海绵垫等;每2小时翻身、拍背1次。输液以健侧、上肢为原则,输液前认真观察准备输液肢体一侧的皮肤情况,输液后随时观察输液肢体局部及皮肤情况,以免液体外渗造成皮肤红肿;给予洗漱、浸泡时水温勿过热以免造成烫伤,冰袋降温时间勿过长引起冻伤。

(五)康复训练

在脊髓受损初期,就应与康复师根据患者情况制定康复计划,保持各关节的正常功能位,每次翻身后将肢体位置摆放正确,做关节的被动或主动运动。给予日常生活活动训练,使患者能自行穿脱衣服、进食、盥洗、大小便、淋浴及开关门窗、电灯、水龙头等,增进患者的自我照顾能力。

(六)排泄异常的护理

1.尿失禁患者

护理人员要根据给患者输液或饮水的时间,给予排便用品,协助其排便,同时在患者小腹部加压,增加膀胱内压,锻炼恢复自主排尿功能。

2.尿潴留患者

应给予留置导尿,根据入量(输液、饮水)时间,适时、规律地夹闭、开放尿管,以维持膀胱充盈、收缩功能;同时在排放尿液时可采用一些方法刺激诱导膀胱收缩,如轻敲患者下腹部、听流水声和热敷膀胱区。对留置导尿管的患者:应每天消毒尿道口,观察尿液的色、量是否正常,是否有沉淀,尿道口有无分泌物;当尿常规化验有感染时,可根据医嘱给予膀胱冲洗,再留取化验至正常,注意操作时保持无菌规范;患者病情允许的情况下,尽早拔除尿管。

3.大便秘结的患者

应保持适当的高纤维饮食与水分的摄取。餐后胃肠蠕动增强,当患者有便意感时,指导并协助患者增加腹压来引发排便。每天固定时间进行排便训练,养成排便规律。必要时肛门塞入开塞露,无效时可给予不保留灌肠。

4.大便失禁的患者

选择易消化、吸收的高营养、低排泄的要素饮食,同时指导患者练习腹肌加压与肛门括约肌收缩,掌握进食后的排便时间规律,协助放置排便用品(便盆、尿垫);随时清洁排便后肛门周围皮肤。

(七)心理护理

患者均为突然发病且伴有肢体瘫痪、排泄异常等,严重影响其正常生活,加之对疾病知识、治疗效果不了解容易产生恐惧感。而且本病病程较长,患者可出现不同程度的情绪低落,对治疗和康复缺乏信心,护理人员应及时向患者介绍疾病相关知识,动员和指导家人和朋友在各个方面关心、支持、帮助患者,减轻其思想负担,去除紧张情绪,鼓励患者表达自己的感受,倾听患者的诉说。帮助患者做肢体活动,给予精神上的鼓励及生活支持,树立战胜疾病的信心。

(八)健康教育

(1)瘫痪肢体应早期做被动运动、按摩,以改善血液循环,促进瘫痪肢体的恢复。保持肢体的功能位置,预防足下垂及畸形。同时可配合物理治疗、针灸治疗。

(2)训练患者正确的咳嗽、咳痰方法,变换体位方法。

(3)提出治疗与护理的配合及要求,包括休息与活动、饮食、类固醇皮质激素的应用及其注意事项。

(4)增加营养,增强体质,预防感冒。

(5)带尿管出院者,应指导留置尿管的护理及膀胱功能的训练。

(6)长期卧床者,应每2小时翻身、拍背1次,预防压疮及坠积性肺炎。

(7)出现生命体征改变、肢体感觉障碍、潜在并发症及时就诊。

五、护理效果评估

(1)患者自觉症状(肌力增强、感觉障碍减退)逐渐好转,生活基本自理。

(2)患者大小便失禁,逐渐控制。

(3)患者无尿路感染。

(4)患者皮肤完好,无压疮。

(5)患者大小便潴留逐渐解除,大小便通畅。

(张新晶)

第三章

心内科疾病护理

第一节 先天性心脏病

先天性心脏病简称先心病,是胎儿时期心脏血管发育异常而致的畸形,是小儿时期最常见的心脏病。根据左右心腔或大血管间有无直接分流和临床有无发绀,可将先心病分为三大类:①左向右分流型(潜伏青紫型),常见有室间隔缺损、房间隔缺损、动脉导管未闭。②右向左分流型(青紫型),常见有法洛四联症和大动脉错位。③无分流型(无青紫型),常见有主动脉缩窄和肺动脉狭窄。

小儿先天性心脏病中最常见的是室间隔缺损、房间隔缺损、动脉导管未闭、肺动脉狭窄、法洛四联症和大动脉错位。

一、临床特点

(一)室间隔缺损

室间隔缺损(ventricular septal defect,VSD)为小儿最常见的先天性心脏病,缺损可单独存在,亦可为其他畸形的一部分。按缺损部位可分为室上嵴上方、室上嵴下方、三尖瓣后方、室间隔肌部4种类型。临床症状与缺损大小及肺血管阻力有关。大型 VSD(缺损 1~3 cm 者)可继发肺动脉高压,当肺动脉压超过主动脉压时,造成右向左分流而产生发绀,称为艾森门格(Eisenmenger)综合征。

1.症状

小型室间隔缺损可无症状;中型室间隔缺损易患呼吸道感染,或在剧烈运动时发生呼吸急促,生长发育多为正常,偶有心力衰竭;大型室间隔缺损在婴幼儿时期由于缺损较大,左向右分流量多超过肺循环量的 50%,使体循环内血量显著减少,而肺循环内明显充血,可于生后 1~3 个月即发生充血性心力衰竭,平时反复呼吸道感染、肺炎、哭声嘶哑、喂养困难、乏力、多汗等,并有生长发育迟缓。

2.体征

心前区隆起;胸骨左缘第 3~4 肋间可闻及Ⅲ~Ⅳ/Ⅵ级全收缩期杂音,在心前区广泛传导;肺动脉第二心音显著增强或亢进。

73

3.辅助检查

(1)X线检查:肺充血,心脏左心室或左右心室大;肺动脉段突出,主动脉结缩小。

(2)心电图:小型室间隔缺损,心电图多数正常;中等大小室间隔缺损示左心室增大或左右心室增大;大型室间隔缺损或有肺动脉高压时,心电图示左右心室增大。

(3)超声心动图:室间隔回声中断征象,左右心室增大。

(二)房间隔缺损

房间隔缺损(atrial septal defect,ASD)按病理解剖分为继发孔(第二孔)缺损和原发孔(第一孔)缺损,以继发孔缺损为多见。继发孔缺损为较常见的先天性心脏病之一,以女性较多见,缺损位于房间隔中部卵圆窝处,血流动力学特点为右心室舒张期负荷过重。原发孔缺损位于房间隔下端,是心内膜垫发育障碍未能与第一房间隔融合,常合并二尖瓣裂缺。

1.症状

在初生后及婴儿期大多无症状,偶有暂时性发绀。年龄稍大,症状渐渐明显,患儿发育迟缓,体格瘦小,易反复呼吸道感染,活动耐力减低,有劳累后气促、咳嗽等症状。左胸部常隆起,一般无发绀或杵状指/趾。

2.体征

胸骨左缘第2～3肋间闻及柔和的喷射性收缩期杂音,肺动脉瓣区第二心音可增强或亢进、固定分裂。

3.辅助检查

(1)X线检查:右心房、右心室扩大,主动脉结缩小,肺动脉段突出,肺血管纹理增多,肺门舞蹈。

(2)心电图:电轴右偏,完全性或不完全性右束支传导阻滞,右心房、右心室增大;原发孔ASD常见电轴左偏及心室肥大。

(3)超声心动图:右心房右心室增大,右心室流出道增宽,室间隔与左心室后壁呈同向运动。二维切面可显示房间隔缺损的位置及大小。

(三)动脉导管未闭

动脉导管未闭(patent ductus arteriosus,PDA)是临床较常见的先天性心脏病,女性多于男性。开放的动脉导管位于肺总动脉分叉与主动脉之间,有管型、漏斗型和窗型,以漏斗型为多见。

1.症状

导管较细时,临床无症状。导管较粗时,临床表现为反复呼吸道感染、肺炎,发育迟缓,早期即可发生心力衰竭。重症病例常有呼吸急促、心悸。临床无发绀,但若合并肺动脉高压,即出现发绀。

2.体征

胸骨左缘第2肋间可闻及粗糙、响亮、机器样的连续性杂音,向心前区、颈部及左肩部传导,肺动脉第二音亢进。脉压增宽,出现股动脉枪击音、毛细血管搏动和水冲脉。

3.辅助检查

(1)X线检查:分流量小者,心影正常;分流量大者,多见左心房、左心室增大,主动脉结增宽,可有漏斗征,肺动脉段突出,肺血增多,重症病例左右心室均肥大。

(2)心电图:左心房、左心室增大或双心室肥大。

(3)超声心动图:左心房、左心室大,肺动脉与降主动脉之间有交通。

(四)法洛四联症

法洛四联症(tetralogy of Fallot,TOF)是临床上最常见的发绀型先天性心脏病,病变包括肺动脉狭窄、室间隔缺损、主动脉骑跨及右心室肥大,其中肺动脉狭窄程度是决定病情严重程度的主要因素。主动脉骑跨及室间隔缺损存在使体循环血液中混有静脉血,临床上出现发绀与缺氧,并代偿性引起红细胞增多现象。

1.症状

发绀是主要症状,它出现的时间和程度与肺动脉狭窄程度有关,多见于毛细血管丰富的浅表部位,如唇、指/趾甲床、球结膜等。患儿活动后有气促、易疲劳、蹲踞等;并常有缺氧发作,表现为呼吸加快、加深,烦躁不安,发绀加重,持续数分钟至数小时,严重者可表现为神志不清、惊厥或偏瘫、死亡。多在清晨、哭闹、吸乳或用力后诱发,发绀严重者常有鼻出血和咯血。

2.体征

生长发育落后,全身发绀,眼结膜充血,杵状指/趾;多有行走不远自动蹲踞姿势或膝胸位。胸骨左缘第2～4肋间闻及粗糙收缩期杂音;肺动脉第二心音减弱。

3.辅助检查

(1)X线检查:心影呈靴形,上纵隔增宽,肺动脉段凹陷,心尖上翘,肺纹理减少,右心房、右心室肥厚。

(2)心电图:电轴右偏,右心房、右心室肥大。

(3)超声心动图:显示主动脉骑跨及室间隔缺损,右心室流出道、肺动脉狭窄,右心室内径增大,左心室内径缩小。

(4)血常规:血红细胞增多,一般在$(5.0～9.0)×10^{12}$/L,血红蛋白170～200 g/L,红细胞容积60%～80%。当有相对性贫血时,血红蛋白低于150 g/L。

二、护理评估

(一)健康史

了解母亲妊娠史,在孕期最初3个月内有无病毒感染、放射线接触和服用过影响胎儿发育的药物,孕母是否有代谢性疾病。患儿出生有无缺氧、心脏杂音,出生后各阶段的生长发育状况。是否有下列常见表现:喂养困难,哭声嘶哑,易气促、咳嗽,发绀,蹲踞现象,突发性晕厥。

(二)症状、体征

评估患儿的一般情况,生长发育是否正常,皮肤发绀程度,有无气急、缺氧、杵状指/趾,有无哭声嘶哑,有无蹲踞现象,胸廓有无畸形。听诊心脏杂音位置、性质、程度,尤其要注意肺动脉第二心音的变化。评估有无肺部啰音及心力衰竭的表现。

(三)社会、心理

评估家长对疾病的认知程度和对治疗的信心。

(四)辅助检查

了解并分析X线、心电图、超声心动图、血液等检查结果。较复杂的畸形者还应了解心导管检查和心血管造影的结果。

三、常见护理问题

(一)活动无耐力
与氧的供需失调有关。

(二)有感染的危险
与机体免疫力低下有关。

(三)营养失调
低于机体需要量,与缺氧使胃肠功能障碍、喂养困难有关。

(四)焦虑
与疾病严重、花费大、预后难以估计有关。

(五)合作性问题
脑血栓、脑脓肿、心力衰竭、感染性心内膜炎、晕厥。

四、护理措施

(1)休息:制定适合患儿活动的生活制度,轻症、无症状者与正常儿童一样生活,但要避免剧烈活动;有症状患儿应限制活动,避免情绪激动和剧烈哭闹;重症患儿应卧床休息,给予妥善的生活照顾。

(2)饮食护理:给予高蛋白、高热量、高维生素饮食,适当限制食盐摄入,并给予适量的蔬菜类粗纤维食品,以保证大便通畅。重症患儿喂养困难,应有耐心,少量多餐,以免导致呛咳、气促、呼吸困难等,必要时从静脉补充营养。

(3)预防感染:病室空气清新,穿着衣服冷热要适中,防止受凉,应避免与感染性疾病患儿接触。

(4)注意心率、心律、呼吸、血压变化,必要时使用监护仪监测。

(5)防止法洛四联症:患儿因哭闹、进食、活动、排便等引起缺氧发作,一旦发生可立即置于胸膝卧位,吸氧,遵医嘱应用普萘洛尔、吗啡和纠正酸中毒。

(6)青紫型先天性心脏病患儿由于血液黏稠度高,暑天、发热、吐泻时体液量减少,加重血液浓缩,易形成血栓,有造成重要器官栓塞的危险,因此应注意多饮水,必要时静脉输液。

(7)合并贫血者可加重缺氧,导致心力衰竭,须及时纠正。

(8)合并心力衰竭者按心力衰竭护理。

(9)做好心理护理,关心患儿,建立良好护患关系,充分理解家长及患儿对检查、治疗、预后的期望心理,介绍疾病的有关知识、诊疗计划、检查过程、病室环境,消除恐惧心理。

(10)健康教育:①向家长讲述疾病的相关护理知识和各种检查的必要性,以取得配合。②指导患儿及家长掌握活动种类和强度。③告知家长如何观察病情变化,一旦发现异常(婴儿哭声无力、呕吐、不肯进食、手脚发软、皮肤出现花纹,较大患儿自诉头晕等),应立即呼叫。④向患儿及家长讲述重要药物(如地高辛)的作用及注意事项。

五、出院指导

(1)饮食宜高营养、易消化、少量多餐。人工喂养儿用柔软的孔稍大的奶嘴,每次喂奶时间不宜过长。

（2）根据耐受力确定适宜的活动，以不出现乏力、气短为度，重者应卧床休息。

（3）避免感染。居室空气新鲜，经常通风，不去公共场所、人群集中的地方。注意气候变化，及时添减衣服，预防感冒。按时预防接种。

（4）发热、出汗时要给足水分，呕吐、腹泻时应到医院就诊补液，以免血液黏稠而发生脑血栓。

（5）保证休息，避免哭闹，减少外界刺激以预防晕厥的发生。当患儿在吃奶、哭闹或活动后出现气急、发绀加重或年长儿诉头痛、头晕时，应立即将患儿取胸膝卧位并送医院。

（商国华）

第二节　风湿性心脏瓣膜病

风湿性心脏病简称风心病。本病多见于 20～40 岁，女性多于男性，约 1/3 的患者无典型风湿热病史。二尖瓣病变最常见，发生率达 95%～98%；主动脉瓣病变次之，发生率为 20%～35%；三尖瓣病变为 5%；肺动脉瓣病变仅为 1%；联合瓣膜病变占 20%～30%。非风湿性心瓣膜病见于老年瓣膜病、二尖瓣脱垂综合征、先天性瓣膜异常、感染性心内膜炎、外伤等。

一、二尖瓣狭窄

(一)病因和发病机制

二尖瓣狭窄(MS)几乎均为风湿性，2/3 为女性，急性风湿热一般 10 年后(至少 2 年)才出现杂音，常于 25～30 岁时出现症状。先天性 MS 罕见，患儿的存活时间一般不超过 2 年。老年性二尖瓣狭窄患者并不罕见。占位性病变，如左心房黏液瘤或血栓形成很少导致 MS。

MS 是一种进行性损害性病变，狭窄程度随年龄增加而逐渐加重。无症状期为 10～20 年。多数患者在风湿热发作后 10 年内无狭窄的临床症状。在随后的 10 年内，多数患者可做出二尖瓣狭窄的诊断，但患者常无症状。正常二尖瓣瓣口面积为 4～6 cm^2，当瓣口缩小到 1.5～2.5 cm^2时，才出现明显的血流动力学障碍，患者可感到劳累时心悸气促，此时患者一般在 20～40 岁。再过 10 年，当瓣口缩小到 1.1～1.5 cm^2 时，就会出现明显的左心衰竭症状。当瓣口小于 1.0 cm^2时，肺动脉压明显升高，患者出现右心衰竭的症状和体征，随后因反复发作心力衰竭而死亡。

(二)临床表现

1.症状

MS 的临床表现主要有呼吸困难、咯血、咳嗽、心悸，少数患者可有胸痛、晕厥。合并快速性心房颤动、肺部感染等，可发生急性左心衰竭。有胸痛者，常提示合并冠心病、严重主动脉瓣病变或肺动脉高压(致右心室缺血)等。出现晕厥者少见，如反复发生晕厥多提示合并主动脉瓣狭窄、左心房球形血栓、并发肺栓塞或左心房黏液瘤等。由于患者左心房扩大和肺动脉扩张而挤压左喉返神经而引起声音嘶哑，压迫食管可引起吞咽困难。肺水肿为重度二尖瓣狭窄的严重并发症，患者突然出现重度呼吸困难，不能平卧，咳粉红色泡沫样痰，双肺布满啰音，如不及时抢救，往往致死。长期的肺淤血可引起肺动脉高压、右心衰竭而使患者出现颈静脉怒张、肝大、直立性水肿和胸腔积液、腹水等。右心衰竭发生后患者的呼吸困难减轻，发生急性肺水肿和大咯血的危险性减少。

MS 常并发心房颤动（发生率为 20%～60%，平均为 50%），主要见于病程晚期。房颤发生后心排血量减少 20% 左右，可诱发、加重心功能不全，甚至引起急性肺水肿。房颤发生后平均存活年限为 5 年左右，但也有存活长达 25 年以上者。由于房颤后心房内血流缓慢及淤滞，故易促发心房内血栓形成，血栓脱落后可引起栓塞。其他并发症有感染性心内膜炎（8%）、肺部感染等。

2.体征

查体可有二尖瓣面容——双颧绀红色，心尖区第一心音（S_1）亢进和开瓣音（如瓣膜钙化僵硬则第一心音减弱、开瓣音消失），心尖区有低调的隆隆样舒张中晚期杂音，常伴舒张期震颤。肺动脉高压时可有肺动瓣第二心音（P_2）亢进，也可有肺动脉扩张及三尖瓣关闭不全的杂音。心房颤动特别是伴有较快心室率时，心尖区舒张期杂音可发生改变或暂时消失，心率变慢后杂音又重新出现。所谓"哑型 MS"是指有 MS 存在，但临床上未能闻及心尖区舒张期杂音，这种情况可见于快速性心房颤动、合并重度二尖瓣反流或主动脉瓣病变、心脏重度转位、合并肺气肿、肥胖以及重度心功能不全等。

（三）诊断

1.辅助检查

（1）X 线：典型表现为二尖瓣型心脏，左心房大、右心室大、主动脉结小，食管下段后移，肺淤血，间质性肺水肿和含铁血黄素沉着等征象。

（2）心电图：可出现二尖瓣型 P 波，PTFV1（+），心电轴右偏和右心室肥厚。

（3）超声心动图：可确定狭窄瓣口面积及形态，M 型超声可见二尖瓣运动曲线呈典型"城垛样改变"。

2.诊断要点

查体发现心尖区隆隆样舒张期杂音、心尖区 S_1 亢进和开瓣音、P_2 亢进，可考虑 MS 的诊断。辅助检查可明确诊断。

依瓣口大小，将 MS 分为轻、中、重度；其瓣口面积分别为 1.5～2.0 cm^2、1.0～1.5 cm^2、小于 1.0 cm^2。

3.鉴别诊断

临床上应与下列情况的心尖区舒张期杂音相鉴别，如功能性 MS、左心房黏液瘤或左心房球形血栓、扩张型或肥厚型心肌病、三尖瓣狭窄、Austin-Flint 杂音、Carey-Coombs 杂音以及甲状腺功能亢进、贫血、二尖瓣关闭不全、室缺等流经二尖瓣口的血流增加时产生的舒张期杂音。

（四）治疗

MS 患者左心室并无压力负荷或容量负荷过重，因此没有任何特殊的内科治疗。内科治疗的重点是针对房颤和防止血栓栓塞并发症。对出现肺淤血或肺水肿的患者，可慎用利尿剂和静脉血管扩张药，以减轻心脏前负荷和肺淤血。洋地黄仅适用于控制快速性房颤时的心室率。β受体阻滞剂仅适用于心房颤动并快速心室率或有窦性心动过速时。MS 的主要治疗措施是手术。

二、二尖瓣关闭不全

（一）病因和发病机制

二尖瓣关闭（MR）包括急性和慢性两种类型。急性二尖瓣关闭不全起病急，病情重。急性 MR 多为腱索断裂或乳头肌断裂引起，此外，感染性心内膜炎所致的瓣膜穿孔、二尖瓣置换术后发生的瓣周漏、MS 的闭式二尖瓣分离术或球囊扩张术的瓣膜撕裂等也可引起。慢性 MR 在我国以风心病为其最常见原因,在西方国家则二尖瓣脱垂为常见原因。其他原因有冠心病、老年瓣膜病、感染性心内膜炎、左心室显著扩大、先天畸形、特发性腱索断裂、系统性红斑狼疮、类风湿关节炎、肥厚型梗阻性心肌病、心内膜心肌纤维化和左心房黏液瘤等。

急性 MR 时,左心房压急速上升,进而导致肺淤血,甚至急性肺水肿,相继出现肺动脉高压及右心衰竭;而左心室的前向排血量明显减少。慢性 MR 时,左心房顺应性增加,左心房扩大。同时扩大的左心房、左心室在较长时间内适应容量负荷增加,使左心房室压不至于明显上升,故肺淤血出现较晚。持续的严重过度负荷,终致左心衰竭、肺淤血、肺动脉高压、右心衰竭相继出现。

(二)临床表现

1.症状

轻度 MR 患者,如无细菌性心内膜炎等并发症,可无症状。最早症状常为活动后易疲乏,或体力活动后心悸、呼吸困难。当出现左心衰竭时,可表现为活动后呼吸困难或端坐呼吸,但较少发生肺水肿及咯血。一旦出现左心衰竭,多呈进行性加重,病情多难以控制。急性 MR 时,起病急,病情重,肺淤血,甚至急性肺水肿,相继出现肺动脉高压及右心衰竭。

2.体征

查体于心尖区可闻及全收缩期吹风样高调一贯性杂音,可伴震颤;杂音一般向左腋下和左肩胛下区传导。心尖冲动呈高动力型;瓣叶缩短所致重度关闭不全者,第一心音常减弱。

二尖瓣脱垂者的收缩期非喷射性咯喇音和收缩晚期杂音为本病的特征。凡使左心室舒张末期容积减少的因素,如从平卧位到坐位或直立位、吸入亚硝酸异戊酯等都可以使咯喇音提前和收缩期杂音延长;凡使左心室舒张末期容积增加的因素,如下蹲、握拳、使用普萘洛尔(心得安)等均使咯喇音出现晚和收缩期杂音缩短。严重的二尖瓣脱垂产生全收缩期杂音。

(三)诊断

1.辅助检查

(1)左心室造影:为本病半定量反流严重程度的金标准。

(2)多普勒超声:诊断 MR 敏感性几乎达 100%,一般左心房内最大反流面积<4 cm² 为轻度反流,4～8 cm² 为中度反流,>8 cm² 为重度反流。

(3)超声心动图:可显示二尖瓣形态特征,并提供心腔大小、心功能及并发症等情况。

2.诊断要点

MR 的主要诊断依据为心尖区响亮而粗糙的全收缩期杂音,伴左心房、左心室增大。确诊有赖于超声心动图等辅助检查。

3.鉴别诊断

因非风湿性 MR 占全部 MR 的 55%,加之其他心脏疾病也可在心尖区闻及收缩期杂音,故应注意鉴别。非风湿性 MR 杂音可见于房缺合并 MR、乳头肌功能不全或断裂、室间隔缺损、三尖瓣关闭不全、主动脉瓣狭窄及关闭不全、二尖瓣腱索断裂或瓣叶穿孔、二尖瓣脱垂、二尖瓣环钙化、扩张型心肌病、直背综合征等。

(四)治疗

1.二尖瓣关闭不全

无症状的慢性 MR、左心室功能正常时,并无公认的内科治疗。如无高血压,也无应用扩血管药或 ACEI 的指征。主要的治疗措施是手术。

2.二尖瓣脱垂

二尖瓣脱垂不伴有 MR 时,内科治疗主要是预防心内膜炎和防止栓塞。β受体阻滞剂可应用于二尖瓣脱垂患者伴有心悸、心动过速或伴交感神经兴奋增加的症状以及有胸痛、忧虑的患者。

三、主动脉瓣狭窄

(一)病因和发病机制

主动脉瓣狭窄(AS)的主要原因是风湿性、先天性和老年退行性瓣膜病变。风湿性 AS 约占慢性风湿性心脏病的 25%,男性多见,几乎均伴发二尖瓣病变和主动脉瓣关闭不全。

正常瓣口面积为≥3.0 cm²。当瓣口面积减少一半时,收缩期无明显跨瓣压差;≤1.0 cm²时,左心室收缩压明显增高,压差显著。左心室对慢性 AS 所致后负荷增加的代偿机制为进行性左心室壁向心性肥厚,顺应性降低,左心室舒张末期压力进行性增高;进而导致左心房代偿性肥厚,最终由于室壁应力增高、心肌缺血和纤维化而致左心衰竭。严重的 AS 致心肌缺血。

(二)临床表现

1.症状

AS 可多年无症状,一旦出现症状平均寿命仅 3 年。典型的 AS 三联症是晕厥、心绞痛和劳力性呼吸困难。呼吸困难是最常见的症状,约见于 90% 的患者,先是劳力性呼吸困难,进而发生端坐呼吸、阵发性夜间呼吸困难和急性肺水肿。心绞痛见于 60% 的有症状患者,多发生于劳累或卧床时,3%~5% 的患者可发生猝死。晕厥或晕厥先兆可见于 1/3 的有症状患者,可发生于用力或服用硝酸甘油时,表明 AS 严重。晕厥也可由心室纤颤引起。少部分患者可发生心律失常、感染性心内膜炎、体循环栓塞、胃肠道出血和猝死等。

2.体征

查体心尖部抬举性搏动十分有力且有滞留感,心尖部向左下方移位。80% 的患者于心底部主动脉瓣区可能触及收缩期震颤,反映跨膜压差>5.3 kPa(40 mmHg)。典型的 AS 收缩期杂音在Ⅲ/Ⅵ级以上,为喷射性,呈递增-递减型,菱峰位于收缩中期,在胸骨右缘第 2 肋间及胸骨左缘第 3~4 肋间最清楚。主动脉瓣区第二心音减弱或消失。收缩压显著降低,脉压小,脉搏弱。高度主动脉瓣狭窄时,杂音可不明显,而心尖部可闻及第四心音,提示狭窄严重,跨膜压差在 9.3 kPa(70 mmHg)以上。

(三)诊断

1.辅助检查

(1)心电图:可表现为左心室肥厚、伴 ST-T 改变和左心房增大。

(2)超声心动图:有助于确定瓣口狭窄的程度和病因诊断。

(3)心导管检查:可测出跨瓣压差并据此计算出瓣口面积,>1.0 cm² 为轻度狭窄,0.75~1.00 cm² 为中度狭窄,<0.75 cm² 为重度狭窄。根据压差判断,则平均压差>6.7 kPa(50 mmHg)或峰压差>9.3 kPa(70 mmHg)为重度狭窄。

2.诊断和鉴别诊断

根据病史、主动脉瓣区粗糙而响亮的喷射性收缩期杂音和收缩期震颤,诊断多无困难。应鉴别是风湿性、先天性、老年钙化性 AS 或特发性肥厚型主动脉瓣下狭窄(IHSS)。病史、超声心动图等可助鉴别。

（四）治疗

无症状的 AS 患者并无特殊内科治疗。有症状的 AS 则必须手术。有肺淤血的患者慎用利尿剂。ACEI 具有血管扩张作用,应慎用于瓣膜狭窄的患者,以免前负荷过度降低致心排血量减少,引起低血压、晕厥等。AS 患者亦应避免应用 β 受体阻滞剂等负性肌力药物。重度 AS 患者应选用瓣膜置换术。经皮主动脉球囊成形术尚不成熟,仅适用于不能手术患者的姑息治疗。

四、主动脉瓣关闭不全

（一）病因和发病机制

主动脉瓣关闭不全（AR）系由主动脉瓣和主动脉根部病变所引起,分急性与慢性两类。慢性 AR 的病因有风湿性、先天性畸形、主动脉瓣脱垂、老年瓣膜病变、主动脉瓣黏液变性、梅毒性 AR、升主动脉粥样硬化与扩张、马方综合征、强直性脊柱炎、特发性升主动脉扩张、严重高血压和/或动脉粥样硬化等,其中2/3 的 AR 为风心病引起,单纯风湿性 AR 少见。

急性 AR 的原因:感染性心内膜炎、主动脉根部夹层或动脉瘤、由外伤或其他原因导致的主动脉瓣破裂或急性脱垂、AS 行球囊成形术或瓣膜置换术的并发症。

急性 AR 时,心室舒张期血流从主动脉反流入左心室,左心室同时接受左心房和主动脉反流的血液,左心室急性扩张以适应容量过度负荷的能力有限,故左心室舒张压急剧上升,随之左心房压升高、肺淤血、肺水肿。同时,AR 使心脏前向排血量减少。

慢性 AR 时,常缓慢发展、逐渐加重,故左心室有充足的时间进行代偿;使左心室能够在反流量达心排血量 80% 左右的情况下,多年不出现严重循环障碍的症状;晚期才出现心室收缩功能降低、左心衰竭。

（二）临床表现

1.症状

急性 AR,轻者可无症状,重者可出现急性左心衰竭和低血压。慢性 AR 可多年（5～10 年）无症状,首发症状可为心悸、胸壁冲撞感、心前区不适、头部强烈搏动感;随着左心功能减退,出现劳累后气急或呼吸困难,左心衰竭逐渐加重后,可随时发生阵发性夜间呼吸困难、肺水肿及端坐呼吸,随后发生右心衰竭。亦可发生心绞痛（较主动脉瓣狭窄少见）和晕厥。在出现左心衰竭后,病情呈进行性恶化,常于 1～2 年内死亡。

2.体征

查体在胸骨左缘第 3～4 肋间或胸骨右缘第 2 肋间闻及哈气样递减型舒张期杂音。该杂音沿胸骨左缘向下传导,达心尖部及腋前线,取坐位、前倾、深呼气后屏气最清楚。主动脉瓣区第二心音减弱或消失。脉压升高,有水冲脉,周围血管征常见。

（三）诊断

1.辅助检查

（1）胸部 X 线片:表现为左心室、左心房大,心胸比率增大,左心室段延长及隆突,心尖向下延伸,心腰凹陷,心脏呈主动脉型,主动脉继发性扩张。

（2）心电图:表现为左心室肥厚伴劳损。

（3）超声心动图:可见主动脉增宽,AR 时存在裂隙或瓣膜撕裂、穿孔等,二尖瓣前叶舒张期纤细扑动或震颤（为 AR 的可靠征象,但敏感性只有 43%）,左心室扩大,室间隔活动增强并向右移动等。

（4）心脏多普勒超声心动图：可显示血液自主动脉反流入左心室。

（5）主动脉根部造影：是诊断本病的金标准，若注射造影剂后，造影剂反流到左心室，可确定AR的诊断，若左心室造影剂浓度低于主动脉内造影剂浓度，则提示为轻度AR；若两者浓度相近，则提示中度反流；若左心室浓度高于主动脉浓度，则提示重度反流。

2.诊断要点

如在胸骨左缘或主动脉瓣区有哈气样舒张期杂音，左心室明显增大，并有周围血管征，则AR之诊断不难确立。超声心动图、心脏多普勒超声心动图和主动脉根部造影可明确诊断。风湿性AR常与AS并存，同时合并二尖瓣病变。

3.鉴别诊断

风湿性AR需与老年性和梅毒性AR、马方综合征及瓣膜松弛综合征、先天性主动脉瓣异常、细菌性心内膜炎、高血压和动脉粥样硬化性主动脉瓣病变、主动脉夹层、动脉瘤以及外伤等所致的AR相鉴别。

（四）治疗

有症状的AR患者必须手术治疗，而不是长期内科治疗的对象。血管扩张药（包括ACEI）应用于慢性AR患者，目的是减轻后负荷，增加前向心排血量而减轻反流，但是否能有效降低左心室舒张末容量，增加LVEF尚不肯定。

五、护理措施

注意休息，劳逸结合，避免过重体力活动。但在心功能允许情况下，可进行适量的轻体力活动或轻体力的工作。预防感冒、防止扁桃体炎、牙龈炎等。如果发生感染可选用青霉素治疗。对青霉素过敏者可选用红霉素或林可霉素治疗。心功能不全者应控制水分的摄入，饮食中适量限制钠盐，每天以10g以下为宜，切忌食用盐腌制品。服用利尿剂者应吃些水果，如香蕉、橘子等。房颤的患者不宜做剧烈活动。应定期门诊随访；在适当时期要考虑行外科手术治疗，何时进行，应由医师根据具体情况定。如需拔牙或做其他小手术，术前应采用抗生素预防感染。

（商国华）

第三节　心源性休克

心源性休克（Cardiogenic shock）是指由于严重的心脏泵功能衰竭或心功能不全导致心排血量减少，各重要器官和周围组织灌注不足而发生的一系列代谢和功能障碍综合征。

一、临床表现

多数心源性休克患者，在出现休克之前有相应心脏病史和原发病的各种表现，如急性肌梗死患者可表现严重心肌缺血症状，心电图可能提示急性冠状动脉供血不足，尤其是广泛前壁心肌梗死；急性心肌炎者则可有相应感染史，并有发热、心悸、气短及全身症状，心电图可有严重心律失常；心脏手术后所致的心源性休克，多发生于手术1周内。

心源性休克目前国内外比较一致的诊断标准如下。

（1）收缩压低于 12.0 kPa（90 mmHg）或原有基础血压降低 4.0 kPa（30 mmHg），非原发性高血压患者一般收缩压小于 10.7 kPa（80 mmHg）。

（2）循环血量减少的征象：①尿量减少，常少于 20 mL/h。②神志障碍、意识模糊、嗜睡、昏迷等。③外周血管收缩，伴四肢厥冷、冷汗、皮肤湿凉、脉搏细弱快速、颜面苍白或发绀等外周循环衰竭征象。

（3）纠正引起低血压和低心排血量的心外因素（低血容量、心律失常、低氧血症、酸中毒等）后，休克依然存在。

二、诊断

（1）有急性心肌梗死、急性心肌炎、原发或继发性心肌病、严重的恶性心律失常、具有心肌毒性的药物中毒、急性心脏压塞及心脏手术等病史。

（2）早期患者烦躁不安、面色苍白，诉口干、出汗，但神志尚清；后逐渐表情淡漠、意识模糊、神志不清直至昏迷。

（3）体检心率逐渐增快，常＞120 次/分。收缩压＜10.7 kPa（80 mmHg），脉压＜2.7 kPa（20 mmHg），后逐渐降低，严重时血压测不出。脉搏细弱，四肢厥冷，肢端发绀，皮肤出现花斑样改变。心音低纯，严重者呈单音律。尿量＜17 mL/h，甚至无尿。休克晚期出现广泛性皮肤、黏膜及内脏出血，即弥漫性血管内凝血的表现，以及多器官衰竭。

（4）血流动力学监测提示心脏指数降低、左心室舒张末压升高等相应的血流动力学异常。

三、检查

（1）血气分析。

（2）弥漫性血管内凝血的有关检查。血小板计数及功能检测，出凝血时间，凝血酶原时间，凝血因子 I，各种凝血因子和纤维蛋白降解产物（FDP）。

（3）必要时做微循环灌注情况检查。

（4）血流动力学监测。

（5）胸部 X 线片、心电图，必要时做动态心电图检查，条件允许时行床旁超声心动图检查。

四、治疗

（一）一般治疗

（1）绝对卧床休息，有效止痛，由急性心肌梗死所致者吗啡 3～5 mg 或哌替啶 50 mg，静脉注射或皮下注射，同时予安定、苯巴比妥（鲁米那）。

（2）建立有效的静脉通道，必要时行深静脉插管。留置导尿管监测尿量。持续心电、血压、血氧饱和度监测。

（3）氧疗：持续吸氧，氧流量一般为 4～6 L/min，必要时气管插管或气管切开，人工呼吸机辅助呼吸。

（二）补充血容量

首选右旋糖酐-40 250～500 mL 静脉滴注，或 0.9%氯化钠液、平衡液 500 mL 静脉滴注，最好在血流动力学监护下补液，前 20 分钟内快速补液 100 mL，如中心静脉压上升不超过 0.2 kPa（1.5 mmHg），可继续补液直至休克改善，或输液总量达 500～750 mL。无血流动力学监护条件

83

者可参照以下指标进行判断:诉口渴,外周静脉充盈不良,尿量<30 mL/h,尿比重>1.02,中心静脉压<0.8 kPa(6 mmHg),则表明血容量不足。

(三)血管活性药物的应用

首选多巴胺或与间羟胺(阿拉明)联用,从 2～5 μg/(kg·min)开始渐增剂量,在此基础上根据血流动力学资料选择血管扩张剂:①肺充血而心排血量正常,肺毛细血管嵌顿压>2.4 kPa(18 mmHg),而心脏指数>2.2 L/(min·m²)时,宜选用静脉扩张剂,如硝酸甘油 15～30 μg/min静脉滴注或泵入,并可适当利尿。②心排血量低且周围灌注不足,但无肺充血,即心脏指数<2.2 L/(min·m²),肺毛细血管嵌顿压<2.4 kPa(18 mmHg)而肢端湿冷时,宜选用动脉扩张剂,如酚妥拉明 100～300 μg/min 静脉滴注或泵入,必要时增至 1 000～2 000 μg/min。③心排血量低且有肺充血及外周血管痉挛,即心脏指数<2.2 L/(min·m²),肺毛细血管嵌顿压<2.4 kPa(18 mmHg)而肢端湿冷时,宜选用硝普钠,10 μg/min 开始,每 5 分钟增加5～10 μg/min,常用量为 40～160 μg/min,也有高达 430 μ/min 才有效。

(四)正性肌力药物的应用

1.洋地黄制剂

一般在急性心肌梗死的 24 小时内,尤其是 6 小时内应尽量避免使用洋地黄制剂,在经上述处理休克无改善时,可酌情使用毛花苷 C 0.2～0.4 mg,静脉注射。

2.拟交感胺类药物

对心排血量低,肺毛细血管嵌顿压不高,体循环阻力正常或低下,合并低血压时选用多巴胺,用量同前;而心排血量低,肺毛细血管嵌顿压高,体循环血管阻力和动脉压在正常范围者,宜选用多巴酚丁胺5～10 μg/(kg·min),亦可选用多培沙明 0.25～1.00 μg/(kg·min)。

3.双异吡啶类药物

常用氨力农 0.5～2.0 mg/kg,稀释后静脉注射或静脉滴注,或米力农 2～8 mg,静脉滴注。

(五)其他治疗

1.纠正酸中毒

常用 5%碳酸氢钠或摩尔乳酸钠,根据血气分析结果计算补碱量。

2.激素应用

早期(休克 4～6 小时内)可尽早使用糖皮质激素,如地塞米松(氟美松)10～20 mg 或氢化可的松100～200 mg,必要时每 4～6 小时重复 1 次,共用 1～3 天,病情改善后迅速停药。

3.纳洛酮

首剂 0.4～0.8 mg,静脉注射,必要时在 2～4 小时后重复 0.4 mg,继以 1.2 mg 置于 500 mL液体内静脉滴注。

4.机械性辅助循环

经上述处理后休克无法纠正者,可考虑主动脉内气囊反搏(IABP)、体外反搏、左心室辅助泵等机械性辅助循环。

5.原发疾病治疗

如急性心肌梗死患者应尽早进行再灌注治疗,溶栓失败或有禁忌证者应在 IABP 支持下进行急诊冠状动脉成形术;急性心包填塞者应立即心包穿刺减压;乳头肌断裂或室间隔穿孔者应尽早进行外科修补等。

6.心肌保护

1,6-二磷酸果糖 5～10 g/d,或磷酸肌酸(护心通)2～4 g/d,酌情使用血管紧张素转换酶抑制剂等。

(六)防治并发症

1.呼吸衰竭

包括持续氧疗,必要时呼气末正压给氧,适当应用呼吸兴奋剂,如尼可刹米(可拉明)0.375 g或洛贝林(山梗菜碱)3～6 mg 静脉注射;保持呼吸道通畅,定期吸痰,加强抗感染等。

2.急性肾衰竭

注意纠正水、电解质紊乱及酸碱失衡,及时补充血容量,酌情使用利尿剂如呋塞米 20～40 mg 静脉注射。必要时可进行血液透析、血液滤过或腹膜透析。

3.保护脑功能

酌情使用脱水剂及糖皮质激素,合理使用兴奋剂及镇静剂,适当补充促进脑细胞代谢药,如脑活素、胞磷胆碱、三磷酸腺苷等。

4.防治弥散性血管内凝血(DIC)

休克早期应积极应用右旋糖酐-40、阿司匹林(乙酰水杨酸)、双嘧达莫(潘生丁)等抗血小板及改善微循环药物,有 DIC 早期指征时应尽早使用肝素抗凝,首剂 3 000～6 000 U 静脉注射,后续以 500～1 000 U/h静脉滴注,监测凝血时间调整用量,后期适当补充消耗的凝血因子,对有栓塞表现者可酌情使用溶栓药如小剂量尿激酶(25 万～50 万 U)或链激酶。

五、护理

(一)急救护理

(1)护理人员熟练掌握常用仪器、抢救器材及药品。

(2)各抢救用物定点放置、定人保管、定量供应、定时核对,定期消毒,使其保持完好备用状态。

(3)患者一旦发生晕厥,应立即就地抢救并通知医师。

(4)应及时给予吸氧,建立静脉通道。

(5)按医嘱准、稳、快地使用各类药物。

(6)若患者出现心脏骤停,立即进行心、肺、脑复苏。

(二)护理要点

1.给氧用面罩或鼻导管给氧

面罩要严密。鼻导管吸氧时,导管插入要适宜,调节氧流量 4～6 L/min,每天更换鼻导管一次,以保持导管通畅。如发生急性肺水肿时,立即给患者端坐位,两腿下垂,以减少静脉回流,同时加用 30%乙醇吸氧,降低肺泡表面张力,特别是患者咳大量粉红色泡沫样痰时,应及时用吸引器吸引,保持呼吸道通畅,以免发生窒息。

2.建立静脉输液通道

迅速建立静脉通道。护士应建立静脉通道 1～2 条。在输液时,输液速度应控制,应当根据心率、血压等情况,随时调整输液速度,特别是当液体内有血管活性药物时,更应注意输液通畅,避免管道滑脱、输液外渗。

3.尿量观察

单位时间内尿量的观察,对休克病情变化及治疗是十分敏感和有意义的指标。如果患者六小时无尿或每小时少于 20 mL,说明肾小球滤过量不足,如无肾实质变说明血容量不足。相反,每小时尿量大于 30 mL,表示微循环功能良好,肾血灌注好,是休克缓解的可靠指标。如果血压回升,而尿量仍很少,考虑发生急性肾功能衰竭,应及时处理。

4.血压、脉搏、外周循环的观察

血压变化直接标志着休克的病情变化及预后,因此,在发病几小时内应严密观察血压,15~30 分钟1次,待病情稳定后 1~2 小时观察 1 次。若收缩压下降到 10.7 kPa(80 mmHg)以下,脉压小于2.7 kPa(20 mmHg)或患者原有高血压,血压的数值较原血压下降 2.7 kPa(20 mmHg)以上,要立即通知医师迅速给予处理。

脉搏的快慢取决于心率,其节律是否整齐,也与心搏节律有关,脉搏强弱与心肌收缩力及排血量有关。所以,休克时脉搏在某种程度上反映心功能,同时,临床上脉搏的变化往往早于血压变化。

心源性休克由于心排血量减少,外周循环灌注量减少,血流留滞,末梢发生发绀,尤其以口唇、黏膜及甲床最明显,四肢也因血运障碍而冰冷,皮肤潮湿。这时,即使血压不低,也应按休克处理。当休克逐步好转时,外周循环得到改善,发绀减轻,四肢转温。所以,末梢的变化也是休克病情变化的一个标志。

5.心电监护的护理

患者入院后立即建立心电监护,通过心电监护可及时发现致命的室速或室颤。当患者入院后一般监测 24~48 小时,有条件可直到休克缓解或心律失常纠正。常用标准 Ⅱ 导进行监测,必要时描记心电记录。在监测过程中,要严密观察心律、心率的变化,对于频发室早(每分钟 5 个以上)、多源性室早,室早呈二联律、三联律,室性心动过速,RonT、RonP(室早落在前一个 P 波或 T 波上)立即报告医师,积极配合抢救,准备各种抗心律失常药,随时做好除颤和起搏的准备,分秒必争,以挽救患者的生命。

此外,还必须做好患者的保温工作、防止呼吸道并发症和预防压疮等方面的基础护理工作。

(商国华)

第四章

感染科疾病护理

第一节　流行性脑脊髓膜炎

一、概述

流行性脑脊髓膜炎是脑膜炎奈瑟菌引起的急性化脓性脑膜炎。带菌者和流行性脑脊髓膜炎患者是本病的主要传染源，本病隐性感染率高，感染后细菌寄生于人鼻咽部。病原菌主要经咳嗽、打喷嚏借飞沫由呼吸道直接传播。该病主要临床表现是突发高热、剧烈头痛、频繁呕吐，皮肤黏膜瘀点、瘀斑及脑膜刺激征，严重者可有败血症休克和脑实质损害，常可危及生命。部分患者暴发起病，可迅速死亡。早诊断，就地住院隔离治疗，密切监护，是治疗本病的基础。一旦高度怀疑，应尽早、足量应用细菌敏感并能够透过血-脑屏障的抗菌药物。

二、护理

（一）一般护理

（1）执行内科一般护理常规。

（2）休息与体位：绝对卧床休息，颅内高压的患者需抬高头部。呕吐取卧位，头偏向一侧，防止误吸。

（3）高热护理：以物理降温为主，药物降温为辅。

（4）皮肤护理：密切观察瘀点、瘀斑的部位、范围、程度、进展情况。注意保护瘀斑处皮肤，不使其破溃，其局部不宜穿刺，皮肤破溃发炎继发感染处要定期换药。

（二）隔离预防措施

在标准预防的基础上，执行飞沫和接触隔离。隔离至症状消失后 3 天，但不少于发病后 7 天。

（三）饮食护理

遵医嘱给予高热量、高蛋白、高维生素、易消化的流质或半流质饮食，不能进食者给予鼻饲或静脉输液治疗。并做好留置胃管的护理。

（四）用药护理

（1）病原治疗：一旦高度怀疑流脑，遵嘱在 15～30 分钟给予抗菌治疗。应用抗生素过程中，观察药物疗效及变态反应。

(2)颅内高压患者应用甘露醇静脉滴注治疗,应在 15～30 分钟滴入,观察呼吸、心率、血压、瞳孔的变化,颅内高压及脑膜刺激征表现有无改善,并详细记录 24 小时出入量。

(3)抗休克治疗:①扩充血容量及纠正酸中毒治疗,严格遵医嘱执行,掌握"先盐后糖、先快后慢"的原则。②在扩充血容量和纠正酸中毒基础上,使用血管活性药物,常用药物为山莨菪碱,用药过程中密切观察血压、面色及四肢温度等。

(4)抗弥散性血管内凝血治疗:遵医嘱尽早应用肝素,注意用药剂量、间隔时间,密切观察有无出血倾向。

(五)并发症护理

潜在并发症惊厥、脑疝及呼吸衰竭。当患者出现意识障碍、烦躁不安、剧烈头痛、喷射性呕吐、血压升高等征象时,提示颅内压增高。当患者出现呼吸频率和节律异常、瞳孔对光反射迟钝或消失、两侧瞳孔不等大等圆时,提示有脑疝发生,应及时通知医师,配合抢救。治疗护理操作集中进行,尽量减少搬动患者,避免发生惊厥。颅内压增高者行腰椎穿刺前应先脱水治疗,以免诱发脑疝,穿刺后去枕平卧 6 小时。

(六)病情观察

(1)密切观察患者的生命体征变化,高热采取物理降温及镇静剂,将体温控制在 38.5 ℃ 以下,防止惊厥的发生。

(2)密切观察患者中枢神经系统症状,如剧烈头痛、喷射性呕吐、烦躁不安及意识改变等。

(3)密切观察患者有无暴发型流脑的发生,该型流脑病情变化迅速,病势凶险,治疗不及时可于 24 小时危及生命。①休克型:表现急起寒战、高热,严重者体温不升、头痛、呕吐、瘀点、瘀斑、面色苍白、皮肤发花、四肢厥冷、脉搏细速、呼吸急促等。应尽早应用抗生素,吸氧,平卧位,注意保暖,建立静脉通道,补充血容量、纠正酸中毒、保护重要脏器功能,观察用药反应,备齐各种抢救药物配合抢救。②脑膜脑炎型:表现为脑膜及脑实质损伤症状,高热、头痛、呕吐、意识障碍,并迅速出现昏迷,颅内压增高、脑膜刺激征等。遵医嘱尽早应用抗生素、脱水剂,予以吸痰、保持呼吸道通畅,吸氧,使用呼吸兴奋剂,必要时气管插管,使用呼吸机治疗,切忌胸外按压。③混合型:先后或同时出现休克型和脑膜脑炎型症状。

(七)健康指导

(1)疾病预防指导:流行季节前对流行区 6 个月至 15 岁的易感人群应用脑膜炎球菌多糖体菌苗进行疫苗接种;流行季节注意环境和个人卫生,注意室内通风换气,勤晒衣被和消毒儿童玩具;避免携带儿童到人多拥挤的公共场所;患者和带菌者为传染源,主要经飞沫传播,密切接触的儿童,应医学观察 7 天,并用复方磺胺甲噁唑预防。

(2)由于流行性脑脊髓膜炎可引起脑神经损害、肢体运动障碍、失语、癫痫等后遗症,指导家属坚持切实可行的功能锻炼、按摩等,以提高患者的生活质量。

(商国华)

第二节 脊髓灰质炎

脊髓灰质炎是由脊髓灰质炎病毒引起的急性传染病,临床主要表现为发热、咽痛及肢体疼痛,部分病例可发生肢体麻痹,严重患者可因呼吸麻痹而死亡。本病多发生于小儿,俗称"小儿麻痹症"。

脊髓灰质炎病毒属肠道病毒,按其抗原性的不同可分为Ⅰ、Ⅱ、Ⅲ 3个血清型,各型之间无交叉免疫。脊髓灰质炎病毒在外界生命力强,可在污水、粪便中存活数月。耐寒冷,低温下可长期存活,但对热、干燥及氧化消毒剂敏感,60 ℃ 30分钟或煮沸均可灭活,紫外线、2%碘及高锰酸钾、过氧化氢等均可使其灭活。

脊髓灰质炎病毒经口进入人体,在咽部扁桃体及肠道淋巴组织内繁殖,刺激机体产生特异性抗体而形成隐性感染。病毒进入血循环形成病毒血症。可侵犯呼吸道、消化道、心、肾等非神经组织而引起前驱期症状,此时体内有中和抗体产生,病毒被清除可使疾病停止发展,而不侵犯神经系统形成顿挫性感染。若感染病毒量大、毒力强或机体免疫力差,则病毒可通过血-脑屏障侵入中枢神经系统,引起无瘫痪型或瘫痪型表现。脊髓灰质炎病毒为嗜神经病毒,可引起中枢神经系统的广泛病变,其中以脊髓病变最严重,脑干次之。脊髓病变以前角运动神经细胞最为显著,而引起下运动神经元性瘫痪。脊髓病变又以颈段及腰段最重,尤其是腰段受损严重,故临床上可见四肢瘫痪,尤其是下肢瘫痪更为多见。

一、护理评估

(一)流行病学资料

1.传染源

人是唯一的贮存宿主。患者及无症状病毒携带者是传染源,其中轻型无麻痹患者及无症状病毒携带者,由于数量多且不易被发现,而成为本病的主要传染源。

2.传播途径

主要通过粪-口途径传播,粪便中排病毒数量多且持续时间长,可长达数周至数月,污染的水、食物、手及玩具为其主要传播方式,苍蝇、蟑螂可能成为传播媒介。发病初期亦可通过呼吸道飞沫传播,但为时短暂。

3.人群易感性

人群普遍易感,感染后可获得同型病毒的持久免疫力,本病隐性感染率高达90%以上,5岁以上儿童及成人均多已通过显性或隐性感染而获免疫。

4.流行特征

6个月以下儿童可从母体获得抗体,故以6个月至5岁小儿发病率最高,近年随着在小儿中普遍应用疫苗,小儿发病率降低,发病年龄有增高趋势。在温带地区,夏秋季发病率显著高于冬春季,在热带及亚热带地区则无明显季节性。

(二)身心状态

1.症状、体征

潜伏期为3~35天,一般为5~14天。临床表现轻重不等,有无症状型(隐性感染)、顿挫型、无瘫痪型及瘫痪型 4 型。其中以无症状型最多见,占 90％以上;顿挫型占 4％～8％;瘫痪型仅占 1％～2％,瘫痪型为本病的典型表现,可分以下各期。

(1)前驱期:常有发热、食欲缺乏、多汗、乏力、咽痛、咳嗽等上呼吸道症状,或有恶心、呕吐、腹痛、腹泻等消化道症状。1～4 天后多数患者体温下降、症状消失而痊愈为顿挫型,部分患者进入瘫痪前期。

(2)瘫痪前期:前驱期热退 1～6 天体温再次上升(呈双峰热),或由前驱期直接进入本期。患者出现高热、头痛、颈、背、四肢肌痛、感觉过敏,体检可见脑膜刺激征阳性。因颈背强直,使患儿坐起时呈三脚架征(面、臂后伸直以支撑身体),吻膝试验阳性(坐位时不能自如地弯颈使下颌抵膝),伴多汗、尿潴留等神经功能失调症状,但无瘫痪,一般 1～5 天后热退康复,称无瘫痪型。少数患者进入瘫痪期。

(3)瘫痪期:病后 3～4 天或第 2 天发热,1～2 天后发生瘫痪,并逐渐加重,至体温正常后瘫痪停止进展。瘫痪以脊髓型最多见。为下运动神经元性瘫痪,呈弛缓性,肌张力减退,腱反射消失,多不伴有感觉障碍。瘫痪表现多不对称,常见的是四肢瘫痪,尤以下肢瘫痪多见,多数为单肢瘫痪,其次为双肢。可累及任何肌肉及肌群,如影响呼吸肌则可引起呼吸运动障碍,严重者可缺氧,甚至呼吸衰竭。脑干型的病变主要在延髓和脑桥第 Ⅶ、Ⅸ、Ⅹ、Ⅻ 对脑神经受损,出现面瘫、吞咽困难、呛咳、咽部痰液积聚,易发生窒息。第 Ⅲ、Ⅳ、Ⅵ 对脑神经受损,出现眼球活动障碍、眼睑下垂等相应症状。如延髓呼吸中枢或血管运动中枢受损,可因呼吸衰竭和循环衰竭而死亡。部分患者有高热、嗜睡、意识障碍、昏迷、抽搐等脑炎表现。脊髓型及脑干型同时存在较常见。

(4)恢复期:瘫痪后 1～2 周肢体功能逐渐恢复,一般从肢体远端小肌群开始恢复,继之为近端大肌群。肌腱反射亦逐渐出现。最初 1～2 个月恢复较快,以后恢复减慢。上述表现一年后仍不能恢复者称后遗症,多有肌肉萎缩而出现肢体畸形,表现为脊柱弯曲、足内翻、足外翻及足下垂等。

(5)并发症:病程中可并发支气管炎、肺炎、尿路感染等。

2.心理、社会因素评估

脊髓灰质炎为急性传染病,人群普遍易感,在未用疫苗的地区本病可发生流行,病死率为 5％～15％,严重病例可留有难以恢复的后遗症,且本病无特效治疗,患者及流行区群众极易产生消极、悲观、恐惧等不良心理反应。要评估患者及家属对本病知识的了解程度及对疾病的应对方式,在流行区要评估社会群众对疾病的知识水平及对预防和隔离的重视程度。

(三)实验室检查

1.血常规

多正常,急性期红细胞沉降率可增快。

2.脑脊液检查

发病初期无异常,而后微浊,颅内压稍增高,白细胞数增多,一般为$(50～500)\times 10^6/L$,早期以中性粒细胞增多为主,以后则以淋巴细胞为主。热退后白细胞迅速恢复正常,蛋白质增高,且可持续 4～10 周,呈蛋白质细胞分离现象。氯化物正常,糖正常或稍高。

3.病毒分离

起病后 1 周内,可从患者鼻咽部、血、脑脊液及粪便中分离出病毒,病毒可在粪便中长时间存在,可从潜伏期到发病后 3 周或更长。

4.血清免疫学检查

用中和试验或补体结合试验检测血中的特异性抗体。病程中抗体滴度增高 4 倍以上有诊断意义。阳性率及特异性都较高,可作为近期诊断的依据。特异性 IgM 抗体的检测有利于早期诊断,其阳性率高,4 周内阳性率为 93.5%。

二、护理诊断

(一)体温过高
与病毒血症有关。

(二)疼痛
与病毒侵犯神经组织、肌肉痉挛有关。

(三)躯体移动障碍
与肌肉瘫痪、疼痛有关。

(四)有清理呼吸道无效的危险
与咽部肌肉及呼吸肌瘫痪、呼吸中枢受损有关。

(五)有吞咽障碍的危险
与脑神经受损有关。

(六)有传染的危险
与病毒排出有关。

三、护理目标

(1)患者体温尽快恢复正常。

(2)瘫痪进展终止,促进神经功能最大程度的恢复,防止肌肉挛缩畸形。

(3)保证营养供给,保持呼吸道通畅。

(4)患者在住院期间不发生新的潜在并发症。

(5)患者及流行区群众掌握预防隔离的重要性及疾病的基本知识。

四、护理措施

(一)前驱期的护理

前驱期无神经系统受损的表现,临床上不能做出诊断,故应对可疑患者采取预防性措施,尽可能避免瘫痪的发生。

(1)对疑似前驱期的患者,嘱其卧床休息至热退后 3~7 天,因活动可增加发生瘫痪的机会及加重瘫痪的程度。

(2)在此期内应避免手术,尤其是扁桃体切除术及拔除龋齿,避免或减少不必要的注射给药。这些因素较易发生瘫痪,预防注射也宜延缓。

(3)保证足够的液体量、电解质和液量。

(4)热退后一周内,仍应观察体温是否再度上升、精神状态、出汗多少、肌肉疼痛等,以便及时发现瘫痪前期的表现。

(二)瘫痪前期的护理

此期加强护理可减少瘫痪的范围或减轻瘫痪的程度。

1.休息与饮食

患者应绝对卧床休息,室内避免强烈的光线和保持通风。尽可能保持室内安静,妥善安排好治疗护理内容,保证患者有较多的休息时间,卧位要舒适,床下置木板,预防脊柱弯曲或髋关节屈曲弯缩,用橡皮圈或空心木板或泡沫塑料代替枕头,以支持颈部肌肉。

发热期给予高营养的流质或半流质,饮食中宜含适量的钠盐和钾盐,有助于维持神经和肌肉的兴奋性。如患者无吞咽困难,饮食中应有适量的多纤维蔬菜,以保持大便通畅。热退后,无延髓和呼吸肌麻痹的患者可改为普通饮食。

2.皮肤与口腔护理

保持皮肤清洁、干燥,防止骨隆突部位的皮肤长时间受压。用软海绵进行擦浴,擦浴的次序要计划好,尽量减少翻转次数,尽量缩短擦浴时间,擦浴后用软浴巾轻轻拭干,不能用力过重,防止因此而引起的肌肉痉挛。口腔护理时漱口水宜选用弱碱性溶液,既可对抗呕吐物的酸性,又能溶解口腔中的黏液。

3.湿热敷

湿热敷能缓解受累肌肉的疼痛和痉挛,并有助于改善局部循环。用拧干水的热棉垫敷于患处,外用塑料皮隔水,加盖干毛巾或周围用热水袋保温,湿热敷前皮肤应涂凡士林,防止烫伤患者,每次 20~30 分钟,每天 2~4 次。操作时减少翻动,避免触痛肢体。

4.用药及病情观察

对明显肌肉痉挛、疼痛影响休息者,可给予阿司匹林、对乙酰氨基酚、吲哚美辛或可待因等止痛剂,也可给予适量镇静剂。病情较重者可静脉注射 50% 葡萄糖及大剂量维生素 C,每天 1 次,连续数天,也可静脉滴注地塞米松及氢化可的松,注意观察发热、呼吸、血压、脉搏、肌震颤、肌痉挛、肌张力等。持续发热要警惕瘫痪的可能,呼吸、脉搏、血压的改变常为延髓受累的表现。肌震颤是瘫痪的先兆,肌痉挛是脊髓后根刺激征所致,肌张力减低及腱反射减弱均为瘫痪的征象。

(三)瘫痪期的护理

1.休息与体位

在热退、瘫痪终止之前,仍需绝对卧床休息,减少不必要的刺激。瘫痪一旦停止进展,则应尽早开始各种疗法,以促进瘫痪的恢复。通过枕头、卷起的浴巾、沙袋的衬垫等保持肢体关节处于功能位置,防止或减轻肢体畸形的发生。按定向更换卧位,移动时以挪动各关节为主,以防压疮、肺炎等并发症的发生。

2.病情观察

对于早期瘫痪的患者,必须密切观察神经损害的进展情况,常规观察的内容有以下几点。①血压:延髓麻痹时既可能产生高血压,也可能产生休克;②换气是否充分与清理呼吸道的能力;③有无声带瘫痪、咽麻痹、肺水肿、肺不张或肺炎等;④咀嚼及吞咽能力;⑤膀胱排空能力。

3.吞咽障碍的护理

(1)密切观察病情,有无鼻音、饮水呛咳、吞咽困难等,只有吞咽障碍而呼吸正常者可做体位引流,备用吸引器,随时吸出口咽分泌物。

(2)吞咽困难早期,营养可暂由静脉供给,待病情稳定后再鼻饲流质。

(3)吞咽功能恢复时,宜先试喂少量开水,再逐渐增加食品的数量和种类。

4.呼吸障碍的护理

根据引起呼吸障碍的不同原因给予护理。

(1)脑干型麻痹:因脑神经麻痹引起吞咽困难致分泌物潴留而引起的呼吸道梗阻,应及时清除口咽部的分泌物,保持呼吸道通畅。视具体情况给予静脉输液或经鼻管供给饮食。酌情选用抗菌药物防治肺部感染,必要时给予呼吸兴奋剂,改善中枢性呼吸衰竭,输氧。

(2)呼吸肌麻痹:发现肺活量明显降低及血气分析出现明显异常者,应及时应用人工呼吸器。对明显呼吸障碍者或呼吸道分泌物不能清除者,应及早进行气管切开术,如病情危急可做气管插管并行人工呼吸。当患者恢复自主呼吸后即可停止人工呼吸,但必须等咳嗽及吞咽完全恢复正常、肺部感染已获控制,才能拔除气囊套管。

(四)恢复期的护理

出现瘫痪后1～2周即进入恢复期,瘫痪肌肉开始恢复功能,多自肢体远端开始恢复。应尽早进行针灸、按摩、理疗等恢复期的综合治疗,以促进神经功能最大限度地恢复,防止肌肉萎缩和挛缩畸形,已造成的畸形可行畸形矫正术。

(五)防止疾病的传播

(1)按消化道隔离,第1周还须呼吸道隔离,隔离到病后40天。

(2)患者的粪便需经漂白粉消毒2小时后倾倒。

(3)被患者分泌物、排泄物所污染的衣服、用具、食具等应随时进行消毒。一般常用煮沸法、高压蒸气法或选用1:1 000高锰酸钾溶液、3%漂白粉澄清液、0.5%氯胺溶液浸泡30分钟等方法,对不同的物品进行消毒。

(4)不宜蒸煮或浸泡的物品可置于日光下曝晒,地面需用肥皂水或碱水洗刷。

(六)预防

对密切接触者医学观察20天,其中5岁以内未服过脊髓灰质炎减毒活疫苗者,可肌内注射丙种球蛋白0.3～0.5 mL/kg,以保护易感儿。对易感者在非流行期口服脊髓灰质炎减毒活疫苗,可产生有效免疫并能维持3年以上。服用减毒活疫苗时最好先在口中嚼碎,再用凉开水吞服,严禁用热开水冲化后服用,防止病毒被杀灭而无效。

五、护理评价

(1)体温恢复正常。

(2)潜在的并发症未发生,或虽发生经积极处理后未造成严重后果。

(3)瘫痪未继续发展,肢体功能恢复良好。

(4)流行区群众掌握疾病的基本知识及了解预防本病的重要性。

(5)严格执行消毒隔离制度,未造成疾病的传播。

(商国华)

第三节 百 日 咳

百日咳是由百日咳杆菌引起的小儿急性呼吸道传染病。临床以阵发性痉咳伴有间断性鸡鸣吸气性吼声为其特征。病程长达2～3个月,故称百日咳。

一、护理评估

(一)流行病学资料

1.传染源

传染源是患者和感染者,传染期多在发病 1~3 周内,尤以第1周传染性最强。

2.传播途径

病原菌存在于患者的鼻咽部,通过飞沫传播。

3.易感人群

人群普遍易感,5 岁以下常见,尤以新生儿及婴幼儿发病率高,是因起保护作用的抗体可能属于 IgM,不能通过胎盘传递给胎儿。冬春季多见,病后多数获持久免疫力。

(二)临床资料

潜伏期为 3~21 天,一般为 7~10 天。典型临床经过可分为三期。

1.前驱期(卡他期)

表现为咳嗽、流涕、喷嚏、低热等感冒症状,伴头昏、全身不适。3~4 天后热退,感冒症状消失,但咳嗽逐日加重,尤以夜间为甚。此期可持续 7~10 天,传染性最强。

2.痉咳期

主要表现为阵发性痉挛性咳嗽,其特征为一连串 10~30 声短促咳嗽后,紧接一深长吸气,发出鸡鸣样吼声,以后继续咳嗽、吸气出现吼声,如此反复。直至咳出大量黏痰或吐出胃内容物,咳嗽暂停,不久痉咳发作时往往有面红耳赤、颈静脉怒张、口唇发绀、泪涕交流、弯腰捧腹、舌伸齿外、表情痛苦等。多次发作后出现眼睑水肿,结膜下出血、舌系带溃疡等,但肺部无阳性体征。每天发作数次至数十次,日轻夜重。痉咳多为自发,亦可因进食、烟熏、劳累、受寒、情绪波动或检查咽部而诱发。此期约为 2~4 周或更长。

新生儿及幼婴因咳嗽无力,气道狭小,易被黏痰阻塞,因此发作时无痉咳,也无鸡鸣样吼声,而表现为阵发性屏气、发绀、窒息甚至惊厥而死亡。

3.恢复期

痉咳逐渐减轻至停止,咳嗽也逐渐消失,此期约为 2~3 周,有并发症者可迁延数周。

部分患者因抵抗力差可并发肺炎,并发脑病者少见,亦可并发营养不良、疝、脱肛等。

(三)社会、心理状态

患者多为儿童,咳嗽剧烈,日轻夜重,往往使患儿和家长得不到较好的休息,而且病程又长,家长和患儿产生焦虑不安和烦躁。该病传染性强,易于流行,因此,社会问题关键是要做好预防工作。

(四)实验室检查

1.血常规

血白细胞总数升高,可达(20~40)×10^9/L,淋巴细胞达 0.6~0.7。

2.细菌培养

采用咳碟法、鼻咽拭子法采样,于鲍-金培养基上培养,阳性率达 90% 以上。

3.免疫学检查

鼻咽拭子涂片,做直接免疫荧光抗体染色检测百日咳杆菌抗原,应用酶联免疫吸附试验检测血清百日咳特异性 IgM 抗体,有早期诊断价值。

二、护理诊断

(一)清理呼吸道无效
阵发性痉咳与呼吸道纤毛受损、黏稠痰液积聚有关。

(二)营养失调-低于机体需要量
营养不良,与呕吐有关。

(三)有窒息的危险
与咳嗽无力、痰液黏稠、声带痉挛有关。

(四)有传播感染的可能
与呼吸道排菌有关。

三、护理目标

(1)患者呼吸道通畅,咳嗽消失。
(2)患者的营养供应能满足机体的需要。
(3)住院期间患者无窒息现象发生。
(4)患者了解隔离消毒的要求,并能主动配合医院采取的隔离消毒措施。

四、护理措施

(一)痉咳的护理
病室保持安静、清洁、温暖,空气新鲜、流通。避免冷风、烟熏、情绪激动等刺激因素,安排适当游戏,分散其注意力,保持患儿心情舒畅。治疗和护理操作要尽量简化,集中进行,以减少痉咳的发生。保证患儿充分休息,尤其是夜间要保证有足够的睡眠。对痰液黏稠不易咳出者,可给予祛痰剂、止咳剂,或将 α-糜蛋白酶、祛痰剂及普鲁卡因等配成雾化液进行雾化吸入。保持五官、口腔清洁。如发现舌系带溃疡,可用过氧化氢或 2% 硼酸液洗净溃疡面,再涂以 1% 甲紫或冰硼酸。遵医嘱早期使用抗生素,在发病 4 天内应用疗效更佳,至痉咳期使用抗生素只能缩短排菌期及预防继发感染,不能缩短病程。首选红霉素,亦可选用氯霉素、氨苄西林等。疗程为 7~10 天。用氯霉素时应注意监测血常规。

(二)饮食的护理
应选择富于营养、易消化、较黏稠的食物,不需长时间咀嚼、在胃中停留时间不久的食物,如稠米粥、面条、菜泥、肉糊、蒸鸡蛋糕等。宜少量多餐,喂时不能过急。如饭后因痉咳引起呕吐,应及时洗脸、漱口,待休息片刻再补喂。饮食的温度要适宜,过冷过热均易致呕吐。

(三)防止窒息
对新生儿、幼婴患者必须专人守护,密切观察病情,注意有无屏气、发绀、窒息等情况。一旦发生,应沉着冷静,立即排痰、给氧,必要时进行人工呼吸,操作准确,动作迅速敏捷,用力适当,以免引起出血、骨折等。同时通知医师并配合抢救。

(四)预防感染的传播
患者按呼吸道隔离至起病后 40 天,或自出现痉咳后 30 天。病室加强通风换气,每天用紫外线空气消毒一次。患儿的分泌物、呕吐物及被污染的物品应随时消毒处理。衣服、被褥等可置于日光下暴晒 1~2 小时。

在百日咳流行期间,对密切接触者医学观察 2~3 周,同时注射百日咳免疫球蛋白,或用红霉素、复方新诺明等药物预防。对易感人群要做好儿童基础免疫,接种三联菌苗。目前,国内外已研制出含百日咳毒素和丝状血凝素的无细胞百日咳菌苗,不良反应小,安全有效。

(五)观察病情

百日咳最常见的并发症是支气管肺炎,患者如出现持续高热、气急、鼻翼翕动、烦躁不安、发绀、肺部湿啰音等,则提示并发支气管肺炎,要及时处理。患者在痉咳后期,出现剧烈头痛、躁动不安、反复抽搐、意识障碍甚至昏迷等,提示并发脑炎,应立即报告医师,配合处理。

(六)家庭护理指导

一般患儿多在家里治疗护理,医护人员应每天访视 1~2 次,并将上述护理措施的内容对家长进行指导。

(商国华)

第四节　手足口病

一、概述

手足口病是由一组肠道病毒引起的急性传染病,其中以柯萨奇病毒 A 组 16 型和肠道病毒 71 型感染最常见。本病传染源为患者和隐性感染者,传染性强,患者和病毒携带者的粪便、呼吸道分泌物及黏膜疱疹液中含有大量病毒,主要经粪—口途径传播,其次是呼吸道飞沫传播。一年四季均可发病,以夏、秋季节最多。多发生在 10 岁以下的婴幼儿,临床以发热及手、足、口腔等部位皮肤黏膜的皮疹、疱疹、溃疡为典型表现,少数患儿可引起心肌炎、肺水肿、无菌性脑脊髓膜炎、脑炎等并发症,个别重症患儿病情发展快,会导致死亡。手足口病的治疗目前尚缺乏特异、高效的抗病毒药物,以一般治疗、对症和病原治疗为主。

二、护理

(一)一般护理

(1)执行内科一般护理常规。

(2)休息:一周内绝对卧床,加强生活护理。

(3)皮肤疱疹护理:加强口腔护理,每天餐后用温水漱口。衣物被褥保持清洁,剪短指甲,必要时包裹双手,防止抓破皮肤。

(4)隔离预防措施:在标准预防的基础上,执行接触和飞沫隔离。隔离至皮疹消退及水疱结痂,一般需 2 周。

(二)饮食护理

多饮水,给予清淡、富含维生素、易消化的流质或半流质饮食,禁食刺激性食物,不能进食者给予鼻饲或静脉补充营养治疗,并做好留置胃管的护理。

(三)用药护理

遵医嘱予以病原及对症治疗,观察治疗疗效。颅内高压患儿应限制入量,控制输液速度,给予 20％甘露醇治疗,15～30 分钟滴入,并详细记录 24 小时出入量。应用米力农、多巴胺、多巴酚丁胺等血管活性药物,密切监测血压及循环系统的变化。

（四）并发症护理

1.神经系统受累

观察患儿有无头痛、呕吐、嗜睡、抽搐、瘫痪、脑膜刺激征、谵妄甚至昏迷,颅内压增高或脑疝的表现等。

2.呼吸、循环衰竭

观察患儿有无呼吸困难、呼吸浅促或节律改变、咳白色或粉红色泡沫样痰、面色苍白、四肢发冷等,保持呼吸道通畅,吸氧。呼吸功能障碍者应及时行气管插管,使用正压机械通气。在维持血压稳定的情况下限制液体入量,遵医嘱应用血管活性药物,观察用药疗效。

（五）病情观

密切观察病情变化,及时发现重症患者。

(1)密切观察体温、脉搏、呼吸、血压、血氧饱和度的变化。

(2)密切监测神经系统表现,如精神差、嗜睡、易惊、头痛、呕吐、谵妄、肢体抖动等。

(3)密切观察呼吸系统表现,如呼吸困难、呼吸浅促或节律改变,咳白色或粉红色泡沫样痰等,需警惕神经源性肺水肿。

(4)密切观察循环系统表现,如心率增快或减慢、出冷汗、四肢凉、皮肤花纹、血压升高或下降等。

（六）健康指导

(1)疾病预防指导:执行接触和飞沫隔离。隔离至皮疹消退及水疱结痂,一般需 2 周。患儿所用物品应消毒处理,可用含氯消毒液浸泡或煮沸消毒,不宜浸泡的物品可放在日光下曝晒。粪便需经含氯消毒液消毒浸泡 2 小时后倾倒。

(2)休息与饮食:卧床休息,饮食宜清谈、易消化、富含维生素,多饮水。

(3)养成良好的个人卫生习惯,口咽部疱疹者每天餐后应用温水漱口,手足疱疹者保持衣服、被褥清洁、干燥,剪短患儿指甲,必要时包裹双手,防止抓破皮肤。家属接触患儿前后及处理粪便后均要洗手。

(4)讲解早期重症手足口病症状体征,如高热持续不退、精神差、肢体抖动、呼吸节律改变等,以便及早识别重症患者,及时救治。

（商国华）

第五节 细菌性食物中毒

一、疾病概述

（一）概念和特点

细菌性食物中毒是指由于进食被细菌或细菌毒素污染的食物而引起的急性感染中毒性疾病,临床上分为胃肠炎型和神经型两大类。

胃肠炎型食物中毒主要发生在夏秋季节,常为集体发病,主要因食用不洁的熟肉、熟鱼、剩饭、剩菜、凉拌菜等所致。由副溶血性弧菌、沙门菌属、变形杆菌、大肠埃希菌、蜡样芽孢杆菌、金黄色葡萄球菌等细菌引起,除蜡样芽孢杆菌、金黄色葡萄球菌外均不耐热,80 ℃、20 分钟即可杀灭。

神经型食物中毒主要是由于进食含有肉毒杆菌外毒素的食物引起的食物中毒。肉毒杆菌为革兰阳性厌氧梭状芽孢杆菌,各种罐头食品、面酱、豆制品等若被其污染,该菌耐热力非常强,煮沸 6 小时仍具活性,加热 120 ℃,30 分钟才能被杀死。对常用的消毒剂不敏感,但浸泡于 10％盐酸中 1 小时、5％苯酚中 24 小时能够将其杀灭。

传染源为被致病菌感染的动物和人。主要经消化道传播,通过进食被细菌或其毒素污染的食物而致病,人群普遍易感。多发生于夏秋季。

(二)相关病理生理

胃肠炎型食物中毒根据其发病机制可分为毒素型、感染型和混合型。肠毒素可抑制肠上皮细胞对钠和水的吸收,促进肠液和氯离子分泌,导致水样腹泻;细菌内毒素可引起发热等全身症状和胃肠黏膜炎症,并使消化道蠕动增快而产生呕吐腹泻。

神经毒型食物中毒也称肉毒中毒,人摄入肉毒毒素后,毒素由上消化道吸收入血后,到达运动神经突触和胆碱能神经末梢,抑制神经传导递质乙酰胆碱的释放,使肌肉不能收缩而出现瘫痪,重者可见脑神经核、脊髓前角病变,脑及脑膜充血、水肿,可见血栓形成。

(三)临床表现

1.胃肠炎型食物中毒

潜伏期短,临床表现以急性胃肠炎症状为主,起病急,有恶心、呕吐、腹痛、腹泻等。病程短,多在 1～3 天恢复。

2.神经型食物中毒

潜伏期为 12～36 小时。临床表现轻重不一,轻者无须治疗,重者可于 24 小时内致死。患者无传染性。临床表现有复视、斜视、眼睑下垂、吞咽困难、呼吸困难等神经系统受损症状体征。病死率可高达 10％～50％。早期应用多价抗毒血清治疗,可明显降低病死率。

(四)辅助检查

1.血液学相关检查

(1)外周血常规:大肠埃希菌、沙门杆菌等感染者血白细胞多在正常范围;副溶血弧菌肠及金黄色葡萄球菌感染者,白细胞可增高 10×10^9/L,中性粒细胞比例增高。

(2)血清学检查:患者患病初期及恢复期血清特异性抗体 4 倍升高者有利于确诊。

2.非血液学相关检查

(1)大便常规:可见白细胞或红细胞。

(2)细菌培养:将患者的呕吐、排泄物及可疑食物做细菌培养,如获得相同病原菌有利于确诊。

(3)动物试验:取细菌培养液或毒素提取物喂猴或猫,观察有无胃肠道症状以协助诊断。

(4)特异性核算检查:采用特异性核酸探针进行核酸杂交和特异性引物体进行聚合酶链反应以检查病原菌同时可做分型。

(5)毒素检查:神经型食物中毒可采用动物试验、中和试验及禽眼睑接种试验进行病因诊断。

(五)治疗原则

1.胃肠炎型食物中毒

给予止吐、解痉、纠正水及电解质紊乱等对症处理,症状严重者选用喹诺酮类、氨基糖苷类或根据细菌培养基药物敏感实验选用有效抗菌药物。

2.神经型食物中毒

应立即清除胃肠内毒素、补充体液的同时进行抗毒素治疗。

二、护理评估

(一)流行病学史评估

评估患者有无摄入不洁食物史,有无集体发病,临床症状是否相似。

(二)一般评估

1.患者主诉

评估患者有无畏寒、恶心、呕吐、腹痛、腹泻、吞咽困难、呼吸困难、视物模糊等。

2.相关记录

对患者的生命体征、神志及出入量进行评估或记录结果,有助于机体基本情况及疾病严重程度的判断。

3.其他

患者的体重与身高(BMI 指数)、体位、皮肤黏膜、饮食状况及排便情况的评估和/或记录结果。

(三)身体评估

1.头颈部

评估患者有无颜面潮红;精神状态是否紧张;眼睑有无下垂;瞳孔反射有无异常变化;有无复试、斜视,视力有无下降及视物模糊;眼球调节功能有无减弱或消失;咽部有无充血;黏膜有无干燥;饮水有无呛咳。

2.胸部

评估患者双肺有无干、湿啰音;有无呼吸困难;心率快慢及节律是否规则。

3.腹部

评估患者腹部外形有无异常;局部有无压痛、反跳痛,腹肌是否紧张;肝脾有无肿大;肠鸣音有无减弱或亢进;膀胱区是否充盈。

4.其他

评估患者四肢肌力、肌张力有无减弱,腱反射有无减弱或消失。

(四)心理-社会评估

评估患者在疾病治疗过程中的心理反应,以及对预防疾病相关知识的需求,加强护患沟通,做好各种处置、用药前宣教,提高治疗依从性。

(五)辅助检查结果的评估

1.外周血常规

血白细胞、中性粒细胞的变化。

2.细菌培养

可疑食物做细菌培养是否获同一病原菌。

3.特殊检查

各种动物接种试验有无阳性。

(六)常用药物治疗效果的评估

多价抗毒血清对神经型食物中毒有特效,使用前必须先做皮肤过敏试验,如试验阳性,应采用由小量开始,逐步加量的脱敏注射法给药;婴儿中毒者由于婴儿血中很少有毒素,一般不建议使用抗毒素。

三、护理诊断/问题

(一)体液不足

体液不足与严重呕吐、腹泻导致大量体液丢失有关。

(二)腹痛

腹痛与胃肠道炎症及痉挛有关。

(三)腹泻

腹泻与细菌和毒素导致消化道蠕动增快有关。

(四)神经系统受损

眼肌、咽肌等瘫痪与肉毒杆菌外毒素抑制乙酰胆碱的释放,肌肉不能收缩有关。

四、护理措施

(一)隔离要求

按肠道传染病接触隔离至症状消失。

(二)消毒指引

及时对患者的呕吐物、排泄物进行消毒处理,指导患者便后严格洗手,对患者使用的便器、卫生间水龙头,以及房门把手应严格消毒。

(三)病情观察

1.胃肠型

胃肠炎型食物中毒者观察患者神志、面色、生命体征、皮肤湿度弹性,呕吐和腹泻的次数、量和性质。

2.神经型

神经型食物中毒除观察恶心、呕吐症状外,还应观察有无眼肌、咽肌、呼吸肌等肌肉瘫痪的临床表现,如视力模糊、斜视、便秘、尿潴留、眼睑下垂、吞咽困难、呼吸困难等。

(四)对症护理

(1)呕吐明显者应少量多次饮水,脱水者应及时口服补液盐,或遵医嘱静脉滴注生理盐水和葡萄糖盐水,及时清理呕吐物、清水漱口,保持口腔清洁和床单位整洁。

(2)腹痛者应注意腹部保暖,禁食冷饮。剧烈吐泻、腹痛者遵医嘱口服颠茄合剂或皮下注射阿托品,以缓解疼痛。

(3)可疑为神经型食物中毒者4小时以内应尽快使用碱性溶液洗胃,并给予导泻、灌肠,尽可能清除肠道内毒素。

(4)有吞咽困难者应予以鼻饲饮食或静脉补充营养、水和电解质。

(5)呼吸肌瘫痪者应保持呼吸道通畅,给予吸氧,定期吸痰,必要时使用人工呼吸器辅助呼吸。

(6)遵医嘱在起病24小时内或在发生肌肉瘫痪前尽早使用抗毒素治疗。

(五)饮食护理

呕吐严重者应暂时禁食,待呕吐停止后给予易消化、清淡的流质或半流质饮食。呕吐明显者应少量多次饮水,脱水者应及时口服补液盐,或遵医嘱静脉滴注生理盐水和葡萄糖盐水。吞咽困难者予鼻饲高热量、高维生素全流食,如米汤、匀浆等。

(六)健康教育

1.活动与休息指导

急性期严格卧床休息,症状缓解后可逐渐增加活动。

2.饮食指导

进食清淡流食或半流食,吞咽困难者不能强行喂食,必要时行鼻饲或胃肠外营养。

3.疾病预防指导

(1)注意饮食卫生,加强食品卫生管理是预防本病的关键。

(2)不暴饮暴食,不吃生冷不洁食物。

(3)养成饭前便后洗手等良好的个人卫生习惯。

(4)消灭蟑螂、老鼠、苍蝇等传播媒介,防止食品、水源被污染。

五、护理效果评估

(1)患者胃肠道症状消失,生命体征平稳,自觉症状好转。

(2)患者肌肉瘫痪症状缓解,呼吸平顺,进食良好。

(商国华)

第五章

肛肠外科疾病护理

第一节　痔

痔是肛垫的病理性肥大、移位及肛周皮下血管丛血流淤滞形成的团块。痔是一种常见病、多发病,其发病率占肛门直肠疾病的首位,约为80.6%。随着年龄的增长,发病率逐渐增高。任何年龄皆可发病,但以20~40岁为最多。主要表现为便血、肿物脱出及肛缘皮肤突起三大症状。

一、病因与发病机制

痔的确切病因尚不完全明了,可能与以下学说有关。

(一)肛垫下移学说

Thomson提出肛垫病理性肥大和下移是内痔的原因,亦是目前临床上最为接受的痔的原因学说。肛垫具有协助肛管闭合、节制排便。若肛垫发生松弛,导致肛垫病理性肥大、移位,从而形成痔。

(二)静脉曲张学说

早在18世纪Huter在解剖时发现痔内静脉中呈连续扩张为依据,认为痔静脉扩张是内痔发生的原因。但现代解剖已证实痔静脉丛的扩张属生理性扩张,内痔的好发部位与动脉的分支类型无直接联系。

(三)血管增生学说

此学说认为痔的发生是由于黏膜下层类似勃起的组织化生而成。

(四)慢性感染学说

直肠肛管区的感染易引起静脉炎,使周围的静脉壁和周围组织纤维化、失去弹性、扩张而形成痔。

此外,长期饮酒、嗜食刺激性食物、肛周感染、长期便秘、慢性腹泻、妊娠分娩及低膳食纤维饮食等因素都可诱发痔的发生。

二、临床表现

临床上,痔分为内痔、外痔、混合痔及环形痔4种(图5-1)。

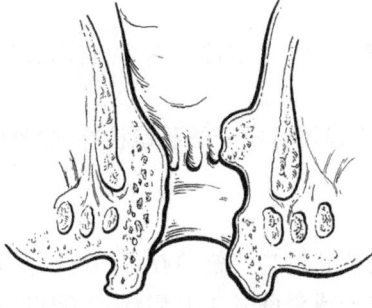

图 5-1 痔的分类

（一）内痔

临床上最多见，占 64.1%。主要临床表现是无痛性便血和肿物脱出。常见于右前、右后和左侧。根据内痔的脱出程度，将内痔分为 4 期。Ⅰ 期：便时带血，滴血或喷射状出血，色鲜红，便后自行停止，无肛内肿物脱出。Ⅱ 期：常有便血，色鲜红，排便时伴有肿物脱出肛外，便后可自行还纳。Ⅲ 期：偶有便血，便后或久站、久行、咳嗽、劳动用力、负重远行增加腹压时肛内肿物脱出，不能自行还纳，需休息或手法还纳。Ⅳ 期：痔体增大，肛内肿物脱出肛门外，不能还纳，或还纳后又脱出。

1.便血

其便血特点是无痛性、间歇性便后出鲜血，是内痔及混合痔的早期的常见症状。便血较轻时表现为大便表面附血或手纸上带血，继而滴血，严重时则可出现喷射状出血。长期出血可导致患者发生缺铁性贫血。

2.肿物脱出

常是晚期症状。轻者可自行回纳，重者需手法复位，严重时，因不能还纳，常可发生嵌顿、绞窄。

3.肛门疼痛

单纯性内痔无疼痛，当合并有外痔血栓形成内痔、感染或嵌顿时，可出现肛门剧烈疼痛。

4.肛门瘙痒

痔块外脱时常有黏液或分泌物流出，可刺激肛周皮肤引起肛门瘙痒。

（二）外痔

平时无感觉，仅见肛缘皮肤突起或肛门异物感。当排便用力过猛时，肛周皮下静脉破裂形成血栓或感染，出现剧烈疼痛。

（三）混合痔

兼有内痔和外痔的症状同时存在。

三、辅助检查

（一）直肠指诊

内痔早期无阳性体征，晚期可触到柔软的痔块。其意义在于除外肛管直肠肿瘤性疾病。

（二）肛门镜检查

肛门镜检查是确诊内痔的首选检查方法。不仅可见到痔的情况，还可观察到直肠黏膜有无充血、水肿、溃疡、肿块等，以及排除其他直肠疾病。

(三)直肠镜检查

图文并茂,定位准确,防止医疗纠纷,可准确诊断痔、直肠肿瘤等肛肠疾病。

(四)肠镜检查

对于年龄超过 45 岁便血者,应建议行电子结肠镜检查,除外结直肠肿瘤及炎症性肠病等。

四、治疗要点

痔的治疗遵循 3 个原则:①无症状的痔无需治疗,仅在合并出血、痔块脱出、血栓形成和嵌顿时才需治疗;②有症状的痔重在减轻或消除其主要症状,无需根治;③首选保守治疗,失败或不宜保守治疗时才考虑手术治疗。

(一)非手术治疗

1.一般治疗

适用于痔初期及无症状静止期的痔。

(1)调整饮食:多饮水,多吃蔬菜、水果,如韭菜、菠菜、地瓜、香蕉、苹果等,忌食辣椒、芥末等辛辣刺激性食物。多进食膳食纤维性食物,改变不良的排便习惯。

(2)热水坐浴:改善局部血液循环,有利于消炎及减轻瘙痒症状。便后热水坐浴擦干、便纸宜柔软清洁、肛门要保温、坐垫要柔软。

(3)保持大便通畅:通过食物来调整排便,养成定时排便,每 1~2 天排出一次软便,防止便秘或腹泻。

(4)调整生活方式,改变不良的排便习惯,保持排便通畅,禁烟酒。

2.药物治疗

药物治疗是内痔首选的治疗方法,能润滑肛管,促进炎症吸收,减轻疼痛,解除或减轻症状。局部用痔疾洗液或硝矾洗剂熏洗坐浴,可改善局部血液循环,有消肿、止痛作用;肛内注入痔疮栓剂(膏)或奥布卡因凝胶,有止血、止痛和收敛作用。

3.注射疗法

较常用,适用于Ⅰ期、Ⅱ期内痔。年老体弱、严重高血压、有心、肝、肾等内痔患者均可适用。常用的硬化剂有聚桂醇注射液、芍倍注射液、消痔灵注射液等。

4.扩肛疗法

适用于内痔、嵌顿或绞窄性内痔剧痛者。

5.胶圈套扎疗法

适用于单发或多发Ⅰ~Ⅲ期内痔的治疗。

6.物理治疗

包括 HCPT 微创技术、激光治疗及铜离子电化学疗法等。

(二)手术治疗

当非手术治疗效果不满意,痔出血、脱出严重时,则有必要采用手术治疗。常用的方法主要有以下 6 种。

1.内痔结扎术

常用于Ⅱ~Ⅲ期内痔。

2.血栓外痔剥离术

适用于血栓较大且与周围粘连者或多个血栓者。

3.外剥内扎术

目前临床上最常用的术式,是在 Milligan-Morgan 外切内扎术和中医内痔结扎术基础上发展演变而成,简称外剥内扎术。适用于混合痔和环状痔。

4.分段结扎术

适于环形内痔、环形外痔、环形混合痔。

5.吻合器痔上黏膜环切术

该方法微创、无痛,是目前国内外首选的治疗方法(图 5-2)。主要适用于Ⅱ～Ⅳ期环形内痔、多发混合痔、以内痔为主的环状混合痔,也适用于直肠前突和直肠内脱垂。由于此手术保留了肛垫,不损伤肛门括约肌,故与传统手术相比具有术后疼痛轻、住院时间短、恢复快、无肛门狭窄及大便失禁、肛门外形美观等优点,临床效果显著。

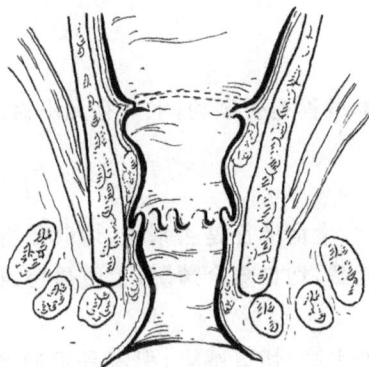

图 5-2　术后吻合口

6.选择性痔上黏膜切除术

选择性痔上黏膜切除术是一种利用开环式微创痔吻合器进行治疗的手术方式。适用于Ⅱ～Ⅳ期内痔、混合痔、环状痔、严重脱垂痔、直肠前突、直肠黏膜脱垂等。可准确定位目标组织,做到针对性切除,并保护非痔脱垂区黏膜组织,该术式更加符合肛管形态和生理,有效预防术后大出血、肛门狭窄等并发症,值得临床推广应用。

五、护理评估

(一)术前评估

1.健康史

(1)了解患者有无长期饮酒的习惯,有无喜食刺激性食物或低纤维素饮食的习惯。

(2)有无长期便秘、腹泻史,长期站立、坐位或腹压增高等因素。或有痔疮药物治疗、手术史;有无糖尿病、血液疾病史。

(3)了解患者有无肛隐窝炎、肛周感染、营养不良等情况促进痔的形成。

(4)家族中有无家族性息肉,家族中有无大肠癌或其他肿瘤患者。

(5)既往是否有溃疡性结肠炎、克罗恩病、腺瘤病史、手术治疗史及用药情况。

2.身体状况

(1)注意观察患者的生命体征、神志、尿量、皮肤弹性等。

(2)排便时有无疼痛及排便困难,大便是否带鲜血或便后滴血、喷血,有无黏液,有无脓血、便血量、发作次数等。

（3）注意患者的营养状况,有无消瘦、头晕、眼花、乏力等贫血的体征。

（4）肛门有无肿块脱出,能否自行回纳或用手推回,有无肿块嵌顿史。

（5）直肠指诊肛门有无疼痛、指套退出有无血迹、直肠内有无肿块等。

3.心理-社会状况

（1）疾病认知:了解患者及家属对疾病相关知识的认知程度,评估患者及家属对所患疾病及站立方法的认识,对手术的接受程度,对痔传统手术或微创手术知识及手术前配合知识的了解和掌握程度。

（2）心理承受程度:患者和家属对接受手术及手术可能导致的并发症带来的自我形象紊乱和生理功能改变的恐惧、焦虑程度和心理承受能力。

（3）经济情况:家庭对患者手术及并发症进一步治疗的经济承受能力。

（二）术后评估

1.手术情况

了解麻醉方式、手术方式,手术过程是否顺利,术中有无出血、出血部位、出血量,有无输血及输血量。

2.病情评估

观察患者神志和生命体征变化,生命体征是否平稳,切口敷料是否渗血,出血量多少,引流是否通畅,引流液的颜色、性质和引流量,切口愈合情况,大便是否通畅,有无便秘或腹泻等情况。

3.切口情况

切口渗出、愈合情况,有无肛缘水肿、切口感染,引流是否通畅,有无假性愈合情况。定期进行血常规、血生化等监测,及时发现出血、切口感染、吻合口出血、吻合口瘘等并发症的发生。

4.评估手术患者的肛门直肠功能

有无肛门狭窄、肛门失禁,包括排便次数、控便能力等。

5.心理-社会状况

患者对手术后康复知识的了解程度。评估患者有无焦虑、失眠,家庭支持系统等。

六、护理诊断

（一）恐惧

与出血量大或反复出血有关。

（二）便秘

与不良饮食、排便习惯及惧怕排便有关。

（三）有受伤的危险

出血与血小板减少、凝血因子缺乏、血管壁异常有关。

（四）潜在并发症

尿潴留、肛门狭窄、排便失禁等。

七、护理措施

（一）非手术治疗护理/术前护理

1.调整饮食

嘱患者多饮水,多进食新鲜蔬菜、水果,多食粗粮,少食辛辣刺激性食物,忌烟酒。养成良好生活习惯。适当增加运动量,促进肠蠕动,切忌久站、久坐、久蹲。

2.热水坐浴

便后及时清洗,保持局部清洁舒适。必要时用 1∶5 000 高锰酸钾溶液或复方荆芥熏洗剂熏洗坐浴,控制温度在 43～46 ℃,每天 2 次,每次 20～30 分钟,可有效改善局部血液循环,减轻出血、疼痛症状。

3.痔块还纳

痔块脱出时应及时还纳,嵌顿性痔应尽早行手法复位,防止水肿、坏死;不能复位并有水肿及感染者用复方荆芥熏洗剂坐浴,局部涂痔疮膏,用手法再将其还纳,嘱其卧床休息。注意动作轻柔,避免损伤。

4.纠正贫血

缓解患者的紧张情绪,指导患者进少渣食物,术前排空大便,必要时灌肠,做好会阴部备皮及药敏试验,贫血患者应及时纠正。贫血体弱者,协助完成术前检查,防止排便或坐浴时晕倒受伤。

5.肠道准备

术前 1 天予全流质饮食,手术当天禁食,术前晚口服舒泰清 4 盒,饮水 2 500 mL 或术晨 2 小时甘油灌肠剂 110 mL 灌肠,以清洁肠道。

(二)术后护理

1.饮食护理

术后当天应禁食或给无渣流食,次日半流食,以后逐渐恢复普食。术后 6 小时内尽量卧床休息,减少活动。6 小时后可适当下床活动,入厕排尿、散步等,逐渐延长活动时间,并指导患者进行轻体力活动。

2.疼痛护理

因肛周末梢神经丰富,痛觉十分敏感,或因括约肌痉挛、排便时粪便对创面的刺激、敷料堵塞过多导致大多数肛肠术后患者创面剧烈疼痛。疼痛轻微者可不予处理,但疼痛剧烈者应给予处理。指导患者采取各种有效止痛措施,如分散注意力、听音乐等,必要时遵医嘱予止痛药物治疗。

3.局部坐浴

术后每次排便或换药前均用 1∶5 000 高锰酸钾溶液或痔疾洗液熏洗坐浴,控制温度在 43～46 ℃,每天 2 次,每次 20～30 分钟,坐浴后用凡士林油纱覆盖,再用纱垫盖好并固定。

4.保持大便通畅

术后早期患者有肛门下坠感或便意,告知其是敷料压迫刺激所致;术后 3 天内尽量避免解大便,促进切口愈合,可于术后 48 小时内口服阿片酊以减少肠蠕动,控制排便。术后第 2 天应多吃新鲜蔬菜和水果,保持大便通畅。如有便秘,可口服液体石蜡或麻仁软胶囊等润肠通便药物,宜用缓泻剂,忌用峻下剂或灌肠。避免久站、久坐、久蹲。

5.避免剧烈活动

术后 7～15 天应避免剧烈活动,防止大便干燥,以防痔核或吻合钉脱落而造成继发性大出血。

6.并发症的观察与护理

(1)尿潴留:因手术、麻醉刺激、疼痛等原因造成术后尿潴留。若术后 8 小时仍未排尿且感下腹胀痛、隆起时,可行诱导、热敷或针刺帮助排尿。对膀胱平滑肌收缩无力者,肌内注射新斯的明

1 mg(1支),增强膀胱平滑肌收缩,可以排尿。必要时导尿。

(2)创面出血:术后7～15天为痔核脱落期,因结扎痔核脱落、吻合钉脱落、切口感染、用力排便等导致创面出血。如患者出现恶心、呕吐、头昏、眼花、心慌、出冷汗、面色苍白等并伴肛门坠胀感和急迫排便感进行性加重,敷料渗血较多,应及时通知医师行相应消除处理。

(3)切口感染:直肠肛管部位由于易受粪便、尿液等的污染,术后易发生切口感染。应注意术前改善全身营养状况;术后2天内控制好排便;保持肛门周围皮肤清洁,便后用1:5 000高锰酸钾液坐浴;切口定时换药,充分引流。

(4)肛门狭窄:术后观察患者有无排便困难及大便变细,以排除肛门狭窄。术后15天左右应行直肠指诊如有肛门狭窄,定期扩肛。

八、护理评价

(1)患者便血、脱出明显减轻或消失。

(2)患者及家属知晓所患疾病名称、手术术式、优缺点及相关知识,能复述并遵从护士指导。

(3)患者是否能正确面对手术,积极参与手术的自我护理并了解手术并发症的预防和处理,如大出血、切口感染、肛门狭窄等。未发生并发症或并发症被及时发现和处理。

(4)患者排便正常、顺畅,无腹泻、便秘或排便困难。肛周皮肤完整清洁无损。

九、健康教育

(1)指导患者合理搭配饮食,多饮水,多食蔬菜,水果及富含纤维素的食物,少食辛辣等刺激性食物,忌烟酒。

(2)指导患者养成良好的排便习惯,保持排便通畅,避免久蹲、久坐。

(3)便秘时,应增加粗纤维食物,必要时口服适量蜂蜜或润肠通便药物。

(4)出院后近期可坚持熏洗坐浴,保持会阴部卫生清洁,并有利于创面愈合。

(5)术后适当活动,切勿剧烈活动。若出现创面出血,随时与医师联系,及早处理。

(6)术后早期做提肛运动,每天2次,每次30分钟,促进局部血液循环。一旦出现排便困难或便条变细情况时,应及时就诊,定期进行肛门扩张。

(李珊珊)

第二节　肛　　裂

肛裂是指齿状线以下肛管皮肤全层破裂形成的慢性溃疡,主要表现为便后肛门疼痛、便血、便秘三大症状。其发病率仅次于痔位居第二位,可发生于任何年龄,但多见于青壮年。具有"四最"特点:病变最小、痛苦最大、诊断最易、治法最多。

一、病因与发病机制

(一)解剖因素

肛门外括约肌浅部在肛门后方形成肛尾韧带,较硬,伸缩性差,并且皮肤较固定,肛直角在此部位呈 90°,且肛门后方承受压力较大,故后正中处易受损伤。

(二)外伤因素

大便干硬,排便时用力过猛,可损伤肛管皮肤,反复损伤使裂伤深及全层皮肤,形成溃疡。肛门镜等内镜检查或直肠指检方法不当,也容易造成肛管后正中的皮肤损伤,形成肛裂。

(三)感染因素

齿状线附近的慢性炎症,如发生在肛管后正中处的肛窦炎,可向下蔓延而致肛管皮下脓肿,脓肿破溃后形成溃疡,加之肛门后正中的血供较其他部位差,肛管直肠的慢性炎症易引起内括约肌痉挛又加重了缺血,致使溃疡不易愈合。

肛裂与肛管纵轴平行,其溃疡多<1 cm。一般地,将肛管裂口、前哨痔和肛乳头肥大称为肛裂三联征(图 5-3)。按病程分为急性(早期)肛裂,可见裂口边缘整齐,底浅,呈红色并有弹性,无瘢痕形成;慢性(陈旧性)肛裂,因反复发作,底深,边缘不整齐、增厚纤维化,肉芽灰白,伴有肛乳头肥大、前哨痔及皮下瘘形成。

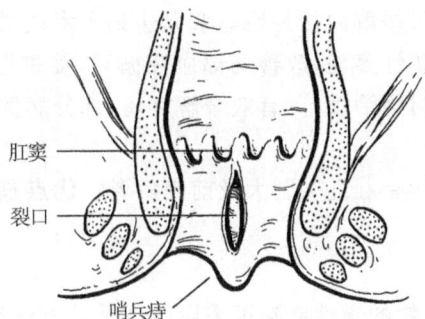

图 5-3 肛裂三联征

二、临床表现

肛裂患者的典型临床表现是疼痛、便秘和便血。

(一)疼痛

肛裂可因排便引起肛门周期性疼痛,这是肛裂的主要症状。排便时,粪块刺激溃疡面的神经末梢,立刻感到肛门灼痛或剧痛,便后数分钟疼痛缓解,此期称疼痛间歇期。

(二)便血

排便时常在粪便表面或便纸上有少量新鲜血迹或滴鲜血。出血的多少与裂口的大小、深浅有关,但很少发生大出血。

(三)便秘

因肛门疼痛不愿排便,久而久之引起便秘,粪便变得更为干硬,排便时会使肛裂进一步加重,形成恶性循环。这种恐惧排便现象可导致大便嵌塞。

三、辅助检查

(1)用手牵开肛周皮肤视诊,可看见裂口或溃疡,此时,应避免强行直肠指诊或肛门镜检查。

(2)若发现侧位的慢性溃疡,应想到有否结核、癌、克罗恩病及溃疡性结肠炎等罕见病变,必要时行活组织病理检查。

四、治疗要点

(一)非手术治疗

1.调整饮食

对于急性新鲜肛裂,通过调整饮食、软化大便,可以缓解肛裂症状,促使裂口愈合。增加多纤维食物如蔬菜、水果等,增加每天饮水量,纠正便秘。

2.局部坐浴

用温热盐水或中药坐浴,温度 43～46 ℃,每天 2～3 次,每次 20～30 分钟。温水坐浴可松弛肛门括约肌,改善局部血液循环,促进炎症吸收,减轻疼痛,并清洁局部,以利创口愈合。

3.口服药物

口服缓泻剂如福松或石蜡油,使大便松软、润滑,以利排便。

4.外用药物

通过局部用药物如太宁栓可缓解内括约肌痉挛以达到手术效果。新近用于临床的奥布卡因凝胶可有效缓解肛管括约肌痉挛性疼痛,改善局部血液循环,促进肛裂愈合,疼痛剧烈者可以选用。必要时局部应用长效麻药封闭治疗,可有效缓解疼痛,部分病例可以使溃疡愈合。

5.扩肛疗法

适用于急性或慢性肛裂不伴有肛乳头肥大及前哨痔者。优点是操作简便,不需要特殊器械,疗效迅速。

(二)手术治疗

对经久不愈,非手术治疗无效的慢性肛裂可采用以下手术方法治疗。目前国内常用的术式:①肛裂切除术;②肛裂切除术加括约肌切断术;③V-Y 肛门成形术;④肛裂切除纵切横缝术等。实践证明,肛裂切除术加括约肌切断术的效果较好,可作为首选术式。

五、护理评估

(一)术前评估

1.健康史

了解患者疼痛部位多与病灶位置及疾病性质有关。注意询问患者疼痛的部位、持续的时间、急缓、性质及病程长短,有无明确的原因或诱因;了解患者有无长期便秘史,便秘发生的时间、病程长短、有无便意感,起病原因或诱因;排便的次数和量;有无便血、肛门疼痛、腹痛、腹胀、嗳气、食欲减退、肛门坠胀、排便不尽、反复排便等伴随症状,甚至用手挖便的情况;有无用药史,效果如何。有无焦虑、烦躁、失眠、抑郁,乃至性格改变等精神症状。评估患者有无肛窦炎、直肠炎等诱发肛管溃疡的因素。

2.身体评估

(1)便秘的原因很多,有功能性便秘和器质性便秘两种,应加以区分。

(2)有无便后肛周出现烧灼样或刀割样剧烈疼痛,缓解后又再次出现剧痛,持续 30 分钟至数小时不等。

(3)因惧怕肛周疼痛而不敢排便。便后滴新鲜血,或便中带新鲜血。

(4)肛裂便秘,多伴便后手纸染血、肛门剧痛,呈周期性。

(5)了解肛门局部检查结果,有无发现裂口、肛乳头肥大、哨兵痔、肛窦炎、皮下瘘、肛门梳硬结。

3.心理-社会状况

评估患者及家属对肛裂相关知识的了解程度及心理承受能力,以及对治疗、护理等的配合程度。

(二)术后评估

1.手术情况

了解患者术中采取的麻醉方式、手术方式,手术过程是否顺利,术中有无出血及其量。

2.康复状况

观察患者生命体征是否平稳,手术切口愈合情况,有无发生出血、肛门狭窄、排便失禁等并发症。

3.心理-社会状况

评估患者有无焦虑、失眠,家庭支持系统等。了解患者及其家属对术后康复知识的掌握程度;是否担心并发症及预后等。

六、护理诊断

(一)排便障碍

与患者惧怕疼痛不愿排便有关。

(二)急性疼痛

与粪便刺激及肛管括约肌痉挛、手术创伤有关。

(三)潜在并发症

增加了结直肠肿瘤发生的风险。

七、护理措施

(一)非手术治疗护理/术前护理

1.心理支持

向患者详细讲解有关肛裂知识,鼓励患者克服因害怕疼痛而不敢排便的情绪,配合治疗。

2.调理饮食

增加膳食中新鲜蔬菜、水果及粗纤维食物的摄入,少食或忌食辛辣和刺激性食物,多饮水,以促进胃肠蠕动,防止便秘。

3.热水坐浴

每次排便后应热水坐浴,清洁溃疡面或创面,减少污染,促进创面愈合,水温 43～46 ℃,每天 2～3 次,每次 20～30 分钟。

4.肠道准备

术前 3 天少渣饮食,术前 1 天流质饮食,术前日晚灌肠,尽量避免术后 3 天内排便,有利于切口愈合。

5.疼痛护理

遵医嘱适当应用止痛剂,如肌内注射吗啡、消炎栓纳肛等。

(二)术后护理

1.术后观察

有无渗血、出血、血肿、感染和尿潴留并发症发生,如有急事报告医师,并协助处理。

2.保持大便通畅

鼓励患者多饮水,多进食新鲜蔬菜、水果、粗纤维食物,指导患者养成每天定时排便的习惯,进行适当的户外锻炼,防止便秘。便秘者可服用缓泻剂或液体石蜡等,也可选用蜂蜜、番泻叶等泡茶饮用,以润滑、松软大便利于排便。

3.局部坐浴

术后每次排便或换药前均用1∶5 000高锰酸钾溶液或痔疾洗液熏洗坐浴,控制温度在43~46 ℃,每天2次,每次20~30分钟,坐浴后用凡士林油纱覆盖,再用纱垫盖好并固定。

4.术后常见并发症的预防和护理

(1)切口出血:多发生于术后7~12天,常见原因多为术后大便干结、用力排便、换药粗暴等导致创面裂开、出血。预防措施包括:保持大便通畅,防止便秘;避免腹内压增高的因素如剧烈咳嗽、用力排便等;切忌换药动作粗暴,轻轻擦拭。密切观察创面的变化,一旦出现创面大量渗血,紧急压迫止血,并报告医师处理。

(2)肛门狭窄:大便变细或肛门狭窄者,遵医嘱可于术后10~15天行扩肛治疗。

(3)排便失禁:多由于术中不慎损伤肛门括约肌所致。询问患者排便前有无便意,每天的排便次数、量及性状。若为肛门括约肌松弛,可于术后3天开始指导患者进行提肛运动,每天2次,每次30分钟;若发现患者会阴部皮肤常有黏液及粪便污染,或无法随意控制排便时,立即报告医师,及时处理。

八、护理评价

(1)患者术后焦虑情绪得到缓解,心态平和,积极配合治疗。

(2)术后患者疼痛、便血得到缓解,自诉伤口疼痛可耐受,疼痛评分2~3分。

(3)未发生肛门狭窄、肛门失禁等并发症,或得到及时发现和处理。

九、健康教育

(1)指导患者养成定时排便的习惯,避免排便时间延长。保持排便通畅,鼓励患者有便意时,尽量排便,纠正便秘。

(2)多饮水,多吃蔬菜、水果及富含纤维素的食物,禁止饮酒及食辛辣等刺激性食物。

(3)出现便秘时,应增加粗纤维食物,必要时口服适量蜂蜜或润肠通便药物。

(4)出院时如创面尚未完全愈合者,便后温水坐浴,保持创面清洁,促进创面早期愈合。

(5)大便变细或肛门狭窄者,遵医嘱可于术后10~15天行扩肛治疗。

(6)肛门括约肌松弛者,手术3天后做肛门收缩舒张运动,大便失禁者需二次手术。

(李珊珊)

第三节 肛周脓肿

肛周脓肿是肛门直肠周围脓肿的简称,是由于细菌感染所致的软组织急性化脓性疾病,属肛肠外科最常见的急症。任何年龄均可发病,多见于20~40岁的青壮年,男性多于女性。临床上多数起病急骤,疼痛剧烈,伴有恶寒发热,脓肿破溃或切开引流后易形成肛瘘。

一、病因与发病机制

绝大多数是由肛腺感染所致,常见的致病菌有大肠埃希菌、金黄色葡萄球菌等,其次是肛周皮肤感染、损伤、异物、药物注射和手术后并发感染引起,极少部分可继发于糖尿病、白血病、Crohn 病、溃疡性结肠炎等。

肛瘘性脓肿可分 4 个阶段:①肛窦炎阶段;②肛管直肠周围间隙脓肿阶段;③脓肿破溃阶段;④肛瘘形成阶段。按脓肿部位以肛提肌为界分为低位脓肿和高位脓肿两类(图 5-4)。

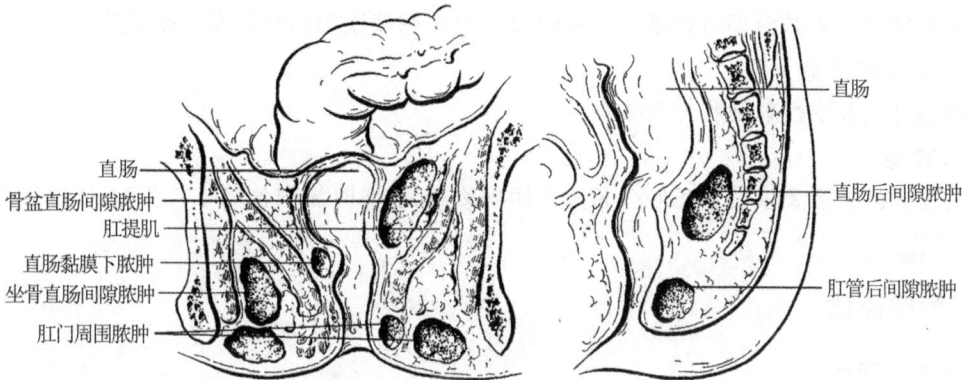

图 5-4　肛周脓肿的常见部位

(一)低位脓肿

包括:①肛周皮下脓肿;②坐骨直肠间隙脓肿;③肛管后间隙脓肿;④低位肌间脓肿;⑤低位蹄铁形脓肿。

(二)高位脓肿

包括:①骨盆直肠间隙脓肿;②直肠黏膜下脓肿;③直肠后间隙脓肿;④高位肌间脓肿;⑤高位蹄铁形脓肿。

二、临床表现

主要症状为肛门周围持续性疼痛,活动时加重。因脓肿的部位不同,临床表现也不尽一致。

(一)肛门周围皮下脓肿

最常见,约占 80%。部位局限、浅在,局部疼痛明显,而全身症状不明显。病变部明显肿胀,有压痛,可触及明显波动感。

(二)坐骨肛管间隙脓肿

较常见。此处间隙较大,形成的脓肿范围亦较大,容量为 60～90 mL。疼痛较剧烈,常可有直肠刺激症状,并伴有明显的全身症状,如发热、头痛、乏力、寒战等。早期体征不明显,随着炎症的加重,脓肿增大时局部大片红肿,明显触痛,排便时剧烈疼痛,有时影响排尿。穿刺时抽出脓液,处理不及时可导致肛瘘。

(三)骨盆直肠间隙脓肿

少见。早期就有全身中毒症状,如高热、寒战、疲倦不适等,严重时出现脓毒血症表现。常伴有排便不畅、排尿困难,但局部表现不明显。位置较深,临床上常常易被误诊。

113

（四）直肠后间隙脓肿

以全身症状为主，有寒战、发热、疲倦不适等中毒表现，直肠内有明显重坠感，骶尾部有酸痛。直肠内指诊时直肠后壁饱满，有触痛和波动感。

三、辅助检查

（一）直肠指诊

肛周可触及一肿块，压痛（＋），波动感（＋），皮温升高。

（二）局部穿刺抽脓

诊断性穿刺抽得脓液即可诊断。可同时将抽出的脓液做细菌培养及药敏试验。

（三）血常规检查

白细胞计数及中性粒细胞比例增高。

（四）其他

少数深部脓肿需要依靠直肠腔内超声可明确诊断，必要时需做盆腔 CT 和 MRI 检查可协助诊断。

四、护理评估

（一）术前评估

1.健康史

了解患者的一般情况，发病前有无饮食不当、大量饮酒、过度劳累等诱因；了解患者是否存在易引发肛腺感染的因素，如有无长期便秘、腹泻史，或有无外伤、肛裂、痔疮药物治疗史；有无糖尿病、恶性肿瘤史。

2.身体状况

（1）评估患者肛周局部有无红肿、硬结、肿块，皮肤破溃后有无脓液排出的情况。

（2）有无恶寒、高热、乏力、食欲缺乏、恶心等全身症状，有无出现排尿困难或里急后重。

（3）有无持续高热、恶心、头痛等，会阴和直肠坠胀感，排便不尽感，有无二便困难。

（4）是否伴有精神紧张、情绪焦虑等精神症状，除外肛门直肠神经症。

（5）评估患者生命体征变化，有无面色苍白、出冷汗、脉搏细速、血压不稳等休克的早期征象；有无体温升高、脉搏增快等全身中毒症状。

（6）直肠指诊肛周肿胀部位有无压痛、波动感、皮温高，指套退出有无血迹、直肠内有无肿块等。

（7）了解辅助检查情况：红细胞计数、白细胞计数、血红蛋白和血细胞比容等数值的变化；其他辅助检查，如腹腔穿刺/腹腔灌洗、X 线、B 超、CT、MRI 等影像学检查的结果。

（8）了解患者既往有无结核病、糖尿病、高血压等病史；有无酗酒、吸烟和吸毒史；有无腹部手术史及药物过敏史等。

3.心理-社会状况

了解患者及家属对肛周脓肿相关知识的认知程度及心理承受能力。了解有无过度焦虑、恐惧等影响康复的心理反应；了解能否接受制定的治疗护理方案，对治疗是否充满信心等，以及对治疗和护理的期望程度。

(二)术后评估

1.手术情况

了解患者术中采取的麻醉方法、手术方式、病变部位及深浅程度,手术过程是否顺利,术中有无脓汁及其数量多少。

2.康复状况

观察患者生命体征是否平稳,手术切口愈合情况,有无发生出血、切口感染、假性愈合等并发症,注意保持伤口引流通畅,防止假性闭合。注意观察挂线橡皮筋松紧度,术后 15 天定期紧线,使其脱落。评估患者有无发生再次发作、肛瘘、肛门失禁等并发症。

3.心理-社会状况

评估患者有无焦虑、失眠,家庭支持系统等。了解患者及其家属对术后康复知识的掌握程度;是否担心并发症及预后等。

五、治疗要点

早期炎症浸润尚未形脓肿时,可口服或注射广谱抗生素,防止炎症扩散,但有的抗生素不仅不能控制炎症反而会使脓肿向深部蔓延并易导致感染加重。无论何种类型和何种部位的肛周脓肿,一旦确诊,尽早手术。脓肿若治疗不及时或方法不恰当,易自行破溃或切开引流后形成肛瘘。

常用手术方式有以下 3 种。

(一)切开引流术

适应于坐骨直肠间隙脓肿、骨盆直肠间隙脓肿、蹄铁形脓肿及高位脓肿、无切开挂线条件者,也是各种术式的基础。

(二)切开挂线术

适应于坐骨直肠间隙脓肿、骨盆直肠间隙脓肿、直肠后间隙脓肿、前位脓肿、高位蹄铁形脓肿及婴幼儿脓肿。于脓肿波动明显处先做切开引流,然后,一手示指伸入肛内做引导,另一手持探针从切口插入脓腔,沿脓腔最高处探查内口。将橡皮筋引入内口,再从切口牵出肛外。切开自切口至内口之间的皮肤。内外两端合拢,轻轻拉紧并以丝线结扎(图 5-5)。

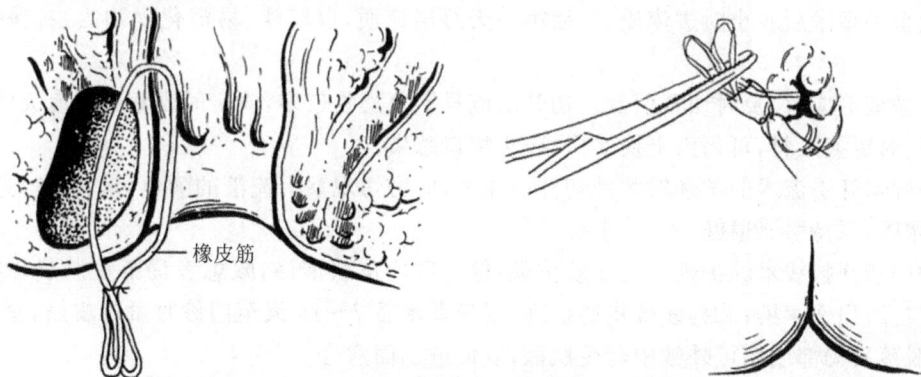

——橡皮筋

图 5-5 切开挂线术

(三)内口切开术

适应于低位肛瘘性脓肿。

六、护理诊断

(一)急性疼痛

与肛周炎症及手术有关。

(二)便秘

与疼痛恐惧排便有关。

(三)体温升高

与直肠肛管周围感染和全身感染有关。

(四)皮肤完整性受损

与肛周脓肿破出皮肤、皮肤瘙痒、手术治疗等有关。

(五)潜在并发症

肛瘘和肛门狭窄。

七、护理措施

(一)非手术治疗护理/术前护理

(1)保持大便通畅告知患者多饮水,多进食含膳食纤维丰富的蔬菜、水果和蜂蜜等,忌食辛辣刺激食物,避免饮酒。也可遵医嘱给予麻仁丸或液体石蜡口服。

(2)应用抗生素根据医嘱全身应用抗生素,有条件时穿刺抽取脓液,并根据药敏试验结果合理选择抗生素,控制感染。

(3)热水坐浴局部用 1∶5 000 高锰酸钾溶液 3 000 mL 或痔疾洗液熏洗坐浴,控制温度在 43~46 ℃,每天 2 次,每次 20 分钟,可有效改善局部血液循环,减轻出血、疼痛症状。养成定时排便习惯,便后清洗或坐浴。

(4)急性炎症期应卧床休息,协助患者采取舒适体位,避免局部受压加重疼痛。

(5)高热患者给予物理降温或遵医嘱药物降温,嘱患者增加饮水。

(二)术后护理

(1)饮食护理术后 6 小时进流质,术后第一天给半流质,以清淡、易消化食物为主,保持排便通畅。

(2)有脓液形成时,及时切开引流。切开引流早期分泌物较多,应定时观察敷料有无渗出,一旦渗出应及时更换敷料,可每天更换 2 次,防止切口感染。

(3)脓肿切开引流术的护理对脓肿切开引流者,应密切观察引流液的颜色、量、性状,并记录。定时冲洗脓腔,保持引流通畅。

(4)脓肿切开挂线术的护理。①皮肤护理:保持肛门皮肤清洁,嘱患者局部皮肤瘙痒时不可搔抓,避免皮肤损伤感染;②挂线橡皮筋护理:嘱患者术后 7~15 天至门诊收紧橡皮筋,直到橡皮筋脱落。脱落后局部创面可外敷中药生肌散,以促进创面愈合。

(5)热水坐浴便后局部创面用 1∶5 000 高锰酸钾溶液 3 000 mL 或痔疾洗液熏洗坐浴,每天 2 次。既可缓解局部疼痛、清洁肛门周围皮肤,又有利于局部炎症的消散、吸收,促进创面愈合。

(6)后期创面表浅可定时坐浴使其自然愈合。排便后应先坐浴再换药。创面愈合应由内向外,避免皮肤假性愈合形成肛瘘。

(7)指导患者注意个人卫生,勤洗、勤换内裤。

八、护理评价

(1)患者肛周疼痛有无明显减轻或缓解,生命体征是否平稳。

(2)发热症状有无消退,体温是否维持在正常范围。

(3)患者有无发生切口感染、后遗肛瘘、假性愈合等术后并发症,若发生,是否得到及时发现和处理。

(4)患者术后无并发症或并发症得到及时发现和处理,如切口感染等。

九、健康教育

(1)多饮水,多吃蔬菜、水果及富含纤维素的食物,禁止饮酒及食辛辣等刺激性食物。

(2)嘱患者改变以往不良的饮食习惯,养成良好的饮食、排便及卫生习惯。教会患者坐浴的方法,并嘱其坚持坐浴。

(3)养成定时排便的习惯,避免排便时间延长,避免便秘和腹泻。适当活动,避免久坐、久卧。

(4)提肛运动肛门括约肌松弛者,术后 15 天起可指导患者进行提肛运动,促进局部血液循环,加速愈合。软化瘢痕,预防肛门狭窄。

(李珊珊)

第四节 肛 瘘

肛瘘是指肛门直肠因肛门周围间隙感染、损伤、异物等病理因素形成的与肛门周围皮肤相通,形成异常通道的一种疾病。肛瘘是常见的直肠肛管疾病之一,发病年龄以 20～40 岁青壮年为主,男性多于女性。

一、病因与发病机制

大多数肛瘘由直肠肛周脓肿发展而来。由内口、瘘管和外口三部分组成。内口即原发感染灶,外口为脓肿破溃处或手术切开引流部位,内外口之间由脓腔周围增生的纤维组织包绕的管道即瘘管,近管腔处有炎性肉芽组织。其内口多在肛窦内及其附近,外口位于肛门周围的皮肤上,内、外口既可为单个,也可以为多个。由于致病菌不断由内口进入,而瘘管迂曲,少数存在分支,常引流不畅,且外口皮肤生长速度较快,常发生假性愈合并形成脓肿。脓肿可从原外口溃破,也可从他处穿出形成新的外口,反复发作,发展为有多个瘘管和外口的复杂性肛瘘。

二、临床表现

肛门周围流脓水、潮湿、瘙痒,甚至出现湿疹。外口处有脓性、血性、黏液性分泌物流出,有时有粪便及气体排出。外口因假性愈合或暂时封闭时,脓液积存,形成脓肿,可出现肛周肿痛、发热、寒战、乏力等症状。脓肿破溃或切开引流后,脓液排出,症状缓解,上述症状反复发作是肛瘘的特点。

三、辅助检查

(一)直肠指诊

在内口处有轻压痛,瘘管位置表浅时可触及硬结内口及条索样肛瘘。

(二)探针检查

探针检查是最常用、最简便、最有效的方法。自外口处插入,沿瘘管轻轻探向肠腔,可找到内口的位置。

(三)染色检查

自外口注入1‰亚甲蓝溶液,检查确定内口位置。

(四)实验室检查

发生肛周脓肿时,血常规中可出现白细胞计数及中性粒细胞比例增高。

(五)X线造影

碘油造影或70%泛影葡胺造影,适用于高位复杂性肛瘘的检查。检查自外口注入造影剂,可判定瘘管的分布、多少、位置、走行和内口的位置。

(六)MRI检查

可清晰显示瘘管位置及括约肌间的关系,明确肛瘘分型。

另外,特别注意复杂性肛瘘青年患者是否合并炎症性肠病可能,必要时行肠镜检查。

四、治疗要点

肛瘘一般不能自愈,必须手术治疗。手术成败的关键在于:①准确寻找和处理内口;②切除或清除全部瘘管和无效腔;③合理处理肛门括约肌;④创口引流通畅。

(一)堵塞法

适用于单纯性肛瘘。瘘管用1%甲硝唑、生理盐水冲洗后,自外口注入生物蛋白胶。治愈率较低。

(二)手术治疗

1.肛瘘切开术

主要应用于单纯性括约肌间型肛瘘和低位经括约肌间型肛瘘。用探针自外口进入瘘管,沿瘘管到达位于齿状线附近的内口。将探针上方的组织切开,将肉芽组织用刮匙刮除,若存在高位盲道或继发分支,则需彻底清除。

2.肛瘘切除术

在瘘管切开的基础上,将瘘管壁全部切除,直至健康组织,并使创面呈内小外大,以利引流。

3.肛瘘切开挂线术

适用于距肛缘3~5 cm,有内外口的单纯性肛瘘、高位单纯性肛瘘,或坐位复杂性肛瘘切开、切除的辅助治疗。利用橡皮筋或有腐蚀作用药线的机械性压迫作用,使结扎处组织发生血运障碍而坏死,以缓慢切开肛瘘。

4.经肛直肠黏膜瓣内口修补术

经肛直肠黏膜瓣内口修补术是治疗复杂性肛瘘的一种保护括约肌的技术,切除内口及其周围约1 cm的全厚直肠组织,然后游离其上方的直肠瓣,并下移修复内口处缺损。通过清除感染灶,游离内口上方直肠黏膜肌瓣或内口下方肛管皮瓣覆盖缝合于内口上,阻碍直肠内容物使之不能进入瘘管管道。

五、护理评估

(一)术前护理评估

1.健康史

了解有无肛管直肠周围脓肿自行溃破或切开引流的病史。

2.病情评估

(1)肛门皮肤有无红、肿。

(2)肛周外口有无反复流脓及造成皮肤瘙痒感。

(3)了解直肠指检、内镜及钡灌肠造影等检查结果。

3.心理-社会状况

对肛瘘的认知程度及心理承受能力。

4.其他

自理能力。

(二)术后护理评估

(1)肛门皮肤有无红、肿、疼痛,肛周外口有无反复流脓及造成皮肤瘙痒感。

(2)了解辅助检查结果及手术方式。

(3)患者的饮食及排便情况。

(4)评估患者对术后饮食、活动、疾病预防的认知程度。

六、护理诊断

(一)急性疼痛

与肛周炎症及手术有关。

(二)完整性受损

与肛周脓肿破溃、皮肤瘙痒、手术治疗等有关。

(三)潜在并发症

肛门狭窄、肛门松弛。

七、护理措施

(一)术前护理措施

(1)观察患者有无肛门周围皮肤红、肿、疼痛,流脓或排便困难。症状明显时,嘱其卧床休息,肛门局部给予热水坐浴,以减轻疼痛,利于大便的排出。

(2)鼓励患者进高蛋白、高热量、高维生素、易消化的少渣饮食,多食新鲜蔬菜、水果及脂肪类食物,保持大便通畅。

(3)急性炎症期,遵医嘱给予抗生素,每次排便后用清水冲洗干净,再用 1:5 000 高锰酸钾溶液温水坐浴,每次 20 分钟,3 次/天。

(4)术前 1 天为半流质饮食,术前晚改为流质饮食,视所采取的麻醉方式决定术前是否禁食禁饮。术前晚按医嘱给予口服泻药,但应具体应用时视患者有无长期便秘史进行调整。若排便不充分时,可考虑配合灌肠法,洗至粪便清水样,肉眼无粪渣为止。

(5)准备手术区域皮肤,保持肛门皮肤清洁,予修剪指甲。

(二)术后护理措施

(1)腰麻、硬膜外麻醉,术后需去枕平卧6小时,避免脑脊液从蛛网膜下腔针眼处漏出,致脑脊液压力降低引起头痛。监测脉搏、呼吸、血压6～8小时,至生命体征平稳。

(2)加强伤口换药,避免假性闭合。伤口距离肛门近,有肠黏液或粪便污染时,需拆除敷料,温水冲洗、1∶5 000的高锰酸钾溶液或中药熏洗坐浴,洗净沾在伤口上的粪渣和脓血水;伤口换药要彻底、敷料填塞要达深部,保证有效引流,避免无效腔。如行挂线术的患者创面换药至挂线脱落后1周。

(3)做好排便管理术前给予口服泻药或清洁灌肠,术后给予轻泻软便药乳果糖或麻仁丸及纤维增加剂,使粪便松软,易于排出。排便后及时坐浴和换药,以保持伤口和肛门周围皮肤清洁。

(4)肛门括约肌松弛者,术后3天可指导患者进行提肛运动。

八、护理评价

(1)能配合坐浴、换药,肛周皮肤清洁,术后伤口未发生二次感染。

(2)能配合术后的饮食、活动及提肛训练技巧。

(3)掌握复诊指征。

九、健康教育

(1)饮食指导:术后1～2天少渣半流饮食,之后正常饮食,忌辛辣刺激性食物如辣椒及烈性酒等,多食粗纤维富营养的食物,如新鲜蔬菜、水果等,切忌因惧怕疼痛而少吃饭或不吃饭。鼓励患者多饮水,防止便秘。

(2)肛门伤口的清洁:每天排便后用1∶5 000高锰酸钾溶液或痔疮洗液坐浴,坐浴时应将局部创面全部浸入药液中,药液温度适中。平时排便后,可用温水清洗肛门周围,由周边向中间洗净分泌物。

(3)术后活动指导:手术创面较大,而伤口尚未完全愈合期间,应尽量少走路,避免伤口边缘因用力摩擦而形成水肿,延长创面愈合时间。创面愈合后3个月左右不要长时间骑自行车,以防愈合的创面因摩擦过多而引起出血。

(4)如发现排便困难或大便失禁,应及时就诊。

(李珊珊)

第五节　出口梗阻型便秘

出口梗阻型便秘又称直肠型便秘或盆底肌功能不良,是指排便出口组织、器官发生形态结构改变,导致大便不能顺利通过肛门排出,约占慢性便秘的60%,本病以青壮年女性为多见、直肠无力型见于老年人。在传统分类所指的出口梗阻型便秘中,有相当比例的患者存在或合并存在肛门直肠形态结构异常,特别是在与手术有关的研究报道中。

一、病因与发病机制

在导致出口梗阻型便秘的常见病因中,临床将其分型为以下 3 种。

（一）盆底松弛综合征

包括直肠内脱垂、直肠前突、直肠内套叠、直肠瓣肥大。

（二）盆底失弛缓综合征

包括耻骨直肠肌综合征、盆底痉挛综合征（包括耻骨直肠肌痉挛、肛门痉挛）、会阴下降综合征、内括约肌失弛缓症则与罗马Ⅲ标准中的功能性排便障碍中的不协调排便属于同义词。不协调性排便是指在试图排便时耻骨直肠肌、肛门括约肌未能松弛,或松弛不足,或反而收缩;既往也有将不协调收缩翻译为矛盾收缩。

（三）肠外梗阻型

如子宫后倾、盆底肿瘤、炎症等。部分出口梗阻患者同时存在形态结构改变和排便功能障碍,临床上难以区分二者在慢传输型便秘的症状产生中孰因孰果,或各自所占百分比,这也是在现阶段一些学者仍主张沿着出口梗阻型便秘来表述这类慢性便秘的理由。出口梗阻型便秘包括了比功能性排便障碍更广泛的疾病谱。

二、临床表现

(1)排便困难、费时费力。

(2)排便肛门有不尽感及肛门坠胀。

(3)排便时肛门有持续压力下降感。

(4)会阴部有下坠感。

(5)排便大多数需灌肠。

(6)需在肛门周围加压才能排便,或者需用手指插入阴道或直肠才能排便。

(7)将卫生纸卷插入直肠诱导排便。

(8)肛门处有疝或陷窝的感觉。

(9)肛门直肠指检时肠内可存在泥样粪便,用力排便时,肛门外括约肌呈矛盾性收缩。

(10)结肠慢传输试验中,72 小时多数标志物滞留在直肠内不能排除。

(11)肛门直肠测压时显示:①肛管直肠静息压升高;②用力排便时肛门外括约肌矛盾性收缩或直肠壁的感觉阈异常。

三、辅助检查

便秘患者除了血、尿、便三大常规,以及血生化、腹部彩超、胸部 X 线片、心电图等检查外,为了明确诊断,还需要完善以下专科检查。

（一）直肠指诊

通过检查患者模拟排便的动作,对其肛门内外括约肌、耻骨直肠肌的张力情况及功能是否协调有一个基本评估。

（二）肛门镜或直肠镜检查

通过肛门镜或直肠镜经肛门缓缓进入检查肛管直肠局部之病变,有无痔疮、肛乳头纤维、溃疡、炎症、直肠瓣变异等,必要时可取组织病理检查。

(三)电子结肠镜

通过安装于肠镜前端的电子摄像探头观察大肠黏膜颜色有无变化,肠腔有无狭窄、有无溃疡、炎症、息肉、肿瘤等,此检查需要完全清洁灌肠,否则不能检查彻底。

(四)钡灌肠

通过肛门注入钡剂拍片观察大肠的长短、有无冗长、下垂、盘曲、有无畸形、狭窄、扩张、袋形是否正常及大肠位置是否正常等来判断是否存在巨结肠、结肠冗长症、脾曲综合征、盆底疝等,此检查前后需要清洁灌肠。

(五)胃肠运输实验

通过口服含有特殊标志物的胶囊并服后 8 小时、24 小时、48 小时、72 小时拍片观察标志物的位置来判断胃肠蠕动功能的异常。若 72 小时拍片标志物不能超过 80% 即可诊断为结肠慢传输型便秘,此检查期间不能应用任何影响胃肠道的药物。

(六)排粪造影检查

又称为动态性或排空型造影检查,是一种模拟排便的过程。它是通过向患者直肠内注入造影剂(硫酸钡),动态观察静息、提肛、力排及排空后状态下直肠及肛管形态、功能位置及位置变化的特殊造影检查方法。用以了解直肠、肛管及盆底结构有无功能性及器质性改变,明确引起出口梗阻型便秘诊断的重要依据。

1.静息状态

直肠注入钡剂后,患者保持静息自然状态。

2.提肛状态

遵医师嘱咐,患者用力向上收紧肛门病适时保持。

3.力排状态

遵医师嘱咐,患者用力将钡剂排出肛门。

(七)肛门直肠压力测定

为研究某些肛门直肠疾病和排便异常提供病理生理依据。正常排便应该有内外括约肌、盆底肌同步迟缓,排便压的有效升高及排便通道的畅通无阻。排便时,结肠及直肠松弛,内外括约肌、耻骨直肠肌均处于张力收缩状态,排便阻力大于排便动力,粪便得以储存;排便时,结、直肠肌收缩,肠腔内压力增高,腹肌亦收缩使腹压增高,而内括约肌、耻骨直肠肌、外括约肌均反射性松弛,肛管压力迅速降低,上述压力梯度逆转,排便动力大于排便阻力,粪便排出肛门。这两种状态下肛管、直肠、盆底的功能变化及各器官协调功能均能通过压力变化而表现出来,通过测压的方法,了解并量化评估肛门直肠维持自制和排便功能,对诊断出口梗阻型便秘有重要临床意义。评估流程:①安静状态下测压;②持续收缩肛门,收缩状态下测压;③持续用力排便,模拟排便测压;④肛管功能长度测定;占肛门直肠测压。

(八)盆底表面肌电评估

盆底肌电图是一种无创的,应用于表面电极测量盆底横纹肌复合体的表面肌电活动水平,以此研究盆底横纹肌综合肌动作电位的活动方式。对整个盆底肌群Ⅰ、Ⅱ型肌纤维功能进行评估,辅助诊断、鉴别诊断盆底疾病,指导治疗方案的设定,了解患者盆底肌功能恢复进展及评价治疗的效果。同时有助于判断便秘有无肌源性和神经源性病变,了解有无直肠-肛门括约肌协调运动异常。

(九)球囊逼出试验

球囊逼出试验是检查直肠排便功能的一项辅助检查,其对判断盆底肌功能和直肠感觉功能有重要意义。

(十)盆腔动态多重造影

通过腹腔穿刺,向腹腔内注入造影剂(碘普罗胺),安置尿管,排空小便,向膀胱内注入造影剂(碘普罗胺),在阴道(女性)内放置造影纱布(碘普罗胺),直肠内注入造影剂(硫酸钡),在患者行排便动作中,动态拍片,了解整个盆腔内组织器官在排便过程中的改变,能全面了解盆底的功能状态,此项检查前后需清洁灌肠。

(十一)胃肠心理评估

心理评估对治疗慢性便秘非常重要,有研究显示近 50% 的功能性便秘患者均存在不同程度的心理异常,如通过焦虑评估量表、抑郁评估量表、气质量表等评分,综合评估患者是否存在因便秘疾病本身造成的心理精神异常、影响的程度如何,是否需要药物干预等。

在出口型便秘检查中其中排粪造影检查、肛门直肠测压、球囊逼出实验、盆腔多重造影检查对诊断出口梗阻型便秘尤为重要,也是诊断与鉴别慢传输型便秘的重要辅助检查。

四、治疗要点

(一)保守治疗

1.合理饮食

(1)保证充足的水分摄入,晨起空腹温水或蜂蜜水 500 mL,每天至少 1 500 mL。

(2)保证膳食纤维摄入,成人每天摄入纤维含量 25~35 g,如糙米、玉米、大麦、米糠等杂粮,胡萝卜、薯类、四季豆等根茎和海藻类食物。

(3)每天摄入 1~2 个香蕉、苹果。

(4)每天一杯酸牛奶。

(5)建议不饮酒及服用咖啡因的饮料,它们会加重大便的干燥。

(6)优质蛋白:每天保证鸡蛋 1 个、瘦肉 100~150 g,牛奶 250~500 mL 和豆腐 100 g。

(7)油脂:适量增加烹饪油用量(心血管疾病慎用)。

2.适当运动

每天达到 30 分钟,每周能有 5 天时间。

(1)健康散步,40 分钟以上,坚持 12 周,其他全是运动跑步、跳绳、游泳等。

(2)锻炼腹肌训练:如仰卧起坐、吹气球。

(3)锻炼肛门括约肌力量:如提肛运动。

(4)促进肠蠕动:仰卧,顺时针方向,自右下腹开始,顺时针按摩腹部,2~3 指,用力中等,每次约 1 分钟,每天重复 10 次。

3.生物反馈治疗

生物反馈治疗作为便秘的一线疗法,具有无痛苦、治愈率高、安全无不良反应等特点。每个患者耐受力不同,直肠感觉阈值不同,盆底肌力不同,接受电刺激、肌电促发电刺激及 Kegel 模板训练治疗方案不同。在治疗过程中通过让患者充分认识所患疾病的病情,强调患者自主盆底肌肉训练,增强患者自我意识和自我调节能力,改善盆底血供,增强盆底神经肌肉兴奋性,改善盆底松弛、痉挛的病症,促进肠蠕动,增加便意,最终达到治疗的目的。一般推荐 2~3 个月 1 个疗程,病情严重,反复发作者建议适当延长疗程,每个疗程 10 次,每天 1 次,每次 30～40 分钟。如果配合规范的球囊训练,可取得较好的治疗效果和稳定的愈合。

4.小球囊盆底肌功能锻炼

小球囊盆底肌功能训练前期准备同小球囊逼出试验,将球囊置于患者肛门 5～10 cm,指导患者做收缩和放松肛门肌肉,时间为 20 分钟,每天总共 60 次。

5.每天晨起坚持锻炼

时间为 20～30 分钟。

6.建立正确的排便习惯

(1)养成正确的排便习惯,每天晨起或餐后 2 小时内尝试排便,因为此时肠活动最活跃,即使无便意每次排便 5～10 分钟,养成排便习惯。

(2)不能抑制便意及刻意忍耐,有便意应立即去排便。

(3)排便时集中精力,不可阅读、玩手机、吸烟等。

7.合理使用泻剂

在医师指导下使用泻剂,长期服用泻剂易引起药物依赖,加重便秘。

(1)益生菌:双歧杆菌,也可服用妈咪爱、酸奶等益生菌制剂。

(2)乳果糖:每次 15～30 mL,15～45 mL/d。普芦卡必利(力洛)半片或 1 片/天(若能正常排便无需继续服用)。上述药物无效可加福松,应避免长期服用刺激性泻药如番泻叶、果导片等。

8.精神心理治疗

在治疗过程中应强调精神心理治疗的重要性,包括健康教育、心理治疗、认知行为治疗、药物治疗等。必要时遵医嘱给予抗焦虑抑郁药物治疗。

(二)手术治疗

经肛手术治疗,包括经肛吻合器直肠切除术、直肠瓣缝扎悬吊术、经会阴直肠前突修补术、盆底抬高术等。

五、护理评估

(1)患者的职业、饮食习惯、排便习惯及诱发饮食。

(2)患者年龄、对疾病的认识及心理状况。

(3)排便需服泻药及其他方式辅助排便。

(4)患者有无便意或便意淡漠。

(5)患者肛门有无坠胀、有无腹胀等症状。

六、护理诊断

(一)焦虑、恐惧

与患者对自身疾病及手术效果有关。

(二)疼痛

与术后切口有关。

(三)部分生活自理能力缺陷

与手术伤口及卧床有关。

(四)知识缺乏

与对便秘相关知识及术后康复知识有关。

(五)睡眠形态紊乱

与伤口疼痛有关。

(六)自我形象紊乱

与手术部位有关。

(七)潜在并发症

尿潴留、出血、感染、排便困难、肛门坠胀。

七、护理措施

(一)术前护理

1.心理护理

患者手术前常有情绪紧张、焦虑、注意力高度集中或恐惧,对治疗心存顾虑,对治疗相关知识缺乏,担心手术后恢复效果。护士应帮助患者做好充分的心理准备,耐心讲解疾病相关知识,对疾病进行健康宣教,讲解手术的优点,并向患者成功手术案例,使患者接受手术,树立战胜疾病的信心。

2.术前常规准备及肠道准备

(1)饮食:术前1天清淡易消化饮食,术前6小时禁食、4小时禁饮。

(2)皮肤、肠道准备:术前备皮,术前晚、术晨行清洁灌肠。

(3)术前建立静脉通道给予术前抗生素及林格液静脉滴注。

(二)术后护理

1.一般护理

观察患者意识、面色,测量患者体温、脉搏、呼吸、血压,注意观察创口敷料有无渗血、脱落,发现异常及时报告医师,及时给予更换敷料并加压包扎,严密观察病情变化。

2.体位

术后回病房遵医嘱去枕平卧4小时,禁饮、禁食。手术当天减少活动,除需下床如厕外需在床上休息,避免早坐位或下蹲,防止肛内缝合处裂开。下床时需动作缓慢、搀扶,不可离人。

3.饮食护理

嘱患者4小时后麻醉清醒后可适量饮水,若无恶心、呕吐等不适,给予正常饮水同时可给予半流质饮食,如稀饭、面条、藕粉等,避免进食刺激或胀气的食物,如豆类、牛奶、洋葱等。术后第2天遵医嘱给予普食,进食富含纤维素的食物和足够的水分,禁辛辣燥热的食物。

4.疼痛护理

术后伤口疼痛是肛肠手术患者最常见的症状,也是患者最担心的,麻醉作用消失后患者会开始感觉到疼痛。

(1)术后应定时评估患者有无疼痛、疼痛的性质、症状。通过建立疼痛评分表,及时、准确、客观地对患者术后疼痛做出评分,根据评分采取相应的护理措施。

(2)术后必要时给予患者镇痛泵使用,此方法止痛效果明显,在使用镇痛泵的过程中,观察患者有无头晕、恶心欲吐等症状,镇痛泵一般在72小时停用。

(3)若患者疼痛不能耐受者,应立即报告医师,遵医嘱给予肌内注射止痛针。

（4）给予患者心理支持,分散其注意力,嘱患者听音乐、看书等,疏导不良心理,消除疑虑,保持乐观情绪。

5.小便护理

（1）观察患者术后有无便意感,有无小腹胀痛,叩诊膀胱是否充盈。嘱患者下床小便时可听流水声、按摩腹部诱导排便。

（2）若观察患者小便自解困难,叩诊膀胱充盈,给予热敷小腹,并报告医师,遵医嘱给予口服特拉唑嗪,或肌内注射新斯的明。仍不能自解者遵医嘱给予床旁留置导尿。

6.大便护理

一般情况下患者术后当天不会有大便排出,术后第一天嘱患者尽量不排便。

（1）嘱患者每天清晨温水或蜂蜜水温服,嘱患者养成排便习惯,晨起或餐后2小时如厕排便,避免久蹲、努挣。

（2）术后的患者常因精神紧张,由于伤口疼痛惧怕排便,担心大便影响伤口愈合,护士应加强患者健康宣教,讲解疼痛的机制,解释术后排便的重要性,消除患者的紧张、顾虑情绪,嘱患者自然放松,是肛门括约肌处于松弛状态,改变肛直角,使大便顺利排出,必要时给予止痛药。便后给予中药坐浴,换药。

7.睡眠形态紊乱的护理

（1）评估导致患者不寐的具体原因,尽量减少或消除患者睡眠形态的因素。

（2）为患者安排合理的运动、活动,减少白天卧床、睡眠时间,帮助患者适应环境及生活方式的改变,夜间患者睡眠时,除必要的操作,不宜干扰患者休息。

（3）有计划性地对患者进行心理疏导,减轻患者焦虑、抑郁、恐惧等心理状态,从而改善患者的睡眠。

（4）药物指导给予抗抑郁药物（草酸艾司西酞普兰片）。

8.自我形象紊乱的护理

护士在为患者进行操作时应注意保护患者的隐私。

9.术后并发症的护理

（1）出血:严密观察患者伤口敷料,是否有渗血渗液。严密观察患者的生命体征、脉搏、心率、呼吸、神志、体温。观察患者排便时有无带血,嘱患者勿用力排便,以免引起伤口出血。如患者伤口敷料有鲜红色血液渗出,应立即通知医师并协助医师进行止血甚至抢救处理。

（2）排便困难:术后患者因恐惧排便引起伤口疼痛,担心伤口愈合,刻意忍耐便意,导致粪便干硬不易排出。观察患者术后第二天起有无自行排大便,有无腹胀,有无强烈的便意感,如3～4天仍未排便必要时遵医嘱给予清洁灌肠。

（3）肛门坠胀:术后1周观察患者有无肛门坠胀感,指导患者适当的提肛运动或膝胸卧位,以减轻患者肛门坠胀感。

八、护理评价

患者术后焦虑情绪得到缓解,心态平和,积极配合治疗。术后患者疼痛得到缓解,自诉伤口疼痛可耐受,疼痛评分2～3分。小便均自解、通畅,偶有大便排出困难的患者,遵医嘱给予清洁灌肠后,腹胀等不适均缓解,至患者出院大便每天1～2次。通过以上护理措施,对提出的护理诊断均得到缓解和消除。

九、健康教育

(1)保持心情舒畅,适量活动、避免久蹲、久坐。

(2)饮食原则宜食清淡易消化食物,可食粗纤维食物,适量水果。

(3)每天水的摄入量在 2 000~2 500 mL,清晨空腹温水或蜂蜜水 500 mL。

(4)保持大便通畅,并观察有无便血,发现异常及时报告医师。

(5)腹部按摩嘱患者仰卧,按摩者以顺时针方向,自右下腹开始,沿结肠走行方向缓慢进行,一般使用 2~3 根手指,用力中等,每一圈用时约 1 分钟,每天重复 10 次。

(6)每天坚持做提肛运动,缓解肛门坠胀,促进伤口愈合;院外指导督促患者排便训练,注意劳逸结合,避免过度劳累,定期随访。

(李珊珊)

第六节 结肠慢传输型便秘

结肠慢传输型便秘是指排便次数减少,无便意或少便意,粪便坚硬,排便困难。肛门直肠指诊时直肠内无粪便或触及坚硬粪便,而肛管括约肌和用力排便功能正常;全胃肠或结肠传输时间延长;缺乏出口梗阻型便秘的证据,如排粪造影和肛门直肠测压正常。

一、病因及发病机制

目前结肠慢传输型便秘的发生的病因、病理尚未完全明了,可能与以下因素相关。

(一)摄入纤维素量不足

当摄入纤维素量不足,尤其是膳食纤维不足,粪便内的含水量和容积减少,对肠壁的刺激减弱,肠蠕动降低,肠内容物通过时间延长,水分过度重吸收,导致粪便干结、排出困难。

(二)药物

许多药物可以引起便秘,如抗抑郁药、抗癫痫药、抗组胺药、抗震颤麻痹药、抗精神病药、解痉药、钙通道阻滞剂、利尿剂、单胺氧化酶抑制剂、阿片类药、拟交感神经药、含铝或钙的抗酸药、钙剂、铁剂、止泻药、非甾体抗炎药,此外,长期口服刺激性泻剂(含蒽醌类:大黄、番泻叶、芦荟等)也可导致便秘。

(三)器质性疾病

肠道疾病(结直肠肿瘤、憩室、肠腔狭窄或梗阻、巨结肠)、神经系统疾病(自主神经病变、脑血管疾病、认知障碍或痴呆、多发性硬化、帕金森病、脊髓损伤)、肌肉疾病(淀粉样变性、皮肌炎、硬皮病、系统性硬化)。

(四)内分泌紊乱

结肠慢传输型便秘多发于育龄期妇女,女性激素紊乱可能在发病中占据重要作用。研究发现血清孕酮的浓度升高,能使胃肠平滑肌舒张,推进性蠕动减弱,结肠传输减慢,内分泌和代谢性疾病(严重脱水、糖尿病、甲状腺功能减退、甲状旁腺功能亢进、多发内分泌腺瘤、重金属中毒、高钙血症、高或低镁血症、低钾血症、卟啉病、慢性肾病、尿毒症)多可引起结肠蠕动减慢,导致便秘。

二、临床表现

(一)症状

主要表现为长期便次减少,可 3~7 天以上排便 1 次,缺乏便意,腹胀,食欲缺乏,有食欲,不敢正常进食,进食后腹胀加重,或有便意,排便费力,蹲厕后不能排出粪便,或每次排出少量粪便,粪便干结,排便时间较长,一般在 15~45 分钟,甚至更长,甚至不能排出粪便仅能排气,口服刺激性泻剂能排便,必须依赖泻剂排便,且疗效逐渐减弱至消失,甚至最后使用泻剂也完全不能排便。部分患者伴有下腹隐痛、口苦、口干、口臭、呃逆、面色晦暗、心情烦躁、焦虑、抑郁、睡眠障碍等全身症状。

(二)体征

结肠慢传输型便秘患者多无特殊体征,超过 7 天未排便者常可见腹部膨隆,腹部触诊可扪及腹腔内有条索状硬结形成,其中左下腹常见,直肠指检可扪及直肠中上段有成形干结粪块形成,嘱患者行排便动作,粪块未见明显下移,合并盆底疝患者可触及直肠前壁饱满、向下冲击感。

三、辅助检查

此辅助检查同出口梗阻型便秘,其中结肠运输试验、排粪造影、多重动态造影、内镜检查是主要诊断结肠慢传输型便秘的重要专科检查。

四、治疗要点

治疗方式主要分为两大类:非手术治疗和手术治疗。

(一)非手术治疗

为首选方式,目的在于减轻和/或消除便秘的症状。

1.一般治疗

包括多进食膳食纤维、多饮水,养成良好的定时、定时的排便习惯等。

2.药物治疗

主要为泻剂,以促动力药为主,但对含有蒽醌类物质的刺激型泻剂要合理应用,不宜长期服用,以免损害肠神经系统,导致结肠无力,并可诱发"结肠黑变病"。

(二)手术治疗

经完善检查,排除器质性等因素,经过严格的非手术治疗,效果不明显者,对患者的生活质量影响严重,应尽早考虑手术治疗。

手术治疗包括经腹腔镜结肠次全切除吻合、升-直吻合术;全结肠切除回-直吻合术;全结直肠切除、回肠贮袋肛管吻合术。

五、护理评估

(1)患者的职业、饮食、排便习惯、诱发因素。

(2)排便需要泻药和灌肠协助。

(3)无便意或便意淡漠、腹胀、腹痛。

(4)结肠镜检查排除器质性病变。

(5)心理-社会状况。

六、护理诊断

(一)焦虑、恐惧
与担心手术及术后恢复效果有关。

(二)粪性皮炎
与术后早期排便次数较多有关。

(三)疼痛
与手术创面有关。

(四)知识缺乏
与缺乏相关知识及术后功能锻炼有关。

(五)自我形象紊乱
与造瘘有关。

(六)部分生活自理能力缺陷
与术后卧床、留置导管有关。

(七)活动无耐力
与术后疼痛、长时间卧床、禁食有关。

(八)舒适度的改变
与术后留置导管有关。

(九)潜在并发生症
肠梗阻、吻合出血或吻合口瘘、肛门坠胀、大便失禁、尿路感染、切口感染、皮下气肿、深静脉血栓。

七、护理措施

(一)术前护理

1.心理护理

(1)评估患者的心理状况,了解患者胃肠心理评估结果,是否存在抑郁、焦虑、自杀倾向。

(2)加强护患沟通,护士具备敏锐的观察力和预见性,了解患者需求,及时发现患者情绪变化。

(3)向患者介绍腹腔镜手术最大的特点,让患者及家属对手术有初步的认识,举例手术恢复效果较好的患者,并请在院做同样手术的患者向患者分享经验及恢复效果,提高患者对疾病治疗的信心,同时做好家属的宣教,得到家属的心理支持,减轻患者的心理负担。

2.完善便秘专科检查

患者检查期间护士应知晓患者检查进展及检查项目。根据检查注意事项指导患者完成相关辅助检查,了解患者检查结果和心理变化。

3.术前 1 周功能锻炼

(1)术前指导患者有效咳痰,翻身叩背增强患者术后依从性。

(2)指导患者进行肺功能锻炼,包括吹气球、爬楼梯,改善患者呼吸功能,提高患者对手术的耐受力,降低围术期风险。

(3)术前给予盆底肌功能锻炼生物反馈治疗、低频脉冲电治疗、肌电图监测。

4.营养支持

(1)术前清淡饮食,遵医嘱给予肠内营养支持口服肠内营养剂(瑞能)。

(2)给予肠外营养支持,因全营养制剂渗透压较高,外周静脉输注时及易损伤血管,易造成静脉炎,给予中心静脉置管或经外周静脉中心置管。

5.皮肤、肠道准备

(1)术前1天,给予全腹部至大腿部位备皮,并做好清洁。特别注意需指导家属清洁患者肚脐。

(2)术前1周左右开始进行肠道准备,术前1天行全肠道清洁,口服复方聚乙二醇电解质散兑温开水2 000 mL口服。

(3)术前一晚、术晨给予清洁灌肠。

6.其他准备

术晨更衣、床旁安置胃管、尿管,避免术中误伤膀胱。

(二)术后护理

1.密切观察病情变化、合理的体位

(1)患者术后由监护室观察2～3天转入普通科室,遵医嘱根据患者病情给予心电监护和氧气吸入,观察患者生命体征,体温、脉搏、呼吸、血压、氧饱和度,观察患者意识及配合程度。

(2)体位:给予半卧位休息,利于腹腔引流管引流。

2.心理护理

在与便秘患者心理护理过程中应注重沟通交流,以热情、尊重、倾听、理解贯穿干预全过程,详细收集患者的资料,向患者讲解术后相关注意事项,取得患者及家属配合,做好患者宣教工作,鼓励家属参与到患者心理支持活动中。

3.饮食护理

医嘱禁饮禁食,待肠蠕动功能恢复后改为流质饮食如乌鱼汤、口服肠内营养剂(瑞能)100 mL,每天2次。饮食指导应遵循循序渐进的原则,少量多餐,患者可2～3小时进一次餐,每天进食5～6次,术后第3天给予半流质饮食,如稀饭、面条、蛋花、馄饨、藕粉等,1周后可软食,嘱其清淡营养、高蛋白、高能量饮食。根据患者肠功能恢复及排便情况逐渐过渡至普食。

4.疼痛护理

由于该疾病采用腹腔镜手术,大部分患者术后疼痛症状较轻。责任护士定时评估患者术后有无疼痛、疼痛的程度、性质及症状和体征。通过对患者疼痛评分来确定给予相应的护理措施。术后一般患者会配备PCA镇痛泵,护士应针对PCA镇痛泵的使用给予患者和家属进行讲解,并操作演示,评估对其掌握情况。定期巡视病房,评估患者疼痛的程度,给予患者心理护理。

5.营养支持及药物治疗

术后患者因禁食禁水,经中心静脉置管给予患者肠外营养支持,护士应做好深静脉置管的护理,每2小时冲管1次,根据深静脉置管护理常规进行护理。同时观察患者排气情况,待肠蠕动恢复给予肠内营养支持。

6.引流管护理

建立导管评估表,对中、高危风险患者护士应加强巡视,术后严密观察各种引流管引流液的颜色、性状、量。术后指导患者卧床时用安全别针将引流袋固定于床边;下床活动时,应夹毕尿管,将尿管固定于耻骨联合下;其他引流管可固定在患者上衣衣襟处;时刻保持引流管通畅,避免其受压、打折、牵拉,严防管路脱出、自拔。若血浆引流管出现大量血性引流液,要警惕患者出现腹部内部出血,应及时通知医师,并配合积极治疗。

7.功能锻炼

(1)术后转入普通病房,当天可指导患者端坐卧位,协助患者早期下床活动,活动应遵循先坐起-床旁站立-行走的原则。注意防止患者应突然站立导致直立性低血压。活动时应有专人陪护,防止发生跌倒。

(2)盆底肌功能及腹肌锻炼,嘱其每天坚持做提肛运动,每天3组,每组提肛100次,持续5～10分钟即可。术后20天左右给予生物反馈治疗、低频脉冲治疗。

8.睡眠形态紊乱的护理

(1)评估导致患者睡眠质量差的具体原因,尽量减少或消除患者睡眠形态的因素。

(2)为患者安排合理的运动、活动,减少白天卧床、睡眠时间,帮助患者适应环境及生活方式的改变,夜间患者睡眠时,除必要的操作,不宜干扰患者休息。

(3)有计划性地对患者进行心理疏导,减轻患者焦虑、抑郁、恐惧等心理状态,从而改善患者的睡眠。

(4)遵医嘱给予耳穴埋豆。

(5)药物指导给予抗抑郁药物(草酸艾司西酞普兰片)。

9.自我形象紊乱

(1)鼓励患者以各种方式表达形体改变所致的心理感受,确定患者对自身改变的了解程度及这些改变对其生活方式的影响,接受患者所呈现的焦虑和失落,使患者在表达感受的同时获得情感上的支持。

(2)帮助患者及家属正确认识疾病所致的形体外观改变,提高对形体改变的认识和适应能力,给予患者健康宣教。

(3)指导患者身体改观的方法,如衣着合体和恰当的装饰等;鼓励患者参加正常的社会交往活动。

10.并发症护理

(1)肛门坠胀:持续盆底肌及腹肌功能锻炼,给予提肛运动,每天提肛运动3组,每组100次,或给予消炎止痛药坐浴。如患者自觉肛门坠胀明显指导患者做膝胸卧位,可缓解肛门坠胀感。

(2)肠梗阻:严密观察患者有无腹痛、腹胀等症状,观察患者排气、排便,发现异常及时报告医师,嘱其早期下床活动,卧床时勤翻身,术后指导患者咀嚼口香糖,促进肠蠕动,防止肠粘连。用白酒将小茴香浸润合并TDP照射熨烫腹部。

(3)吻合口瘘及吻合口出血:观察患者大便的颜色、性状及生命体征,体位、脉搏、呼吸、血压;观察患者有无腹胀、腹痛、血浆引流颜色、性状、量。

(4)下肢静脉血栓:评估患者下肢有无肿胀、麻木感,下肢是否屈伸灵活,以便及时发现异常情况,同时协助患者进行下肢的被动屈伸运动,间断按摩下肢,防止深静脉血栓形成。

(5)皮下气肿护理:观察面部皮下扪及有无捻发音,有无咳嗽、胸痛、呼吸频率的变化,皮下气肿一般1～2天可自愈。

八、护理评价

针对结肠慢传输型便秘提出以上护理问题采取相应的护理措施,患者无不良反应及不适,其护理诊断均得到缓解及消除。

九、健康教育

(1)通过口头讲解教育、向患者发放健康教育手册、试听播放等不同方式给予患者健康宣教。

(2)向患者讲解慢传输型便秘定义,使其正确认识便秘。

(3)向患者讲解需要改变的生活方式,如饮食、活动、作息等,养成良好的排便习惯,(具体方式同出口梗阻型便秘保守治疗)。

(4)保持乐观、开朗的情绪,丰富生活内容,使气血调达,心气和顺。

(5)治疗过程中做好患者安全宣教,防止患者跌倒、坠床、烫伤的发生。

(李珊珊)

第七节 肛 门 失 禁

肛门失禁又称大便失禁,是指因各种原因引起的肛门自制功能紊乱,以致不能随意控制排气和排便,不能辨认直肠内容物的物理性质,不能保持排便能力。它是多种复杂因素参与而引起的一种临床症状。据过外文献报道,大便失禁在老年人中的发生率高达1.5%,女性多于男性。

一、病因及发病机制

(一)先天异常

肛门闭锁、直肠发育不全、脊椎裂、脊髓膜突出等先天性疾病均可造成肛门失禁。

(二)解剖异常

医源性损伤、产科损伤(阴道分娩)、直肠肛管手术、骨盆骨折、肠道切除手术后、肛门撕裂、直肠脱垂、内痔脱出等。

(三)神经源性

各种精神及中枢、外周神经病变和直肠感觉功能改变如痴呆、脑动脉硬化、运动性共济失调、脑萎缩、精神发育迟缓;中风、脑肿瘤、脊柱损伤、多发性硬化、脊髓瘤;马尾损伤,多发性神经炎,肛门、直肠、盆腔及会阴部神经损伤、"延迟感知"综合征等疾病均能导致肛门失禁。

(四)平滑肌功能异常

放射性肠炎、炎症性肠病、直肠缺血、粪便嵌顿、糖尿病、儿童肛门失禁。

(五)骨骼肌疾病

重症肌无力、肌营养不良、硬皮病、多发性硬化等。

(六)其他

精神疾病、全身营养不良、躯体残疾、肠套叠、肠易激综合征、特发性甲状腺功能减退等。

二、临床表现

(一)症状特点

患者不能随意控制排便和排气。完全失禁时,粪便自然流出,污染内裤,睡眠时粪便排出污染被褥;肛门、会阴部经常潮湿,粪性皮炎、疼痛瘙痒、湿疹样改变。不完全失禁时,粪便干时无失禁,粪便稀时和腹泻时则不能控制。

(二)专科体征

1.视诊

(1)完全性失禁:视诊常见肛门张开呈圆形,或有畸形、缺损、瘢痕、肛门部排出粪便、肠液,肛门部皮肤可有湿疹样改变或粪性皮炎的发生。

(2)不完全失禁:肛门闭合不紧,腹泻时可在肛门部有粪便污染。

2.直肠指诊

肛门松弛,收缩肛管时括约肌及肛管直肠环收缩不明显和完全消失,如损伤引起,则肛门部可扪及瘢痕组织,不完全失禁时指诊可扪及括约肌收缩力减弱。

3.肛门镜检查

可观察肛管部有无畸形,肛管皮肤黏膜状态,肛门闭合情况。

三、辅助检查

(一)肛管直肠测压

可测定内、外括约肌及耻骨直肠肌有无异常。肛门直肠抑制反射,了解其他基础压、收缩压和直肠膨胀耐受容量。失禁患者肛管基础、收缩压降低,内括约肌反射松弛消失,直肠感觉膨胀耐受容量减少。

(二)肌电图测定

可测定括约肌功能范围,确定随意肌、不随意肌及其神经损伤恢复程度。

(三)肛管超声检查

应用肛管超声检查,能清晰显示出肛管直肠黏膜下层、内外括约肌及其周围组织结构,可协助诊断肛门失禁,观察有无括约肌受损。

四、治疗要点

(一)非手术治疗

1.提肛训练

通过提肛训练以改进外括约肌、耻骨直肠肌、肛提肌随意收缩能力,从而锻炼盆底功能。

2.电刺激治疗

常用于神经性肛门失禁。将刺激电极置于内、外括约肌和盆底肌,使之有规律收缩和感觉反馈,提高患者对大便的感受,增加直肠顺应性,调节局部反射,均可改善肛门功能。

3.生物反馈治疗

生物反馈治疗是一种有效的治疗肛门失禁的方法。生物反馈仪监测到肛周肌肉群的生物信号,并将信号以声音传递给患者,患者通过声音和图片高低形式显示进行模拟排便的动作,达到锻炼盆底肌功能的作用。生物反馈的优点是安全无痛,但需要医患双方的耐心和恒心。

(二)手术治疗

由于手术损伤或产后、外力暴力损伤括约肌致局部缺陷。先天性疾病、直肠癌术后肛管括约肌切除等则需要进行手术治疗,手术方式较多,根据情况选用。包括肛管括约肌修补术、括约肌折叠术、肛管成形术等。

五、护理评估

(一)焦虑

与大便不受控制影响生活质量有关。

(二)自我形象紊乱

与大便失禁污染有关。

(三)粪性皮炎

与大便腐蚀肛周皮肤有关。

(四)睡眠形态紊乱

与大便失禁影响睡眠质量有关。

(五)疼痛

与术后伤口有关。

(六)潜在并发症

尿潴留、出血、伤口感染。

六、护理措施

(一)焦虑护理

(1)术前患者心理护理:与患者及家属进行沟通,向患者及家属讲解所患疾病发生的原因、治疗方法、护理要点、影响手术效果的因素、可能出现的并发症和不适,使其对肛门失禁有正确的认识,积极配合手术治疗,对术后出现的并发症有心理准备。

(2)术后做好家属宣教使其亲人陪护在身边,使患者有安全感。向患者讲解手术的过程顺利使其放心,护士在护理过程中以耐心、细心的优质服务理念贯穿整个护理工作中让患者感到安心。

(二)自我形象紊乱的护理

护士做好患者基础护理,保持肛周及会阴清洁。及时协助患者更换衣裤及病床。护理操作过程中注意保护患者隐私。

(三)粪性皮炎护理

(1)一旦患者发生粪性皮炎护士应指导患者正确清洗肛周的方法。

(2)及时更换被粪便污染的衣裤。

(3)保持肛周、会阴局部清洁干燥。需要在护理粪性皮炎时同压疮做好鉴别。

(四)睡眠形态紊乱护理

病房保持安静,定时通风,鼓励患者养成良好的睡眠习惯。向患者及家属做好沟通,使其放松心情,评估影响患者睡眠的因素,帮助其排除,并讲解良好的睡眠质量对术后恢复的重要性。

(五)疼痛护理

术后建立疼痛评分表,根据评分值采取相应的护理措施,必要时常规使用镇痛泵。给予患者心理疗法,让其分散注意力,以缓解疼痛。

(六)并发症的护理

1.尿潴留

嘱患者小便时可听流水声、热敷小腹诱导排便。

2.出血

严密观察患者伤口敷料是否有渗血渗液;严密观察患者的生命体征、脉搏、心率、呼吸、神志、体温;观察患者排便时有无带血,嘱患者勿用力排便,以免引起伤口出血。如患者伤口敷料有鲜红色血液渗出,应立即通知医师并协助医师进行止血甚至抢救处理。

3.伤口感染

每天给予伤口换药,严密观察患伤口愈合情况及有无发热等症状。

七、护理评价

患者围术期细致的护理不仅是提高患者满意度,也是提高手术成功的重要保障,通过相应的护理措施可促进患者早日康复,在治疗护理过程中,心理护理尤为重要,可帮助患者及家属减轻心理负担,减少和消除患者术后不必要的并发症,提高患者的生活质量,使患者早日回归社会。

八、健康教育

(1)嘱患者清淡饮食避免刺激辛辣等食物。

(2)指导患者正确的提肛运动。

(3)向患者讲解扩肛的目的、方法、注意事项。

(4)以多种形式的健康教育指导患者包括口头讲解、书面法、操作示范等,使患者充分掌握自我观察和自我调护的方法。

(5)对出院患者进行出院指导,并讲解随访时间,定期随访。

(6)告知患者适当活动,不可进行剧烈运动,保持肛周局部清洁干燥。

(李珊珊)

第八节 肛隐窝炎与肛乳头炎

肛隐窝炎与肛乳头炎均为常见病,只是由于其症状较轻而易被忽视。临床上这两种疾病多为伴发而可视为一种疾病。

肛隐窝炎(又称肛窦炎)是指肛隐窝、肛门瓣的急、慢性炎症性疾病。由于炎症的慢性刺激,常可并发肛乳头炎、肛乳头肥大。其临床症状是肛门部不适、潮湿、瘙痒,甚至有分泌物、疼痛等。通常由于症状较轻,又在肛门内部,易被忽视。有研究表明肛隐窝炎是引起肛肠感染性疾病的主要原因。据统计约有85%的肛门周围脓肿、肛瘘、肛乳头肥大等是由肛窦感染所引起。因此,对本病的早期诊断和治疗,对预防严重的肛管直肠部位感染性疾病有积极的意义。

肛乳头炎是由于排便时创伤或齿状线附近炎症引起的疾病。常与肛窦炎并发,是肛裂、肛瘘等疾病的常见并发症。

一、病因与发病机制

(一)解剖因素

肛隐窝炎的发生与肛门部位的解剖特点有着密切的关联。肛隐窝的结构呈杯状,底在下部,开口朝上,不仅引流差,还使积存的粪渣或误入的外物通过肛管时,引发感染和损伤。

（二）机械因素

干硬粪便通过肛管时，超过了肛管能伸张的限度，造成肛窦及肛门瓣的损伤。

（三）细菌侵入

肛窦中存在大量细菌，当排便时肛窦加深呈漏斗状，造成粪渣积存，肛腺分泌受阻，细菌易繁殖，病原菌从其底部侵入肛腺，引起肛隐窝炎，继而向周围扩散引发其他肛肠疾病。

（四）病理改变

局部水肿、充血、组织增生。

二、临床表现

轻度的肛隐窝炎和肛乳头炎常无明显的症状，病变程度较重时可出现以下表现。

（一）肛隐窝炎临床表现

1.肛门不适

往往会有排便不尽、肛门坠胀及异物感。

2.疼痛

为常见症状，一般为灼痛或撕裂样痛。撕裂样痛多为肛门瓣损伤或肛管表层下炎症扩散所致，排便时加重。若肛门括约肌受炎性刺激，可引起括约肌轻度或中度痉挛性收缩使疼痛加剧，常有短时间阵发性钝痛，或疼痛持续数小时，严重者疼痛可通过阴部内神经、骶神经、会阴神经出现放射性疼痛。

3.肛门潮湿、瘙痒、分泌物

由于肛隐窝炎和肛门瓣的炎症致使分泌物增加。肛门周围组织炎性水肿可引起肛门闭锁不全性渗出，出现肛门潮湿、瘙痒。

（二）肛乳头炎临床表现

发生急性炎症时，而引起肛内不适感或隐痛。长时期炎症刺激可引起肛乳头肥大，并随多次排便动作使肥大的乳头逐渐伸长而成为带蒂的白色小肿物，质地较硬，不出血。该肿物起源齿状线，在排便时脱出肛门外，同时加重肛门潮湿和瘙痒症状。

三、辅助检查

直肠指诊和肛门镜是主要的检查手段。明确诊断可以通过上述的临床表现，再结合直肠指诊和肛门镜即可。

（一）直肠指诊

检查时常会感到肛门括约肌较紧张，转动手指时在齿线附近可扪及明显隆起或凹陷，并伴有明显触痛，多在肛管后方中线处。

（二）肛门镜检查

检查时可看见肛窦和肛门瓣充血、水肿，轻压肛窦会有分泌物溢出，肛乳头炎也肿大、充血。

四、治疗要点

（一）肛隐窝炎

1.非手术治疗

包括中药灌肠，每天 2 次；栓剂有止痛栓、消炎栓。方法：大便后清洗肛门，坐浴后将栓剂轻轻塞入肛门内,每天2次,每次1~2粒;化腐生肌膏外敷,同时配合坐浴等治疗。

2.手术治疗

对于药物治疗无效者,可行肛窦切开术等。肛窦切开术方法:先用钩形探针钩探加深的肛隐窝,然后沿探针切开肛隐窝到内括约肌,切断部分内括约肌,切除病窦及结节,做梭形切口至皮肤,创面修整,使引流通畅。可在切口上方黏膜缝合1针以止血。注意切除不可过深以防术后出血,本术式可根治肛窦炎。

(二)肛乳头炎

1.非手术治疗

适用于急性肛乳头炎,方法:同肛隐窝炎的非手术治疗处理。

2.手术治疗

可行肛乳头切除术。方法:患者侧卧位,在骶麻下用止血钳将肛乳头基底部钳夹,用丝线结扎,然后切除。对术后患者,应每天中药熏洗坐浴,口服润肠通便的药物,防止大便干燥,影响伤口愈合。同时,在3~5天后以手指扩张肛管,以免伤口粘连。

五、护理评估

(一)术前评估

1.健康史

(1)一般情况:包括性别、年龄、婚姻状况。

(2)家族史:了解患者家庭中有无肿瘤等病史。

(3)既往史:了解患者有无习惯性便秘、肠炎等病史。

2.身体情况

(1)主要症状与体征:评估患者大便性质、次数,大便后有无疼痛、坠胀,肛门有无肿物脱出,有无分泌物从肛门流出,肛周皮肤有无瘙痒等情况。

(2)辅助检查:直肠指诊、肛门镜等检查结果异常。

(3)心理-社会状况:了解患者对本病及手术的认知情况、心理承受能力,家庭对患者支持度,患者承担手术的经济能力等。

(二)术后评估

1.手术情况

了解术后手术、麻醉方式及术中情况。

2.康复情况

了解术后生命体征是否平稳,伤口出血和愈合情况,有无感染并发症发生,肛门功能恢复情况。

3.心理-社会状况

了解患者情绪变化,对术后护理相关知识的知晓及配合程度。

六、护理诊断

(一)疼痛

与排便时肛管扩张,刺激肛管引起括约肌痉挛有关。

(二)便秘

与不良饮食或不良的排便习惯或患者恐惧排便疼痛等因素有关。

(三)潜在并发症

感染,与直肠肛管脓肿、肛门周围脓肿与积存粪渣,细菌繁殖引起局部感染,并向周围组织扩张有关。

七、护理措施

(一)非手术治疗护理

1.缓解疼痛

(1)坐浴:便后用中药熏洗坐浴或温水坐浴,可松弛肛门括约肌,改善局部血液循环,缓解肛门疼痛。坐浴过程中注意观察患者意识、神志、面色等防止虚脱;严格控制水温防止烫伤。

(2)药物:疼痛明显者,可遵医嘱口服止痛药或肛门内塞入止痛或消炎栓,注意观察用药后的反应。

2.肛门护理

每次大便后及时清洗肛门,定期更换内裤,保持局部清洁干燥。肛门局部瘙痒时,勿用手抓挠,以免损伤皮肤。

3.保持大便通畅

(1)饮食上要多饮水,多食含粗纤维多的蔬菜和水果。如笋类纤维素含量达到 $30\%\sim40\%$ 。此外,还有蕨菜、菜花、菠菜、南瓜、白菜、油菜菌类等;水果有其红果干、桑葚干、樱桃、酸枣、黑枣、大枣、小枣、石榴、苹果、鸭梨等,其中含量最多的是红果干,纤维素含量接近 50% 。少食辛辣刺激的食物,防止大便干燥,引起便秘。

(2)养成良好的排便习惯。每天定时排便,适当增加机体活动量,促进肠蠕动,利于排便。

(3)对于排便困难者,必要时服用缓泻剂或灌肠,以润肠松软大便,促进大便的排出。

(二)手术治疗护理

1.术前护理

(1)心理护理:多与患者沟通,讲解疾病的相关知识及术前术后注意事项等,消除患者紧张的心理,积极配合治疗,使其以良好的心态迎接手术。

(2)肠道准备:术前 1 天晚上 7 点开始口服润肠药如聚乙二醇电解质散,排便数次。晚 10 点起禁食水。术日晨首先给肥皂水 500 mL 灌肠,排一次便后,再给予甘油灌肠剂 110 mL 肛注。

2.术后护理

(1)病情观察:观察患者神志、生命体征是否平稳、有无肛门坠胀疼痛、伤口敷料有无渗血等,发现异常,及时报告医师,给予相应处理。

(2)饮食与活动:手术当天给予清淡的半流食,术后第一天开始进普食。可选择高蛋白、高热量、高维生素的饮食。手术当天卧床休息,术后第一天开始下地活动,以后逐渐增加活动量。目的是防止由于过早排便造成伤口出血或感染。

(3)伤口换药:每天伤口换药 $1\sim2$ 次,换药时评估伤口创面肉芽生长情况。换药时注意消毒要彻底,动作要轻柔,以免增加患者痛苦。

(4)排便的护理:术后控制大便 2 天,术后第一天晚上口服润肠药如聚乙二醇电解质散,术后第二天早晨开始排便,以后保持每天排成形软便一次。便后首先用温水冲洗伤口,再用中药熏洗坐浴10分钟。目的是清洁伤口,减轻疼痛,促进创面愈合、预防感染的发生。熏洗坐浴过程中要防止患者虚脱、烫伤等意外发生。

八、护理评价

(1)患者疼痛缓解或消失。

(2)患者排便正常。

(3)并发症能够被有效预防或及时发现并得到相应治疗。

九、健康教育

(1)加强饮食调节,防止大便干燥。多食新鲜的水果和蔬菜,多饮水,禁食辣椒等刺激性食物。

(2)积极锻炼身体,增强体质,增进血液循环,加强局部的抗病能力。

(3)保持肛门清洁,勤换内裤,坚持每天便后清洗肛门,防止感染。

(4)积极防治便秘及腹泻,对预防肛隐窝炎和肛乳头炎的形成有重要意义。

(5)一旦发生肛隐窝炎或肛乳头炎,应早期医治,以防止并发症的发生。

(李珊珊)

第九节　肛乳头瘤

肛乳头瘤又称肛乳头肥大或乳头状纤维瘤,是一种肛门常见的良性肿瘤。由于直肠下端与口径较小的肛管相接,呈现8~10个隆起的纵行皱襞,称肛柱。肛管与肛柱连接部位的三角形乳头状隆起,称为肛乳头。有很多学者认为,肛乳头肥大是一种增生性炎症改变的疾病,是肛乳头因粪便或慢性炎症的长期刺激,持续地纤维化增生而逐渐增大变硬而形成的。临床上随着肛乳头逐渐增大,有时可随排大便脱出肛外,反复脱出,刺激肛管,可使局部分泌物增多,有时还会出现便后带血,排便不净的感觉和肛门瘙痒。很少癌变,但不排除恶变倾向,因此积极的治疗可早期切除。

一、病因与发病机制

(1)肛乳头周围组织的反复炎性刺激便秘致粪便长期存留刺激、腹泻致排便刺激频繁,局部肛窦炎、肛乳头炎长期迁延。

(2)慢性肛裂三期以上的肛裂的顶端与肛窦接近,肛裂反复发作,炎性刺激此处的肛乳头,致逐渐增生而成。

(3)外伤或肛门其他疾病致局部血流障碍、淋巴回流不畅。

二、临床表现

(1)早期一般无明显症状,常在体检时被指诊发现。

(2)肿物逐渐生长增大,部分患者可出现某些症状,如肛内坠胀、排便不尽感。

（3）瘤体反复脱出可有异物摩擦不适感，少数患者发生嵌顿感染时，可有疼痛、出血，或看见表面破溃、糜烂。另外，因生长部位不同临床表现也不尽相同。①肛门不适：初起，肛门有坠胀的感觉，有时肛门瘙痒不适，如有炎症，不仅坠胀感明显，还可因刺激而频欲排便。②肛乳头脱出：肛乳头长到一定程度，大便时能脱出肛外。开始大便后能自行回缩于肛内，逐渐需用手推方能缩回肛内，甚至长期脱出肛外。③出血和疼痛：遇干硬大便擦伤肛门，可带血、滴血及疼痛。④嵌顿：肥大肛乳头脱出肛门外后，若未及时推回肛内，则会发生嵌顿，嵌顿后水肿、疼痛较剧烈，行动不便，坐卧不宁，甚至大小便均困难。⑤肛门镜检查可见齿线处充血水肿。⑥肛门瘙痒和易潮湿。

三、辅助检查

（一）肛门镜或电子直肠乙状结肠镜
于齿线水平可见单发或多发肥大肛乳头或乳头状瘤。

（二）病理切片
可见肛乳头肥大，间质慢性炎及血管扩张。

四、治疗要点

为解除其恶变的后顾之忧，宜早期手术切除或结扎。

（一）非手术治疗
对一些症状比较轻的患者，非手术疗法仍然是主要的治疗方法。热水坐浴每天1~2次，局部热敷，改善血液循环，促使炎症的吸收。

早期瘤体较小时，可呈锥状或乳头状突起，若暂不予手术时应注意其生长变化情况，若伴有肛窦炎、便秘、腹泻等需积极治疗，避免持续刺激瘤体增生。

（二）手术治疗
对于可触及齿线处明显隆起肿物，或有脱出，或呈明显增长趋势。伴有反复破溃出血、疼痛、局部摩擦感等不适等症状者，可选择手术切除术。

五、护理评估

术前详细了解病史，认真做好全身检查，注意患者有无心脏病、高血压、糖尿病等全身性疾病。常规行血、尿、便、胸部X线片、凝血机制、心电图、肝功能、肾功能等检查，肛门直肠的局部检查包括直肠指诊、直肠乙状结肠镜检查等。做好患者的思想工作，消除其紧张情绪。

六、护理诊断

（一）急性疼痛
与血栓形成，肥大肛乳头嵌顿，术后创伤有关。

（二）便秘
与不良饮食，排便习惯等有关。

（三）潜在并发症
贫血、肛门狭窄、尿潴留、创面出血、切口感染等。

七、护理措施

(一)非手术治疗护理/术前护理

1.饮食与活动

嘱患者多饮水,多吃新鲜蔬菜、水果,多吃粗粮,少饮酒,少吃辛辣刺激食物。养成良好生活习惯,养成定时排便的习惯。适当增加运动量,促进肠蠕动,切忌久站、久坐、久蹲。必要时使用通便药物。

2.温水坐浴

便后及时清洗,保持局部清洁舒适,必要时用肛洗一号坐浴,控制温度在 43～46 ℃,每天2～3 次,每次 20～30 分钟,以预防病情进展及并发症。

3.脱出肥大乳头回纳

痔块脱出时应及时回纳,嵌顿性肥大乳头应尽早行手法复位,注意动作温柔,避免损伤;急性肛乳头炎应局部应用抗生素软膏。

4.术前准备

缓解患者的紧张情绪,指导患者进少渣饮食,术前排空大便,必要时灌肠,做好会阴部备皮及药敏试验,贫血患者应及时纠正。

(二)术后护理

1.饮食与活动

术后 1～2 天应以无渣或少渣流质、半流质为主。术后 24 小时内可在床上适当活动四肢、翻身等,24 小时后可适当下床活动,逐渐延长活动时间,并指导患者进行轻体力活动。伤口愈合后可以恢复正常工作,学习和劳动,但要避免久站或久坐。同时,便后坚持肛门坐浴,可用 1∶1 000 高锰酸钾液或肛洗一号,或用中药煎熬坐浴熏洗肛门,每次 10～15 分钟。还要忌食生冷之物及油腻之品,以防发生腹泻或粪渣堵塞肛窦。注意创面有无渗血,如敷料已被染湿应及时更换。按医嘱补充液体或抗生素,或口服各类药物。饮食以高蛋白、低脂肪为主,多喝汤汤水水,促进营养吸收。

2.控制排便

术后早期患者会存在肛门下坠感或便意,告知其是敷料刺激所致,术后 3 天尽量避免解大便,促进切口愈合,可于术后 48 小时内口服阿片酊以减少肠蠕动,控制排便。之后应保持大便通畅,避免便干,避免排便时用力。如有便秘,口服液状石蜡或其他缓泻剂,但切忌灌肠。肛乳头瘤术后患者如果已行肛门直肠周围脓肿手术,术后的护理及换药即成为主要的治疗手段,是关键所在。所以患者应遵从医嘱,注意饮食,忌食辛辣刺激醇酒之品,多食瓜果蔬菜,以保持大便通畅。

3.疼痛护理

大多数肛肠术后患者创面疼痛剧烈,是由于肛周末梢神经丰富,或因括约肌痉挛,排便时粪便对创面的刺激,敷料堵塞过多等导致。判断疼痛原因,给予相应处理,如使用镇痛剂、去除多余敷料等。

4.并发症的观察与护理

(1)尿潴留:术后 24 小时内,每 4～6 小时嘱患者排尿 1 次,避免因手术、麻醉刺激、疼痛等原因造成术后尿潴留。若术后 8 小时仍未排尿且感下腹胀痛隆起时,可行诱导排尿,针刺耳穴埋籽或导尿等。

（2）创面出血：由于肛管直肠的静脉丛丰富，术后容易因为止血不彻底、用力排便等导致创面出血。通常术后 7 天内粪便表面会有少量出血，如患者出现恶心、呕吐、心慌、出冷汗、面色苍白等，并伴肛门坠胀感和急迫排便感进行性加重，敷料渗血较多，应及时通知医师行相应处理。

（3）切口感染：直肠肛管部位由于易受粪便，尿液等的污染，术后易发生切口感染。应注意术前改善全身营养状况；术后 2 天内控制好排便，保证肛门周围皮肤清洁，便后用 1∶5 000 高锰酸钾溶液坐浴；切口定时换药，充分引流。

（4）肛门狭窄：术后观察患者有无排便困难及大便变细，以排除肛门狭窄。如发生狭窄，及早行扩肛治疗。

（5）如有发热、寒战等症状，须及时加用清热凉血药，亦可使用抗生素治疗。

（6）并发肛裂则一并切除。

（7）如伴有多个肛乳头肥大者，需分次手术。

5.术后换药护理

换药时肉芽以新鲜红色为佳，如遇肉芽组织生长高出表皮，应做修剪；遇有创口桥形愈合或缝合创口有感染者，则应剥离敞开创口，或拆除缝线敞开创口。有挂线者，如术后 7～9 天挂线未脱落，做换线再挂处理，缝合创口以 5～7 天拆线为佳，还要注意保持创面的引流通畅，填塞凡士林纱条或药条，应紧贴创面，内口应到位，以创面肉芽从下朝上、从内至外生长为最佳，这样就能避免桥形愈合，获得最佳的手术效果。

八、护理评价

（1）患者疼痛得到缓解或控制，自述疼痛减轻。

（2）患者排便正常。

（3）患者未发生并发症，或并发症能够及时发现并得到相应处理。

九、健康教育

肛乳头肥大的预防：肛乳头肥大是由慢性炎症长期刺激而引起的，得了肛乳头肥大使患者坐立不安，心情低落，要如何预防肛乳头肥大？下面简单介绍肛乳头肥大的预防措施。

（1）避免吃一些刺激性食物，如辛辣。

（2）改正不良的生活习惯，如饮酒、久坐都会刺激。

（3）保持肛门清洁，勤换内裤，坚持每天便后清洗肛门，对预防感染有积极作用。

（4）积极锻炼身体，增强体质，增进血液循环，加强局部的抗病能力，预防感染。

（5）及时治疗可引起肛周脓肿的全身性疾病，如溃疡性结肠炎、肠结核等。

（6）不要久坐湿地，以免肛门部受凉受湿，引起感染。

（7）积极防治其他肛门疾病，如肛隐窝炎和肛乳头炎，以避免肛周脓肿和肛瘘发生。

（8）防止便秘和腹泻，对预防肛周脓肿与肛瘘形成有重要意义。

（9）一旦发生肛门直肠周围脓肿，应早期医治，以防蔓延、扩散。

（李珊珊）

第十节 肛门周围化脓性汗腺炎

肛门周围化脓性汗腺炎是由于各种因素导致的肛周大汗腺开口发生角化性阻塞而继发的慢性复发性感染,是一种慢性蜂窝织炎样皮肤病。特点为肛周、会阴、臀部或骶尾反复出现疖肿,自行溃破或切开后形成窦道和瘘管,反复发作,病程较长,发病缓慢,常影响患者生活质量,若疏于治疗有恶变倾向。

一、病因与发病机制

人体大汗腺有较复杂的腺管,一般位于真皮深度,分布在腋下、腹股沟、阴囊、颈后、会阴部和肛门周围。分布在肛门周围的大汗腺约占11%,这种大汗腺由毛囊发育而来。当全身或局部的汗腺分泌功能障碍,或腺管阻塞、水肿感染,即可引起化脓性汗腺炎。若多数腺体均有严重的感染,即可发生脓肿。由于肛门周围的皮下毛囊与汗腺之间有导管相通,并和淋巴管相连,炎症可沿淋巴管或导管向会阴、臀部蔓延,形成广泛性脓肿和蜂窝织炎。反复感染则造成慢性化脓性汗腺炎,在皮下形成复杂性窦道和瘘管,甚至相互连通而形成"桥形瘢痕"。致病菌主要为金黄色葡萄球菌、链球菌。本病以20~40岁青壮年男性为多,尤其是有吸烟习惯、糖尿病、痤疮和肥胖者易患此病,可能与雄性激素分泌异常相关,由于本病有家族高发倾向,因此可能存在遗传易感性。

二、临床表现

(一)症状和体征

1.症状

初起肛门周围皮肤表面出现单发或多发的皮下或皮内、大小不等、与汗腺毛囊位置一致的小硬结,色红肿胀时有脓液,形如疖肿,触痛明显。脓肿自溃或切开后排出黏稠糊状有臭味的脓性分泌物,反复发作,愈合与复发交替出现,逐渐形成广泛皮下窦道和瘘口融合成片,瘘口可达数个至数十个。一般全身症状较轻,若继发感染,向深部蔓延,则有发热、头痛、全身不适、白细胞升高、淋巴结疼痛肿大等症。病程较长的可表现为慢性病容,贫血、消瘦、低蛋白血症等。

2.体征

病变部位色素沉着,皮肤呈褐色;皮肤萎缩、变硬、肥厚,形成片状瘢痕;窦道、瘘管和小脓肿融合成片,相互连通,炎症可广泛蔓延至会阴、臀部等处。病变一般相对浅表,仅位于皮下,但极少情况下也可侵犯深部组织;一般不深入内括约肌。若伴有腋窝、乳腺等大汗腺分布处相同的感染,则更易确诊。

(二)分类

赫尔利(Herley)分期。I期:单发或多发的孤立性脓肿形成,不伴窦道和瘢痕。II期:≥1个复发性脓肿,伴有窦道形成和瘢痕。III期:多个窦道相互联通和广泛脓肿形成。

三、辅助检查

彩超检查可见瘘管表浅,位于皮下组织,未深及肌肉筋膜。

四、治疗要点

肛周化脓性汗腺炎的治疗,初期以抗感染治疗为主,可以局部或系统使用抗生素治疗;成脓、形成窦道或反复感染者,以手术彻底切除炎症累及的大汗腺组织为主。

(一)非手术治疗

1.抗生素的使用

抗生素可根据培养加药敏决定,针对软组织感染推荐的抗生素有头孢菌素类、克林霉素、青霉素、米诺环素、环丙沙星等,虽然抗生素不能治愈,但能有效缓解疼痛和减少排脓,可以对赫尔利Ⅰ期的患者起到控制感染的作用,宜早期介入。由于本病病变部位长期慢性炎症刺激,局部病灶纤维化明显,药物浸润困难,所以药敏试验不一定与临床效果一致。

2.抗雄性激素治疗

没有足够的证据支持化脓性汗腺炎患者使用抗雄激素治疗。对于疾病分期为轻、中度(赫尔利Ⅰ、Ⅱ期),抗感染治疗无效的女性患者或激素水平异常的女性患者可考虑抗雄激素治疗。

3.激素治疗

早期皮损局部使用激素软膏可以迅速缓解局部症状。大剂量抗生素控制不佳的患者可全身性使用激素,阻止硬结形成脓肿。激素治疗需要尽快减量并撤药。

4.急性炎症期

可局部应用温高渗性盐水冲洗。

(二)手术治疗

反复发作形成皮内窦道、瘘管及瘢痕时,应选择手术治疗。

1.术前准备

完善术前辅助检查:血、尿常规,凝血机制,生化等实验室检查,腹部彩色多普勒超声等影像学检查。清洁灌肠1～2次。根据病情选择腰部麻醉、硬膜外麻醉或全身麻醉,需术前禁食禁水。一般取侧卧位或折刀位。

2.手术方法

(1)急性期:可简单切开引流术。

(2)缓解期:根据病变情况,手术可一期或分期进行。

初期阶段,各病变部位范围局限且独立未融合,可将各病灶分别切开,并充分敞开引流。

病灶广泛,有感染,深达正常筋膜者可行扩创术,充分切开潜在皮下瘘管,术中将病变区瘘管全部切开,彻底搔刮管壁,术中用过氧化氢溶液冲洗。手术时充分暴露化脓性汗腺炎瘘管的基底,修剪时必须在正常组织的边缘,目的是去除可能因炎症的纤维化反应而使汗腺管道堵塞,防止病变复发。要细心检查残留的瘘管基底。任何微小的残留肉芽都应用细探针详细探查,以发现极微细的瘘管,广泛切除感染灶,开放引流,用填塞法或袋形缝合术创口Ⅱ期愈合或植皮。切除时,既要范围广泛,使窦道彻底开放,又要尽量保留皮岛或真皮小岛,以利于伤口愈合。

病灶特大者,可行广泛切除加转流性结肠造口术。造口是为了避免创口污染,并非常规,一般不轻易采用。

3.术后处理

由于本病的手术主要是扩创,故术后换药至关重要,密切观察创面,直到整个创面完全被皮肤覆盖。可选用甲硝唑、碘伏等局部换药,紫草膏等促进愈合。

4.注意事项

(1)汗腺炎的治疗必须个体化,并且涉及多学科。对于皮肤缺损大的患者可采用皮瓣移植的方法,本病对患者的心理影响也不能被医师忽视。

(2)易复发是本病的特点,尽管有多种治疗方式,复发仍然很常见。

(3)皮肤或皮下有较多窦道,故应注意探查切除,以免遗漏。切除时,既要范围广泛,切开全部瘘管,使窦道彻底开放,又要尽量保留皮岛或真皮小岛,以利于伤口的愈合。

五、护理评估

(一)健康史

了解患者年龄、性别、身高、体重、既往史(肛周有反复发作的化脓性感染、破溃或切开引流史,病程持续 3 个月以上)、家族史、职业、生活及饮食习惯等,找出诱发疾病发生发展的因素。本病以 20～40 岁青壮年男性为多,尤其是有吸烟习惯、糖尿病、痤疮和肥胖者易患此病,由于本病有家族高发倾向,因此可能存在遗传易感性。

(二)身体情况

典型的症状:肛门周围可见数个甚至数十个瘘口,瘘口周围增厚、变硬,色素沉着,呈暗紫色,瘘口处瘢痕多,融合成片,以致病变区凹凸不平。

(三)心理-社会状况

由于本病发病年龄较年轻,多有痤疮和肥胖,病程较长,发病缓慢,又容易反复发作,易形成瘢痕,常影响患者生活质量,若疏于治疗有恶变倾向。给患者生活和工作带来痛苦和不适,而产生焦虑、恐惧或自卑心理。

(四)辅助检查

彩色多普勒超声检查可见瘘管表浅,位于皮下组织,未深及肌肉筋膜。

六、护理诊断

(一)疼痛

与肛周疾病或手术创伤有关。

(二)便秘

与饮水或纤维素摄入量不足、惧怕排便时疼痛有关。

(三)潜在并发症

切口出血、感染等。

(四)尿潴留

与麻醉后抑制排尿反射、切口疼痛等有关。

(五)焦虑

与病情反复、病程长、易形成瘢痕等因素有关。

(六)知识缺乏

缺少有关疾病的治疗和术后康复知识有关。

七、护理措施

(一)非手术治疗护理

1.饮食护理

高脂食物会使皮脂腺分泌过量皮脂。含糖高的食品如摄入过量,大量的糖可以转化为脂类,可加重痤疮生长。因而嘱家属为患者提供低脂、低糖、高维生素、高蛋白质饮食,并鼓励患者多饮水,多进食新鲜蔬菜、水果,避免辛辣刺激性食物。

2.养成良好排便习惯

习惯性便秘者,轻症可每天服用适量蜂蜜,重症可用缓泻药。粪便过于干结有排便困难者,可考虑灌肠通便。

3.肛周中药熏洗

可以清洁肛门,改善局部血液循环、促进炎症吸收、缓解括约肌痉挛、减轻疼痛。

4.缓解疼痛

对有剧烈疼痛的患者,可肛周使用消炎镇痛的药膏。

5.保持肛周清洁

每天便后或睡前清洗肛周。

(二)手术治疗护理

1.术前护理

(1)饮食:术前1天禁食辛辣、刺激、肥腻的食物。术前晚18点遵医嘱服用清肠药。术前禁食10小时,禁水4小时。

(2)肠道准备:术日晨给予清洁灌肠,以确保肠道清洁。

2.术后护理

(1)饮食:手术当天宜进少渣的半流质饮食,如稀饭、米粥、面条等。不宜过早饮用豆浆、牛奶,以免肠胀气不适;术后第1天可进普食,适当摄入肉、蛋等营养食物;术后第2天可进食含纤维素的蔬菜、水果。禁烟酒、辛辣刺激、肥甘食品,同时应多饮水以软化大便。

(2)保持大便通畅:48小时后鼓励患者排便,并要养成每天定时排便的习惯,保持大便通畅。便秘时,用手绕脐周顺时针按摩腹部,每天3次,每次20~30圈。有一部分患者因为害怕排便引起伤口疼痛,故通过严格控制饮食来控制排便,常常因此导致营养不良使伤口愈合延迟,作为护理人员应及时发现此类患者并加以劝导,告之为控制饮食而控制排便会人为导致排便困难的后果,应顺其自然形成规律饮食、规律排便的良性循环。

(3)疼痛护理:由于肛周部血管、神经丰富,神经末梢对炎症、水肿、压力等刺激非常敏感,也和患者对疼痛的耐受性有关。要多与患者交谈,分散其注意力,如疼痛较重不能耐受者,中医疗法可给予中药熏洗、耳穴压豆、穴位按摩、理疗、中药湿敷等,必要时遵医嘱给予止痛药物。

(4)病情观察:密切观察术后情况,及时测量血压、脉搏、呼吸及面色变化,注意创面有无渗血,敷料是否染血等。观察有无切口感染等其他并发症。如发现异常,应及时报告医师,做到及时处理。

(5)尿潴留处理:术后患者出现排尿障碍是因为麻醉、精神紧张、切口疼痛等所致,要做到心平气和,不要急躁,正常饮水。可听流水声,热敷小腹部,一般都能自行排出,如上述措施无效,可遵医嘱给予耳穴压豆。若患者腹部难忍、有急迫排尿感、膀胱充盈,小便仍未自行解出,则考虑为尿潴留,遵医嘱可导尿。

(6)换药与肛周中药熏洗:术后应保持伤口清洁,要每天换药。伤口在排便后中药熏洗,并更换敷料。护理程序:先排便—再清洗—再熏洗—后换药。

3.心理护理

在护理本病患者时,护理人员首要问题是鼓励患者主动宣泄疾病带来的各种身心压抑,用心倾听患者,主动调动患者积极性,对患者表示理解与同情。耐心向患者讲解肛门周围化脓性汗腺炎的病情及相关知识,消除或减轻患者的焦虑、恐惧、自卑心理。

八、护理评价

(1)患者疼痛是否减轻或消失。

(2)患者的排便是否正常。

(3)患者有无并发症发生或并发症得及时发现或处理。

(4)患者的排尿是否正常。

(5)患者是否发生过焦虑或焦虑减轻。

(6)患者是否了解肛门周围化脓性汗腺炎治疗和术后康复知识的方法。

九、健康教育

(1)患者应多进食新鲜蔬果,发病时禁饮酒或食辛辣刺激食物,少食厚味食物。

(2)加强局部卫生护理,保持皮肤功能的完整性及肛周干燥,对于皮肤病,尤其是瘙痒性皮肤病,应及时进行合理治疗,防治皮肤损伤,避免搔抓及皮肤摩擦等刺激。嘱患者注意个人卫生,既要保持皮肤、头发清洁,又要避免过度清洗。清洁皮肤时应以温水为宜,如需选择洗涤剂,则应选择中性、柔和的洗涤剂,不能选择碱性或刺激性强的洗涤剂。穿着以宽松、柔软的棉质衣服为宜,尤其是贴身衣服,宜勤换并用开水烫洗或阳光曝晒消毒。嘱患者不与他人混用梳子,宜选用稀齿梳,尖端不可过锐,用力不能过猛,以免损伤头皮,用后定时清洁消毒。

(3)养成良好的生活习惯,勤剪指甲,勿搔抓、搓擦皮肤,严禁挤压痤疮脓点,尤其面部三角区部位的脓点,防止继发颅内感染。

(4)本病易发生于肥胖人群,故控制吸烟、减轻体重、多运动,有利于改善患者内环境的代谢紊乱。

(5)给予患者适当的心理疏导,帮助患者建立正确的疾病观,益于治疗。

(李珊珊)

第十一节 结 肠 癌

结肠癌是发生于结肠部位的常见消化道恶性肿瘤,近年来发病率呈逐年上升趋势。据世界肿瘤流行学调查统计,结肠癌在美国、加拿大、丹麦等发达地区发病率高,且城市居民的发病率高于农村。据相关数据统计显示,结肠癌发病率在我国位于恶性肿瘤第3位,位于恶性肿瘤死因的第5位,发病率随年龄的增加而逐步上升,我国以41～65岁人群发病率高,且有结肠癌多于直肠癌的趋势,男女之比为(2～3)∶1。结肠癌好发于乙状结肠,依次为盲肠、升结肠、横结肠和降结肠,肝曲及脾曲较少见。癌肿多为单个,少数病例可同时或先后有一个以上的癌肿。扩散和转移的方式为直接浸润、淋巴转移(常见)、血行转移、种植转移。

一、病因与发病机制

结肠癌的病因虽未明确,但其相关的高危因素逐渐被认识。根据流行病学调查结果和临床观察分析,可能与以下因素有关:①在许多临床病例中发现结肠息肉可以恶变,其中乳头状腺瘤最易恶变,可达 40%;在家族性息肉病的患者中,癌变的发生率则更高,且具有遗传性,这说明结肠癌与结肠息肉关系密切。②部分慢性溃疡性结肠炎可以并发结肠癌,发生率可能比正常人群高出 5～10 倍。发生结肠癌的原因可能与结肠黏膜慢性炎症刺激有关,一般认为在炎症增生的过程中,经过炎性息肉阶段发生癌变。③在中国,血吸虫病并发结肠癌的病例并不少见,但对其因果关系仍有争论。④结肠癌的发生与居民的饮食习惯有关系,高脂肪、高蛋白、低纤高脂的精致饮食者发病率较高,过多的腌制食品可增加肠道中致癌物质,而维生素、微量元素及矿物质的缺乏可能增加发病概率。

二、临床表现

(一)排便习惯和粪便性状改变

结肠癌早期多无症状或症状轻微,易被忽视。排便习惯和粪便性状改变,常为进展期的首发症状。表现为大便次数增多、粪便不成形或稀便。癌肿增大引起肠腔狭窄造成部分肠梗阻时,可出现腹泻与便秘交替现象。癌肿表面破溃、感染等,会出现脓血、黏液便。

(二)腹痛

也是常见的早期症状,疼痛部位不明确,为持续隐痛或仅为腹部不适或腹胀感。出现肠梗阻时,痛感剧烈,甚至出现阵发性绞痛。

(三)腹部肿块

以右半结肠癌多见,多为肿瘤本身,也可为粪块。若癌肿穿透肠壁并发感染,可表现为固定压痛的肿块。

(四)肠梗阻

多为晚期症状,一般呈低位、慢性、不完全性梗阻。有肠梗阻表现。

(五)全身症状

因长期慢性失血、癌肿溃烂、感染、毒素吸收等,患者有贫血、消瘦、乏力、低热等全身性表现。晚期出现肝大、黄疸、水肿、锁骨上淋巴结肿大及恶病质等。

(六)左半结肠癌与右半结肠癌的临床表现

1.右半结肠癌

以中毒症状和腹部包块为主。右半结肠肠腔较宽大,粪便在此较稀,结肠血运及淋巴丰富,吸收能力强,癌肿多为软癌,易溃烂、坏死致出血感染及中毒。但在病情加重时也可出现肠梗阻表现。

2.左半结肠癌

以肠梗阻和便秘便血为主。左半结肠肠腔相对狭小,粪便至此已黏稠成形,且该部位多为浸润型癌,肠腔常为环状狭窄,故临床上较早出现肠梗阻症状,有的甚至可出现急性梗阻。中毒症状表现轻,出现晚。

三、辅助检查

(一)实验室检查

1.大便隐血试验

可作为高危人群的初筛方法及普查手段,持续阳性者应进一步检查。

2.肿瘤标志物

癌胚抗原(CEA)测定对大肠癌的诊断和术后监测有一定价值。主要用于监测大肠癌的复发,但对术前不伴有 CEA 升高的大肠癌患者术后监测复发无重要意义。

(二)影像学检查

1.X 线钡剂灌肠或气钡双重对比造影检查

X 线钡剂灌肠或气钡双重对比造影检查是诊断结肠癌的重要检查方法,可观察到结肠壁僵硬、皱襞消失、存在充盈缺损及小龛影。采用钡剂和空气灌肠双重对比的检查方法有利于显示结肠内较小的病变,清晰度明显优于单纯 X 线钡剂灌肠检查。

2.B 超和 CT 检查

有助于了解癌肿浸润深度及淋巴转移情况,还可提示有无腹腔种植、是否侵犯邻近组织器官或肝、肺转移灶等。

3.PETCT 检查

即正电子发射体层显像与 X 线计算机断层成像相结合。在对病灶进行定性的同时还能准确定位,大大提高了诊断的准确性及临床实用价值。

(三)内镜检查

可通过乙状结肠镜或纤维结肠镜检查,观察病灶的部位、大小、形态、肠腔狭窄程度等,并可在直视下获取活组织行病理检查,是诊断大肠癌最有效、可靠的方法。

四、治疗要点

(一)手术治疗

手术切除是结肠癌的主要治疗方法,配合化疗、免疫治疗等可在一定程度上提高疗效。目前,机器人辅助的腹腔镜结直肠癌根治手术的报道在世界范围内日益增多,克服了传统腹腔镜手术的很多局限,使得更为精细的操作成为可能。经自然腔道内镜及单孔腹腔镜结直肠手术凭借其更为微创的优势日益成为微创外科关注的焦点之一。

1.根治性手术

(1)右半结肠切除术:适用于盲肠、升结肠及结肠肝曲部的癌肿。切除范围:回肠末端 15～20 cm、盲肠、升结肠及横结肠的右半,连同所属系膜及淋巴结。肝曲的癌肿尚需切除横结肠大部及胃网膜右动脉组的淋巴结。切除后做回、结肠端端吻合或端侧吻合(缝闭结肠断端)(图 5-6)。

(2)左半结肠切除术:适用于降结肠、结肠脾曲部癌肿。切除范围:横结肠左半、降结肠、部分或全部乙状结肠,连同所属系膜及淋巴结。切除后做结肠与结肠或结肠与直肠端端吻合(图 5-7)。

(3)横结肠切除术:适用于横结肠癌肿。切除范围:横结肠及其肝曲、脾曲。切除后做升、降结肠端端吻合。若吻合张力过大,可加做右半结肠切除,做回、结肠吻合(图 5-8)。

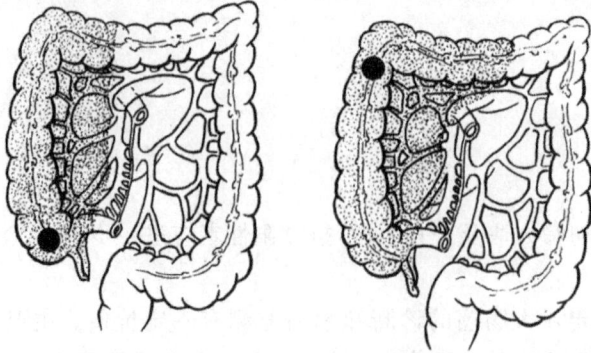

图 5-6　右半结肠切除范围

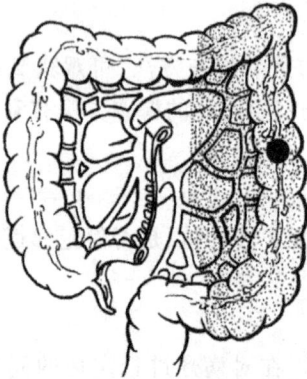

图 5-7　左半结肠切除范围

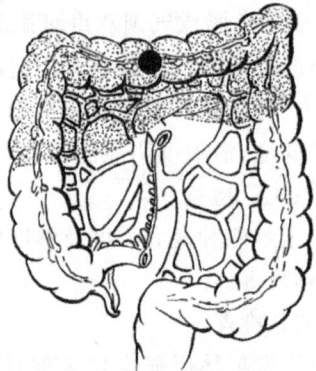

图 5-8　横结肠切除范围

　　(4)乙状结肠癌肿的根治切除：根据癌肿的具体部位，除切除乙状结肠外，或做降结肠切除或部分直肠切除。做结肠直肠吻合(图 5-9)。

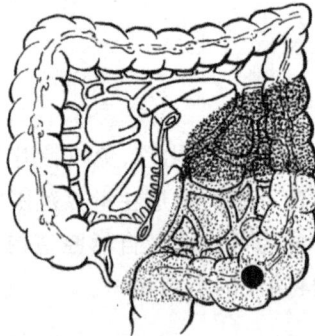

图 5-9　乙状结肠切除范围

　　2.姑息性手术

　　肿瘤局部浸润广泛，或与周围组织、脏器固定不能切除时，若肠管已梗阻或不久可能梗阻，可用肿瘤远侧与近侧的短路手术，也可做结肠造口术。如果有远处脏器转移而局部肿瘤尚允许切除时，可用局部姑息切除，以解除梗阻、慢性失血、感染中毒等症状。

　　3.结肠癌并发急性肠梗阻的处理

　　肿瘤局部浸润广泛，或与周围组织、脏器固定不能切除时，若肠管已梗阻或不久可能梗阻，可行肿瘤远侧与近侧的短路手术,也可做结肠造口术。如果有远处脏器转移而局部肿瘤尚允许切除时,可用局部姑息切除,以解除梗阻、慢性失血、感染中毒等症状。

(二)化疗

进展期结肠肿瘤局部病灶较大,或需要行联合脏器切除术的患者,目前主张可行术前新辅助化疗,中晚期结肠癌需辅以术后化疗。化疗方案主要以 5-Fu 为基础的联合用药。各种不同的综合治疗有其不同的特点。肠癌常用化疗方案包括以下内容。①Xelox,奥沙利铂(第 1 天)＋希罗达(第 1～14 天),每3 周重复 1 次;②Folfox6,奥沙利铂(第 1 天)＋5-Fu(第 1 天大剂量)＋5-Fu 泵维持(44 小时);每 2 周1 次;③Folfiri,伊利替康(第 1 天)＋5-Fu(第 1 天大剂量)＋5-Fu 泵维持(44 小时);每 2 周 1 次。

(三)靶向治疗

靶向治疗是近年来研究的热点,许多研究表明,结肠癌的发生发展是与多种基因表达异常相关的过程。目前已经有多种分子靶向药物应用于临床。资料显示,应用爱必妥等靶向治疗可增加晚期结肠癌患者的生命期。

五、护理评估

(一)术前评估

1.健康史

(1)一般资料:年龄、性别、体重指数、生命体征及饮酒吸烟史、过敏史。

(2)家族史:有无家族性息肉、家族中有无大肠癌或其他肿瘤患者。

(3)既往史:是否有溃疡性结肠炎、克罗恩病、腺瘤病史、手术治疗史及用药情况。

2.心理-社会和家庭支持

(1)疾病认知:患者和家属对疾病的认知程度,对手术的接受程度,对结肠造口知识及手术前配合知识的了解和掌握程度。

(2)心理承受程度:患者和家属对接受手术及手术可能导致的并发症、结肠造口带来的自我形象紊乱和生理功能改变的恐惧、焦虑程度和心理承受能力。

(3)经济情况:家庭对患者手术及进一步治疗的经济承受能力。

3.系统评估

(1)营养状况:体重、进食、贫血、低蛋白血症,甚至恶病质的表现等。

(2)专科疾病症状及体征:有无便秘、腹泻、便秘与腹泻交替、血便、里急后重等排便形态改变;腹部有无肿块、肿块大小、活动度和压痛程度;腹痛的部位、性质、持续时间和疼痛评分,有无腹膜刺激征,有无寒战、高热。

(3)上消化道症状:恶心、呕吐、食欲缺乏、消瘦、乏力等。

(4)排泄系统:有无呕血和黑便。

(二)术后评估

1.手术情况

手术麻醉方式,术中出血、输血量,术中用药,术后镇痛方式及泵管固定、通畅,穿刺点局部情况。

2.神志和生命体征变化

生命体征、血氧饱和度、尿量、疼痛、呼吸道通常情况等。

3.切口及导管

切口渗出、愈合情况,各引流管是否妥善固定,引流是否通畅,引流液的量、颜色和性质。中心静脉导管置入长度、敷料、穿刺点局部情况。

4.活动及营养

术后监测患者血糖、血浆白蛋白的变化,TPN 使用及患者的进食情况。评估早期活动能力和活动量,活动安全风险。

5.用药情况

药物的作用及不良反应。

6.专科症状及体征

包括:①腹痛性质、部位、持续时间和疼痛评分;②有无恶心、呕吐等不适;③有无寒战、高热等表现;④腹部体征,有无压痛、肌紧张、反跳痛等腹膜刺激征;⑤肛门或造口排气及排便恢复情况。

7.心理-社会状况

评估患者有无焦虑、失眠,家庭支持系统等。

六、护理诊断

(一)焦虑/恐惧

与对癌症治疗缺乏信心,影响家庭、工作和生活等有关。

(二)营养失调:低于机体需要量

与肿瘤消耗、便血、手术创伤和化疗等有关。

(三)潜在并发症

切口感染、出血、术后肠粘连、吻合口瘘等。

七、护理措施

(一)术前护理

1.心理护理

患者可表现为对癌症的否认,对预后的恐惧。做好患者及家属的解释工作,解除其顾虑,使其配合治疗。

2.营养支持

对病程长、体质差、贫血或营养不良的患者,指导进食易消化、营养丰富的食品,必要时给予输血、白蛋白等支持治疗,以纠正贫血,改善全身营养状况。如伴有腹痛、肠梗阻等情况,根据医嘱予以禁食,静脉补充营养。

3.各脏器功能改善

做好呼吸道管理,戒烟,指导深呼吸、有效咳嗽和呼吸功能锻炼;合并心血管、肝、肺、糖尿病等全身疾病,在术前应做全面检查和处理,确保手术安全。

4.术前准备

(1)外科手术前常规准备。

(2)肠道清洁,一般于术前 1 天行肠道准备,目前临床多主张采用全肠道灌洗法,若患者年老体弱无法耐受或存在心、肾功能不全或灌洗不充分时,可考虑配合灌肠法,应洗至粪便清水样,肉眼无粪渣为止。常规肠道准备：术前 1 天午餐后禁食固体食物；14：00 起服离子泻药清洁肠道，2～3 小时服完(离子泻药服完后可适当饮水，无禁忌者可饮糖水)直至大便呈清水状；晚 24：00 后禁水直至手术。(有肠梗阻者不服用离子泻药，根据医嘱行肠道准备)。快速康复理念：除行常规肠道准备外，晚 20：00 口服肠内营养液 500 mL，术日清晨口服 5％GS 500 mL，后禁食禁水至手术。

(3)根据医嘱术前放置胃管和留置导尿管。

(二)术后护理

(1)执行外科一般护理常规。

(2)体位：手术日按全麻术后常规护理，麻醉清醒、血压平稳后，取半卧位(床头抬高 30°)以利于引流，鼓励患者 1～2 小时改变体位，活动四肢，预防下肢深静脉血栓的形成。

(3)活动：术后第 1 天起指导患者活动，见表 5-1。

表 5-1　术后活动计划表

内容	术后第 1 天	术后第 2 天	术后第 3 天及以后
坐起	3 次，每次 10～20 分钟	≥3 次，每次 10～20 分钟	≥5 次，每次 10～20 分钟
下床行走	3 次，每次≥5 分钟	≥3 次，每次≥10 分钟	≥5 次，每次≥15 分钟

(4)饮食：①术后常规禁食，手术日起嚼口香糖(每天 3 次，每次 1 粒)以促进消化液分泌，加快肠蠕动恢复，直至恢复半流质饮食；禁食期间予 TPN 营养支持(遵循 TPN 使用规范)；②肠蠕动恢复正常后遵医嘱流质饮食，第一天进流质时应少量多餐(每次进食 50～100 mL，每天可进食 5～7 次)，进食后如无恶心呕吐及腹胀不适，按医嘱逐渐予半流质或软食。

(5)呼吸道管理：术后第 1 天起每天深呼吸及有效咳嗽＞5 次，咳嗽时注意保护切口；每天 CPT＞2 次，排痰困难者遵医嘱雾化吸入。

(6)各种管道的护理。①胃肠减压管：不常规留置，若有胃管妥善固定，引流通畅，及早拔除。②腹腔/盆腔引流管保持通畅，观察引流物量和性状，引出血性或粪性液体等异常情况及时报告医师。③腹腔/盆腔双套引流管在手术当天予内套管接墙式负压引流，外套管管端予无菌敷料包裹，调节吸引负压＜6.7 kPa(50 mmHg)，术后第 1 天改接引流袋(内套管与外套管均接引流袋)。④导尿管术后第 1～2 天，医师、护士评估后即可拔除导尿管，以防止导尿管相关性尿路感染的发生。

(7)并发症的观察与处理。①出血：观察生命体征、切口敷料、胃管及腹腔/盆腔引流液的量及性状、尿量等，给予抗酸治疗预防应激性溃疡等，发现异常及时报告医师。②肠梗阻：观察肠鸣音、肛门排气排便的恢复情况，若患者出现腹胀腹痛、无肛门排气排便，提示可能存在术后肠粘连肠梗阻，及时给予胃肠减压等处理，必要时置入肠梗阻导管或积极手术处理。③吻合口漏：观察腹腔或盆腔引流液的形状，是否为脓性、粪性，有无腹膜刺激征，有无发热、白细胞计数增高等情况。④切口愈合不良：切口感染常发生在术后 3～5 天，表现为切口局部红肿热痛、切口愈合不良、有渗液、体温升高、白细胞计数增高，遵医嘱使用抗生素，加强切口换药，有效引流，使用抗菌敷料等局部处理。切口裂开一般发生在术后 7～14 天，拆除缝线后 1～2 天发生，可因剧烈咳嗽、用力排便、严重腹胀引起，若全层裂开、肠管脱出应用无菌盐水纱布覆盖，腹带加压包扎，急诊手术。

八、护理评价

通过治疗与护理,患者情绪稳定,积极获取疾病知识,治疗护理依从性好;未出现营养失调;肠道功能恢复,未发生术后并发症或并发症被及时发现和处理。

九、健康教育

(1)向患者及家属介绍结肠癌的诱因及预防知识,患者知晓结肠癌的症状和体征,治疗方法,并能积极配合。

(2)患者能正确运用术后相关知识和技能。

(3)与患者讨论并做好出院后计划;清淡饮食,荤素搭配;逐渐增加活动量及恢复日常作息。按时服用出院带药,如需术后辅助化疗,及时返院。造口的自我护理及复诊。出现以下情况时能及时就诊:①切口红肿,有渗液;②肛门排气排便停止,腹痛剧烈;③造口并发症的预防和处理(如造口黏膜炎、周围皮炎、造口狭窄坏死、肠脱出、疝形成或造口回缩等)。复诊:术后 2 年内每 3 个月 1 次,2~5 年每半年 1 次,5 年以上每年 1 次进行肿瘤复诊。

(李珊珊)

第六章

骨科疾病护理

第一节 肩袖损伤

一、概述

肩袖为包绕于肩关节周围的冈上肌、冈下肌、小圆肌和肩胛下肌 4 块肌肉的总称,肩袖损伤指此 4 块肌肉损伤。肩袖的作用主要为参与肩关节外展、内收、上举等活动。肩袖损伤后,患者出现肩关节功能障碍,外展上举困难,出现疼痛弧。肩部疼痛或酸困不适,夜间疼痛尤甚,姿势不对时疼痛加重不能入睡,常放射至三角肌止点、大结节处及上臂中段外侧,肱二头肌肌间沟压痛。多发生于创伤后,并发有骨折或脱位。

二、治疗原则

(一)非手术治疗

肩袖不完全损伤,采用保守治疗,外展架或石膏固定于外展位,采用理疗,口服非甾体抗炎药、活血药等,1 个月后进行肩关节功能锻炼;关节镜治疗,关节镜治疗只对一些小撕裂、不全层撕裂有效。

(二)手术治疗

肩袖撕裂较重或肩袖全层断裂,或陈旧性肩袖损伤患者,采用手术切开肩袖修补术。

三、护理措施

(一)入院评估

患者入院后,认真观察患者疼痛性质、部位及肢体感觉、运动情况。

(二)心理护理

加强心理护理,了解心理所需,解除心理障碍。

(三)半卧位训练

入院后即给予患肢外展架固定,床头抬高半卧位训练,每天 2 次,1 次 30～120 分钟,以适应术后体位。

(四)中药熏洗

术前 4～7 天给予中药熏洗,将中药加水 2 000 mL 煮沸,煎 30 分钟后,取药汁放入中药熏洗机中,打开电源继续加热保持温度在 70 ℃左右。让患者仰卧在熏洗床上并充分暴露患肩,肩部用双层治疗巾覆盖,保持药液的蒸汽能充分蒸到患者的肩部。每次熏蒸 30 分钟,每天 2 次。熏蒸 30 分钟后关闭电源停止加热,待药液温度在 40~45 ℃时,给患者洗患肩,在熏洗的过程中配合关节功能锻炼,活动肩关节,主动询问患者的适应程度,熏蒸时注意保持药液温度,不可过热防止烫伤皮肤,也不可过凉影响治疗效果。

(五)饮食护理

手术前尊重患者的生活习惯,建议进食高蛋白、高维生素、高纤维等易消化饮食,每天饮鲜牛奶 250~500 mL,手术当天根据麻醉方式选择进食时间,术前 4~6 小时禁食,术后第 2 天根据患者饮食习惯,宜食高维生素、清淡可口易消化食物,如新鲜蔬菜、香蕉、米粥、面条等;忌食生冷、辛辣、油腻、煎炸、腥发之食物,如辣椒、鱼、牛羊肉等。以后根据患者食欲及习惯进食高蛋白、高营养之饮食,如牛奶、鸡蛋、水果新鲜蔬菜等,中后期多食滋补肝肾之品,如动物肝脏、排骨汤、鸡汤等,注意饮食节制。

(六)体位护理

手术前 3 天指导患者进行抬肩练习,每天 2 次,每次 10~15 分钟,且可在患者平卧时于患肢下垫棉垫或软枕。手术后患者取半卧位,患肢置于外展 60°,前屈 30°,保持床铺清洁、平整,防止压伤(石膏固定者按石膏固定的护理措施)术后第 2 天下床时(石膏干后),先坐起 30 分钟,站立 2 分钟,再活动,防止因手术后体质虚弱或直立性低血压而致晕倒。

(七)病情观察

手术及石膏、外展架固定后,如发现指端严重肿胀、发绀、麻木、剧痛、发凉、桡动脉搏动异常,及时报告医师处理。观察手术部位有无渗血情况,对于术后采用管型肩胸石膏固定的患者,观察石膏上血迹的范围是否扩大或渗血是否从石膏的边际流出。

四、功能锻炼

手术当天麻醉消失后,做伸屈手指、握拳及腕关节功能锻炼。术后第 2 天可做易筋功,主动收缩肱二头肌及前臂肌肉,做握拳、伸指、伸掌等活动。术后第 3 天开始,做掌屈背伸、上翘下钩、五指增力、左右摆掌等,活动要循序渐进,每天 2~3 次,每次 5~10 分钟。6~8 周石膏及外展架固定拆除后,进行肩、肘关节全方位功能锻炼,加大活动强度,如屈肘耸肩,托手屈肘,肘关节的屈伸活动,也可做弯腰划圈、后伸探肩等,逐渐做提重物等活动。活动要循序渐进,逐渐增加次数,以不疲劳为度。必要时做后伸探背,手指爬墙,肩关节的外展、内收、上举。

五、出院指导

(1)嘱患者加强营养,增强机体抵抗力,多食胡桃、瘦肉、骨头汤、山芋肉、黑芝麻等补肝肾强筋骨之食品。

(2)肩袖损伤保守治疗外展架固定最少 4 周,术后固定最少 6 周,固定期间勿随意调节松紧、高度,勿随意拆除。

(3)继续进行手、腕、肘部功能锻炼,持之以恒,忌盲目粗暴活动。

(4)慎起居,避风寒,保持心情愉快,生活有规律,按时用药。

(5)出院 1 周后门诊复查,不适时来诊。

(6)3 个月可恢复正常活动,并逐渐恢复工作。

(武海红)

第二节 锁 骨 骨 折

一、基础知识

(一)解剖生理

锁骨又名"锁子骨""缺盆骨",位于胸廓前上部两侧,全骨浅居皮下,桥架于胸骨与肩峰之间,是联系肩胛带与躯干的唯一支架。其骨干较细,内侧 2/3 呈三棱棒形,凸向前,有胸锁乳突肌和胸大肌附着,中外 1/3 交界处是骨折的好发部位。锁骨的功能是支持肩胛骨,使上肢骨与胸廓之间保持一定的距离,从而保证上肢的灵活运动。骨折后,近折端受胸锁乳突肌的牵拉而向上向后移位,远折端因上肢本身重量牵拉而向下移位,又因胸大肌、斜方肌、背阔肌的牵拉而向前向内移位,造成断端重叠(图 6-1)。锁骨骨折可发生于各种年龄,但多见于儿童及青壮年,约有 2/3 为儿童患者,又以幼儿多见。

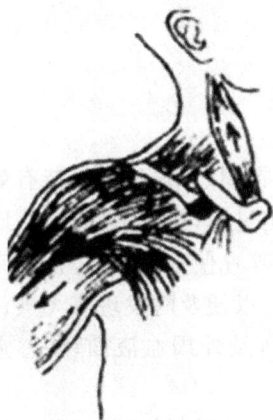

图 6-1 锁骨骨折

(二)病因

直接暴力和间接暴力均可造成锁骨骨折,但多为间接暴力所致。

(三)分类

1.横断骨折

跌倒时肩部外侧或手掌先着地,向上传导的外力经肩锁关节传至锁骨而发生骨折,以斜形或横断骨折为多。除有重叠移位,内侧段因胸锁乳突肌的牵拉向后上方移位,外侧段则由于上肢的重力和胸大肌、斜方肌、三角肌的牵拉而向前下方移位。

2.青枝骨折

幼儿骨质柔嫩而富有韧性,多发生青枝骨折。

3.粉碎骨折

直接暴力所致者,多因棒打、撞击等外力直接作用于锁骨而造成横断或粉碎骨折。粉碎骨折若严重移位,骨折片向下、向内移位时刺破胸膜或肺尖,可造成气胸、血胸。

(四)临床表现

骨折后局部疼痛、肿胀明显,锁骨上、下窝变浅或消失,骨折处异常隆起,出现功能障碍,患肩下垂并向前、内倾斜。患者常以健手托着患侧肘部,以减轻上肢重力牵拉而引起的疼痛。幼儿如不愿活动上肢,穿衣伸袖时哭闹,提示有锁骨骨折。X线检查,可了解骨折和移位情况。

二、治疗原则

(1)幼儿青枝骨折用三角巾悬吊即可,有移位骨折用"8"字绷带固定1~2周。

(2)少年或成年人有移位骨折,手法复位"8"字石膏固定。手法复位可在局麻下进行。患者坐在木凳上,双手叉腰,肩部外旋后伸挺胸,医师站于背后,一脚踏在凳上,顶在患者肩胛间区,双手握住两肩向后、向外、向上牵拉纠正移位。复位后用纱布棉垫保护腋窝,用绷带缠绕两肩在背后交叉呈"8"字形,然后用石膏绷带同样固定,使两肩固定在高度后伸、外旋和轻度外展位置。固定后即可练习握拳、伸屈肘关节及双手叉腰后伸,卧木板床休息,肩胛区可稍垫高,保持肩部后伸。3~4周后拆除。锁骨骨折复位并不难,但不易保持位置,愈合后上肢功能无影响,所以临床不强求解剖复位。

(3)锁骨骨折合并神经、血管压迫症状,畸形愈合影响功能,不愈合或少数要求解剖复位者,可切开复位内固定。

三、护理

(一)护理要点

(1)手法复位固定患者,要经常检查固定情况,既保持有效固定,又不能压迫腋窝。若发现患肢有麻木、发凉、运动障碍时,说明固定过紧,压迫血管神经,应及时调整固定。

(2)对粉碎性骨折,不必强行按压碎片使之复位,以防其刺伤肺尖及臂丛神经。对此种类型患者要严密观察呼吸及患肢运动情况,以便及时发现有无气、血胸及神经症状。

(3)术后患者要严密观察伤口渗血及外周血液循环、感觉、运动情况,发现问题及时记录并处理。

(4)保持正常固定姿势。复位后,站立时保持挺胸提肩,卧位时应去枕仰卧于硬板床上。两肩胛间垫一窄枕,以使两肩后伸、外展,维持良好的复位位置。局部未加固定的患者,不可随便更换卧位。

(二)护理问题

有肩关节强直的可能。

(三)护理措施

(1)向患者解释功能锻炼的目的是促进气血运行,防止患肢肿胀,避免肩关节僵直,以取得患者配合。

(2)正确适时指导患者功能锻炼。

(四)出院指导

(1)锁骨骨折复位固定后,极少发生骨折不愈合,即使复位稍差,骨折畸形愈合,也不影响上肢功能,应先向患者及家属说明情况。

(2)复位固定后即出院的患者,应告诉其保持正确姿势,早期禁止做肩前屈动作,防止骨折移位;解除外固定出院的患者,应告诉其全面练习肩关节活动的要求:首先分别练习肩关节每个方向的动作,重点练习薄弱方面如肩前屈,活动范围由小到大,次数由少到多,然后进行各方面动作的综合练习,如肩关节环转活动,两臂做"箭步云手"等。不可过于急躁,活动幅度不可过大,力量不可过猛,以免造成软组织损伤。

(3)按时用药,患者出院时将药的名称、剂量、时间、用法、注意事项,向患者介绍清楚。

(4)饮食调养,骨折早期宜进清淡可口、易消化的半流食或软食;骨折中后期,饮食宜富有营养,增加钙质、胶质和滋补肝肾食品。

(5)注意休息,保持心情愉快,勿急躁。

(武海红)

第三节　肱骨干骨折

一、疾病概述

(一)概念

肱骨干骨折是发生在肱骨外髁颈下 1～2 cm 至肱骨髁上 2 cm 段内的骨折。在肱骨干中下 1/3 段后外侧有桡神经沟,此处骨折最容易发生桡神经损伤。

(二)相关病理生理

骨折的愈合过程。①血肿炎症极化期:在伤后 48～72 小时,血肿在骨折部位形成。由于创伤后,骨骼的血液供应减少,可引起骨坏死。死亡细胞促进成纤维细胞和成骨细胞向骨折部位移行,迅速形成纤维软骨,形成骨的纤维愈合。②原始骨痂形成期:由于血管和细胞的增殖,骨折后的 2～3 周骨折断端的周围形成骨痂。随着愈合的继续,骨痂被塑造成疏松的纤维组织,伸向骨内。常发生在骨折后 3 周至 6 个月内。③骨板形成塑形期:在骨愈合的最后阶段,过多的骨痂被吸收,骨连接完成。随着肢体的负重,骨痂不断得到加强,损伤的骨组织逐渐恢复到损伤前的结构强度和形状。这个过程最早发生在骨折后 6 周,可持续一年。

影响愈合的因素。①全身因素:如年龄、营养和代谢因素、健康状况;②局部因素:如骨折的类型和数量、骨折部位的血液供应、软组织损伤程度、软组织嵌入以及感染等;③治疗方法:如反复多次的手法复位、骨折固定不牢固、过早和不恰当的功能锻炼、治疗操作不当等。

(三)病因与诱因

肱骨干骨折可由直接暴力或间接暴力引起。直接暴力常由外侧打击肱骨干中部,致横形或粉碎性骨折。间接暴力常由于手部或肘部着地,外力向上传导,加上身体倾斜所产生的剪式应力,多导致中下1/3骨折。

(四)临床表现

1.症状

患侧上臂出现疼痛、肿胀、皮下瘀斑,上肢活动障碍。

2.体征

患侧上臂可见畸形、反常活动、骨摩擦感、骨擦音。若合并桡神经损伤,可出现患侧垂腕畸形、各手指关节不能背伸、拇指不能伸直、前臂旋后障碍、手背桡侧皮肤感觉减退或消失。

(五)辅助检查

X线拍片可确定骨折类型、移位方向。

(六)治疗原则

1.手法复位外固定

在止痛、持续牵引和肌肉放松的情况下复位,复位后可选择石膏或小夹板固定。复位后比较稳定的骨折,可用U形石膏固定。中、下段长斜形或长螺旋形骨折因手法复位后不稳定,可采用上肢悬垂石膏固定,宜采用轻质石膏,以免因重量太大导致骨折端分离。选择小夹板固定者可屈肘90°,用三角巾悬吊,成人固定6~8周,儿童固定4~6周。

2.切开复位内固定

在切开直视下复位后用加压钢板螺钉内固定或带锁髓内针固定。内固定可在半年以后取出,若无不适也可不取。

二、护理评估

(一)一般评估

1.健康史

(1)一般情况:了解患者的年龄、职业特点、运动爱好、日常饮食结构、有无酗酒等。

(2)受伤情况:了解患者受伤的原因、部位和时间,受伤时的体位和环境,外力作用的方式、方向与性质,骨折轻重程度及有无合并桡神经损伤,急救处理的过程等。

(3)既往史:重点了解与骨折愈合有关的因素,如患者有无骨折史,有无药物滥用、服用特殊药物及药物过敏史,有无手术史等。

2.生命体征(T、P、R、BP)

按护理常规监测生命体征。

3.患者主诉

受伤的原因、时间、外力方式与性质、骨折轻重程度及有无合并桡神经损伤、受伤时的体位和环境、急救处理的过程等。

4.相关记录

外伤情况及既往史;X线检查及实验室检查等结果记录。

(二)身体评估

1.术前评估

(1)视诊:患侧上臂出现疼痛、肿胀、皮下瘀斑,可见畸形,若合并桡神经损伤,可出现患侧垂腕畸形。

(2)触诊:患侧有触痛,骨摩擦感或骨擦音,若合并桡神经损伤,手背桡侧皮肤感觉减退或消失。

(3)动诊:可见反常活动,若合并桡神经损伤,各手指关节不能背伸,拇指不能伸直,前臂旋后障碍。

(4)量诊:患肢有无短缩、双侧上肢周径大小、关节活动度。

2.术后评估

(1)视诊:患侧上臂出现肿胀、皮下瘀斑减轻或消退;外固定清洁、干燥,保持有效固定。

(2)触诊:患侧触痛减轻或消退;若合并桡神经损伤者,手背桡侧皮肤感觉改善或恢复正常。

(3)动诊:反常活动消失;若合并桡神经损伤者,各手指关节能背伸,拇指能伸直,前臂旋后正常。

(4)量诊:患肢无短缩、双侧上肢周径大小相等、关节活动度无差异。

(三)心理-社会评估

患者突然受伤骨折,患侧肢体活动障碍,生活自理能力下降,疼痛刺激及外固定的使用,易产生焦虑、紧张及自身形象紊乱等心理变化。

(四)辅助检查阳性结果评估

X线检查结果确定骨折类型、移位方向。

(五)治疗效果的评估

(1)局部无压痛及纵向叩击痛。

(2)局部无反常活动。

(3)X线拍片显示骨折处有连续骨痂通过,骨折线已模糊。

(4)拆除外固定后,成人上肢能胸前平举1 kg重物持续达1分钟。

(5)连续观察2周骨折处不变形。

三、主要护理诊断(问题)

(一)疼痛

疼痛与骨折、软组织损伤、肌痉挛和水肿有关。

(二)潜在并发症

肌萎缩、关节僵硬。

四、主要护理措施

(一)病情观察与体位护理

1.疼痛护理

及时评估患者疼痛程度,遵医嘱给予止痛药物。

2.体位

用吊带或三角巾将患肢托起,以促进静脉回流,减轻肢体肿胀、疼痛。

(二)饮食护理

指导患者进食高蛋白、高维生素、高热量、高钙和高铁的食物。

(三)生活护理

指导患者进行力所能及的活动,必要时为其帮助。

(四)心理护理

向患者和家属解释骨折的愈合是一个循序渐进的过程,充分固定能为骨折断端连接提供良好的条件。正确的功能锻炼可以促进断端生长愈合和患肢功能恢复。

(五)健康教育

1.指导功能锻炼

复位固定后尽早开始手指屈伸活动,并进行上臂肌肉的主动舒缩运动,但禁止做上臂旋转运动。2～3周后,开始主动的腕、肘关节屈伸活动和肩关节的外展、内收活动,逐渐增加活动量和活动频率。6～8周后加大活动量,并作肩关节旋转活动,以防肩关节僵硬或萎缩。

2.复查

告知患者若骨折远端肢体肿胀或疼痛明显加重,肢体感觉麻木、肢端发凉,夹板或外固定松动,应立即到医院复查并评估功能恢复情况。

3.安全指导

指导患者及家属评估家庭环境的安全性,妥善放置可能影响患者活动的障碍物。

五、护理效果评估

(1)患者是否主诉骨折部位疼痛减轻或消失,感觉舒适。

(2)患侧肢端能否维持正常的组织灌注,皮肤温度和颜色正常,末梢动脉搏动有力。

(3)能否避免出现肌萎缩、关节僵硬等并发症发生。一旦发生,能否及时发现和处理。

(4)患者在指导下能否按计划进行有效的功能锻炼,患肢功能恢复情况及有无活动障碍。

(武海红)

第四节 肱骨髁上骨折

一、疾病概述

(一)概念

肱骨髁上骨折是指肱骨干与肱骨髁交接处发生的骨折。在肱骨干中下 1/3 段后外侧有桡神经沟,此处骨折最容易发生桡神经损伤。肱骨髁上骨折多发生于 10 岁以下儿童,占小儿肘部骨折的 30%~40%。

(二)相关病理生理

在肱骨髁内、前方有肱动脉和正中神经,肱骨髁的内侧和外侧分别有尺神经和桡神经,骨折断端向前移位或侧方移位可损伤相应神经血管。在儿童期,肱骨下端有骨骺,若骨折线穿过骺板,有可能影响骨骺发育,导致肘内翻或外翻畸形。

骨筋膜室综合征:骨筋膜室是由骨、骨间膜、肌间膜和深筋膜形成的密闭腔隙。骨折时,骨折部位骨筋膜室内的压力增高,导致肌肉和神经因急性缺血而产生一系列早期综合征,主要表现为 5P 征:疼痛、苍白、感觉异常、麻痹及脉搏消失。

(三)病因和诱因

肱骨髁上骨折多为间接暴力引起。根据暴力类型和骨折移位方向,可分为屈曲型和伸直型。

(四)临床表现

1.症状

受伤后肘部出现疼痛、肿胀和功能障碍,肘后凸起,患肢处于半屈曲位,可有皮下瘀斑。

2.体征

局部明显压痛和肿胀,有骨擦音及反常活动,肘部可扪到骨折断端,肘后三角关系正常。

(五)辅助检查

肘部正、侧位 X 线检查能够确定骨折的存在及骨折移位情况。

(六)治疗原则

1.手法复位外固定

对受伤时间短,局部肿胀轻,没有血液循环障碍者,可进行手法复位外固定。复位后用后侧石膏托在屈肘位固定4~5周,屈肘角度以能清晰地扣到桡动脉搏动,无感觉运动障碍为宜。伤后时间较长,局部组织损伤严重,出现骨折部严重肿胀时,应卧床休息,抬高患肢,或用尺骨鹰嘴悬吊牵引,牵引重量1~2 kg,同时加强手指活动,待3~5天肿胀消退后进行手法复位。

2.切开复位内固定

手法复位失败或有神经血管损伤者,在切开直视下复位后内固定。

二、护理评估

(一)一般评估

1.健康史

(1)一般情况:了解患者的年龄、运动爱好、日常饮食结构等。

(2)受伤情况:了解患者受伤的原因、部位和时间,受伤时的体位和环境,外力作用的方式、方向与性质,骨折轻重程度及有无合并神经血管损伤,急救处理的过程等。

(3)既往史:重点了解与骨折愈合有关的因素,如患者有无骨折史,有无药物过敏史,有无手术史等。

2.生命体征(T、P、R、BP)

按护理常规监测生命体征。

3.患者主诉

受伤的原因、时间、外力方式与性质,骨折轻重程度及有无合并桡神经损伤、受伤时的体位和环境、急救处理的过程等。

4.相关记录

外伤情况及既往史;X线检查及实验室检查等结果记录。

(二)身体评估

1.术前评估

(1)视诊:受伤后肘部出现肿胀和功能障碍,患肢处于半屈曲位,可有皮下瘀斑。若肱动脉挫伤或受压,可因前臂缺血而表现为局部肿胀、剧痛、皮肤苍白、发凉、麻木。

(2)触诊:患肢有触痛、骨摩擦音,肘部可扣到骨折断端,肘后关系正常。若合并正中神经、尺神经或桡神经损伤,可有手臂感觉异常。

(3)动诊:可见反常活动,若合并正中神经、尺神经或桡神经损伤,可有运动障碍。

(4)量诊:患肢有无短缩、双侧上肢周径大小、关节活动度。

2.术后评估

(1)视诊:受伤后肘部肿胀、皮下瘀斑减轻或消退;外固定清洁、干燥,保持有效固定。若肱动脉挫伤或受压者,前臂缺血改善,局部肿胀减轻或消退、皮肤的颜色、温度、感觉正常。

(2)触诊:患侧触痛减轻或消退;骨摩擦音消失;肘部可不能扣到骨折断端。若合并正中神经、尺神经或桡神经损伤者,手臂感觉恢复正常。

(3)动诊:反常活动消失。若合并正中神经、尺神经或桡神经损伤者,运动正常。

(4)量诊:患肢无短缩,双侧上肢周径大小相等、关节活动度无差异。

（三）心理-社会评估

患者突然受伤骨折，患侧肢体活动障碍，生活自理能力下降，疼痛刺激以及外固定的使用，易产生焦虑、紧张及自身形象紊乱等心理变化。

（四）辅助检查阳性结果评估

肘部正、侧位 X 线检查结果确定骨折类型、移位方向。

（五）治疗效果的评估

（1）局部无压痛及纵向叩击痛。

（2）局部无反常活动。

（3）X 线检查显示骨折处有连续骨痂通过，骨折线已模糊。

（4）拆除外固定后，成人上肢能胸前平举 1 kg 重物持续达 1 分钟。

（5）连续观察 2 周骨折处不变形。

三、主要护理诊断（问题）

（一）疼痛

疼痛与骨折、软组织损伤、肌痉挛和水肿有关。

（二）外周神经血管功能障碍的危险

外周神经血管功能障碍的危险与骨和软组织损伤、外固定不当有关。

（三）不依从行为

不依从行为与患儿年龄小、缺乏对健康的正确认识有关。

四、主要护理措施

（一）病情观察与体位护理

1.疼痛护理

及时评估患者疼痛程度，遵医嘱给予止痛药物。

2.体位

用吊带或三角巾将患肢托起，以促进静脉回流，减轻肢体肿胀疼痛。

3.患肢缺血护理

观察石膏绷带或夹板固定的松紧度，必要时及时调整，以免神经、血管受压，影响有效组织灌注。观察前臂肿胀程度及手的感觉运动功能，如出现高张力肿胀、手指发凉、感觉异常、手指主动活动障碍、被动伸直剧痛、桡动脉搏动减弱或消失，即可确定骨筋膜室高压存在，须立即通知医师，并做好手术准备。如已出现 5P 征，及时手术也难以避免缺血性肌挛缩，从而遗留爪形手畸形。

（二）饮食护理

指导患者进食高蛋白、高维生素、高热量、高钙和高铁的食物。

（三）生活护理

指导患者进行力所能及的活动，必要时为其帮助。

（四）心理护理

向患者和家属解释骨折的愈合是一个循序渐进的过程，充分固定能为骨折断端连接提供良好的条件。正确的功能锻炼可以促进断端生长愈合和患肢功能恢复。

（五）健康教育

1.指导功能锻炼

复位固定后尽早开始手指及腕关节屈伸活动,并进行上臂肌肉的主动舒缩运动,有利于减轻水肿。4~6周后外固定解除,开始肘关节屈伸活动。手术切开复位且内固定稳定的患者,术后2周即可开始肘关节活动。若患者为小儿,应耐心向患儿及家属解释功能锻炼的重要性,指导锻炼的方法,使家属能协助进行功能锻炼。

2.复查

告知患者及家属若骨折远端肢体肿胀或疼痛明显加重,肢体感觉麻木、肢端发凉,夹板或外固定松动,应立即到医院复查并评估功能恢复情况。

3.安全指导

指导患者及家属评估家庭环境的安全性,妥善放置可能影响患者活动的障碍物。

五、护理效果评估

（1）患者是否主诉骨折部位疼痛减轻或消失,感觉舒适。

（2）患侧肢端能否维持正常的组织灌注,皮肤温度和颜色正常,末梢动脉搏动有力。

（3）能否避免因缺血性肌挛缩导致爪形手畸形的发生。一旦发生骨筋膜室综合征,能否及时发现和处理。

（4）患者在指导下能否按计划进行有效的功能锻炼,患肢功能恢复情况及有无活动障碍。

（武海红）

第五节　尺桡骨干双骨折

一、疾病概述

（一）概念

尺桡骨干双骨折较多见,占各类骨折的6％左右,以青少年多见。因骨折后常导致复杂的移位,使复位十分困难,易发生骨筋膜室综合征。

（二）相关病理生理

骨筋膜室综合征:骨筋膜室是由骨、骨间膜、肌间膜和深筋膜形成的密闭腔隙。骨折时,骨折部位骨筋膜室内的压力增高,导致肌肉和神经因急性缺血而产生一系列早期综合征,主要表现为5P征:疼痛、苍白、感觉异常、麻痹及脉搏消失。

（三）病因与诱因

尺桡骨干双骨折多由于直接暴力、间接暴力和扭转暴力致伤。

1.直接暴力

多由于重物直接打击、挤压或刀伤引起。特点为两骨同一平面的横形或粉碎性骨折,多伴有不同程度的软组织损伤,包括肌肉、肌腱断裂、神经血管损伤等,整复对位不稳定。

2.间接暴力

常为跌倒时手掌着地,由于桡骨负重较多,暴力作用向上传到后首先使桡骨骨折,继而残余暴力通过骨间膜向内下方传导,引起低位尺骨斜形骨折。

3.扭转暴力

跌倒时手掌着地,同时前臂发生旋转,导致不同平面的尺桡骨螺旋形骨折或斜形骨折,尺骨的骨折线多高于桡骨的骨折线。

(四)临床表现

1.症状

受伤后,患侧前臂出现疼痛、肿胀、畸形及功能障碍。

2.体征

可发现畸形、反常活动、骨摩擦感。尺骨上 1/3 骨干骨折可合并桡骨小头脱位,称为孟氏(Monteggia)骨折。桡骨干下 1/3 骨干骨折合并尺骨小头脱位,称为盖氏(Galeazzi)骨折。

(五)辅助检查

X 线检查应包括肘关节或腕关节,可发现骨折部位、类型、移位方向,以及是否合并有桡骨头脱位或尺骨小头脱位。

(六)治疗原则

1.手法复位外固定

手法复位成功后采用石膏固定,即用上肢前、后石膏夹板固定,待肿胀消退后改为上肢管型石膏固定,一般 8～12 周可达到骨性愈合。也可以采用小夹板固定,即在前臂掌侧、背侧、尺侧和桡侧分别放置四块小夹板并捆扎,将前臂放在防旋板上固定,再用三角巾悬吊患肢。

2.切开复位内固定

在骨折部位选择切口,在直视下准确对位,用加压钢板螺钉固定或髓内针固定。

二、护理评估

(一)一般评估

1.健康史

(1)一般情况:了解患者的年龄、职业特点、运动爱好、日常饮食结构、有无酗酒等。

(2)受伤情况:了解患者受伤的原因、部位和时间,受伤时的体位和环境,外力作用的方式、方向与性质,骨折轻重程度,急救处理的过程等。

(3)既往史:重点了解与骨折愈合有关的因素,如患者有无骨折史,有无药物滥用、服用特殊药物及药物过敏史,有无手术史等。

2.生命体征(T、P、R、BP)

按护理常规监测生命体征。

3.患者主诉

受伤的原因、时间、外力方式与性质,骨折轻重程度及有无合并桡神经损伤、受伤时的体位和环境、急救处理的过程等。

4.相关记录

外伤情况及既往史;X 线检查及实验室检查等结果记录。

(二)身体评估

1.术前评估

(1)视诊:患侧前臂出现肿胀、皮下瘀斑。

(2)触诊:患肢有触痛、骨摩擦音或骨擦感。

(3)动诊:可见反常活动。

(4)量诊:患肢有无短缩、双侧上肢周径大小、关节活动度。

2.术后评估

(1)视诊:患侧前臂出现肿胀、皮下瘀斑减轻或消退;外固定清洁、干燥,保持有效固定。

(2)触诊:患侧触痛减轻或消退;骨摩擦音或骨擦感消失。

(3)动诊:反常活动消失。

(4)量诊:患肢无短缩,双侧上肢周径大小相等、关节活动度无差异。

(三)心理-社会评估

患者突然受伤骨折,患侧肢体活动障碍,生活自理能力下降,疼痛刺激及外固定的使用,易产生焦虑、紧张及自身形象紊乱等心理变化。

(四)辅助检查阳性结果评估

肘关节或腕关节X线检查结果确定骨折类型、移位方向以及是否合并有桡骨头脱位或尺骨小头脱位。

(五)治疗效果的评估

(1)局部无压痛及纵向叩击痛。

(2)局部无反常活动。

(3)X线检查显示骨折处有连续骨痂通过,骨折线已模糊。

(4)拆除外固定后,成人上肢能平举1kg重物持续达1分钟。

(5)连续观察2周骨折处不变形。

三、主要护理诊断(问题)

(一)疼痛

疼痛与骨折、软组织损伤、肌痉挛和水肿有关。

(二)外周神经血管功能障碍的危险

外周神经血管功能障碍的危险与骨和软组织损伤、外固定不当有关。

(三)潜在并发症

肌萎缩、关节僵硬。

四、主要护理措施

(一)病情观察与体位护理

1.疼痛护理

及时评估患者疼痛程度,遵医嘱给予止痛药物。

2.体位

用吊带或三角巾将患肢托起,以促进静脉回流,减轻肢体肿胀疼痛。

3.患肢缺血护理

观察石膏绷带或夹板固定的松紧度,必要时及时调整,以免神经、血管受压,影响有效组织灌注。观察前臂肿胀程度及手的感觉运动功能,如出现高张力肿胀、手指发凉、感觉异常、手指主动活动障碍、被动伸直剧痛、桡动脉搏动减弱或消失,即可确定骨筋膜室高压存在,须立即通知医师,并做好手术准备。如已出现 5P 征,及时手术也难以避免缺血性肌挛缩,从而遗留爪形手畸形。

4.局部制动

支持并保护患肢在复位后体位,防止腕关节旋前或旋后。

(二)饮食护理

指导患者进食高蛋白、高维生素、高热量、高钙和高铁的食物。

(三)生活护理

指导患者进行力所能及的活动,必要时提供帮助。

(四)心理护理

向患者和家属解释骨折的愈合是一个循序渐进的过程,充分固定能为骨折断端连接提供良好的条件。正确的功能锻炼可以促进断端生长愈合和患肢功能恢复。

(五)健康教育

1.指导功能锻炼

复位固定后尽早开始手指伸屈和用力握拳活动,并进行上臂和前臂肌肉的主动舒缩运动。2 周后局部肿胀消退,开始练习腕关节活动。4 周以后开始练习肘关节和肩关节活动。8～10 周后 X 线检查证实骨折已愈合,才可进行前臂旋转活动。

2.复查

告知患者及家属若骨折远端肢体肿胀或疼痛明显加重,肢体感觉麻木、肢端发凉,夹板或外固定松动,应立即到医院复查并评估功能恢复情况。

3.安全指导

指导患者及家属评估家庭环境的安全性,妥善放置可能影响患者活动的障碍物。

五、护理效果评估

(1)患者是否主诉骨折部位疼痛减轻或消失,感觉舒适。

(2)患侧肢端能否维持正常的组织灌注,皮肤温度和颜色正常,末梢动脉搏动有力。

(3)能否避免因缺血性肌挛缩导致爪形手畸形的发生。一旦发生骨筋膜室综合征,能否及时发现和处理。

(4)患者在指导下能否按计划进行有效的功能锻炼,患肢功能恢复情况及有无活动障碍。

(武海红)

第六节　桡骨远端骨折

一、疾病概述

(一)概念

桡骨远端骨折是指距桡骨远端关节面 3 cm 以内的骨折,常见于有骨质疏松的中老年妇女。

(二)病因与分类

多为间接暴力引起。根据受伤的机制不同,可发生伸直型骨折和屈曲型骨折。

(三)临床表现

1.症状

伤后腕关节局部疼痛和皮下瘀斑、肿胀、功能障碍。

2.体征

患侧腕部压痛明显,腕关节活动受限。伸直型骨折由于远折端向背侧移位,从侧面看腕关节呈"银叉"畸形;又由于其远折端向桡侧移位,从正面看呈"枪刺样"畸形。屈曲型骨折者受伤后腕部出现下垂畸形。

(四)辅助检查

X线检查可见典型移位。

(五)治疗原则

1.手法复位外固定

对伸直型骨折者,手法复位后在旋前、屈腕、尺偏位用超腕关节石膏绷带固定或小夹板固定2周。水肿消退后,在腕关节中立位改用前臂管型石膏或继续用小夹板固定。屈曲型骨折处理原则基本相同,复位手法相反。

2.切开复位内固定

严重粉碎性骨折移位明显、手法复位失败或复位后外固定不能维持复位者,可行切开复位,用松质骨螺钉、T形钢板或钢针固定。

二、护理评估

(一)一般评估

1.健康史

(1)一般情况:了解患者的年龄、职业特点、运动爱好、日常饮食结构、有无酗酒等。

(2)受伤情况:了解患者受伤的原因、部位和时间,受伤时的体位和环境,外力作用的方式、方向与性质,骨折轻重程度,急救处理的过程等。

(3)既往史:重点了解与骨折愈合有关的因素,如患者有无骨折史,有无药物滥用、服用特殊药物及药物过敏史,有无手术史等。

2.生命体征(T、P、R、BP)

按护理常规监测生命体征。

3.患者主诉

受伤的原因、时间、外力方式与性质,骨折轻重程度及有无合并桡神经损伤、受伤时的体位和环境、急救处理的过程等。

4.相关记录

外伤情况及既往史;X线检查及实验室检查等结果记录。

(二)身体评估

1.术前评估

(1)视诊:患侧腕关节出现肿胀、皮下瘀斑;伸直型骨折从侧面看腕关节呈"银叉"畸形,从正面看呈"枪刺样"畸形;屈曲型骨折者受伤后腕部出现下垂畸形。

(2)触诊:患侧腕关节压痛明显。

(3)动诊:患侧腕关节活动受限。

(4)量诊:患肢有无短缩、双侧上肢周径大小、关节活动度。

2.术后评估

(1)视诊:患侧腕关节出现肿胀、皮下瘀斑减轻或消退;外固定清洁、干燥,保持有效固定。

(2)触诊:患侧腕关节压痛减轻或消退。

(3)动诊:患侧腕关节活动改善或恢复正常。

(4)量诊:患肢无短缩,双侧上肢周径大小相等、关节活动度无差异。

(三)心理-社会评估

患者突然受伤骨折,患侧肢体活动障碍,生活自理能力下降,疼痛刺激以及外固定的使用,易产生焦虑、紧张及自身形象紊乱等心理变化。

(四)辅助检查阳性结果评估

肘腕关节 X 线检查结果确定骨折类型、移位方向。

(五)治疗效果的评估

(1)局部无压痛。

(2)局部无反常活动。

(3)X 线检查显示骨折处有连续骨痂通过,骨折线已模糊。

(4)拆除外固定后,成人上肢能胸前平举 1 kg 重物持续达 1 分钟。

(5)连续观察 2 周骨折处不变形。

三、主要护理诊断(问题)

(一)疼痛

疼痛与骨折、软组织损伤、肌痉挛和水肿有关。

(二)外周神经血管功能障碍的危险

外周神经血管功能障碍的危险与骨和软组织损伤、外固定不当有关。

四、主要护理措施

(一)病情观察与体位护理

1.疼痛护理

及时评估患者疼痛程度,遵医嘱给予止痛药物。

2.体位

用吊带或三角巾将患肢托起,以促进静脉回流,减轻肢体肿胀疼痛。

3.患肢缺血护理

观察石膏绷带或夹板固定的松紧度,必要时及时调整,以免神经、血管受压,影响有效组织灌注。观察前臂肿胀程度及手的感觉运动功能,如出现高张力肿胀、手指发凉、感觉异常、手指主动活动障碍、被动伸直剧痛、桡动脉搏动减弱或消失,即可确定骨筋膜室高压存在,须立即通知医师,并做好手术准备。

4.局部制动

支持并保护患肢在复位后体位,防止腕关节旋前或旋后。

(二)饮食护理

指导患者进食高蛋白、高维生素、高热量、高钙和高铁的食物。

(三)生活护理

指导患者进行力所能及的活动,必要时提供帮助。

(四)心理护理

向患者和家属解释骨折的愈合是一个循序渐进的过程,充分固定能为骨折断端连接提供良好的条件。正确的功能锻炼可以促进断端生长愈合和患肢功能恢复。

(五)健康教育

1.指导功能锻炼

复位固定后尽早开始手指伸屈和用力握拳活动,并进行前臂肌肉的主动舒缩运动。4~6周后可去除外固定,逐渐开始关节活动。

2.复查

告知患者及家属若骨折远端肢体肿胀或疼痛明显加重,肢体感觉麻木、肢端发凉,夹板或外固定松动,应立即到医院复查并评估功能恢复情况。

3.安全指导

指导患者及家属评估家庭环境的安全性,妥善放置可能影响患者活动的障碍物。

五、护理效果评估

(1)患者是否主诉骨折部位疼痛减轻或消失,感觉舒适。

(2)患侧肢端能否维持正常的组织灌注,皮肤温度和颜色正常,末梢动脉搏动有力。

(3)能否避免因缺血性肌挛缩的发生。一旦发生,能否及时发现和处理。

(4)患者在指导下能否按计划进行有效的功能锻炼,患肢功能恢复情况及有无活动障碍。

(武海红)

第七节　股骨颈骨折

一、疾病概述

(一)概念

股骨颈骨折多发生在中老年人,以女性多见。常出现骨折不愈合(占 15%)和股骨头缺血性坏死(占 20%~30%)。

(二)相关病理生理

股骨颈骨折的发生常与骨质疏松导致骨质量下降有关,使患者在遭受轻微扭转暴力时即发生骨折。

(三)病因与分类

患者多在走路时滑倒,身体发生扭转倒地,间接暴力传导致股骨颈发生骨折。青少年股骨颈骨折较少见,常需较大暴力才会引起,且多为不稳定型。

(1)按骨折线部位分类：股骨头下骨折、经股骨颈骨折和股骨颈基底骨折。

(2)按 X 线表现分类：内收骨折、外展骨折。

(3)按移位程度分类：常采用 Garden 分型，可分为不完全骨折、完全骨折但不移位、完全骨折部分移位且股骨头与股骨颈有接触、完全移位的骨折。

(四)临床表现

1.症状

中老年人有摔倒受伤史，伤后感髋部疼痛，下肢活动受限，不能站立和行走。嵌插骨折患者受伤后仍能行走，但是数天后髋部疼痛逐渐加强，活动后更痛，甚至完全不能行走，提示可能由受伤时的稳定骨折发展为不稳定骨折。

2.体征

患肢缩短，出现外旋畸形，一般在 45°～60°。患侧大转子突出，局部压痛和轴向叩击痛。患者较少出现髋部肿胀和瘀斑。

(五)辅助检查

髋部正侧位 X 线检查可见明确骨折的部位、类型、移位情况，是选择治疗方法的重要依据。

(六)治疗原则

1.非手术治疗

无明显移位的骨折、外展型或嵌插型等稳定性骨折者，年龄过大、全身情况差。或合并有严重心、肺、肾、肝等功能障碍者，可选择非手术治疗。患者可穿防旋鞋，下肢 30°外展中立位皮肤牵引，卧床 6～8 周。对全身情况很差的高龄患者应以挽救生命和治疗并发症为主，骨折可不进行特殊治疗。尽管可能发生骨折不愈合，但患者仍能扶拐行走。

2.手术治疗

对内收型骨折和有移位的骨折，65 岁以上老年人的股骨头下型骨折、青少年股骨颈骨折、股骨陈旧骨折不愈合及影响功能的畸形愈合等，应采用手术治疗。

(1)闭合复位内固定：对所有类型股骨颈骨折患者均可进行闭合复位内固定术。闭合复位成功后，在股骨外侧打入多根空心加压螺钉内固定或动力髋钉板固定。

(2)切开复位内固定：对闭合复位困难或复位失败者可行切开复位内固定术。经切口在直视下复位，用加压螺钉。

(3)人工关节置换术：对全身情况尚好的高龄患者股骨头下骨折，已合并骨关节炎或股骨头坏死者，可选择单纯人工股骨头置换或全髋关节置换术。

二、护理评估

(一)一般评估

1.健康史

(1)一般情况：了解患者的年龄、职业特点、运动爱好、日常饮食结构、有无酗酒等。

(2)受伤史：有摔倒受伤后感髋部疼痛，下肢活动受限，不能站立和行走。

(3)既往史：重点了解与骨折愈合有关的因素，如患者有无骨折史，有无药物滥用、服用特殊药物及药物过敏史，有无手术史等。

2.生命体征(T、P、R、BP)

根据病情定时监测生命体征。

3.患者主诉

受伤的原因、时间、外力方式与性质,骨折轻重程度及有无合并桡神经损伤、受伤时的体位和环境、急救处理的过程等。

4.相关记录

外伤情况及既往史;X线检查及实验室检查等结果记录。

(二)身体评估

1.术前评估

(1)视诊:患肢出现外旋畸形,股骨大转子突出。

(2)触诊:患肢局部压痛。

(3)叩诊:患肢局部纵向压痛。

(4)动诊:患肢活动受限。

(5)量诊:患肢有无短缩、双侧下肢周径大小、关节活动度。

2.术后评估

(1)视诊:患肢保持外展中立位;外固定清洁、干燥,保持有效固定。

(2)触诊:患肢局部压痛减轻或消退。

(3)叩诊:患肢局部纵向压痛减轻或消退。

(4)动诊:患肢根据愈合情况进行相应活动。

(5)量诊:患肢无短缩,双侧下肢周径大小相等、关节活动度无差异。

(三)心理-社会评估

患者受伤骨折,患侧肢体活动障碍,生活自理能力下降,疼痛刺激以及外固定的使用,易产生焦虑、紧张及自身形象紊乱等心理变化。

(四)辅助检查阳性结果评估

髋部正侧位X线检查结果确定骨折的部位、类型、移位方向。

(五)治疗效果的评估

(1)局部无压痛及叩击痛。

(2)局部无反常活动。

(3)内固定治疗者,X线检查显示骨折处有连续骨痂通过,骨折线已模糊。

(4)X线检查证实骨折愈合后可正常行走或负重行走。

三、主要护理诊断(问题)

(一)躯体活动障碍

躯体活动障碍与骨折、牵引或石膏固定有关。

(二)失用综合征的危险

失用综合征的危险与骨折、软组织损伤或长期卧床有关。

(三)潜在并发症

下肢深静脉血栓、肺部感染、压疮、股骨头缺血坏死、骨折不愈合、关节脱位、关节感染等。

四、主要护理措施

(一)病情观察与并发症预防

1.搬运与移动

尽量避免搬运和移动患者。搬运时将髋关节与患肢整体托起,防止关节脱位或骨折断端移位造成新的损伤。在病情允许的情况下,指导患者借助吊架或床栏更换体位、坐起、转移到轮椅上以及使用助行器、拐杖行走的方法。

2.疼痛护理

及时评估患者疼痛程度,遵医嘱给予止痛药物。人工关节置换术后患者有中度至重度疼痛,术后用患者自控性止痛治疗、静脉或硬膜外止痛治疗可以控制疼痛。疼痛将逐渐减轻,到术后第3天,口服止痛药就可以充分缓解疼痛。口服止痛药在运动或体位改变前1.5小时服用为宜。

3.下肢深静脉血栓的预防

指导患者卧床时多做踝关节运动,鼓励患者术后早期运动和行走。人工关节置换术后患者要穿抗血栓长袜或充气压力长袜,术后第1天鼓励患者下床取坐位。

4.压疮的预防

保持床单的清洁、干燥,定时翻身并按摩受压的骨突部位,避免剪切力、摩擦力等损伤。

5.肺部感染的预防

鼓励患者进行主动咳嗽,可指导患者使用刺激性肺活量测定器(一种显示一次呼吸气量多少的塑料装置)来逐步增加患者的呼吸深度,调节深呼吸和咳嗽过程,防止肺炎。

6.关节感染的预防

保持关节腔内有效的负压吸引,引流管留置不应超过72小时,24小时引流量少于20 mL后才可拔管。若手术后关节持续肿胀疼痛、伤口有异常体液溢出、皮肤发红、局部皮温较高,应警惕是否为关节感染。关节感染虽然少见,但是最严重的并发症。

(二)饮食护理

指导患者进食高蛋白、高维生素、高热量、高钙和高铁的食物。对于手术或进食困难者,予以静脉营养支持。

(三)生活护理

指导患者进行力所能及的活动,必要时为其帮助,如协助进食、进水、排便和翻身等。

(四)心理护理

向患者和家属解释骨折的愈合是一个循序渐进的过程,充分固定能为骨折断端连接提供良好的条件。正确的功能锻炼可以促进断端生长愈合和患肢功能恢复。对可能遗留残疾的患者,应鼓励其表达自己的思想,减轻患者及其家属的心理负担。

(五)健康教育

1.非手术治疗

卧床期间保持患肢外展中立位,即平卧时两腿分开30°,腿间放枕头,脚尖向上或穿"丁"字鞋。不可使患肢内收或外旋,坐起时不能交叉盘腿,以免发生骨折移位。翻身过程应由护士或家属协助,使患肢在上且始终保持外展中立位,然后在两大腿之间放1个枕头以防内收。指导患肢股四头肌等长收缩、踝关节和足趾屈伸旋转运动,在非睡眠状态下每小时练习1次,每次5~20分钟,以防止下肢深静脉血栓、肌萎缩和关节僵硬。在锻炼患肢的同时,指导患者进行双上肢及健侧下肢全范围关节活动和功能锻炼。

一般8周后复查X线片,若无异常可去除牵引后在床上坐起;3个月后骨折基本愈合,可先双扶拐患肢不负重活动,后逐渐单拐部分负重活动;6个月后复查X线检查显示骨折愈合牢固后,可完全负重行走。

2.内固定治疗

卧床期间不可使患肢内收,坐起不能交叉盘腿。若骨折复位良好,术后早期即可扶双拐下床活动,逐渐增加负重重量,X线检查证实骨折愈合后可弃拐负重行走。

3.人工关节置换术

卧床期间两腿间垫枕,保持患肢外展中立位,同时进行患肢股四头肌等长收缩、踝关节和足趾屈伸旋转运动。骨水泥型假体置换术后第1天后,即可遵医嘱进行床旁坐、站及扶双拐行走练习。生物型假体置换者一般于术后1周开始逐步进行行走练习。根据患者个体情况不同,制定具体康复计划,如果活动后感觉到关节持续疼痛和肿胀,说明练习强度过大。

在术后3个月内,关节周围软组织没有充分愈合,为避免关节脱位,应尽量避免屈髋大于90°和下肢内收超过身体中线。因此,避免下蹲、坐矮凳、坐沙发、跪姿、盘腿、过度内收或外旋、交叉腿站立、跷二郎腿或过度弯腰拾物等动作;侧卧时应健侧在下,患肢在上,两腿间夹枕头;排便时使用坐便器。可以坐高椅、散步、骑车、跳舞和游泳等,上楼时健肢先上,下楼时患肢先下。另外,嘱患者尽量不做或少做有损人工关节的活动,如爬山、爬楼梯和跑步等;避免在负重状态下反复做髋关节屈伸运动,或做剧烈跳跃和急转急停运动。肥胖患者应控制体重,预防骨质疏松,避免过多负重。

警惕术后关节感染的发生。人工关节置换多年后关节松动或磨损,可在活动时出现关节疼痛、跛行、髋关节功能减退。患者摔倒或髋关节扭伤后髋部不能活动,伴有疼痛,双下肢不等长,可能出现了关节脱位。嘱患者出现以上情况应尽快就诊。

严格定期随诊,术后1个、2个、3个、6个、12个月及以后的每1年,以便指导锻炼和了解康复情况。

4.安全指导

指导患者及家属评估家庭环境的安全性,妥善放置可能影响患者活动的障碍物。指导患者安全使用步行辅助器械或轮椅。行走练习时需有人陪伴,以防摔倒。

五、护理效果评估

(1)患者是否主诉骨折部位疼痛减轻或消失,感觉舒适。

(2)患侧肢端能否维持正常的组织灌注,皮肤温度和颜色正常,末梢动脉搏动有力。

(3)能否避免下肢深静脉血栓、肺部感染、压疮、股骨头缺血坏死、骨折不愈合、关节脱位、关节感染等并发症的发生。一旦发生,能否及时发现和处理。

(4)患者在指导下能否按计划进行有效的功能锻炼,患肢功能恢复情况及有无活动障碍。

(武海红)

第八节　股骨干骨折

一、疾病概述

(一)概念

股骨干骨折是至股骨转子以下、股骨髁以上部位的骨折,包括粗隆下 2～5 cm 至股骨髁上 2～5 cm 的骨干。约占全身骨折 6%。

(二)相关病理生理

股骨是人体最粗、最长、承受应力最大的管状骨,股骨干血运丰富,一旦骨折,常有大量失血。股骨干为 3 组肌肉所包围,其中伸肌群最大,由股神经支配;屈肌群次之,由坐骨神经支配;内收肌群最小,由闭孔神经支配,由于大腿的肌肉发达,骨折后多有错位及重叠。股骨干周围的外展肌群,与其他肌群相比其肌力稍弱,外展肌群位于臀部附着在大粗隆上,由于内收肌的作用,骨折远端常有向内收移位的倾向,已对位的骨折,常有向外弓的倾向,这种移位和成角倾向,在骨折治疗中应注意纠正和防止。

一般股骨上 1/3 骨折时,其移位方向比较规律,骨折近端因受外展、外旋肌群和髂腰肌的作用而出现外展、外旋和屈曲等向前、外成角突起移位,骨折远端则向内、向后、向上重叠移位。股骨中 1/3 骨折时,除原骨折端向上重叠外,移位多随暴力方向而异,一般远折端多向后向内移位。股骨下 1/3 骨折时,近折端因受内收肌的牵拉而向后倾斜成角突起移位,有损伤腘窝部动、静脉及神经的危险。

(三)病因与分类

多数骨折由强大的直接暴力所致,如撞击、挤压等;一部分骨折由间接暴力所致,如杠杆作用、扭转作用、由高处跌落等。正常股骨干在遭受强大外力才发生骨折。多数原因是车祸、行人相撞、摩托车车祸、坠落伤与枪弹伤等高能量损伤。

股骨干骨折由于部位不同可分为上 1/3 骨折,中 1/3 骨折和下 1/3 骨折,以中下 1/3 交界处骨折最为多见。

(四)临床表现

1.症状

受伤后患肢疼痛、肿胀,远端肢体异常扭曲,不能站立和行走。

2.体征

患肢明显畸形,可出现反常活动、骨擦音。单一股骨干骨折因失血较多者,可能出现休克前期表现;若合并多处骨折,或双侧股骨干骨折,发生休克的可能性很大,甚至可以出现休克表现。若骨折损伤腘动脉、腘静脉、胫神经或腓总神经,可出现远端肢体相应的血液循环、感觉和运动障碍。

(五)辅助检查

X 线正、侧位检查可明确骨折部位、类型和移位情况。

(六)治疗原则

1.非手术治疗

(1)牵引法。①皮牵引:适用于3岁以下儿童。②骨牵引:适于成人各类型股骨骨折。由于需长期卧床、住院时间长、并发症多,目前已逐渐少用。牵引现在更多的是作为常规的术前准备或其他治疗前使用。

(2)石膏支具:离床治疗和防止髋人字石膏引起膝关节、髋关节挛缩导致石膏支具的发展。石膏支具在理论上有许多特点,它允许逐渐负重,可以改善肌肉和关节的功能,增加骨骼的应力刺激,促进骨折愈合。

2.手术治疗

采用切开复位内固定。由于内固定器械的改进,手术技术的提高及人们对骨折治疗观念的改变,股骨干骨折多趋向于手术治疗。内固定的选择应考虑到患者的全身情况、软组织情况及骨折损伤类型。内固定材料包括钢板螺钉固定和髓内钉固定。

二、护理评估

(一)一般评估

1.健康史

(1)一般情况:了解患者的年龄、职业特点、运动爱好、日常饮食结构、有无酗酒等。

(2)受伤情况:了解患者受伤的原因、部位和时间,受伤时的体位和环境,外力作用的方式、方向与性质,骨折轻重程度,急救处理的过程等。

(3)既往史:重点了解与骨折愈合有关的因素,如患者有无骨折史,有无药物滥用、服用特殊药物及药物过敏史,有无手术史等。

2.生命体征(T、P、R、BP)

密切观察患者的生命体征及神志,警惕休克发生。

3.患者主诉

受伤的原因、时间、外力方式与性质,骨折轻重程度及有无合并血管神经损伤、受伤时的体位和环境、急救处理的过程等。

4.相关记录

外伤情况及既往史;X线检查及实验室检查等结果记录。

(二)身体评估

1.术前评估

(1)视诊:肢体肿胀,缩短,由于肌肉痉挛,常有明显的扭曲畸形。

(2)触诊:局部皮温可偏高,明显压痛。完全骨折有骨擦音。触诊患肢足背动脉、腘窝动脉搏动情况。

(3)动诊:可见反常活动,膝、髋关节活动受限,不能站立和行走。

(4)量诊:患肢有无短缩、双侧下肢周径大小、关节活动度。

2.术后评估

(1)视诊:牵引患者患肢保持外展中立位;外固定清洁、干燥,保持有效固定。

(2)触诊:患肢局部压痛减轻或消退。

（3）动诊：患肢根据愈合情况进行如活动足部、踝关节及小腿。

（4）量诊：患肢无短缩，双侧上肢周径大小相等、关节活动度无差异。

(三)心理-社会评估

评估心理状态，了解患者社会背景，致伤经过及家庭支持系统，对疾病的接受程度，是否承受心理负担，能否有效调节角色转换。

(四)辅助检查阳性结果评估

X线检查结果明确骨折具体部位、类型、稳定性及损伤程度。

(五)治疗效果的评估

1.非手术治疗评估要点

（1）消肿处理效果的评估：观察患肢肿胀变化；使用冷疗技术后效果；末梢感觉异常者避免冻伤。联合药物静脉使用时密切观察穿刺部位，谨防药物外渗引起局部组织损害。

（2）保持有效牵引效果评估：骨牵引穿刺的针眼有无出现感染征，注意观察患者有无足下垂情况，并注意膝关节外侧腓总神经有无受压。小儿悬吊牵引时无故哭闹时仔细查找原因，调整牵引带，经常检查双足的血液循环和感觉有无异常，皮肤有无破损、溃疡。

（3）观察石膏松紧情况，有无松脱、过紧、污染、断裂。长期固定有无出现关节僵硬、肌肉萎缩、肺炎、压疮、泌尿系统感染等并发症。

2.手术治疗评估要点

（1）评估术区伤口敷料有无渗血、渗液，评估早期功能锻炼的掌握情况。

（2）观察患肢外周血液循环、活动、感觉，及早发现术后并发症。

三、主要护理诊断(问题)

(一)疼痛

疼痛与骨折有关。

(二)躯体移动障碍

躯体移动障碍与骨折或牵引有关。

(三)潜在并发症

低血容量休克。

四、主要护理措施

(一)病情观察与并发症预防

1.病情观察

由于股骨干骨折失血量较大，观察患者有无脉搏增快、皮肤湿冷、血压下降等低血容量性休克表现。因骨折可损伤下肢重要神经或血管，观察患肢血液供应，如足背动脉搏动和毛细血管充盈情况，并与健肢比较，同时观察患肢是否出现感觉和运动障碍等。一旦发生异常，及时报告医师并协助处理。

2.疼痛护理

及时评估患者疼痛程度，遵医嘱给予止痛药物。

3.牵引护理

（1）保持有效牵引，定期测量下肢的长度和力线，以免造成过度牵引和骨端旋转。

(2)注意牵引针是否有移位,若有移位应消毒后调整。

(3)预防腓总神经损伤,在膝外侧腓骨头处垫纱布或棉垫,防止腓总神经受压,经常检查足部背伸运动,询问是否有感觉异常等情况。

(4)长期卧床者,骶尾处皮肤受压易发生压疮,给予睡气垫床,定时按摩受压处皮肤,足跟悬空。

(二)饮食

给予患者高热量、高蛋白、高纤维素、高钙、富含维生素及果胶成分饮食。如牛奶、鸡蛋、海米、虾皮、鱼汤、骨头汤、新鲜蔬菜和水果等。

(三)用药护理

了解药物不良反应,对症处理用药时观察其用药后效果。根据疼痛程度使用止痛药,并评估不良反应。

(四)心理护理

向患者和家属解释骨折的愈合是一个循序渐进的过程,充分固定能为骨折断端连接提供良好的条件。正确的功能锻炼可以促进断端生长愈合和患肢功能恢复。鼓励患者表达自己的思想,减轻患者及其家属的心理负担。

(五)健康教育

1.指导功能锻炼

患肢固定后,可在持续牵引下做股四头肌等长舒缩运动,并活动足部、踝关节和小腿。卧床期间鼓励患者利用牵引架拉手环或使用双肘、健侧下肢三点支撑抬起身体使局部减轻压力。在X线检查证实有牢固的骨折愈合后,才能取消牵引,进行较大范围的运动。有条件时,也可在8~10周后,有外固定架保护,早起不负重活动,以后逐渐增加负重。股骨中段以上骨折,下床活动时始终应注意保持患肢的外展体位,以免因负重和内收肌的作用而发生继发性向外成角突起畸形。

2.复查

告知患者及家属若骨折远端肢体肿胀或疼痛明显加重,肢体感觉麻木、肢端发凉,应立即到医院复查并评估功能恢复情况。

3.安全指导

指导患者及家属评估家庭环境的安全性,妥善放置可能影响患者活动的障碍物。

五、护理效果评估

(1)患者是否主诉骨折部位疼痛减轻或消失,感觉舒适。

(2)患侧肢端能否维持正常的组织灌注,皮肤温度和颜色正常,末梢动脉搏动有力。

(3)能否避免低血容量休克等并发症的发生。一旦发生,能否及时发现和处理。

(4)患者在指导下能否按计划进行有效的功能锻炼,患肢功能恢复情况及有无活动障碍。

(武海红)

第九节　股骨粗隆间骨折

一、基础知识

(一)解剖生理

股骨粗隆间骨折也叫转子间骨折,是指发生在大小粗隆之间的骨折。股骨大粗隆呈长方形,罩于股骨颈后上部,它的后上面无任何结构附着,由直接暴力引起骨折机会较大。小粗隆在股骨干之后上内侧,在大粗隆平面之下,髂腰肌附着其上。股骨粗隆部的结构主要是骨松质,老年时变得脆而疏松,易发生骨折,其平均年龄较股骨颈骨折还要高。骨折多沿粗隆间线由外上斜向小粗隆,移位多不大。由于该部周围有丰富的肌肉层,血运丰富,且骨折的接触面大,所以容易愈合,极少发生不愈合或股骨头缺血性坏死。但复位不良或负重过早常会造成畸形愈合,较常见的为髋内翻,并由于承重线的改变,可能在后期引起患侧创伤性关节炎。

(二)病因

股骨粗隆间骨折,多为间接外力损伤,好发于 65 岁以上的老年人,由于年老肝肾衰弱,骨质疏松变脆,关节活动不灵,应变能力较差,突遭外力身体失去平衡,仰面或侧身跌倒,患肢因过度外旋或内旋,或内翻而引起;或下肢于固定情况下,上身突然扭旋,以及跌倒时大粗隆与地面碰撞等扭旋、内翻和过伸综合伤所致。

(三)分型

股骨粗隆间骨折,根据损伤机制、骨折线的走行方向和骨折的局部情况,可分为顺粗隆间型、反粗隆间型和粉碎型骨折三种,其中以顺粗隆间型骨折最为多见。根据骨折后的移位情况,可分为无移位型和移位型两种,而无移位型骨折较为少见。根据受伤时间长短,可分为新鲜性和陈旧性骨折两种。

(四)临床表现

肿胀、疼痛、功能受限,有些可沿内收大肌和阔筋膜张肌向下、后出现大片瘀血斑,患肢可有程度不等的短缩,多有明显外旋畸形。X 线检查可明确骨折的类型和移位程度。

二、治疗原则

(一)无移位骨折

无需整复,只需在大粗隆部外贴接骨止痛之消定膏,患肢固定于 30°~40°外展位,或配合皮牵引。6 周左右骨折愈合后,可扶拐下床活动。

(二)顺粗隆间型骨折

手法整复,保持对位,以 5 kg 重量皮肤或胫骨结节牵引,维持患肢于 45°外展位,6~8 周后酌情去除牵引,扶拐下床活动。此型骨折也可用外固定器固定,固定后根据患者全身情况,1~2 周后下床扶拐活动,2~3 月 X 线检查骨折愈合后,去除固定。

(三)粉碎性粗隆间骨折

手法复位后以胫骨结节或皮肤牵引,维持肢体于外展 45°位 8~10 周,骨折愈合后去除牵引,扶拐下床活动。

（四）反粗隆间型骨折

手法复位后采用股骨髁上或胫骨结节牵引，以 5～8 kg 重量，维持肢体于外展 45°位，固定 10 周左右，骨折愈合后去除牵引，扶拐下床活动。

（五）陈旧性粗隆间骨折

骨折时间 1 个月左右，全身情况允许，可在麻醉下进行手法复位，用胫骨结节或股骨髁上牵引，重量 6～8 kg，维持患肢外展 45°位，6～8 周骨折愈合后，去除牵引，扶拐下床活动。

三、护理

（一）护理要点

1.股骨粗隆间骨折

多见于老年人，感觉及反应都比较迟钝，生活能力低下，并且有不少老年人合并有其他疾病，如心脏病、高血压、糖尿病、脑血栓、偏瘫、失语、大小便失禁、气管炎、哮喘病等。因此，护理人员首先应细致地观察、了解病情，给予及时适当的治疗和护理，同时要加强基础护理，预防肺炎、泌尿系统感染、压疮等并发症的发生。

2.牵引固定

应严密观察患者体位摆放是否正确，应保持患肢外展中立位，切忌内收，保持有效牵引。

（二）护理问题

有发生髋内翻的可能。

（三）护理措施

1.一般护理措施

（1）创伤骨折、外固定过紧、压迫、伤口感染等均可引起疼痛，针对引起疼痛的不同原因对症处理，对疼痛严重而诊断已明确者，在局部对症处理前可应用吗啡、哌替啶、布桂嗪、曲马朵等镇痛药物，减轻患者的痛苦。

（2）适当抬高患肢，如无禁忌应及早恢复肌肉、关节的功能锻炼，促进损伤局部血液循环，以利于静脉血液及淋巴液回流，防止、减轻或及早消除肢体肿胀。

（3）突然的创伤刺激及较重的伤势，可能会遗留较严重的肢体功能障碍或丧失，患者会有焦虑、恐惧、忧郁、消沉、悲观失望等应激的心理反应，要有针对性地进行医疗卫生知识宣教，及时了解患者的思想情绪波动，通过谈心、聊天，有的放矢地进行心理护理。

（4）有些骨折的老年患者合并有潜在的心脏病、高血压、糖尿病等疾病，受到疼痛刺激后，可能诱发脑血管意外、心肌梗死、心搏骤停等意外的发生，应予以密切观察，以防发生意外。

（5）加强营养，提高机体的抗病能力，对严重营养缺乏的患者可从静脉补充脂肪乳剂、氨基酸、人血清蛋白等。

（6）股骨粗隆间骨折因牵引、手术或保持有效固定的被迫体位，长期不能下床，导致生活自理能力下降。应从生活上关心体贴患者，以理解宽容的态度主动与患者交往，了解生活所需，尽量满足患者的要求，并引导患者做一些力所能及的事，以助于锻炼和增强信心，并告诫患者力所不及的事不要勉强去做，以免影响体位，引起骨折错位。

（7）因疼痛、恐惧、焦虑、对环境不熟悉、生活节奏被打乱等常导致患者失眠，应同情、关心、体贴患者，消除影响患者情绪的不良因素，使患者尽快适应医院环境。避免一切影响患者睡眠的不良刺激,如噪声、强光等,为患者创造一个安静舒适的优良环境,鼓励患者适当娱乐,分散患者对疾病的注意力。

(8)注意观察伤口情况,伤口疼痛的性质是否改变,有无红肿、波动感。对于伤口污染或感染严重的,应根据情况拆除缝线敞开伤口、中药外洗、抗生素湿敷等。定期细菌培养,合理有效使用抗生素,积极控制感染。

(9)保持病室空气新鲜,温、湿度适宜,定期紫外线消毒,预防感染。鼓励患者做扩胸运动、深呼吸、拍背咳痰、吹气球等,以改善肺功能,预防发生坠积性肺炎。保持床铺平整、松软、清洁、干燥、无皱褶、无渣屑。经常为患者温水擦浴,保持皮肤清洁。每天定时按摩骶尾部、膝关节、足跟等受压部位,预防压疮发生。督促患者多饮水,便后清洗会阴部,预防泌尿系统感染。多食新鲜蔬菜和水果,以防发生胃肠道感染和大便秘结。鼓励患者及早进行正确的活动锻炼,如肌肉的等长收缩、关节活动,辅以肌肉按摩,指导髌骨及关节的被动活动,以促进血液循环、维持肌力和关节的正常活动度,以防止发生肌肉萎缩、关节僵硬、骨质疏松等并发症。

2.股骨粗隆间骨折的特殊护理

(1)早期满意的整复和有效固定是防止发生髋内翻畸形的关键。因此,在整复对位后应向患者说明保持正确体位的重要性和必要性,以取得他们的配合。

(2)保持患肢外展、中立位,切忌内收,保持有效牵引,预防内收肌牵拉引起髋内翻畸形。

(3)为了防止患肢内收,应将骨盆放正,必要时进行两下肢同时外展中立位牵引,预防髋内翻畸形。

(4)牵引或外固定解除后,仍应保持患肢外展位,避免过早离拐。应在 X 线检查骨折已坚固愈合后,方可弃拐负重行走。

(武海红)

第十节　髌骨骨折

髌骨古称连骸骨,俗称膝盖骨、镜面骨。《素问·骨空经》云:"膝解为骸关,侠膝之骨为连骸。"髌骨为人体最大的籽骨,位于膝关节之前。髌骨骨折占全部骨折损伤的 10%,多见成年人。

髌骨略呈三角形,尖端向下,被包埋在股四头肌腱部,其后方是软骨面,与股骨两髁之间软骨面相关节,即髌股关节。髌骨后方之软骨面有条纵嵴,与股骨髁滑车的凹陷相适应,并将髌骨后软骨面分为内外两部分,内侧者较厚,外侧者扁宽。髌骨下端通过髌韧带连于胫骨结节。

髌骨是膝关节的一个组成部分,切除髌骨后,在伸膝活动中可使股四头肌肌力减少 30% 左右。因此,髌骨有保护膝关节、增强股四头肌肌力、伸直膝关节最后 $10°\sim15°$ 的作用,除不能复位的粉碎性骨折外,应尽量保留髌骨。髌骨后面是完整的关节面,其内外侧分别与股骨内外髁前面形成髌股关节,在治疗中应尽量使关节面恢复平整,减少髌骨关节炎的发生。横断骨折有移位者,均有股四头肌腱扩张部断裂,致使股四头肌失去正常伸膝功能,故治疗髌骨骨折时,应修复肌腱扩张部的连续性。

一、病因

骨折病因为直接暴力和肌肉强力收缩所致。直接暴力多因外力直接打击在髌骨上,如撞伤、踢伤等,骨折多为粉碎性,其髌前腱膜及髌骨两侧腱膜和关节囊多保持完好,骨折移位较小,亦可为横断骨折、边缘骨折或纵形劈裂骨折。肌肉强力收缩者,多由于股四头肌猛力收缩所形成的牵拉性损伤,如突然滑倒时,膝关节半屈曲位,股四头肌骤然收缩,牵拉髌骨向上,髌韧带则固定髌骨下部,而股骨髁部向前顶压髌骨形成支点,三种力量同时作用造成髌骨骨折。肌肉强力收缩多造成髌骨横断骨折,上下骨块有不同程度的分离移位,髌前筋膜及两侧扩张部撕裂严重。

二、诊断要点

有明显外伤史,伤后膝前方疼痛、肿胀,膝关节活动障碍。检查时在髌骨处有明显压痛,粉碎骨折可触及骨擦感,横断骨折有移位时可触及一凹沟。膝关节正侧位 X 线片可明确诊断。

X 线检查时需注意:侧位片虽然对判明横断骨折及骨折块分离最为有用,但不能了解有无纵形骨折及粉碎骨折的情况。而斜位片可以避免髌骨与股骨髁重叠,既可显示其全貌,更有利于诊断纵形骨折、粉碎骨折及边缘骨折。斜位摄片时,若为髌骨外侧损伤可采用外旋 45°位。如怀疑内侧有损伤时,则可取内旋 45°。如临床高度怀疑有髌骨骨折而斜位及侧位 X 线片均未显示时,可再照髌骨切位 X 线片(图 6-2)。

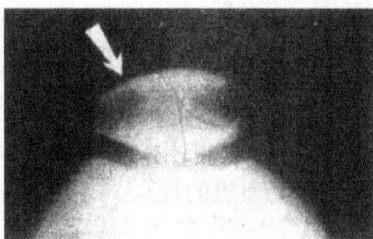

图 6-2 髌骨切线位 X 线片

三、治疗方法

髌骨骨折属关节内骨折,在治疗时必须达到解剖复位标准并修复周围软组织损伤,才能恢复伸膝装置的完整,防止创伤性关节炎的发生。

(一)整复固定方法

1.手法整复外固定

(1)整复方法:复位时先将膝关节内积血抽吸干净,注入 1% 普鲁卡因 5~10 mL,起局部麻醉作用,而后患膝伸直,术者立于患侧,用两手拇食指分别捏住上下方骨块,向中心对挤即可合拢复位。

(2)固定方法。①石膏固定法:用长腿石膏固定患膝于伸直位。若以管型石膏固定,则应在石膏塑形前摸出髌骨轮廓,并适当向髌骨中央挤压使骨折块断面充分接触,这样固定作用可靠,可在早期进行股四头肌收缩锻炼,预防肌肉萎缩和粘连。外固定时间不宜过长,一般不要超过6 周。髌骨纵形骨折一般移位较小,用长腿石膏夹固定 4 周即可。②抱膝圈固定法:可根据髌骨大小,用胶皮电线、纱布、棉花做成套圈,置于髌骨处,并将四条布带绕于托板后方收紧打结,托板的两端用绷带固定于大小腿上。固定 2 周后，开始进行股四头肌收缩锻炼，3 周后下床练习步行，4～6 周后去除外固定，做膝关节不负重活动。此方法简单易行，操作方便，但固定效果不够稳定，有再移位的可能，注意固定期间应定时检查纠正。同时注意布带有否压迫腓总神经，以免造成腓总神经损伤。③闭合穿针加压内固定（图 6-3）：适用于髌骨横形骨折者。方法是皮肤常规消毒、铺巾后，在无菌操作下，用骨钻在上下骨折块分别穿入一根钢针，注意进针方向须与髌骨骨折线平行，两根针亦应平行，穿针后整复。骨折对位后，将两针端靠拢拉紧，使两骨折块接触，稳定后再拧紧固定器螺钉，如无固定器亦可代之以不锈钢丝。然后用乙醇纱布保护针孔，防止感染，术后用长木板或石膏托将膝关节固定于伸直位。④抓髌器固定法（图 6-4）：方法是患者取仰卧位，股神经麻醉，在无菌操作下抽净关节内积血，用双手拇、食指挤压髌骨使其对位。待复位准确后，先用抓髌器较窄的一侧钩刺入皮肤，钩住髌骨下极前缘和部分髌腱。如为粉碎性骨折，则钩住其主要的骨块和最大的骨块，然后再用抓髌器较宽的一侧，钩住近端髌骨上极前缘即张力带处。如为上极粉碎性骨折，则先钩住上极粉碎性骨块，再钩住远端骨块。注意抓髌器的双钩必须抓牢髌骨上下极的前侧缘，最后将加压螺旋稍加拧紧使髌骨相互紧密接触。固定后要反复伸屈膝关节以磨造关节面，达到最佳复位。骨折复位后应注意抓髌器螺旋盖压力的调整，因为其为加压固定的关键部位，松则不能有效地维持对位，紧则不能产生骨折自身磨造的效应。⑤髌骨抱聚器固定法（图 6-5）：电视 X 线透视下无菌操作，先抽尽膝关节腔内积血，利用胫骨结节髌骨外缘的关系，在胫骨结节偏内上部位，将抱聚器的下钩刺穿皮肤，进入髌骨下极非关节面的下方，并向上提拉，确定是否抓持牢固。并用拇指后推折块，让助手两手拇指在膝关节两旁推挤皮肤及皮下组织向后以矫正翻转移位。然后将上针板刺入皮肤，扎在近折块的前侧缘上，术者一手稳住上下针板，令助手拧动上下手柄，直至针板与内环靠近；术者另一手的拇指按压即将接触的折端，并扣压内外侧缘，以防侧方错位，并加压固定。再利用髌骨沿股间窝下滑及膝关节伸屈角度不同和髌股关节接触面的变化，伸屈膝关节，纠正残留成角和侧方移位。应用髌骨抱聚器治疗髌骨骨折具有骨折复位稳定、加速愈合、关节功能恢复理想的优点。

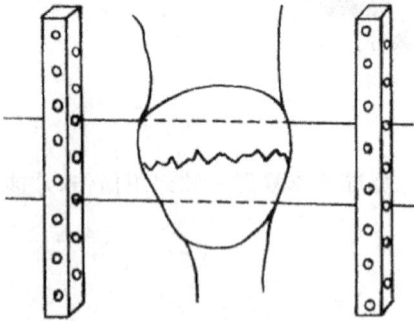

图 6-3　闭合穿针加压内固定

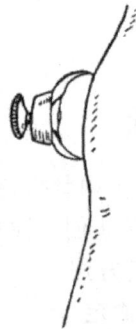

图 6-4　抓髌器固定法

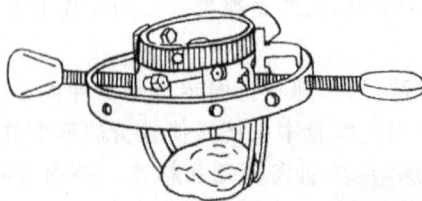

图 6-5　髌骨抱聚器固定法

2.切开复位内固定

其适用于髌骨上下骨折块分离在 1.5 cm 以上、不易手法复位或其他固定方法失败者。方法是在硬膜外麻醉或股神经加坐骨神经阻滞麻醉下,取膝前横弧形切口,切开皮肤皮下组织后,即进入髌前及腱膜前区,此时可见到髌骨的折面及撕裂的支持带,同时有紫红色血液由裂隙涌出,吸净积血,止血,进行内固定。目前以双 10 号丝线、不锈钢丝、张力带钢丝内固定(图 6-6)为常用。

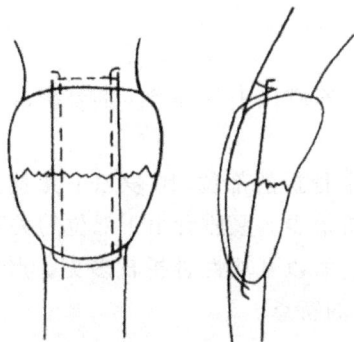

图 6-6 张力带钢丝内固定

(二)药物治疗

髌骨骨折多瘀肿严重,初期可用利水逐瘀法以祛瘀消肿,具体药方参照股骨髁间骨折。若采用穿针或外固定器治疗者,可用解毒饮加泽泻、车前子;肿胀消减后,可服接骨丹。后期关节疼痛活动受限者,可服养血止痛丸。外用药初期肿胀严重者,可外敷消肿散。无移位骨折,可外贴接骨止痛膏。去固定后,关节僵硬疼痛者,可按摩展筋丹或展筋酊,并可用活血通经舒筋利节的苏木煎外洗。

(三)功能康复

复位固定肿胀消退后,即可下床活动,让膝关节有小量的伸屈活动,使髌骨关节面得以在股骨滑车的磨造中愈合,有利于关节面的平复。第 2～3 周,有托板固定者应解除,有限度地增大膝关节的活动范围。6 周后骨折愈合去固定后,可用指推活髌法解除髌骨粘连,以后逐步加强膝关节屈伸活动锻炼,使膝关节功能早日恢复。

四、术后康复和护理

骨折固定稳定,可实施早期被动关节活动练习,用 CPM 或铰链型关节固定支具。24～48 小时后拔除关节腔内引管,疼痛消失后指导患者进行股四头肌等长收缩练习及踝、髋关节主动活动,直腿抬高练习可于术后 1～2 天开始。股四头肌等长运动练习和早期关节活动练习可防止粘连并维持股四头肌的紧张度。X 线证实骨折愈合后 4～6 周,就应开始抗阻力运动。体育运动或充分的活动应该待持续康复完成后进行,这需要 3～6 个月的时间。在髌骨部分切除术后,功能的恢复主要依赖腱-骨交界面的愈合和修复情况。术后应对膝关节进行保护并制动 3～4 周,对于伸肌结构大范围的修复或者软组织缺陷的补救的病例来说,至少需要制动 4～6 周。在这期间患者可在铰链型膝关节固定支具保护下进行有限的活动。这些患者需要几个月的功能锻炼、系统康复,才能获得最大的活动度和力量。

(武海红)

第十一节 胫腓骨干骨折

一、疾病概述

(一)概念

胫腓骨干骨折指胫骨平台以下至踝以上部分发生的骨折,占全身骨折的 13%～17%。

(二)相关病理生理

胫腓骨是长管状骨中最常发生骨折的部位,10 岁以下儿童尤为多见,其中以胫腓骨双骨折最多,胫腓骨折次之,单纯腓骨骨折最少。胫腓骨由于部位的关系,遭受直接暴力打击、压轧的机会较多,又因胫骨前内侧紧贴皮肤,所以开放性骨折较多见。严重外伤、创口面积大、骨折粉碎、污染严重、组织遭受挫裂伤为本病的特点。

(三)病因与分类

1.病因

(1)直接暴力:多为重物撞击伤、车轮碾轧等直接暴力损伤,可引起胫腓骨同一平面的横形、短斜形或粉碎性骨折。

(2)间接暴力:多为高处坠落后足着地,身体发生扭转所致。可引起胫骨、腓骨螺旋形或斜形骨折,软组织损伤较小,腓骨的骨折线高于胫骨骨折线。儿童胫腓骨干骨折常为青枝骨折。

2.分类

胫腓骨干骨折可分为:①胫腓骨干双骨折;②单纯胫骨干骨折;③单纯腓骨骨折。

(四)临床表现

1.症状

患肢局部疼痛、肿胀,不敢站立和行走。

2.体征

患肢可有反常活动和明显畸形。由于胫腓骨表浅,骨折常合并软组织损伤,形成开放性骨折,可见骨折端外露。胫骨上 1/3 骨折可致胫后动脉损伤,引起下肢严重缺血甚至坏死。胫骨中 1/3 骨折可引起骨筋膜室压力升高,胫前区和腓肠肌区可有张力增加。胫骨下 1/3 骨折由于血运差,软组织覆盖少,容易发生延迟愈合或不愈合。腓骨颈有移位的骨折可损伤腓总神经,可出现相应感觉和运动功能障碍。骨折后期,若骨折对位对线不良,使关节面失去平行,改变了关节的受力面,易发生创伤性关节。小儿青枝骨折表现为不敢负重和局部压痛。

(五)辅助检查

X 线检查应包括膝关节和踝关节,可确定骨折的部位、类型和移位情况。

(六)治疗原则

1.非手术治疗

(1)手法复位外固定:稳定的胫腓骨骨干横形骨折或短斜形骨折可在手法复位后用小夹板或长腿石膏固定,6～8 周可扶拐负重行走。单纯胫骨干骨折由于有完整腓骨的支撑,石膏固定 6～8 周后可下地活动。单纯胫骨干骨折若不伴有胫腓上、下关节分离,也无须特殊治疗。为减少下地活动时疼痛,用石膏固定3～4周。

(2)牵引复位:不稳定的胫腓骨干双骨折可采用腿骨结节牵引,纠正缩短畸形后手法复位,小夹板固定。6周后去除牵引,改用小腿功能支架固定,或行长腿石膏固定,可下地负重行走。

2.手术治疗

手法复位失败、损伤严重或开放性骨折者应切开复位,选择钢板螺钉或髓内针固定。若固定牢固,手术4～6周后可负重行走。

二、护理评估

(一)一般评估

1.健康史

(1)一般情况:了解患者的年龄、职业特点、运动爱好、日常饮食结构、有无酗酒等。

(2)受伤情况:了解患者受伤的原因、部位和时间,受伤时的体位和环境,外力作用的方式、方向与性质,骨折轻重程度,急救处理的过程等。

(3)既往史:重点了解与骨折愈合有关的因素,如患者有无骨折史,有无药物滥用、服用特殊药物及药物过敏史,有无手术史等。

2.生命体征(T、P、R、BP)

(1)发热:骨折患者体温一般在正常范围。损伤严重或因血肿吸收,可出现低热但一般不超过38 ℃。开放性骨折出现高热,多由感染引起。

(2)休克:因骨折部位大量出血、剧烈疼痛或合并内脏损伤引起失血性或创伤性休克,多见于严重的开放性骨折。

3.患者主诉

受伤的原因、时间、外力方式与性质,骨折轻重程度及有无合并血管神经损伤、受伤时的体位和环境、急救处理的过程等。

4.相关记录

外伤情况及既往史;X线检查及实验室检查等结果记录。

(二)身体评估

1.术前评估

(1)视诊:肢体肿胀,有明显畸形。

(2)触诊:局部皮温可偏高,明显压痛;有骨擦音。

(3)动诊:可见反常活动,不能站立和行走。

(4)量诊:患肢有无短缩、双侧下肢周径大小、关节活动度。

2.术后评估

(1)视诊:牵引患者患肢保持外展中立位;外固定清洁、干燥,保持有效固定。

(2)触诊:患肢局部压痛减轻或消退。

(3)动诊:患肢根据愈合情况进行如活动足部、踝关节及小腿。

(4)量诊:患肢无短缩,双侧上肢周径大小相等、关节活动度无差异。

(三)心理-社会评估

评估心理状态,了解患者社会背景,致伤经过及家庭支持系统,对疾病的接受程度,是否承受心理负担,能否有效调节角色转换。

(四)辅助检查阳性结果评估

X线检查结果明确骨折具体部位、类型、稳定性及损伤程度。

(五)治疗效果的评估

(1)局部无压痛及叩击痛。

(2)局部无反常活动。

(3)内固定治疗者,X线检查显示骨折处有连续骨痂通过,骨折线已模糊。

(4)X线检查证实骨折愈合后可正常行走或负重行走。

(5)连续观察2周骨折处不变形。

三、主要护理诊断(问题)

(一)疼痛

疼痛与骨折、软组织损伤、肌痉挛和水肿有关。

(二)外周神经血管功能障碍的危险

外周神经血管功能障碍的危险与骨和软组织损伤、外固定不当有关。

(三)潜在并发症

肌萎缩、关节僵硬。

四、主要护理措施

(一)病情观察与并发症预防

1.病情观察

因骨折可损伤下肢重要神经或血管,观察患肢血液供应,如足背动脉搏动和毛细血管充盈情况,并与健肢比较,同时观察患肢是否出现感觉和运动障碍等。一旦发生异常,及时报告医师并协助处理。

2.疼痛护理

及时评估患者疼痛程度,遵医嘱给予止痛药物。

3.牵引护理

(1)保持有效牵引,定期测量下肢的长度和力线,以免造成过度牵引和骨端旋转。

(2)注意牵引针是否有移位,若有移位应消毒后调整。

(3)预防腓总神经损伤,经常检查足部背伸运动,询问是否有感觉异常等情况。

(4)长期卧床者,骶尾处皮肤受压易发生压疮,给予睡气垫床,定时按摩受压处皮肤,足跟悬空。

(二)饮食

给予患者高热量、高蛋白、高纤维素、高钙、富含维生素及果胶成分饮食。如牛奶、鸡蛋、海米、虾皮、鱼汤、骨头汤、新鲜蔬菜和水果等。

(三)用药护理

了解药物不良反应,对症处理用药时观察其用药后效果。根据疼痛程度使用止痛药,并评估不良反应。

(四)心理护理

向患者和家属解释骨折的愈合是一个循序渐进的过程,充分固定能为骨折断端连接提供良好的条件。正确的功能锻炼可以促进断端生长愈合和患肢功能恢复。鼓励患者表达自己的思想,减轻患者及其家属的心理负担。

(五)健康教育

1.指导功能锻炼

复位固定后尽早开始趾间和足部关节的屈伸活动,做四头肌等长舒缩运动及髌骨的被动运动。有夹板外固定者可进行踝关节和膝关节活动,但禁止在膝关节伸直情况下旋转大腿,以防发生骨不连。去除牵引或外固定后遵医嘱进行膝关节和踝关节的屈伸练习和髋关节各种运动,逐渐下地行走。

2.复查

告知患者及家属若骨折远端肢体肿胀或疼痛明显加重,肢体感觉麻木、肢端发凉,应立即到医院复查并评估功能恢复情况。

3.安全指导

指导患者及家属评估家庭环境的安全性,妥善放置可能影响患者活动的障碍物。

五、护理效果评估

(1)患者是否主诉骨折部位疼痛减轻或消失,感觉舒适。

(2)患侧肢端能否维持正常的组织灌注,皮肤温度和颜色正常,末梢动脉搏动有力。

(3)能否避免低血容量休克等并发症的发生。一旦发生,能否及时发现和处理。

(4)患者在指导下能否按计划进行有效的功能锻炼,患肢功能恢复情况及有无活动障碍。

(武海红)

第七章

妇科疾病护理

第一节 外阴炎与阴道炎

一、外阴炎

外阴炎是妇科常见病,是外阴部的皮肤与黏膜的炎症,可发生于任何年龄,以生育期及绝经后妇女多见。

(一)护理评估

1.健康史

(1)病因评估:外阴炎主要指外阴部的皮肤与黏膜的炎症,以大、小阴唇为多见。由于外阴与尿道、肛门、阴道邻近且暴露,同时,阴道分泌物、月经血、产后的恶露、尿液、粪便的刺激、糖尿病患者的糖尿的长期浸渍,均可引起外阴不同程度的炎症,此外,穿化纤内裤、紧身内裤、使用卫生巾使局部透气性差等,均可诱发外阴部的炎症。

(2)病史评估:评估有无外阴炎的因素存在,有无糖尿病、阴道炎病史。

2.身心状况

(1)症状:外阴瘙痒、疼痛、红、肿、灼热,性交及排尿时加重。

(2)体征:局部充血、肿胀、糜烂,常有抓痕,严重者形成溃疡或湿疹。慢性炎症者,外阴局部皮肤或黏膜增厚、粗糙、皲裂等。

(3)心理-社会状况:了解病程,了解患者对症状的反应,有无烦躁、不安等心理。

(二)护理诊断及合作性问题

1.皮肤或黏膜完整性受损

与皮肤黏膜炎症有关。

2.舒适改变

与外阴瘙痒、疼痛、分泌物增多有关。

3.焦虑

与性交障碍、行动不便有关。

(三)护理目标

(1)患者皮肤与黏膜完整。

（2）患者病情缓解或好转，舒适感增加。

（3）患者情绪稳定，积极配合治疗与护理。

（四）护理措施

1.一般护理

炎症期间宜进食清淡且富含营养的食物，禁食辛辣、刺激性食物。

2.心理护理

患者常出现烦躁不安、焦虑紧张，应帮助患者树立信心，减轻心理负担，坚持治疗，讲究卫生。

3.病情监护

积极寻找病因，消除刺激原。

4.治疗护理

（1）治疗原则：去除病因，积极治疗原发病，如阴道炎、尿瘘、粪瘘、糖尿病等。

（2）治疗配合：保持外阴清洁干燥，局部使用约 40 ℃的 1：5 000 高锰酸钾溶液坐浴，每天 2 次，每次 15～30 分钟，5～10 次为 1 个疗程。如有破溃，可涂抗生素软膏或紫草油，急性期可用物理治疗。

（五）健康指导

（1）做好卫生宣教，指导妇女穿棉质内裤，减少分泌物刺激，对公共场所，如游泳池、公共浴室等谨慎出入，注意经期、孕期、产期及流产后的生殖道清洁，防止感染。

（2）定期妇科检查，积极参与普查与普治。

（3）指导用药方法及注意事项。

（4）加强性道德教育，纠正不良性行为。

（六）护理评价

（1）患者诉说外阴瘙痒症状减轻，舒适感增加。

（2）患者焦虑缓解或消失，掌握了卫生保健常识，能养成良好卫生习惯。

二、滴虫性阴道炎

滴虫性阴道炎是由阴道毛滴虫引起的最常见的阴道炎。阴道毛滴虫主要寄生于女性阴道，也可存在于尿道、尿道旁腺及膀胱。男性可存在于包皮皱襞、尿道及前列腺内。滴虫适宜生长在温度为 25～40 ℃、pH 为 5.2～6.6 的潮湿环境。月经前后，阴道内酸性减弱，接近中性，隐藏在腺体及阴道皱襞中的滴虫常得以繁殖，而发生滴虫性阴道炎。此病的传播途径有经性交的直接传播及经游泳池、浴盆、厕所、衣物、器械等途径的间接传播。

（一）护理评估

1.健康史

（1）病因评估：阴道毛滴虫呈梨形，体积为多核白细胞的 2～3 倍。滴虫顶端有 4 根鞭毛，体部有波动膜，后端尖并有轴柱凸出。活的滴虫透明无色，如水滴，鞭毛随波动膜的波动而活动（图 7-1）。阴道毛滴虫极易传播，pH 在 4.5 以下时便受到抑制甚至致死。pH 上升至 7.5 时，其繁殖可完全被抑制。在妊娠期和月经来潮前后，阴道 pH 升高，可使阴道毛滴虫的感染率和发病率升高。

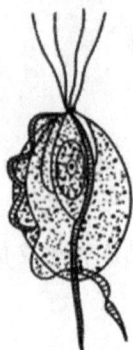

图 7-1　滴虫

(2)病史评估:评估发作与月经周期的关系,既往阴道炎病史,个人卫生情况;分析感染经过;了解治疗经过。

2.身心状况

(1)症状:主要症状为白带呈稀薄泡沫状,量多及伴有外阴、阴道口瘙痒。如有其他细菌混合感染,白带可呈黄绿色、血性、脓性且有臭味。局部可有灼热、疼痛、性交痛。合并尿路感染,可有尿频、尿痛、血尿。阴道毛滴虫能吞噬精子,阻碍乳酸生成,影响精子在阴道内存活,可致不孕。

(2)体征:妇科检查时可见阴道黏膜充血,严重时有散在的出血点。有时可见阴道后穹隆处有液性或脓性泡沫状分泌物。

(3)心理-社会状况:患者常因炎症反复发作而烦恼,出现无助感。

(二)辅助检查

1.悬滴法

在玻片上加 1 滴温生理盐水,自阴道后穹隆处取少许分泌物混于生理盐水中,用低倍镜检查,如有滴虫,可见其活动。阳性率可达 80%~90%。取分泌物检查前 24~48 小时,避免性交、阴道灌洗及阴道上药。

2.培养法

适于症状典型而悬滴法未见滴虫者,可用培养基培养,其准确率可达 98%。

(三)护理诊断及合作性问题

1.知识缺乏

缺乏对疾病传染途径的认识及缺乏阴道炎治疗的知识。

2.舒适改变

与外阴瘙痒、分泌物增多有关。

3.组织完整性受损

与分泌物增多、外阴瘙痒、搔抓有关。

(四)护理目标

(1)患者能说出疾病传染的途径、阴道炎的治疗与日常防护知识。

(2)患者分泌物减少,舒适度提高。保持组织完整性,无破损。

(五)护理措施

1.一般护理

注意个人卫生,保持外阴部清洁、干燥,避免搔抓外阴导致皮肤破损。

2.心理护理

解除患者因疾病带来的烦恼,减轻其对确诊后的心理压力,增强治疗疾病的信心。告知患者夫妇滴虫性阴道炎的传播途径、临床表现、治疗方法和注意事项,减轻他们的焦虑心理,同时鼓励他们积极配合治疗。

3.病情观察

观察患者的外阴瘙痒症状、阴道分泌物的量及颜色等。

4.治疗护理

(1)治疗原则:杀灭阴道毛滴虫,保持阴道的自净作用,防止复发,夫妻双方要同时治疗,切断直接传染途径。

(2)治疗配合。①局部治疗:增强阴道酸性环境,用1%乳酸溶液、0.5%醋酸溶液或1:5 000高锰酸钾溶液冲洗阴道后,每晚睡前用甲硝唑 200 mg,置于阴道后穹隆,每天一次,10 天为 1 个疗程。②全身治疗:甲硝唑每次 200～400 mg,每天 3 次口服,10 天为 1 个疗程。③指导患者正确用药,按疗程坚持用药,注意冲洗液的浓度、温度。④观察用药后反应:甲硝唑口服后偶见胃肠道反应,如食欲缺乏、恶心、呕吐及白细胞减少、皮疹等,一旦发现,应报告医师并停药。妊娠期、哺乳期妇女应慎用,因为药能通过胎盘进入胎儿体内,并可由乳汁排泄。

(六)健康指导

(1)做好卫生宣教,积极开展普查普治,消灭传染源,严格禁止滴虫阴道炎或带虫者进入游泳池。医疗单位做好消毒隔离,防止交叉感染。治疗期间勤换内裤,内裤、坐浴及洗涤用物应煮沸消毒 5～10 分钟以消灭病原体,禁止性生活,避免交叉或重复感染的机会。哺乳期妇女在用药期间或用药后 24 小时内不宜哺乳。经期暂停坐浴、阴道冲洗及阴道用药。

(2)夫妻应双双检查,男方若查出毛滴虫,夫妻应同治,有助于提高疗效,治疗期间应禁止性生活。

(3)治愈标准:治疗后应在每次月经干净后复查 1 次,连续 3 次均为阴性,方为治愈。

(七)护理评价

(1)患者自诉外阴不适症状减轻,舒适感增加,悬滴法试验连续 3 个周期复查为阴性。

(2)患者正确复述预防及治疗此疾病的相关知识。

三、外阴阴道假丝酵母菌病

外阴阴道假丝酵母菌病(vulvovaginal candidiasis,VVC)也称外阴阴道念珠菌病,是一种常见的外阴、阴道炎,80%～90%的病原体为白假丝酵母菌,其发病率仅次于滴虫阴道炎。白假丝酵母菌是真菌,不耐热,加热至 60 ℃,持续 1 小时,即可死亡;但对干燥、日光、紫外线及化学制剂的抵抗力较强。

(一)护理评估

1.健康史

(1)病因评估:念珠菌为条件致病菌,可存在口腔、肠道和阴道而不引起症状。当阴道内糖原增多、酸度增加、局部细胞免疫力下降时,念珠菌可繁殖并引起炎症,故外阴阴道假丝酵母菌病多见于孕妇、糖尿病患者及接受大量雌激素治疗者。此外,长期应用抗生素、服用皮质类固醇激或免疫缺陷综合征等,可以改变阴道内微生物之间的相互制约关系,易发此症;紧身化纤内裤、肥胖可使会阴局部的温度及湿度增加,也易使念珠菌得以繁殖而引起感染。

(2)传播途径评估:①内源性感染为主要感染,假丝酵母菌除寄生阴道外,还可寄生于人的口腔、肠道,这些部位的假丝酵母菌可互相传染。②通过性交直接传染。③通过接触感染的衣物等间接传染。

(3)病史评估:了解有无糖尿病及长期使用抗生素、雌激素、类固醇皮质激素病史,了解个人卫生习惯及有无不洁性生活史。

2.身心状况

(1)症状:外阴、阴道奇痒,坐卧不安,痛苦异常,可伴有尿痛、尿频、性交痛。阴道分泌物为干酪样或豆渣样。

(2)体征:妇科检查见小阴唇内侧、阴道黏膜红肿并附着白色块状薄膜,容易剥离,下面为糜烂及溃疡。

(3)心理-社会状况:患者常因外阴瘙痒痛苦不堪,由于影响休息与睡眠,产生忧虑与烦躁,评估患者心理障碍及影响疾病治疗的原因。

3.辅助检查

(1)悬滴法:在玻片上加1滴温生理盐水,自阴道后穹隆处取少许分泌物混于生理盐水中,用低倍镜检查,若找到白假丝酵母菌的芽孢和假菌丝即可确诊。

(2)培养法:适于症状典型而悬滴法未见白假丝酵母菌者,可用培养基培养。

(二)护理诊断及合作性问题

1.焦虑

与易复发、影响休息与睡眠有关。

2.组织完整性受损

与分泌物增多、外阴瘙痒、搔抓有关。

(三)护理目标

(1)患者情绪稳定,积极配合治疗与护理。

(2)患者病情改善,舒适度提高。

(3)保持组织完整性,组织无破损。

(四)护理措施

1.一般护理

注意个人卫生,保持外阴部清洁、干燥,避免搔抓外阴以免皮肤破损。

2.心理护理

向患者讲解外阴阴道假丝酵母菌病的病因、治疗方法和注意事项等,消除患者的顾虑和焦虑心理,使其积极配合治疗。

3.病情观察

观察患者的外阴瘙痒症状、阴道分泌物的量及颜色等。

4.治疗护理

(1)治疗原则:消除诱因,改变阴道酸碱度,根据患者情况选择局部或全身应用抗真菌药杀灭致病菌。

（2）用药护理。①局部治疗：用 2%～4% 碳酸氢钠溶液冲洗阴道或坐浴，再选用制霉菌素栓剂、克霉唑栓剂、咪康唑栓剂等置于阴道内，一般 7～10 天为 1 个疗程。②全身用药：若局部用药效果较差或病情顽固者，可选用伊曲康唑、氟康唑、酮康唑等口服。③用药注意：孕妇要积极治疗，否则阴道分娩时新生儿易感染发生鹅口疮。妊娠期坚持局部治疗，禁用口服唑类药物。勤换内裤，内裤、坐浴及洗涤用物应煮沸消毒 5～10 分钟以消灭病原体，避免交叉和重复感染的机会。④用药护理：嘱阴道灌洗或坐浴应注意药液浓度和治疗时间，灌洗药物要充分溶化，温度一般为 40 ℃，切忌过烫，以免烫伤皮肤。

（五）健康指导

（1）做好卫生宣教，养成良好的卫生习惯，每天洗外阴、换内裤。切忌搔抓。

（2）约 15% 男性与女性患者接触后患有龟头炎，对有症状男性也应进行检查与治疗。

（3）鼓励患者坚持用药，不随意中断疗程。

（4）嘱患者积极治疗糖尿病等疾病，正确使用抗生素、雌激素，以免诱发外阴阴道假丝酵母菌病。

（六）护理评价

（1）患者分泌物减少，性状转为正常，舒适感增加。

（2）患者正确复述预防及治疗此疾病的相关知识，做到积极配合并坚持治疗。

四、萎缩性阴道炎

萎缩性阴道炎属非特异性阴道炎，常见于绝经后及卵巢切除后或盆腔放疗者。绝经后的萎缩性阴道炎又称老年性阴道炎。

（一）护理评估

1.健康史

（1）病因评估：①妇女绝经后；②手术切除卵巢；③产后闭经；④药物假绝经治疗；⑤盆腔放疗后等。由于雌激素水平降低，阴道上皮萎缩变薄，上皮细胞内糖原减少，阴道内 pH 增高，阴道自净作用减弱，局部抵抗力降低，致病菌入侵后易繁殖引起炎症。

（2）病史评估：了解有无糖尿病及长期使用抗生素、雌激素、类固醇皮质激素病史；了解个人卫生习惯及有无不洁性生活史；了解有无进行盆腔放疗等。

2.身心状况

（1）症状：白带增多，多为黄水状，严重感染时可呈脓性，有臭味。黏膜有浅表溃疡时，分泌物可为血性，有的患者可有点滴出血，可伴有外阴瘙痒、灼热、尿频、尿痛、尿失禁等症状。

（2）体征：妇科检查可见阴道皱襞消失，上皮菲薄，黏膜出血，表面可有小出血点或片状出血点；严重时可形成浅表溃疡，阴道弹性消失、狭窄，慢性炎症、溃疡还可引起阴道粘连，导致阴道闭锁。

（3）心理-社会状况：老年人常因思想比较保守，不愿就医而出现无助感。其他患者常因知识缺乏而病急乱投医，因此，应注意评估影响患者不愿就医的因素及家庭支持系统。

3.辅助检查

取分泌物检查，悬滴法排除滴虫性阴道炎和外阴阴道假丝酵母菌病；有血性分泌物时，常需做宫颈刮片或分段诊刮排除宫颈癌和子宫内膜癌的可能性。

(二)护理诊断及合作性问题

1.舒适改变

与外阴瘙痒、疼痛、分泌物增多有关。

2.知识缺乏

与缺乏绝经后妇女预防保健知识有关。

3.有感染的危险

与局部分泌物增多、破溃有关。

(三)护理目标

(1)患者分泌物减少,性状转为正常,舒适感增加。

(2)患者正确复述预防及治疗此疾病的相关知识,做到积极配合并坚持治疗。

(3)患者无感染发生或感染被及时发现和控制,体温、血常规正常。

(四)护理措施

1.一般护理

嘱患者保持外阴清洁,勤换内裤。穿棉织内裤,减少刺激等。

2.心理护理

使患者了解老年性阴道炎的病因和治疗方法,减轻其焦虑;对卵巢切除、放疗者给予心理安慰与相关医学知识解释,增强其治疗疾病的信心;解释雌激素替代疗法可缓解症状,帮助其建立治愈疾病的信心。

3.病情观察

观察白带性状、量、气味,有无外阴瘙痒、灼热及膀胱刺激症状等。

4.治疗护理

(1)治疗原则:增强阴道黏膜的抵抗力,抑制细菌生长繁殖。

(2)治疗配合。①增加阴道酸度:用 0.5％醋酸或 1％乳酸溶液冲洗阴道,每天 1 次。阴道冲洗后,将甲硝唑 200 mg 或氧氟沙星 200 mg 放入阴道深部,每天 1 次,7～10 天为 1 个疗程。②增加阴道抵抗力:针对病因给予雌激素制剂,可局部用药,也可全身用药。将已烯雌酚 0.125～0.250 mg每晚放入阴道深部,7 天为 1 个疗程。③全身用药:可口服尼尔雌醇,首次 4 mg,以后每 2～4 周 1 次,每晚 2 mg,维持 2～3 个月。

(五)健康指导

(1)对围绝经期、老年妇女进行健康教育,使其掌握预防老年性阴道炎的措施及技巧。

(2)指导患者及其家属阴道灌洗、上药的方法和注意事项。用药前洗净双手及会阴,减少感染的机会。自己用药有困难者,指导其家属协助用药或由医务人员帮助使用。

(3)告知患者使用雌激素治疗可出现的症状,嘱乳癌或子宫内膜癌患者慎用雌激素制剂。

(六)护理评价

(1)患者分泌物减少,性状转为正常,舒适感增加。

(2)患者正确复述预防及治疗此疾病的相关知识,做到积极配合并坚持治疗。

(杨树青)

第二节 子宫颈炎

子宫颈炎是指子宫颈发生的急性或慢性炎症。子宫颈炎是妇科常见疾病之一,包括宫颈阴道部炎症及宫颈管黏膜炎症。临床上分为急性子宫颈炎和慢性子宫颈炎。临床多见的子宫颈炎是急性子宫颈管黏膜炎,若急性子宫颈炎未经及时诊治或病原体持续存在,可导致慢性子宫颈炎症。

由于宫颈管黏膜上皮为单层柱状上皮,抗感染能力较差。当遇到多种病原体侵袭、物理化学因素刺激、机械性子宫颈损伤、子宫颈异物等,引起子宫颈局部充血、水肿,上皮变性、坏死,黏膜、黏膜下组织、腺体周围大量中性粒细胞浸润;或子宫颈间质内有大量淋巴细胞、浆细胞等慢性炎细胞浸润,可伴有子宫颈腺上皮及间质增生和鳞状上皮化生。因子宫颈阴道部鳞状上皮与阴道鳞状上皮相延续,亦可由阴道炎症引起宫颈阴道部炎症。

病原体种类。①性传播疾病的病原体:主要是淋病奈瑟菌及沙眼衣原体。②内源性病原体:与细菌性阴道病病原体、生殖道支原体感染有关。

一、护理评估

(一)健康史

1.一般资料

年龄、月经史、婚育史,是否处在妊娠期。

2.既往疾病史

详细了解有无阴道炎、性传播疾病及子宫颈炎症的病史,包括发病时间、病程经过、治疗方法及效果。

3.既往手术史

详细询问分娩手术史,了解阴道分娩时有无宫颈裂伤;是否做过妇科阴道手术操作及有无宫颈损伤、感染史。

4.个人生活史

了解个人卫生习惯,分析可能的感染途径。

(二)生理状况

1.症状

(1)急性子宫颈炎:阴道分泌物增多,呈黏液脓性,阴道分泌物的刺激可引起外阴瘙痒及灼热感;可出现月经间期出血、性交后出血等症状;常伴有尿道症状,如尿急、尿频、尿痛。

(2)慢性子宫颈炎:患者多无症状,少数患者可有阴道分泌物增多,呈淡黄色或脓性,偶有接触性出血、月经间期出血,偶有分泌物刺激引起外阴瘙痒或不适。

2.体征

(1)急性子宫颈炎:检查见脓性或黏液性分泌物从子宫颈管流出;用棉拭子擦拭子宫颈管时,容易诱发子宫颈管内出血。

(2)慢性子宫颈炎:检查可见宫颈呈糜烂样改变,或有黄色分泌物覆盖子宫颈口或从宫颈管流出,也可见子宫颈息肉或子宫颈肥大。

3.辅助检查

(1)实验室检查:分泌物涂片做革兰染色,中性粒细胞>30/高倍视野;阴道分泌物湿片检查白细胞>10/高倍视野;做淋菌奈瑟菌及沙眼衣原体检测,以明确病原体。

(2)宫腔镜检查:镜下可见血管充血,宫颈黏膜及黏膜下组织、腺体周围大量中性粒细胞浸润,腺腔内可见脓性分泌物。

(3)宫颈细胞学检查:宫颈刮片、宫颈管吸片,与宫颈上皮瘤样病变或早期宫颈癌相鉴别。

(4)阴道镜及活组织检查:必要时进行,以明确诊断。

(三)高危因素

(1)性传播疾病,年龄<25岁,多位性伴侣或新性伴侣且为无保护性交。

(2)细菌性阴道病。

(3)分娩、流产或手术致子宫颈损伤。

(4)卫生不良或雌激素缺乏,局部抗感染能力差。

(四)心理-社会因素

1.对健康问题的感受

是否存在因无明显症状,而不重视或延误治疗。

2.对疾病的反应

是否因病变在宫颈,又涉及生殖器官与性,而不愿及时就诊;或因阴道分泌物增多引起不适;或治疗效果不明显而烦躁不安;或遇有白带带血或接触性出血时,担心疾病的严重程度,疑有癌变而恐惧、焦虑。

3.家庭、社会及经济状况

家人对患者是否关心;家庭经济状况及是否有医疗保险。

二、护理诊断

(一)皮肤完整性受损

其与宫颈上皮糜烂及炎性刺激有关。

(二)舒适的改变

其与白带增多有关。

(三)焦虑

其与害怕宫颈癌有关。

三、护理措施

(一)症状护理

1.阴道分泌物增多

观察阴道分泌物颜色、性状、气味及量,选择合适的药液进行阴道冲洗。在不清楚种类时,不可滥用冲洗液,指导患者勤换会阴垫及内裤,保持外阴清洁干燥。

2.外阴瘙痒与灼痛

嘱患者尽量避免搔抓,防止外阴部皮肤破损,减少活动,避免摩擦外阴。

(二)用药护理

药物治疗主要用于急性子宫颈炎。

1.遵医嘱用药

(1)经验性抗生素治疗:在未获得病原体检测结果前,采用针对衣原体的经验性抗生素治疗,阿奇霉素 1 g,单次顿服,或多西环素 100 mg,每天 2 次,连服 7 天。

(2)针对病原体的抗生素治疗:临床上除选用抗淋病奈瑟菌的药物外,同时应用抗衣原体感染的药物。对于单纯急性淋病奈瑟菌性子宫颈炎,常用药物有头孢菌素,如头孢曲松钠 250 mg 单次肌内注射,或头孢克肟 400 mg 单次口服等;对沙眼衣原体所致子宫颈炎,治疗药物有四环素类,如多西环素 100 mg,每天 2 次,连服 7 天。

2.用药观察

注意观察药物的不良反应,若出现不良反应,立即停药并通知医师。

3.用药注意事项

注意药物的半衰期及有效作用时间;注意药物的配伍禁忌;抗生素应现配现用。

4.用药指导

若病原体为沙眼衣原体及淋病奈瑟菌,应对性伴侣进行相应的检查和治疗。

(三)物理治疗及手术治疗的护理

1.宫颈糜烂样改变

若为无症状的生理性柱状上皮异位,无需处理;对伴有分泌物增多、乳头状增生或接触性出血,可给予局部物理治疗,包括激光、冷冻、微波等,也可以给予中药作为物理治疗前后的辅助治疗。

2.慢性子宫颈黏膜炎

针对病因给予治疗,若病原体不清可试用物理治疗,方法同上。

3.子宫颈息肉

配合医师行息肉摘除术。

4.子宫颈肥大

一般无需治疗。

(四)心理护理

(1)加强疾病知识宣传,引导患者正确认识疾病,及时就诊,接受规范治疗。

(2)向患者解释疾病与健康的问题,鼓励患者表达自己的想法。对病程长、迁延不愈的患者,给予关心和耐心解说,告知疾病的过程及防治措施;对病理检查发现宫颈上皮有异常增生的病例,告知通过密切监测,坚持治疗,可阻断癌变途径,以缓解焦虑心理,增加治疗的信心。

(3)与家属沟通,让其多关心患者,支持患者,坚持治疗,促进康复。

四、健康指导

(一)讲解疾病知识

向患者讲解子宫颈炎的疾病知识,告知及时就诊和规范治疗的重要性。

(二)个人卫生指导

嘱患者保持外阴清洁,每天清洗外阴 2 次,养成良好的卫生习惯,尤其是经期、孕产期及产褥期卫生,避免感染发生。

(三)随访指导

告知患者,物理治疗后有分泌物增多,甚至有多量水样排液,在术后1~2周脱痂时可有少量出血,是创面愈合的过程,不必应诊;如出血量多于月经量则需到医院就诊处理;在物理治疗后2个月内禁止性生活、盆浴和阴道冲洗;治疗后经过2个月经周期,于月经干净后3~7天来院复查,评价治疗效果,效果欠佳者可进行第二次治疗。

(四)体检指导

坚持每1~2年做1次体检,及早发现异常,及早治疗。

五、注意事项

(1)治疗前,应常规做宫颈刮片行细胞学检查。

(2)在急性生殖器炎症期不做物理治疗。

(3)治疗时间应选在月经干净后3~7天内进行。

(4)物理治疗后可出现阴道分泌物增多,甚至有大量水样排液,在术后1~2周脱痂时可有少许出血。

(5)应告知患者,创面完全愈合时间为4~8周,期间禁盆浴、性交和阴道冲洗。

(6)物理治疗有引起术后出血、宫颈管狭窄、感染的可能,应定期复查,观察创面愈合情况直到痊愈,同时检查有无宫颈管狭窄。

(杨树青)

第三节 盆腔炎性疾病

盆腔炎性疾病(PID)是指女性上生殖道的一组炎性疾病,主要包括子宫内膜炎、输卵管炎、输卵管卵巢脓肿、盆腔腹膜炎。最常见的是输卵管炎及输卵管卵巢脓肿。

女性生殖系统具有比较完善的自然防御功能,当自然防御功能遭到破坏,或机体免疫力降低、内分泌发生变化或外源性病原体入侵而导致子宫内膜、输卵管、卵巢、盆腔腹膜、盆腔结缔组织发生炎症。感染严重时,可累及周围器官和组织,当病原体毒性强、数量多、患者抵抗力低时,常发生败血症及脓毒血症,若未得到及时治疗可能发生盆腔炎性疾病后遗症。

一、护理评估

(一)健康史

(1)了解既往疾病史、用药史、月经史及药物过敏史。

(2)了解流产、分娩的时间、经过及处理。

(3)了解本次患病的起病时间、症状、疼痛性质、部位、有无全身症状。

(二)生理状况

1.症状

(1)轻者无症状或症状轻微不易被发现,常表现为持续性下腹痛,活动或性交后加重;发热、阴道分泌物增多等。

（2）重者可表现为寒战、高热、头痛、食欲减退；月经期发病者可表现为经量增多、经期延长；腹膜炎者出现消化道症状，如恶心、呕吐、腹胀等；若脓肿形成，可有下腹包块及局部刺激症状。

2.体征

（1）急性面容、体温升高、心率加快。

（2）下腹部压痛、反跳痛及肌紧张。

（3）检查见阴道充血；大量脓性臭味分泌物从宫颈口外流；穹隆有明显触痛；宫颈充血、水肿、举痛明显；子宫体增大有压痛且活动受限；一侧或双侧附件增厚，有包块，压痛。

3.辅助检查

（1）实验室检查：宫颈黏液脓性分泌物或阴道分泌物在 0.9% 氯化钠溶液湿片检查中见到大量白细胞；红细胞沉降率升高；血 C 反应蛋白升高；宫颈分泌物培养或革兰染色涂片淋病奈瑟菌阳性或沙眼衣原体阳性。

（2）阴道超声检查：显示输卵管增粗，输卵管积液，伴或不伴有盆腔积液、输卵管卵巢肿块。

（3）腹腔镜检查：输卵管表面明显充血；输卵管壁水肿；输卵管伞端或浆膜面有脓性渗透物。

（4）子宫内膜活组织检查：证实子宫内膜炎。

（三）高危因素

1.年龄

盆腔炎性疾病高发年龄为 15～25 岁。

2.性活动及性卫生

初次性交年龄小、有多个性伴侣、性交过频及性伴侣有性传播疾病；有使用不洁的月经垫、经期性交等。

3.下生殖道感染

性传播疾病，如淋病奈瑟菌性宫颈炎、衣原体性宫颈炎及细菌性阴道病。

4.子宫腔内手术操作后感染

刮宫术、输卵管通液术、子宫输卵管造影术、宫腔镜检查、人工流产、放置宫内节育器等手术时，消毒不严格或术前适应证选择不当，导致感染。

5.邻近器官炎症直接蔓延

如阑尾炎、腹膜炎等蔓延至盆腔。

6.复发

盆腔炎性疾病再次发作。

（四）心理-社会因素

1.对健康问题的感受

是否存在因无明显症状或症状轻，而不重视致延误治疗。

2.对疾病的反应

是否由于慢性疾病过程长，患者思想压力大而产生焦虑、烦躁情绪；若病情严重，则担心预后，患者往往有恐惧、无助感。

3.家庭、社会及经济状况

是否存在因炎症反复发作，严重影响妇女生殖健康甚至导致不孕，且增加家庭与社会经济负担。

二、护理诊断

(一)疼痛

其与感染症状有关。

(二)体温过高

其与盆腔急性炎症有关。

(三)睡眠形态紊乱

其与疼痛或心理障碍有关。

(四)焦虑

其与病程长治疗效果不明显或不孕有关。

(五)知识缺乏

其与缺乏经期卫生知识有关。

三、护理措施

(一)症状护理

1.密切观察

分泌物增多,观察阴道分泌物颜色、性状、气味及量,选择合适的药液进行阴道冲洗。在不清楚阴道炎的种类时,不可滥用冲洗液,指导患者勤换会阴垫及内裤,保持外阴清洁干燥。

2.支持疗法

卧床休息,取半卧位,有利于脓液积聚于直肠子宫陷凹,使炎症局限;给高热量、高蛋白、高维生素饮食或半流质饮食,及时补充丢失的液体;对出现高热的患者,采取物理降温,出汗时及时更衣,保持身体清洁舒服;若患者腹胀严重,应行胃肠减压。

3.症状观察

密切监测生命体征,测体温、脉搏、呼吸、血压,每4小时1次;物理降温后30分钟测体温,以观察降温效果。若患者突然出现腹痛加剧、寒战、高热、恶心、呕吐、腹胀,应立即报告医师,同时做好剖腹探查的准备。

(二)用药护理

1.门诊治疗

指导患者遵医嘱用药,了解用药方案并告知注意事项。常用方案:头孢西丁钠2 g,单次肌内注射,同时口服丙磺舒1 g,然后改为多西环素100 mg,每天2次,连服14天,可同时加服甲硝唑400 mg,每天2~3次,连服14天;或选用其他第三代头孢菌素与多西环素、甲硝唑合用。

2.住院治疗

严格遵医嘱用药,了解用药方案并密切观察用药反应。

(1)头霉素类或头孢菌素类药物:头孢西丁钠2 g,静脉滴注,每6小时1次。头孢替坦二钠2 g,静脉滴注,每12小时1次。加多西环素100 mg,每12小时1次,静脉输注或口服。对不能耐受多西环素者,可用阿奇霉素替代,每次500 mg,每天1次,连用3天。对输卵管卵巢脓肿患者,可加用克林霉素或甲硝唑。

(2)克林霉素与氨基糖苷类药物联合方案:克林霉素900 mg,每8小时1次,静脉滴注;庆大霉素先给予负荷量(2 mg/kg),然后予维持量(1.5 mg/kg),每8小时1次,静脉滴注;临床症状、体征改善后继续静脉应用 24～48 小时,克林霉素改口服,每次 450 mg,1 天 4 次,连用 14 天;或多西环素 100 mg,每 12 小时 1 次,连续用药 14 天。

3.观察药物疗效

若用药后 48～72 小时体温持续不降,患者症状加重,应及时报告医师处理。

4.中药治疗

主要为活血化瘀、清热解毒药物。可遵医嘱指导服中药或用中药外敷腹部,若需进行中药保留灌肠,按保留灌肠操作规程完成。

(三)手术护理

1.药物治疗无效

经药物治疗 48～72 小时,体温持续不降,患者中毒症状加重或包块增大者。

2.脓肿持续存在

经药物治疗病情好转,继续控制炎症数天(2～3 周),包块仍未消失但已局限化。

3.脓肿破裂

突然腹痛加剧,寒战、高热、恶心、呕吐、腹胀,检查腹部拒按或有中毒性休克表现。

(四)心理护理

(1)关心患者,倾听患者诉说,鼓励患者表达内心感受,通过与患者进行交流,建立良好的护患关系,尽可能满足患者的合理需求。

(2)加强疾病知识宣传,解除患者思想顾虑,增加其对治疗的信心。

(3)与家属沟通,指导家属关心患者,与患者及家属共同探讨适合个人的治疗方案,取得家人的理解和帮助,减轻患者心理压力。

四、健康指导

(一)讲解疾病知识

向患者讲解盆腔炎性疾病的疾病知识,告知及时就诊和规范治疗的重要性。

(二)个人卫生指导

保持会阴清洁做好经期、孕期及产褥期的卫生宣传。

(三)性生活指导及性伴侣治疗

注意性生活卫生,月经期禁止性交。

(四)饮食生活指导

给高热量、高蛋白、高维生素饮食,增加营养,积极锻炼身体,注意劳逸结合,不断提高机体抵抗力。

(五)随访指导

对于抗生素治疗的患者,应在 72 小时内随诊,明确有无体温下降、反跳痛减轻等临床症状改善。若无改善,需做进一步检查。对沙眼衣原体以及淋病奈瑟菌感染者,可在治疗后 4～6 周复查病原体。

五、注意事项

(一)倾听患者主诉

应仔细倾听患者主诉,全面了解患者疾病史,认真阅读治疗方案,制定相应的护理计划,配合完成相应治疗和处理。

(二)预防宣传

(1)注意性生活卫生,减少性传播疾病。

(2)及时治疗下生殖道感染。

(3)进行公共卫生教育,提高公民对生殖道感染的认识,明白预防感染的重要性。

(4)严格掌握妇科手术指征,做好术前准备,严格无菌操作,预防感染。

(5)及时治疗盆腔炎性疾病,防止后遗症发生。

(杨树青)

第四节　痛　　经

痛经是指在行经前、后或月经期出现下腹疼痛、坠胀伴腰酸及其他不适,严重影响生活和工作质量者。痛经分为原发性痛经与继发性痛经两类。前者指生殖器官无器质性病变的痛经,称功能性痛经;后者指盆腔器质性病变引起的痛经,如子宫内膜异位症等。本节仅叙述原发性痛经的护理。

一、护理评估

(一)健康史

原发性痛经常见于青少年,多发生在有排卵的月经周期,精神紧张、恐惧、寒冷刺激及经期剧烈运动可加重疼痛。评估时需了解患者的年龄和月经史、疼痛特点及与月经的关系、伴随症状和缓解疼痛的方法等。

(二)身体状况

1.痛经

痛经是主要症状,多自月经来潮后开始,最早出现在月经来潮前 12 小时,月经第 1 天疼痛最剧烈,持续2～3天后逐渐缓解。疼痛呈痉挛性,多位于下腹正中,常放射至腰骶部、外阴与肛门,少数人的疼痛可放射至大脚内侧。可伴面色苍白、出冷汗、恶心、呕吐、腹泻、头晕、乏力等。痛经多于月经初潮后1～2年发病。

2.妇科检查

生殖器官无器质性病变。

(三)心理-社会状况

患者缺乏痛经的相关知识,担心痛经可能影响健康及婚后的生育能力,表现为情绪低落、烦躁、焦虑;伴随着月经的疼痛,常常使患者抱怨自己是女性。

(四)辅助检查

B超检查生殖器官有无器质性病变。

(五)处理要点

以解痉、镇痛等对症治疗为主,并注意对患者的心理治疗。

二、护理问题

(一)急性疼痛

与经期宫缩有关。

(二)焦虑

与反复疼痛及缺乏相关知识有关。

三、护理措施

(一)一般护理

(1)下腹部局部可用热水袋热敷。

(2)鼓励患者多饮热茶、热汤。

(3)注意休息,避免紧张。

(二)病情观察

(1)观察疼痛的发生时间、性质、程度。

(2)观察疼痛时的伴随症状,如恶心、呕吐、腹泻。

(3)了解引起疼痛的精神因素。

(三)用药护理

遵医嘱给予解痉、镇痛药,常用药物有前列腺素合成酶抑制剂如吲哚美辛、布洛芬等,亦可选用避孕药或中药治疗。

(四)心理护理

讲解有关痛经的知识及缓解疼痛的方法,使患者了解经期下腹坠胀、腰酸、头痛等轻度不适是生理反应。原发性痛经不影响生育,生育后痛经可缓解或消失,从而消除患者紧张、焦虑的情绪。

(五)健康指导

进行经期保健的教育,包括注意经期清洁卫生,保持精神愉快,加强经期保护,避免剧烈运动及过度劳累,防寒保暖等。疼痛难忍时一般选择非麻醉性镇痛药治疗。

(杨树青)

第五节　闭　　经

闭经是妇科常见症状,分为原发性闭经和继发性闭经两类。原发性闭经指年龄超过 16 岁,第二性征已发育,或年龄超过 14 岁,第二性征尚未发育,且无月经来潮者;继发性闭经指正常月经建立后,因病理性原因月经停止 6 个月,或按自身原来月经周期计算停经 3 个周期以上者。青春期以前、妊娠期、哺乳期及绝经后的无月经均属生理现象。

一、护理评估

(一)健康史

原发性闭经较少见,常由于遗传性因素或先天性发育缺陷所致,评估时应注意患者生殖器官和第二性征发育情况及家族史。继发性闭经发病率高,病因复杂,评估时应详细询问患者月经史,已婚者应注意有无产后大出血、不孕及流产史。根据控制正常月经周期的四个环节,按病变部位将闭经分为下丘脑性闭经、垂体性闭经、卵巢性闭经及子宫性闭经。

1.下丘脑性闭经

下丘脑性闭经最常见,以功能性原因为主。

(1)精神因素:精神创伤、紧张忧虑、环境改变、过度劳累、盼子心切或畏惧妊娠等可使内分泌调节功能紊乱而发生闭经。闭经多为一时性,可自行恢复。

(2)剧烈运动、体重下降和神经性厌食:均可诱发闭经。因初潮发生和月经维持有赖于一定比例(17%～20%)的机体脂肪,中枢神经对体重下降极为敏感。

(3)药物:一般在停药后 3～6 个月月经恢复。

2.垂体性闭经

垂体器质性病变或功能失调可影响卵巢功能而引起闭经。

(1)垂体梗死:常见于产后出血使垂体缺血坏死,出现闭经、性欲减退、毛发脱落、第二性征衰退等席汉综合征。

(2)垂体肿瘤:可引起闭经溢乳综合征。

3.卵巢性闭经

因性激素水平低落,子宫内膜不发生周期性变化而导致闭经。

(1)卵巢功能早衰:40 岁前绝经者称卵巢功能早衰,常伴有围绝经期综合征的表现。

(2)卵巢功能性肿瘤、卵巢切除或组织破坏。

(3)多囊卵巢综合征:表现为闭经、不孕、多毛、肥胖、双侧卵巢增大。

4.子宫性闭经

月经调节功能及第二性征发育正常,但子宫内膜受到破坏或对卵巢激素不能产生正常的反应而引起闭经。

(1)先天性子宫发育不良或子宫切除术后者。

(2)子宫内膜损伤:子宫腔放疗后、结核性子宫内膜炎、子宫腔粘连综合征,后者因人工流产刮宫过度,使子宫内膜损伤粘连而无月经产生。

5.其他内分泌功能异常

甲状腺功能减退或亢进、肾上腺皮质功能亢进、糖尿病等可引起闭经。

(二)身体状况

了解患者的闭经类型、时间及伴随症状。注意观察患者精神状态、智力发育、营养与健康状况;检查全身发育状况,测量身高、体重、四肢与躯干比例;第二性征如音调、毛发分布、乳房发育状况,挤压乳腺有无乳汁分泌;妇科检查生殖器官有无发育异常和肿瘤等。

(三)心理-社会状况

患者担心闭经对自己的健康、性生活及生育能力有影响,病程过长及治疗效果不佳会加重患者及其家属的心理压力,产生情绪低落、焦虑,反过来又加重闭经。

(四)辅助检查

1.子宫功能检查

(1)诊断性刮宫:适用于已婚妇女,必要时可在宫腔镜直视下检查。

(2)子宫输卵管碘油造影:了解子宫腔及输卵管情况。

（3）药物撤退试验：①孕激素试验可评估内源性雌激素水平；②雌、孕激素序贯疗法。

2.卵巢功能检查

通过B超检查、基础体温测定、宫颈黏液结晶检查、阴道脱落细胞检查、血清激素测定、诊断性刮宫，了解排卵情况及体内性激素水平。

3.垂体功能检查

如垂体兴奋试验等。

4.其他检查

B超检查、染色体检查及内分泌检查等。

（五）处理要点

（1）积极治疗全身性疾病，增强体质，加强营养，保持正常体重。

（2）精神因素所致闭经，应行心理疏导。

（3）子宫腔粘连、先天畸形、卵巢及垂体肿瘤等采取相应手术治疗。

（4）性激素替代疗法：根据病变部位及病因，给予相应激素治疗，常用雌激素替代疗法，雌、孕激素序贯疗法和雌、孕激素合并疗法。

（5）诱发排卵，常用氯米芬、HCG。

二、护理问题

（一）焦虑

与担心闭经对健康、性生活及生育的影响有关。

（二）功能障碍性悲哀

与长期闭经及治疗效果不佳、担心丧失女性形象有关。

三、护理措施

（一）一般护理

1.鼓励患者增加营养

营养不良引起的闭经者，应供给足够的营养。

2.保证睡眠

工作紧张引起的闭经者，鼓励患者加强锻炼，增强体质，注意劳逸结合。如为肥胖引起的闭经，指导患者进低热量饮食，但需要富有维生素和矿物质，嘱咐患者适当增加运动量。

（二）病情观察

（1）观察患者情绪变化，有无引起闭经的精神因素，如工作、家庭、生活等情况。

（2）对有人工流产、剖宫产史的闭经患者，应监测阴道流血情况及月经变化。

（3）注意患者体重增加或减少的数据和时间，与闭经前、后的关系。

（4）观察患者甲状腺有无肿大、有无糖尿病症状。

（三）用药护理

指导患者合理使用性激素，说明性激素的作用、不良反应、用药方法及注意事项。

（四）心理护理

讲解月经的生理知识，使患者了解闭经与女性特征、生育及健康的关系，减轻心理压力，避免闭经加重。对原发性闭经者，特别是生殖器官畸形者进行心理疏导，使患者保持心情舒畅，正确对待疾病,提高对自我形象的认识。

(五)健康指导

(1)告知患者要耐心坚持规范治疗,在医师的指导下接受全身系统检查。

(2)短期治疗效果可能不明显,要有心理准备,不要放弃治疗,树立战胜疾病的信心。

(杨树青)

第六节　经前紧张综合征

经前紧张综合征是指妇女在月经来潮前出现的一系列异常现象,如头痛、乳房胀痛、失眠、情绪不稳定、抑郁、焦虑、全身水肿等。严重时影响正常的生活和社会活动。

一、护理评估

(一)病史

经前紧张综合征常发生于 30~40 岁的妇女,年轻女性很少出现。症状在排卵后即开始,月经来潮前几天达高峰,经血出现后消失。

(二)身心状况

主要表现为紧张、烦躁易怒、抑郁、焦虑、失眠、注意力不集中、疲乏无力、头痛等。有些妇女出现手足及面部水肿、乳房胀痛,少数妇女因肠黏膜水肿而出现腹泻现象。

(三)检查

盆腔检查及实验室检查均属正常。

二、护理诊断

(一)焦虑

其与一系列精神症状及不被人理解有关。

(二)体液过多

其与水钠潴留有关。

三、护理目标

让患者正确认识经前紧张综合征,以减轻症状。

四、护理措施

(1)进行关于经前紧张综合征的有关知识的教育和指导,告知患者避免经前过度紧张,以及注意休息和充足的睡眠。

(2)帮助患者适当控制食盐和水的摄入。

(3)给患者服用适当的镇静剂如安定,也可服用谷维素来控制神经和精神症状,还可服用适当的利尿剂减轻水肿,以改善头痛等不适。

(4)遵医嘱用孕激素或雄激素拮抗雌激素与醛固酮的作用。

五、护理评价

（1）患者能够了解经前紧张综合征的相关知识。

（2）患者症状减轻，自我控制能力增强。

（杨树青）

第七节 围绝经期综合征

绝经是每一个妇女生命过程中必然发生的生理过程。绝经提示卵巢功能衰退，生殖功能终止，绝经过渡期是指围绕绝经前、后的一段时期，包括从绝经前出现与绝经有关的内分泌、生理学和临床特征起，至最后一次月经后一年。

围绝经期综合征（menopausal syndrome，MPS）以往称为更年期综合征，是指妇女在绝经前、后由于卵巢功能衰退、雌激素水平波动或下降所致的以自主神经功能紊乱为主，伴有神经心理症状的一组症候群。多发生于45～55岁，约2/3的妇女出现不同程度的低雌激素血症引发的一系列症状。绝经分为自然绝经和人工绝经。自然绝经是指卵巢内卵泡生理性耗竭所致的绝经；人工绝经是指双侧卵巢经手术切除或受放射线损坏导致的绝经，后者更易发生围绝经期综合征。

一、护理评估

（一）健康史

了解患者的发病年龄、职业、文化水平及性格特征，询问月经情况及生育史，有无卵巢切除或盆腔肿瘤放疗，有无心血管疾病及其他疾病病史。

（二）身体状况

1.月经紊乱

半数以上妇女出现2～8年无排卵性月经，表现为月经频发、不规则子宫出血、月经稀发（月经周期超过35天）以至绝经，少数妇女可突然绝经。

2.雌激素下降相关征象

（1）血管舒缩症状：主要表现为潮热、出汗，是血管舒缩功能不稳定的表现，是围绝经期综合征最突出的特征性症状。潮热起自前胸，涌向头颈部，然后波及全身。在潮红的区域患者感到灼热，皮肤发红，紧接着大量出汗。持续数秒至数分钟不等。此种血管功能不稳定可历时1年，有时长达5年或更长。

（2）精神神经症状：常有焦虑、抑郁、激动、喜怒无常、脾气暴躁、记忆力下降、注意力不集中、失眠多梦等。

（3）泌尿生殖系统症状：出现阴道干燥、性交困难及老年性阴道炎，排尿困难、尿频、尿急、尿失禁及反复发作的尿路感染。

（4）心血管疾病：绝经后妇女冠状动脉粥样硬化性心脏病（简称冠心病）、高血压和脑出血的发病率及死亡率逐渐增加。

(5)骨质疏松症:绝经后妇女约有 25％患骨质疏松症、腰酸背痛、腿抽搐、肌肉关节疼痛等。

3.体格检查

全身检查注意血压、精神状态、皮肤、毛发、乳房改变及心脏功能,妇科检查注意生殖器官有无萎缩、炎症及张力性尿失禁。

(三)心理-社会状况

因家庭和社会环境的变化或绝经前曾有精神状态不稳定等,更易引起患者心情不畅、忧虑、多疑、孤独等。

(四)辅助检查

根据患者的具体情况不同,可选择血常规、尿常规、心电图及血脂检查、B超、宫颈刮片及诊断性刮宫等。

(五)处理要点

1.一般治疗

加强心理治疗及体育锻炼,补充钙剂,必要时选用镇静剂、谷维素。

2.激素替代疗法

补充雌激素是关键,可改善症状、提高生活质量。

二、护理问题

(一)自我形象紊乱

与对疾病不正确认识及精神神经症状有关。

(二)知识缺乏

缺乏性激素治疗相关知识。

三、护理措施

(一)一般护理

改善饮食,摄入高蛋白质、高维生素、高钙饮食,必要时可补充钙剂,能延缓骨质疏松症的发生,达到抗衰老效果。

(二)病情观察

(1)观察月经改变情况,注意经量、周期、经期有无异常。

(2)观察面部潮红时间和程度。

(3)观察血压波动、心悸、胸闷及情绪变化。

(4)观察骨质疏松症的影响,如关节酸痛、行动不便等。

(5)观察情绪变化,如情绪不稳定、易怒、易激动、多言多语、记忆力降低。

(三)用药护理

指导应用性激素。

1.适应证

主要用于治疗雌激素缺乏所致的潮热多汗、精神症状、老年性阴道炎、尿路感染,预防存在高危因素的心血管疾病、骨质疏松症等。

2.药物选择及用法

在医师指导下使用,尽量选用天然性激素,剂量个体化,以最小有效量为佳。

3.禁忌证

原因不明的子宫出血、肝胆疾病、血栓性静脉炎及乳腺癌等。

4.注意事项

(1)雌激素剂量过大可引起乳房胀痛、白带多、头痛、水肿、色素沉着、体重增加等,可酌情减量或改用雌三醇。

(2)用药期间可能发生异常子宫出血,多为突破性出血,但应排除子宫内膜癌。

(3)较长时间的口服用药可能影响肝功能,应定期复查肝功能。

(4)单一雌激素长期应用可使子宫内膜癌危险性增加,雌、孕激素联合用药能够降低风险。坚持体育锻炼,多参加社会活动;定期健康体检,积极防治围绝经期妇女常见病。

(四)心理护理

使患者及其家属了解围绝经期是必然的生理过程,介绍减轻压力的方法,改变患者的认知、情绪和行为,使其正确评价自己。

(五)健康指导

(1)向围绝经期妇女及其家属介绍绝经是一个生理过程,绝经发生的原因及绝经前、后身体将发生的变化,帮助患者消除因绝经变化产生的恐惧心理,并对将发生的变化做好心理准备。

(2)介绍绝经前、后减轻症状的方法,适当的摄取钙质和维生素 D;坚持锻炼如散步、骑自行车等。合理安排工作,注意劳逸结合。

(3)定期普查,更年期妇女最好半年至一年进行 1 次体格检查,包括妇科检查和防癌检查,有选择地做内分泌检查。

(4)绝经前行双侧卵巢切除术者宜适时补充雌激素。

(杨树青)

第八节 功能失调性子宫出血

功能失调性子宫出血(dysfunctional uterine bleeding,DUB)简称功血,为妇科常见病。它是由于调节生殖系统的神经内分泌机制失常引起的异常子宫出血,而全身及内、外生殖器官无器质性病变存在。常表现为月经周期长短不一、经期延长、经量过多或不规则阴道出血。功血可分为排卵性功血和无排卵性功血两类,约 85% 病例属无排卵性功血。功血可发生于月经初潮至绝经期间的任何年龄,约 50% 患者发生于绝经前期,育龄期约占 30%,青春期约占 20%。

一、护理评估

(一)健康史

1.无排卵性功血

(1)青春期:与下丘脑-垂体-卵巢轴调节功能未健全有关,过度劳累、精神紧张、恐惧、忧伤、环境及气候改变等应激刺激,以及肥胖、营养不良等因素易导致下丘脑-垂体-卵巢轴调节功能紊乱,卵巢不能排卵。

(2)绝经过渡期:因卵巢功能衰退,卵巢对促性腺激素敏感性降低,卵泡在发育过程中因退行性变而不能排卵。

(3)生育期：可因内、外环境改变，如劳累、应激、流产、手术或疾病等引起短暂无排卵。亦可因肥胖、多囊卵巢综合征、高催乳素血症等因素长期存在，引起持续无排卵。

2.排卵性功血

黄体功能不足原因在于神经内分泌调节功能紊乱，导致卵泡期促卵泡生成素(FSH)缺乏，卵泡发育缓慢，雌激素分泌减少，正反馈作用不足，促黄体生成素(LH)峰值不高，使黄体发育不全、功能不足。子宫内膜不规则脱落者由于下丘脑-垂体-卵巢轴调节功能紊乱或黄体机制异常引起萎缩过程延长。

评估时注意了解患者的发病年龄、月经史、婚育史及发病诱因，有无性激素治疗不当及全身性出血性疾病史。

(二)身体状况

1.月经紊乱

(1)无排卵性功血：最常见的症状是子宫不规则性出血，特点是月经周期紊乱，经期长短不一，经量多少不定。可先有数周或数月停经，然后阴道流血，量较多，持续2～3周或更长时间，不易自止，无腹痛或其他不适。

(2)排卵性功血：黄体功能不足者月经周期缩短，月经频发(月经周期短于21天)，不易受孕或怀孕早期易流产；子宫内膜不规则脱落者月经周期正常，但经期延长，长达9～10天，多发生于产后或流产后。

2.贫血

因出血多或时间长，患者出现头晕、乏力、面色苍白等贫血征象。

3.体格检查

体格检查包括全身检查和妇科检查，排除全身性疾病及生殖器官器质性病变。

(三)心理-社会状况

青春期患者常因害羞而影响及时诊治，生育期患者担心影响生育而焦虑，围绝经期患者因治疗效果不佳或怀疑为恶性肿瘤而焦虑、紧张、恐惧。

(四)辅助检查

1.诊断性刮宫

诊断性刮宫可了解子宫内膜反应、子宫内膜病变，达到止血的目的。不规则流血者可随时刮宫，用以止血。确定有无排卵或黄体功能，于月经前一天或者月经来潮6小时内做诊断性刮宫，无排卵性功血的子宫内膜呈增生期改变，黄体功能不足显示子宫内膜分泌不良。子宫内膜不规则脱落，于月经周期第5～6天进行诊断性刮宫，增生期与分泌期子宫内膜共存。

2.B超检查

了解子宫内膜厚度及生殖器官有无器质性改变。

3.血常规及凝血功能检查

了解有无贫血、感染及凝血功能障碍。

4.宫腔镜检查

直接观察子宫内膜，选择病变区进行活组织检查。

5.卵巢功能检查

判断卵巢有无排卵或黄体功能。

(五)处理要点

1.无排卵性功血

青春期和生育期患者以止血、调整周期、促排卵为原则。围绝经期患者以止血、防止子宫内膜癌变为原则。

2.排卵性功血

黄体功能不足的治疗原则是促进卵泡发育,刺激黄体功能及黄体功能替代,分别应用氯米芬、人绒毛膜促性腺激素(HCG)和黄体酮;子宫内膜不规则脱落的治疗原则是促使黄体及时萎缩,子宫内膜及时完整脱落,常用药物有孕激素和 HCG。

二、护理问题

(一)潜在并发症

贫血。

(二)知识缺乏

缺乏性激素治疗的知识。

(三)有感染的危险

与经期延长、机体抵抗力下降有关。

(四)焦虑

与性激素使用及药物不良反应有关。

三、护理措施

(一)一般护理

患者体质往往较差,应加强营养,改善全身情况,可补充铁剂、维生素 C 和蛋白质。成人体内大约每 100 mL 血中含 50 mg 铁,行经期妇女,每天从食物中吸收铁 0.7~2.0 mg,经量多者应额外补充铁。向患者推荐含铁较多的食物如猪肝、胡萝卜、葡萄干等。按照患者的饮食习惯,为患者制定适合于个人的饮食计划,保证患者获得足够的营养。

(二)病情观察

观察并记录患者的生命体征、出量及入量,嘱患者保留出血期间使用的会阴垫及内裤,以便更准确地估计出血量,对于出血较多者,督促其卧床休息,避免过度疲劳和剧烈活动,对于贫血严重者,遵医嘱做好配血、输血、止血措施,执行治疗方案,维持患者正常血容量。

(三)对症护理

1.无排卵性功血

(1)止血:对大量出血患者,要求在性激素治疗 8 小时内见效,24~48 小时内出血基本停止,若 96 小时以上仍不止血者,应考虑有器质性病变存在。

性激素止血。①雌激素:应用大剂量雌激素可迅速提高血内雌激素浓度,促使子宫内膜生长,短期内修复创面而止血,主要用于青春期功血。目前多选用妊马雌酮 2.5 mg 或己烯雌酚1~2 mg。②孕激素:适用于体内已有一定水平雌激素的患者。常用药物如甲羟孕酮或炔诺酮,用药原则同雌激素。③雄激素:拮抗雌激素、增加子宫平滑肌及子宫血管张力而减少出血,主要用于围绝经期功血患者的辅助治疗,可随时停用。④联合用药:止血效果优于单一药物,可用三合激素或口服短效避孕药,血止后逐渐减量。

刮宫术:止血及排除子宫内膜癌变,适用于年龄大于 35 岁、药物治疗无效或存在子宫内膜癌高危因素的患者。

其他止血药:卡巴克洛和酚磺乙胺可减少微血管的通透性,氨基己酸、氨甲苯酸、氨甲环酸等可抑制纤维蛋白溶酶,有减少出血量的辅助作用,但不能赖以止血。

(2)调整月经周期:一般连续用药 3 个周期。在此过程中务必积极纠正贫血,加强营养,以改善体质。①雌、孕激素序贯疗法:也称人工周期疗法,通过模拟自然月经周期中卵巢的内分泌变化,将雌、孕激素序贯应用,使子宫内膜发生相应变化,引起周期性脱落。适用于青春期功血或生育期功血者,可诱发卵巢自然排卵。雌激素自月经来潮第 5 天开始用药,妊马雌酮 1.25 mg 或己烯雌酚 1 mg,每晚 1 次,连服 20 天,于服雌激素最后 10 天加用甲羟孕酮每天 10 mg,两药同时用完,停药后 3～7 天出血。于出血第 5 天重复用药,一般连续使用 3 个周期。用药 2～3 个周期后,患者常能自发排卵。②雌、孕激素联合疗法:可周期性口服短效避孕药,适用于生育期功血、内源性雌激素水平较高者或绝经过渡期功血者。③后半周期疗法:于月经周期的后半周期开始(撤药性出血的第 16 天)服用甲羟孕酮,每天 10 mg,连服 10 天为 1 个周期,共 3 个周期为 1 个疗程。适用于青春期或绝经过渡期功血者。

(3)促排卵:适用于育龄期功血者。常用药物如氯米芬、人绒毛膜促性腺激素(HCG)等。于月经第 5 天开始每天口服氯米芬 50 mg,连续 5 天,以促进卵泡发育。B 超监测卵泡发育接近成熟时,可大剂量肌内注射 HCG 5 000 U 以诱发排卵。青春期不提倡使用。

(4)手术治疗:以刮宫术最常用,既能明确诊断,又能迅速止血。绝经过渡期出血患者激素治疗前宜常规刮宫,最好在子宫镜下行分段诊断性刮宫,以排除子宫内细微器质性病变。对青春期功血刮宫应持慎重态度。必要时行子宫次全切除或子宫切除术。

2.排卵性功血

(1)黄体功能不足:药物治疗如下。①黄体功能替代疗法:自排卵后开始每天肌内注射黄体酮 10 mg,共 10～14 天,用以补充黄体分泌孕酮的不足。②黄体功能刺激疗法:通常应用 HCG 以促进及支持黄体功能。于基础体温上升后开始,隔天肌内注射 HCG 1 000～2 000 U,共 5 次,可使血浆孕酮明显上升,随之正常月经周期恢复。③促进卵泡发育:于月经第 5 天开始,每晚口服氯米芬 50 mg,共 5 天。

(2)子宫内膜不规则脱落:药物治疗如下。①孕激素:自排卵后第 1～2 天或下次月经前 10～14 天开始,每天口服甲羟孕酮 10 mg,连续 10 天,有生育要求可肌内注射黄体酮。②HCG:用法同黄体功能不足。

3.性激素治疗的注意事项

(1)严格遵医嘱正确用药,不得随意停服或漏服,以免使用不当引起子宫出血。

(2)药物减量必须按规定在血止后开始,每 3 天减量 1 次,每次减量不超过原剂量的 1/3,直至维持量,持续用至血止后 20 天停药。

(3)雌激素口服可能引起恶心、呕吐等胃肠道反应,可饭后或睡前服用;对存在血液高凝倾向或血栓性疾病史者禁忌使用。

(4)雄激素用量过大可能出现男性化不良反应。

(四)预防感染

(1)测体温、脉搏。

(2)指导患者保持会阴部清洁,出血期间禁止盆浴及性生活。

（3）注意有无腹痛等生殖器官感染征象。

（4）按医嘱使用抗生素。

（五）心理护理

注意情绪调节，避免过度紧张与精神刺激。特别是青春期少女，父母们不仅要关注女孩的学习状况与膳食状况，还要重视女孩的情绪变化，与其多沟通，了解其内心世界的变化，帮助其释放不良情绪，以使其保持相对稳定的精神-心理状态，避免情绪上的大起大落。

（六）健康指导

（1）宜清淡饮食，多食富含维生素 C 的新鲜瓜果、蔬菜。注意休息，保持心情舒畅。

（2）强调严格掌握雌激素的适应证并合理使用，对更年期及绝经后妇女更应慎用，应用时间不宜过长，量不宜大，并应严密观察反应。

（3）月经期避免剧烈运动，禁止盆浴及性生活，保持会阴部清洁。

（杨树青）

第九节　子宫内膜异位症

子宫内膜异位症是指具有生长功能的子宫内膜生长在子宫腔内壁以外引起的症状和体征。异位的子宫内膜绝大多数局限在盆腔内的生殖器官和邻近器官的腹膜面，故临床上称为盆腔子宫内膜异位症。当子宫内膜生长在子宫肌层内称子宫腺肌病，部分患者两者可合并存在。

子宫内膜异位症的发病率近年来明显增高，是目前常见的妇科病之一。多见于 30～40 岁的妇女。本病为良性病变，但有远距离转移和种植能力。初潮前无发病者，绝经后异位的子宫内膜组织可逐渐萎缩吸收，妊娠或使用性激素抑制卵巢功能可暂时阻止本病的发展，因此，子宫内膜的发病与卵巢的周期性变化有关。也发生周期性出血，引起周围组织纤维化、粘连，病变局部形成紫蓝色硬结或包块。卵巢的子宫内膜异位症最为常见，卵巢内的异位内膜因反复出血而形成多个囊肿，但以单个多见，故又称为卵巢子宫内膜异位囊肿。囊肿内含暗褐色黏稠的陈旧血，状似巧克力液体，故又称为卵巢巧克力囊肿。

一、护理评估

（一）病史

1.月经史

初潮年龄，月经周期、经期、经量是否正常，有无痛经或其他伴随症状。痛经的性质，是否为进行性加重。

2.婚育史

结婚年龄，婚次，夫妻性生活情况，有无经期性交，生育情况，足月产、早产、流产次数，现有子女数等。

3.既往病史

有无先天性生殖道畸形、子宫手术或经期盆腔检查等情况。

(二)身心状态

1.身体状态

(1)痛经:痛经是子宫内膜异位症的典型症状,其特点为继发性和进行性加重。疼痛多位于下腹部和腰骶部,可放射至阴道、会阴、肛门或大腿,常于月经来潮前1~2天开始,经期第一天最为剧烈,以后逐渐减轻,至月经干净时消失。

(2)月经失调:部分患者有经量增多和经期延长,少数出现经前期点滴出血。月经失调可能与卵巢无排卵、黄体功能不足等有关。

(3)性交痛:由于异位的内膜出现在子宫直肠陷凹或病变导致子宫后倾固定,性交时子宫颈受到碰撞及子宫收缩和向上提升,可引起疼痛。

(4)不孕:占40%左右,其不孕的原因可能与盆腔内器官和组织广泛粘连和输卵管的蠕动减弱影响卵子的排出、摄取和受精卵的运行有关。

2.心理状态

由于疼痛、不孕造成患者顾虑重重,心理压力大,需要手术的患者会有紧张、恐惧等心理问题。

(三)诊断性检查

1.妇科检查

典型者子宫后倾固定,盆腔检查可扪及盆腔内有触痛性结节或子宫旁有不活动的囊性包块。

2.辅助检查

(1)B超检查:可确定卵巢子宫内膜异位囊肿的位置、大小和形状。

(2)腹腔镜检查:可发现盆腔内器官或子宫直肠陷凹、子宫骶骨韧带等处有紫蓝色结节。

二、护理诊断

(一)焦虑

其与不孕和需要手术有关。

(二)知识缺乏

其与缺乏自我照顾及与手术相关的知识有关。

(三)舒适改变

其与痛经及手术后伤口有关。

三、护理目标

(1)患者能正确认识疾病的性质及发生原因,解除紧张、恐惧的心理,坚定治疗信心。

(2)患者自觉疼痛症状缓解。

四、护理措施

(1)心理护理:许多年轻患者因顽固的痛经、不孕等情况而焦虑。护理人员应多关心和理解患者,说明该病只要坚持用药或采取必要的手术便可改善症状,鼓励患者树立信心,积极配合治疗,对尚未生育的患者应给予指导和帮助,促使其尽早受孕。

(2)做好卫生宣传教育工作,防止经血逆流,如有先天性生殖道畸形或后天性炎性阴道狭窄、宫颈粘连等应及时手术。凡进入宫腔内的经腹手术,应保护腹壁切口和子宫切口,防止子宫内膜种植到腹壁切口或子宫切口。经期应避免盆腔检查和性交。

（3）对于使用激素治疗患者,应介绍服药的注意事项及用后可能出现的反应(恶心、食欲缺乏、闭经、乏力或体重增加等),使其解除思想顾虑,提高治疗效果。

（4）用药期间注意有无卵巢子宫内膜异位囊肿破裂的征象,如出现急性腹痛应及时通知医师,并做好剖腹探查的各项准备。

（5）对需要手术者应按腹部手术做好术前准备和术后护理。

（6）出院健康教育:加强患者对病程及治疗的认识,指导伤口处理和康复教育,术后 6 周避免盆浴和性生活,6 周后来院复查。

五、护理评价

（1）患者无焦虑的表现并对治疗充满信心。

（2）患者能按时服药并了解药物的反应。

（3）自觉症状缓解和消失。

（杨树青）

第十节　子宫腺肌病

子宫腺肌病是指当子宫内膜腺体和间质侵入子宫肌层时,形成弥漫或局限性的病变,是妇科常见病。多发生于 30～50 岁经产妇;约 15％患者同时合并子宫内膜异位症;约 50％患者合并子宫肌瘤;临床病理切片检查发现 10％～47％子宫肌层中有子宫内膜组织,但 35％无临床症状。

多次妊娠及分娩、人工流产、慢性子宫内膜炎等造成子宫内膜基底层损伤,子宫内膜自基底层侵入子宫肌层内生长,可能是主要原因。此外,由于内膜基底层缺乏黏膜下层的保护,在解剖机构上子宫内膜易于侵入肌层。腺肌病常合并子宫肌瘤和子宫内膜增生,提示高水平雌孕激素刺激,也可能是促进内膜向肌层生长的原因之一。

应视患者症状、年龄、生育要求而定。药物治疗,适用于症状较轻,有生育要求和接近绝经期的患者;年轻或希望生育的子宫腺肌瘤患者,可试行病灶挖除术;症状严重、无生育要求或药物治疗无效者,应行全子宫切除术。

一、护理评估

(一)健康史

了解患者年龄、婚姻、月经史、婚育史、生育史、出现典型症状的情况及对患者身心的影响,了解患者既往患病史。子宫腺肌病多发生于生育年龄的经产妇,常合并内异症和子宫肌瘤,有多次妊娠及分娩或过度刮宫史。生殖道阻塞,如单角子宫、宫颈阴道不通畅患者等常同时合并腺肌病。

(二)生理状况

1.症状

询问患者是否有经量过多、经期延长和逐渐加重的进行性痛经。

2.体征

妇科检查时子宫均匀性增大或局限性隆起、质硬且有压痛。

3.辅助检查

阴道 B 超提示子宫增大,肌层中不规则回声增强;盆腔 MRI 可协助诊断;宫腔镜下取子宫肌肉活检,可确诊。

(三)高危因素

1.年龄

40 岁以上的经产妇。

2.子宫损伤

多次妊娠、人工流产、慢性子宫内膜炎等造成子宫内膜基底层损伤。

3.先天不足

生殖道阻塞,如单角子宫、宫颈阴道不通、有子宫无阴道的先天畸形等。

4.卵巢功能失调

高水平雌孕激素刺激者,如子宫肌瘤、子宫内膜增生患者。

(四)心理-社会因素

了解患者对疾病的认知,是否存在焦虑、恐惧等表现;了解患者家庭关系,是否因不孕或继发不孕影响夫妻、家庭关系;了解患者的经济水平等。

二、护理诊断

(一)焦虑

其与月经改变和痛经有关。

(二)知识缺乏

其与缺乏自我照顾及与手术相关的知识有关。

(三)舒适改变

其与痛经有关。

三、护理目标

(1)患者能正确认识疾病的性质及发生原因,解除紧张、恐惧的心理,坚定治疗信心。

(2)患者自觉疼痛症状缓解。

四、护理措施

(一)症状护理

1.月经改变

经量增多者,指导患者使用透气棉质卫生巾,保留卫生巾称重,以评估月经量;经期延长者,早晚用温开水清洗外阴各 1 次,以防逆行感染。若合并贫血,需指导患者遵医嘱服用药物,观察贫血的改善情况。

2.痛经

询问患者疼痛部位、性质、疼痛开始时间及持续时间。疼痛轻者,指导患者腹部热敷、卧床休息;疼痛重者,遵医嘱给予前列腺素合成酶抑制剂。

(二)用药护理

1.口服避孕药

其适用于轻度内异症患者,常用低剂量高效孕激素和炔雌醇复合制剂,用法为每天 1 片,连续用 6～9 个月,护士需观察药物疗效,观察患者有无恶心、呕吐等不良反应。

2.促性腺激素释放激素激动剂

常用药物:亮丙瑞林 3.75 mg,月经第 1 天皮下注射后,每隔 28 天注射 1 次,共 3～6 次。需观察有无潮热、阴道干燥、性欲减退和骨质丢失等不良反应,停药后可消失。连续用药 3 个月以上者,需添加小剂量雌激素和孕激素,以防止骨质丢失。

3.左炔诺孕酮宫内节育器(LNG-IUS)

治疗初期部分患者会出现淋漓出血、下移甚至脱落等,需加强随访。

(三)手术护理

1.保守手术

如小病灶挖除术或子宫肌壁楔形切除术,可明显减轻症状并增加妊娠概率。指导其术后 6 个月受孕。

2.子宫切除术

年轻或未绝经的患者可保留卵巢;绝经后或合并严重子宫内膜异位症者,可行双卵巢切除术。

(四)心理护理

(1)痛经、月经改变及贫血影响患者生活质量,患者焦虑烦躁,向患者说明月经时轻度疼痛不适是生理反应,给予舒缓的音乐、舒适的环境,保证足够的休息和睡眠,患者及家属、护士共同制定规律而适度的锻炼计划,家属督促患者适度锻炼,可缓解患者的心理压力。

(2)手术患者担心预后和性生活,应向患者说明子宫切除术后症状可基本消失,生活质量会得到改善。此外,也应说明子宫是月经来潮和孕育胎儿的器官,切除子宫不会男性化,增加对治疗的信心。

(五)健康指导

(1)指导患者随访:手术患者出院后 3 个月到门诊复查,了解术后康复情况。

(2)保守手术和子宫切除患者,术后休息 1～3 个月,3 个月之内避免性生活及阴道冲洗,避免提举重物,防止正在愈合的腹部肌肉用力,并应逐渐加强腹部肌肉的力量。未经医护人员许可避免从事可增加盆腔充血的活动,如跳舞、久站等。

(3)有生殖道阻塞疾病时,嘱患者积极治疗,实施整形手术。

(4)对实施保守手术治疗的患者,指导其术后 6 个月受孕。

(5)注意高危因素与妇科疾病的相关性,定期做好妇科病普查。

五、护理评价

(1)医务人员避免过度刮宫,减少内膜碎片进入肌层的机会。

(2)药物治疗过程中如出现严重的绝经期症状,可酌情反向添加治疗,提高雌激素水平,降低相关血管症状和骨质疏松的发生,也可提高患者的顺应性。

(杨树青)

第十一节 子宫肌瘤

子宫肌瘤是女性生殖器官中最常见的一种良性肿瘤。主要由子宫平滑肌组织增生而成,其间还有少量的纤维结缔组织。多见于30～50岁女性。由于肌瘤生长速度慢,对机体影响不大。所以,子宫肌瘤的临床报道发病率远比真实的要低。

一、护理评估

(一)健康史

了解患者一般情况,评估月经史、婚育史,是否有不孕、流产史;询问有无长期使用雌激素类药物。如果接受过治疗,还应了解治疗的方法及所用药物的名称、剂量、用法及用药后的反应等。

(二)身体状况

1.症状

了解有无月经异常、腹部肿块、白带增多或贫血、腹痛等临床表现,了解出现症状的时间及具体表现。

2.体征

了解妇科检查结果,子宫是否均匀或不规则增大、变硬,阴道有无子宫肌瘤脱出等情况。了解B超检查所示结果中肌瘤的大小、个数及部位等。

(三)心理-社会状况

患者及家属对子宫肌瘤缺乏认识,担心肿瘤为恶性,对治疗方案的选择犹豫不决,对需要手术治疗而焦虑不安,担心手术切除子宫可能会影响其女性特征,影响夫妻生活。

二、护理诊断

(一)营养失调

低于机体需要量:与月经改变、长期出血导致贫血有关。

(二)知识缺乏

缺乏子宫肌瘤疾病发生、发展、治疗及护理知识。

(三)焦虑

与月经异常、影响正常生活有关。

(四)自我形象紊乱

与手术切除子宫有关。

三、护理目标

(1)患者获得子宫肌瘤及其健康保健知识。

(2)患者贫血得到纠正,营养状况改善。

(3)患者出院时,不适症状缓解。

四、护理措施

(一)心理护理

评估患者对疾病的认知程度,尊重患者,耐心解答患者提出的问题,告知患者和家属子宫肌瘤是妇科最常见的良性肿瘤,手术或药物治疗都不会影响今后日常生活和工作,让患者消除顾虑,纠正错误认识,配合治疗。

(二)缓解症状

对出血多需住院的患者,护士应严密观察并记录其生命体征变化情况,协助医师完成血常规及凝血功能检查、备血、核对血型、交叉配血等。注意收集会阴垫,评估出血量。按医嘱给予止血药和子宫收缩剂,必要时输血、补液、抗感染或刮宫止血。巨大子宫肌瘤者常出现局部压迫症状,如排尿不畅者应予以导尿;便秘者可用缓泻剂缓解不适症状。带蒂的浆膜下肌瘤发生扭转或肌瘤红色变性时应评估腹痛的程度、部位、性质,有无恶心、呕吐、体温升高征象。需剖腹探查时,护士应迅速做好急诊手术前准备和术中术后护理。保持患者的外阴清洁干燥,如黏膜下肌瘤脱出宫颈口者,应保持其局部清洁,预防感染,为经阴道摘取肌瘤者做好术前准备。

(三)手术护理

经腹或腹腔镜下行肌瘤切除或子宫切除术的患者按腹部手术患者的一般护理,并要特别注意观察术后阴道流血情况。经阴道黏膜下肌瘤摘除术常在蒂部留置止血钳24～48小时,取出止血钳后需继续观察阴道流血情况,按阴道手术患者进行护理。

(四)健康教育

1.保守治疗的患者

需定期随访,护士要告知患者随访的目的、意义和随访时间。应3～6个月定期复查,期间监测肌瘤生长状况、了解患者症状的变化,如有异常及时和医师联系,修正治疗方案。对应用激素治疗的患者,护士要向患者讲解用药的相关知识,使患者了解药物的治疗作用、使用剂量、服用时间、方法、不良反应及应对措施,避免擅自停药和服药过量引起撤退性出血和男性化。

2.手术后的患者

出院后1个月门诊复查,了解患者术后康复情况,并给予术后性生活、自我保健、日常工作恢复等健康指导。任何时候出现不适或异常症状,需及时随诊。

五、结果评价

(1)患者能叙述子宫肌瘤保守治疗的注意事项或术后自我护理措施。

(2)患者面色红润,无疲倦感。

(3)患者出院时,能列举康复期随访时间及注意问题。

(杨树青)

第八章

儿科疾病护理

第一节 急性上呼吸道感染

一、疾病概述

急性上呼吸道感染简称急性上感,俗称"感冒",包括流行性上感和一般类型上感,是小儿最常见的疾病。鼻咽感染常可出现并发症,涉及邻近器官如喉、气管、肺、口腔、鼻窦、中耳、眼及颈淋巴结等。而其并发症可迁延或加重,故应早期诊断,早期治疗(图 8-1)。

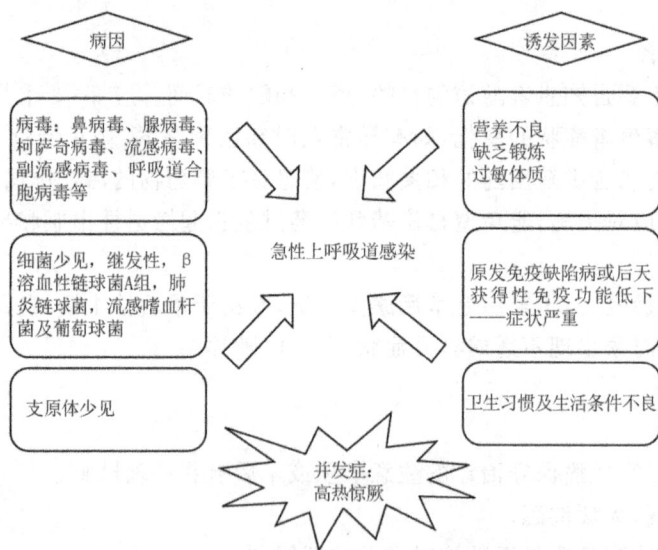

图 8-1 急性上呼吸道感染病因

(一)流行病学

在症状出现前数小时到症状出现后 1~2 天左右才有传染力,其传播途径为飞沫传染,潜伏期为12~72 小时(平均 24 小时),易发生在 6 个月大以后的小孩,婴幼儿对上呼吸道感染较敏感,可视年龄、营养状况、疲倦、身体受凉程度,而有轻重之别。

(二)临床表现

根据病因不同,临床表现可有不同的类型。

1.普通感冒

俗称"伤风",又称急性鼻炎,以鼻咽部卡他症状为主要表现(卡他症状,上呼吸道卡他症状包括咳嗽、流涕、打喷嚏、鼻塞等上呼吸道症状,这是临床上常见的症状)。成人多数为鼻病毒引起,次为副流感病毒、呼吸道合胞病毒、埃可病毒、柯萨奇病毒等。起病较急,初期有咽干、咽痒或烧灼感,发病同时或数小时后,可有喷嚏、鼻塞、流清水样鼻涕,2~3天后变稠。可伴咽痛,有时由于耳咽管炎使听力减退,也可出现流泪、味觉迟钝、呼吸不畅、声嘶、少量咳嗽等。一般无发热及全身症状,或仅有低热、不适、轻度畏寒和头痛。检查可见鼻腔黏膜充血、水肿、有分泌物,咽部轻度充血。如无并发症,一般经5~7天痊愈(表8-1)。

表 8-1　几种特殊类型上感

类型	致病病菌	流行病学特点	症状特点
疱疹性咽峡炎	柯萨奇病毒 A	多于夏季发作	咽痛、发热、咽充血、软腭、腭垂、咽及扁桃体表面有灰白色疱疹,有浅表溃疡
咽结膜热	腺病毒、柯萨奇病毒	常发生于夏季,游泳中传播	发热、咽痛、畏光、流泪,咽及结合膜明显充血
细菌性咽-扁桃体炎	溶血性链球菌,其次为流感嗜血杆菌、肺炎链球菌、葡萄球菌等	多见于年长儿	咽痛、畏寒、咽部明显充血,扁桃体肿大、充血,表面有黄色点状渗出物,颌下淋巴结肿大、压痛

2.病毒性咽炎、喉炎和支气管炎

根据病毒对上、下呼吸道感染的解剖部位不同引起的炎症反应,临床可表现为咽炎、喉炎和支气管炎。

急性病毒性咽炎多由鼻病毒、腺病毒、流感病毒、副流感病毒及肠病毒、呼吸道合胞病毒等引起。临床特征为咽部发痒和灼热感,疼痛不持久,也不突出。当有咽下疼痛时,常提示有链球菌感染。咳嗽少见。流感病毒和腺病毒感染时可有发热和乏力。体检咽部明显充血和水肿。颌下淋巴结肿大且触痛。腺病毒咽炎可伴有眼结膜炎。

急性病毒性喉炎多由鼻病毒、流感病毒甲型、副流感病毒及腺病毒等引起。临床特征为声嘶、讲话困难、咳嗽时疼痛,常有发热、咽炎或咳嗽,体检可见喉部水肿、充血,局部淋巴结轻度肿大和触痛,可闻及喘息声(图8-2)。

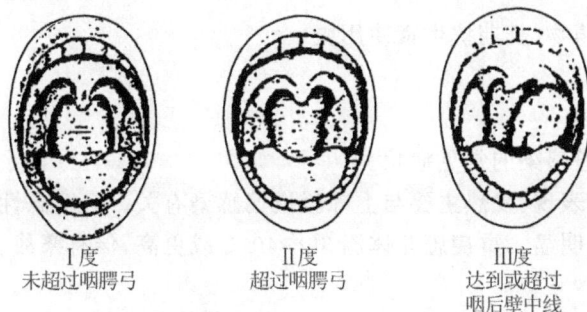

Ⅰ度　　　　　　Ⅱ度　　　　　　　Ⅲ度
未超过咽腭弓　　超过咽腭弓　　　达到或超过
　　　　　　　　　　　　　　　　咽后壁中线

图 8-2　扁桃体肿大的分度

急性病毒性支气管炎多由呼吸道合胞病毒、流感病毒、冠状病毒、副流感病毒、鼻病毒、腺病毒等引起。临床表现为咳嗽、无痰或痰呈黏液性,伴有发热和乏力。其他症状常有声嘶、非胸膜性胸骨下疼痛。可闻及干性或湿性音。胸部 X 线片显示血管阴影增多、增强,但无肺浸润阴影。流感病毒或冠状病毒急性支气管炎常发生于慢性支气管炎的急性发作。

急性上呼吸道感染有典型症状如发热、鼻塞、咽痛、流涕、扁桃体肿大等,结合发病季节、流行病学特点,临床诊断并不困难。

病毒感染一般白细胞偏低或在正常范围内,早期白细胞总数和中性粒细胞百分数较高。细菌感染则白细胞总数大多增高。对病因的确定诊断需依靠病毒学与细菌学检查,咽拭子培养可有病原菌生长。

二、治疗原则

以支持疗法及对症治疗为主,注意预防并发症。

(一)药物疗法

分为去因疗法和对症处理。去因疗法对病毒感染多采用中药和抗病毒药物治疗。细菌感染则用青霉素或其他抗生素。高热时除用物理降温外可用药物如适量阿司匹林或用对乙酰氨基酚,根据病情可4～6 小时重复 1 次,忌用量过大以免体温骤降、多汗发生虚脱。

(二)局部治疗

如有鼻炎,为保持呼吸道通畅可用滴鼻药 4～6 次/天,年长儿可用复方硼酸溶液和淡盐水漱口。

(三)中医治疗

常用解表法,以辛温解表治风寒型,以辛凉解表治风热型。

三、护理评估、诊断和措施

(一)家庭基本资料

导致小儿急性上呼吸道感染的病因及诱发有多种,通过询问患儿家庭和健康管理资料,有助于病因分析。

1.居住环境

气候季节变化、气温骤降、常住家庭环境卫生情况,通风是否良好。

2.个人病史

有无病毒感染史,如鼻病毒、腺病毒等,有无自身免疫系统疾病,有无早产史。

3.用药史

有无使用免疫抑制药物,长期抗生素使用史。

(二)营养代谢

1.发热

发热为急性上呼吸道感染的常见症状。

(1)相关因素和临床表现:发热主要与上呼吸道德感染有关。轻度急性上感的发热热度往往不高,呼吸系统症状较为明显。重症患儿体温 39～40 ℃或更高,伴有寒战、头痛、全身无力、食欲下降、睡眠不安等。

(2)护理诊断:体温过高

(3)护理措施。①物理降温:通常发热可用温水浴、局部冷敷等物理降温;体温≥38.5 ℃,可遵医嘱使用对乙酰氨基酚、布洛芬等退热药,如果是肿瘤热,可遵医嘱使用吲哚美辛;多饮水;指导家长帮助患儿散热,以及时更换衣服,防止着凉。②活动和饮食:指导患儿减少活动,适当休息;进食清淡、易消化饮食,少量多餐。③保证患儿水分及营养的摄入:给予易消化、高维生素的清淡饮食,必要时可给予静脉补充水分及营养,以及时更换汗湿的衣服,保持皮肤干燥、清洁。

(4)护理目标:①患儿体温维持在正常范围,缓解躯体不适。②补充体液,维持机体代谢需要。

2.咳嗽、咳痰、咽痛

上呼吸道卡他症状为急性上感的典型症状,并可根据临床表现将其进一步分类。

(1)相关因素和临床表现:轻度急性上感常见临床表现以鼻部症状为主,如流涕、鼻塞、喷嚏等,也有流泪、微咳或咽部不适,在 3～4 天内自然痊愈。如感染涉及咽部及鼻咽部时可伴有发热、咽痛、扁桃体炎及咽后壁淋巴组织充血和增生,有时淋巴结可稍肿大。重症患儿可因鼻咽分泌物引起频繁咳嗽。有时咽部微红,发生疱疹和溃疡,称疱疹性咽炎。有时红肿明显,波及扁桃体出现滤泡性脓性渗出物,咽痛和全身症状加重,如颌下淋巴结肿大,压痛明显。

(2)护理诊断:舒适度的改变。

(3)护理措施:①保持口腔清洁,以及时清除鼻腔及咽喉分泌物,保证呼吸道通畅。②婴儿及年幼儿无法自主排痰者,可遵医嘱予以化痰药物或滴鼻液,同时进行拍背等物理治疗,痰液多且黏稠者予侧卧位或头偏向一侧防止窒息。

(4)护理目标:①患儿痰液等分泌物明显减少,能自主排出。②患儿家属掌握正确物理治疗的手法。③患儿自述舒适度增加。

(三)排泄

婴幼儿容易引起呕吐及腹泻。

1.相关因素

与病毒或细菌感染有关,与抗生素药物的使用有关。

2.护理诊断

腹泻。

3.护理措施

进食煮熟的干净、新鲜、易消化的高热量、高营养但低脂饮食,避免腌制、生冷、辛辣、粗纤维等饮食;多饮水;少量多餐,减轻胃肠道负担,严重腹泻时禁食;遵医嘱给予抗生素或止泻药,必要时遵医嘱补充水和电解质;便后及时清洗肛周,保持肛周黏膜清洁和完整;每班监测大便的次数、色、质、量,肠鸣音,出入量,脱水症状,腹痛、呕吐等消化道症状,肛周黏膜完整性;指导患儿和家长有关进食和营养知识,培养患儿和家长正确的洗手习惯。

4.护理目标

(1)患儿未发生腹泻,或腹泻次数明显减少,每天<3 次。

(2)患儿发生红臀或肛周皮肤破损。

(3)患儿家属掌握其饮食原则。

(薛 君)

第二节 肺 炎

一、疾病概述

肺炎指不同病原体或其他因素所致的肺部炎症。以发热、咳嗽、气促、呼吸困难和肺部固定湿音为共同临床表现。该病是儿科常见疾病中能威胁生命的疾病之一。

(一)病因

详见图8-3。

病毒：最主要
腺病毒、合胞病毒、副流感病毒、流感病毒、轮状病毒

其他病原：
支原体——年长儿
霉菌性——滥用抗生素、激素的婴幼儿、营养不良患儿

并发症：
心力衰竭
呼吸衰竭
脓气胸
缺氧性脑病
中毒性休克
中毒性肠麻痹

肺炎

细菌：原发或继发于病毒感染
肺炎链球菌、金黄色葡萄球菌、溶血性链球菌、大肠杆菌等

诱发因素：
室内居住拥挤、通风不良、空气污浊

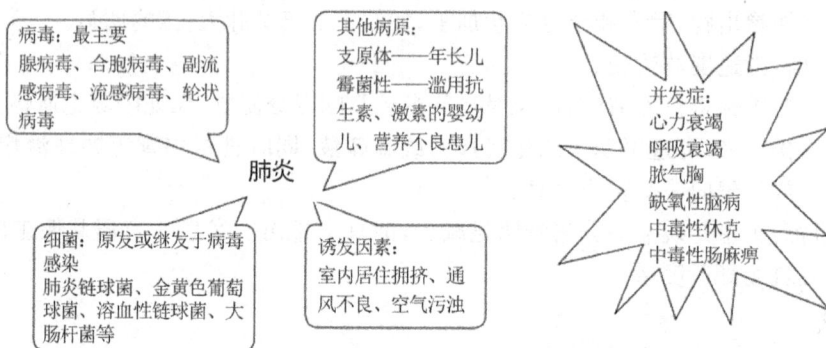

图 8-3 小儿肺炎的病因

(二)分类

目前,小儿肺炎的分类尚未统一,常用方法有四种,各肺炎可单独存在,也可两种同时存在(表8-2、图8-4～图8-7)。

表 8-2 小儿肺炎的分类

病理分类	病因分类		病程分类	病情分类
支气管肺炎	感染性:病毒性、细菌性、支原体、衣原体、真菌性、原虫性	非感染性肺炎如吸入性肺炎、坠积性肺炎	急性	轻症
大叶性肺炎			迁延性	重症
间质性肺炎等			慢性	(其他器官系统受累)

注:临床上若病因明确,则按病因分类,否则按病理分类。

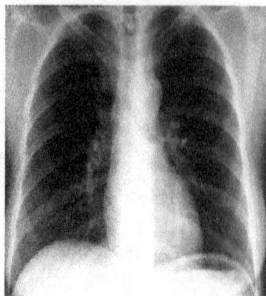

图 8-4 正常胸部 X 线片

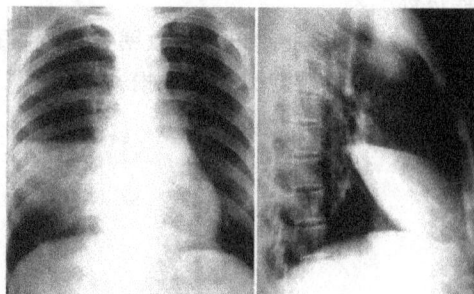

图 8-5 大叶性肺炎

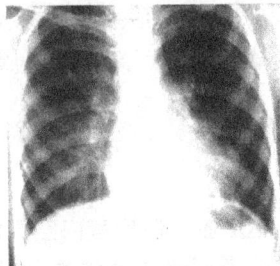

图 8-6　支气管肺炎

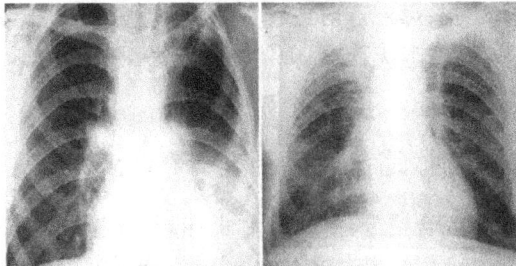

图 8-7　间质性肺炎

(三)疾病特点

几种不同病原体所致肺炎的特点如下。

1.呼吸道合胞病毒肺炎

由呼吸道合胞病毒感染引起,多见于婴幼儿,以 2～6 个月婴儿多见。常于上呼吸道感染后 2～3 天出现,干咳、低中度发热、喘憋为突出表现。以后病情逐渐加重,出现呼吸困难和缺氧症状。体温与病情无平行关系,喘憋严重时可合并心力衰竭、呼吸衰竭。

2.腺病毒肺炎

由腺病毒感染所致,主要病理改变为支气管和肺泡间质炎。临床特点:多见于 6 个月至 2 岁小儿。起病急骤,呈稽留热,全身中毒症状明显,咳嗽较剧,可出现喘憋、呼吸困难、发绀等。肺部体征出现较晚,常在发热 4～5 天后出现湿音,以后病变融合而呈现肺实变体征。胸部 X 线改变的出现较肺部体征早,可见大小不等的片状阴影或融合成大病灶;肺气肿多见。

3.葡萄球菌肺炎

包括金黄色葡萄球菌及白色葡萄球菌所致的肺炎。在冬春季发病较多,多见于新生儿及婴幼儿。临床上起病急、病情重、发展快;多呈弛张热,中毒症状明显,面色苍白、咳嗽、呻吟、呼吸困难;皮肤可见一过性猩红热样或荨麻疹样皮疹,有时可找到化脓灶,如疖肿等。肺部体征出现早,双肺可闻及中、细湿音,易并发脓胸、脓气胸。

4.流感嗜血杆菌肺炎

由流感嗜血杆菌引起。近年来,由于广泛使用广谱抗生素、免疫抑制剂及院内感染等因素,流感嗜血杆菌感染有上升趋势。本病多见于 4 岁以下小儿,常并发于流感病毒或葡萄球菌感染的患儿。临床起病较缓,病情较重,全身中毒症状明显,有发热、痉挛性咳嗽、呼吸困难、鼻翼翕动、三凹征、发绀等,体检肺部有湿音或肺实变体征。本病易并发脓胸、脑膜炎、败血症、心包炎、中耳炎等。

5.肺炎支原体肺炎

由肺炎支原体引起,起病较缓慢,学龄期儿童多见,婴幼儿发病率也较高。以刺激性咳嗽为突出表现,有的酷似百日咳样咳嗽,咳出黏稠痰,甚至带血丝;常有发热,热程 1～3 周。年长儿可伴有咽痛、胸闷、胸痛等症状,肺部体征不明显,常有呼吸音粗糙,少数闻及干、湿音或实变体征。中毒症状一般不重,部分患儿出现全身多系统的临床表现,如心肌炎、心包炎、溶血性贫血、胸膜炎肝炎等。

6.衣原体肺炎

衣原体是一种介于病毒与细菌之间的微生物,寄生于细胞内。沙眼衣原体肺炎多见于 6 个月以下的婴儿,可于产时或产后感染,起病缓,先有鼻塞、流涕,后出现气促、频繁咳嗽,有的酷似百日咳样阵咳,但无回声,偶有呼吸暂停或呼气喘鸣,一般无发热。同时可患有结合膜炎或有结合膜炎病史。

二、治疗概述

应采取综合措施,积极控制炎症,改善肺的通气功能,防止并发症。保持室内空气流通,室温以18～20 ℃为宜,相对湿度60%。保持呼吸道通畅,以及时清除上呼吸道分泌物,变换体位,以利痰液排出。加强营养,饮食应富含蛋白质和维生素,少量多餐,重症不能进食者,可给予静脉营养。不同病原体肺炎患儿宜分室居住,以免交叉感染。

(一)一般治疗

按不同病原体选择药物。经肺穿刺研究资料证明,绝大多数重症肺炎是由细菌感染引起,或在病毒感染的基础上合并细菌感染,故需采用抗生素治疗。

抗生素使用的原则:①根据病原菌选用敏感药物。②早期治疗。③联合用药。④选用渗入下呼吸道浓度高的药物。⑤足量、足疗程,重症宜经静脉途径给药。

抗生素一般用至体温正常后5～7天,临床症状基本消失后3天。葡萄球菌性肺炎在体温正常后继续用药2周,总疗程6周。支原体肺炎至少用药2周。

(二)病原治疗

1.肺部革兰阳性球菌感染

肺炎链球菌肺炎,青霉素仍为首选。一般用大剂量青霉素静脉滴注,对青霉素过敏者改滴红霉素。葡萄球菌肺炎,首选耐酶(β-内酰胺酶)药物,如新的青霉素Ⅱ,头孢噻吩或第三代头孢菌素静脉滴注。厌氧菌肺炎用氟哌嗪青霉素及甲硝唑有效。

2.肺部革兰阴性杆菌感染

一般可用氨苄青霉素或氨基糖苷类抗生素。铜绿假单胞菌肺炎可用头孢他啶、头孢曲松等。

3.支原体肺炎

多采用红霉素,疗程2周为宜。

4.病毒感染者

可选用抗病毒药物如利巴韦林、干扰素等。

(三)对症治疗

止咳、止喘、保持呼吸道通畅;纠正低氧血症、水电解质与酸碱平衡紊乱;对于中毒性肠麻痹者,应禁食、胃肠减压,皮下注射新斯的明。对有心力衰竭、感染性休克、脑水肿、呼吸衰竭者,采取相应的治疗措施。

(四)肾上腺皮质激素的应用

若中毒症状明显,或严重喘憋,或伴有脑水肿、中毒性脑病、感染性休克、呼吸衰竭等,可应用肾上腺皮质激素,常用地塞米松,每天2～3次,每次2 mg,疗程3～5天。

(五)防止并发症

对并发脓胸、脓气胸者应及时抽脓、抽气。遇到下述情况宜考虑胸腔闭式引流。

(1)年龄小,中毒症状重。

(2)黏液黏稠,经反复穿刺抽脓不畅者。

(3)张力性气胸。肺大疱一般可随炎症的控制而消失。

（六）氧疗

凡具有低氧血症者，有呼吸困难、喘憋、口唇发绀、面色苍灰等时应立即给氧。一般采取鼻导管给氧，氧流量为 0.5～1.0 L/min；氧浓度不超过 40%；氧气应湿化，以免损伤气道纤毛上皮细胞和痰液变黏稠。若出现呼吸衰竭，则应使用人工呼吸器。

（七）其他

（1）肺部理疗有促进炎症消散的作用。

（2）胸腺素为细胞免疫调节剂，并能增强抗生素的作用。

（3）维生素 C、维生素 E 等氧自由基清除剂能清除氧自由基，有利于疾病康复。

三、护理评估、诊断和措施

（一）家庭基本资料

1.居住环境

不良的居住环境，如通风不良、吸入刺激性尘埃、潮湿等，家庭卫生习惯较差等。

2.个人病史

患儿有无过敏史，免疫系统疾病或抵抗力下降，原发性细菌或真菌感染者有无抗生素滥用史。

（二）营养与代谢

1.发热

（1）相关因素和临床表现：起病急骤或迟缓。在发病前可先有轻度上呼吸道感染数天，骤发者常有发热，早期体温在 38～39 ℃，亦可高达 40 ℃，多为弛张热或不规则热。体弱婴儿大都起病迟缓，发热不明显或体温低于正常。

（2）护理诊断：体温过高。

（3）护理措施：患儿体温逐渐恢复正常，未发生高热惊厥；患儿家属掌握小儿高热物理降温的方法。

物理降温方法需注意以下几点。①维持正常体温，促进舒适：呼吸系统疾病患儿常有发热，发热时帮患儿松解衣被，以及时更换汗湿衣服，并用热毛巾把汗液擦干，以免散热困难而出现高热惊厥；同时也避免汗液吸收、皮肤热量蒸发会引起受凉加重病情。②密切观察患儿的体温变化，体温超过38.5 ℃时给予物理降温，如乙醇擦浴、冷水袋敷前额等，对营养不良、体弱的患儿，不宜服退热药或乙醇擦浴，可用温水擦浴降温。必要时按医嘱给予退热药物，退热处置后30～60 分钟复测体温，高热时须 1～2 小时测量体温 1 次，以及时做好记录。并随时注意有无新的症状或体征出现，以防高热惊厥或体温骤降。③保证充足的水分及营养供给，保持口腔清洁，婴幼儿可在进食后喂适量开水，以清洁口腔；年长儿应在晨起、餐后、睡前漱口刷牙。

2.营养失调：低于机体需要量

（1）相关因素和临床表现：多见于新生儿或长期慢性肺炎或反复发作患儿。

（2）护理诊断：不均衡的营养，即低于机体需要量。

（3）护理措施：患儿维持适当的水分与营养。患儿营养失调得到改善，生长发育接近正常儿童；父母掌握肺炎患儿饮食护理的原则。①休息：保持并使环境清洁、舒适、宁静，空气新鲜，室温18～22 ℃、湿度 55%～60% 为宜，使患儿能安静卧床休息，以减少能量消耗。②营养和水分的补充：供给患儿高热量、高蛋白、高维生素而又较清淡、易消化的半流食、流食，防止蛋白质和热量不足而影响疾病的恢复,要多饮水,摄入足够的水分可防止发热导致的脱水并保证呼吸道黏膜的湿润和黏膜病变的修复,增加纤毛运动的能力,避免分泌物干结影响痰液排出。另一方面,静脉输液时应严格控制液体滴注速度,保持匀速滴入,防止加重心脏负担,诱发心力衰竭,对重症患儿应记录出入水量。

(三)排泄:腹泻

1.相关因素与临床表现

可出现食欲下降、呕吐、腹泻、腹胀等。重症肺炎常发生中毒性肠麻痹,出现明显腹胀,以致膈肌升高进一步加重呼吸困难。胃肠道出血可吐出咖啡样物、便血或柏油样便。中毒性肠麻痹:表现为高度腹胀、呕吐、便秘和肛管不排气。腹胀压迫心脏和肺脏,使呼吸困难更严重。此时,面色苍白发灰,腹部叩诊呈鼓音,肠鸣音消失,呕吐物可呈咖啡色或粪便样物,X线检查发现肠管扩张,壁变薄膈肌上升,肠腔内出现气液平面。

2.护理诊断

腹泻;潜在并发症:中毒性肠麻痹。

3.护理措施

患儿未发生腹泻,或腹泻次数明显减少,每天<3次,患儿未发生中毒性肠麻痹。

进食煮熟的干净、新鲜、易消化的高热量、高营养但低脂饮食,避免腌制、生冷、辛辣、粗纤维等饮食;多饮水;少量多餐,减轻胃肠道负担,严重腹泻时禁食;遵医嘱给予抗生素或止泻药,必要时遵医嘱补充水和电解质;便后及时清洗肛周,保持肛周黏膜清洁和完整;每班监测大便的次数、色、质、量,肠鸣音,出入量,脱水症状,腹痛、呕吐等消化道症状,肛周黏膜完整性;指导患儿和家长有关进食和营养知识,培养患儿和家长正确的洗手习惯。

观察腹胀、肠鸣音是否减弱或消失,是否有便血,以便及时发现中毒性肠麻痹,必要时给予禁食、胃肠减压,或使用新斯的明皮下注射。

(四)活动和运动

1.活动无耐力

轻者心率稍增快,重症者可出现不同程度的心功能不全或心肌炎。

(1)相关因素和临床表现:合并心衰者可参考以下诊断标准。①心率突然超过180次/分。②呼吸突然加快,超过60次/分。③突然极度烦躁不安,明显发绀,面色苍灰,指/趾甲微循环再充盈时间延长。④肝脏迅速增大。⑤心音低钝,或有奔马律,颈静脉怒张。⑥尿少或无尿,颜面、眼睑或下肢水肿。具有前5项即可诊断心力衰竭。

若并发心肌炎者,则表现为面色苍白,心动过速、心音低钝、心律不齐,心电图表现为ST段下移和T波低平、双向和倒置。重症患儿可发生播散性血管内凝血,表现为血压下降,四肢凉,皮肤、黏膜出血等。

(2)护理诊断:活动无耐力;潜在并发症为心力衰竭。

(3)护理措施:住院期间未发生急性心衰;患儿活动耐力逐渐恢复,醒觉和游戏时间增加,能维持正常的睡眠形态和休息。

具体护理措施有以下几点。①饮食护理:给予营养丰富、易消化的流质、半流质饮食,宜少量多餐以减轻饱餐后由于膈肌上抬对心肺功能的影响,严重心衰者予以低盐饮食,每天钠盐摄入不超过0.5～1.0 g,水肿明显的患儿可给予无盐饮食。②减轻心脏负荷:保持病室环境整洁、清洁、安静,光线柔和,重症患者宜单人病室,有利于患儿休息,治疗护理相对集中进行,尽量使用静脉留置针,避免反复穿刺,保证因治疗的需要随时用药。患儿可置头高脚低头侧位或抱卧位,年长儿可予以半坐卧位,必要时两腿下垂减少回心血量。保持大便通畅,避免用力排便引起的腹压增大而影响心功能。③氧疗:面罩吸氧,氧流量2～3 L/min,有急性肺水肿时,将氧气湿化瓶加入30％～50％乙醇间歇吸入,病情严重者予以持续气道正压通气。④病情观察:出现心衰的患儿应予以心电监护,密切观察其各项生命体征。

2.气体交换障碍

(1)相关因素与临床表现:咳嗽较频,早期呈刺激性干咳,极期咳嗽反略减轻,恢复期转为湿咳。剧烈咳嗽常引起呕吐。呼吸急促,呼吸频率每分钟可达 40～80 次。重症患儿可出现口周、鼻唇沟、指趾端发绀、鼻翼翕动及三凹征。肺部体征早期不明显,可有呼吸音粗糙或减弱,以后可听到中细湿音,以两肺底及脊柱旁较多,于深吸气末更明显。由于多为散在性小病灶,叩诊一般正常,当病灶融合扩大,累及部分或整个肺叶时,可出现相应的实变体征。如发现一侧肺有叩诊浊音和/或呼吸音减弱,应考虑胸腔积液或脓胸。重症肺炎患儿可出现呼吸衰竭。

(2)护理诊断:气体交换障碍;清理呼吸道无效;自主呼吸受损。潜在并发症:呼吸衰竭;脓胸,脓气胸。

(3)护理措施:患儿住院期间未发生呼吸衰竭、脓胸、脓气胸等并发症;患儿咳嗽咳痰症状得到缓解,肺部音逐渐减少;显示呼吸困难程度减低,生命体征正常,皮肤颜色正常。

具体措施有以下几点。①保持改善呼吸功能:保持病室环境舒适,空气流通,温湿度适宜,尽量使患儿安静,以减少氧的消耗。不同病原体感染患儿应分室居住,以防交叉感染。置患儿于有利于肺扩张的体位并经常更换,或抱起患儿,以减少肺部淤血和防止肺不张。正确留取标本,以指导临床用药;遵医嘱使用抗生素治疗,以消除呼吸道炎症,促进气体交换,注意观察治疗效果。②保持呼吸道通畅:及时清除患儿口鼻分泌物,经常协助患儿转换体位,同时轻拍背部,边拍边鼓励患儿咳嗽,以促进肺泡及呼吸道的分泌物借助重力和震动易于排出;病情许可的情况下可进行体位引流。给予超声雾化吸入,以稀释痰液,利于咳出;必要时予以吸痰。给予易消化、营养丰富的流质、半流质饮食,少食多餐,避免过饱影响呼吸;哺喂时应耐心,防止呛咳引起窒息,重症不能进食者,给予静脉营养。保证液体的摄入量,以湿润呼吸道黏膜,防止分泌物干结,利于痰液排出;同时可以防止发热导致的脱水。③密切观察病情:小儿在病程中热度逐渐下降,精神好转、呼吸平稳、食欲增加、咳嗽减轻、面色好转都提示疾病在好转中。若在治疗中突然出现剧烈的咳嗽、气急、口周发绀、神情萎靡、高热、烦躁不安,提示病情恶化,需及时向医师反映。由于新生儿病情变化很快,症状不典型,应格外注意。如患肺炎的新生儿吸吮不好、哭声低微、呼吸加快时注意脉搏及心率的变化,如有心率增快,每分钟 140 次以上,同时伴有呼吸困难加重、烦躁不安、肝脏肿大提示有心衰的可能,应积极配合。如患儿病情突然加重,出现剧烈咳嗽、烦躁不安、呼吸困难、胸痛、面色青紫、患侧呼吸运动受阻等,提示并发了脓胸或脓气胸,应及时配合进行胸穿或胸腔闭式引流。

(薛　君)

第三节 支气管哮喘

一、疾病概述

支气管哮喘简称哮喘,是由多种细胞(如嗜酸性粒细胞、肥大细胞、T 淋巴细胞、中性粒细胞及气道细胞等)和细胞组分共同参与的气道慢性炎症性疾病。这种慢性炎症导致气道高反应性,当接触多种刺激因素时,气道发生阻塞和气流受限,出现反复发作的喘息、气促、胸闷、咳嗽等症状,常在夜间和/或清晨发作或加剧,多数患儿可经治疗缓解或自行缓解(图 8-8、图 8-9、表 8-3、表 8-4)。

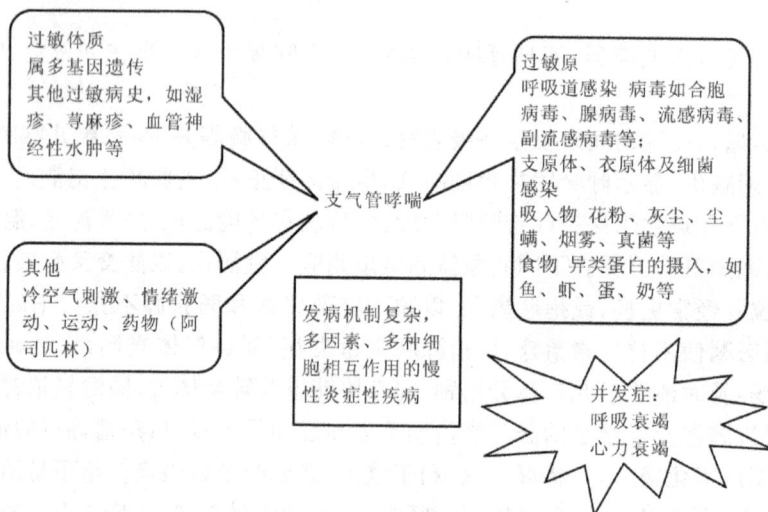

图 8-8 支气管哮喘的病因

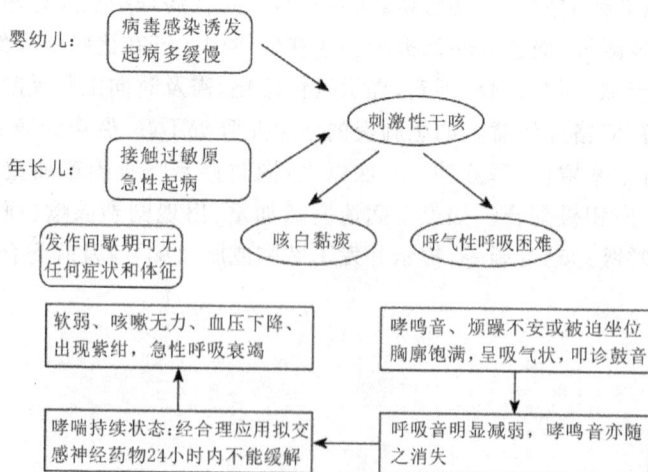

图 8-9 支气管哮喘的常见表现

表 8-3 支气管哮喘的诊断标准

分型	诊断标准	
婴幼儿哮喘:年龄<3岁,喘息反复发作者;总分≥5分者为婴幼儿哮喘;哮喘发作只2次或总分≤4分者初步诊断婴幼儿哮喘	喘息发作≥3次	3分
	肺部出现哮鸣音	2分
	喘息症状突然发作	1分
	有其他特异性病史	1分
	一二级亲属中有哮喘病史	1分
	1‰肾上腺素每次0.01 mL/kg皮下注射,15~20分钟后喘息缓解或哮鸣音明显减少	2分
	沙丁胺醇气雾剂或其水溶液雾化吸入,喘息或哮鸣音减少明显	2分
3岁以上儿童哮喘	喘息呈反复发作	
	发作时肺部出现哮鸣音	
	平喘治疗有显著疗效	
咳嗽变异性哮喘(过敏性咳嗽)	咳嗽持续或反复发作>1个月,常伴夜间或清晨发作性咳嗽,痰少,运动后加重	
	临床无感染症状,或经较长期抗生素治疗无效	
	用支气管扩张剂可使咳嗽发作缓解,是诊断本症的基本条件	
	有个人或家族过敏史,气道反应性测定,变应原检测可作辅助诊断	

表 8-4 急性发作期分度的诊断标准

临床特点	轻度	中度	重度	急性呼吸暂停
呼吸急促	走路时	稍事活动时	休息时	
体位	可平卧	喜坐位	前弓位	
谈话	能成句	成短语	单字	不能讲话
激惹状态	可能出现激惹	经常出现激惹	经常出现激惹	嗜睡意识模糊
出汗	无	有	大汗淋漓	
呼吸频率	轻度增加	增加	明显增加	呼吸可暂停
辅助呼吸肌活动及三凹征	一般没有	通常有	通常有	胸腹矛盾运动
哮鸣音	散在呼吸末期	响亮、弥漫	响亮、弥漫	减弱乃至无
使用β₂激动剂后,PEF占正常预计值或本人最佳值百分比	>80%	60%~80%	<60%或β₂激动剂作用持续时间<2小时	
PaO₂(非吸氧状态)(kPa)	正常通常不需要检查	8.0~10.5	<8可能有发绀	
PaCO₂(kPa)	<6	≤6	>6可能出现呼吸衰竭	
SaO₂(非吸氧状态)(%)	>95	91~95	≤90	
pH		降低		

二、治疗概述

治疗应越早越好,要坚持长期、持续、规范、个体化治疗原则,治疗包括发作期快速缓解症状,抗炎,平喘;缓解期防止症状加重或反复,抗炎,降低气道高反应性、防止气道重塑、避免触发因素、做好自我管理。

（一）去除病因

避免接触变应原，去除各种诱发因素，积极治疗和清除感染病灶。

（二）控制发作

解痉和抗感染治疗，用药物缓解支气管痉挛，减轻气道黏膜水肿和炎症，减少黏痰分泌。

1.支气管扩张剂

（1）β肾上腺素能受体兴奋剂：可刺激β肾上腺素能受体，诱发 cAMP 的产生，使支气管平滑肌松弛和肥大细胞膜稳定。常用药物有沙丁胺醇、特布他林、克仑特罗。可采用吸入、口服等方法给药，其中吸入治疗具有用量少、起效快、不良反应少等优点，则首选的药物治疗方法。

（2）茶碱类药物：具有解除支气管痉挛、抗炎、抑制肥大细胞和嗜碱性粒细胞脱颗粒及刺激儿茶酚胺释放等作用，常用氨茶碱、缓释茶碱等。

（3）抗胆碱药物：抑制迷走神经释入乙酰胆碱，使呼吸道平滑肌松弛。常用异丙托溴铵。

2.肾上腺皮激素

能增 cAMP 的合成，阻止白三烯等介质的释放，预防和抑制气道炎症反应，降低气道反应性，是目前治疗哮喘最有效的药物。因长期使用可产生众多不良反应，故应尽可能用吸入疗法，对重症，或持续发作，或其他平喘药物难以控制的反复发作的患儿，可给予泼尼松口服，症状缓解后即停药。

3.抗生素

疑伴呼吸道细菌感染时，同时选用抗生素。

（三）处理哮喘持续状态

1.吸氧、补液、纠正酸中毒

可用 1/5 张含钠液纠正失水，防止痰液过黏成栓；用碳酸氢钠纠正酸中毒。

2.静脉滴注糖皮质激素

早期、较大剂量应用氯化可的松或地塞米松等静脉滴注。

3.应用支气管扩张剂

可通知沙丁胺雾化吸入，氨茶碱静脉滴注，无效时给予沙丁胺静脉注射。

4.静脉滴注异丙肾上腺素

经上述治疗无效时，试用异丙肾上腺素静脉滴注，直至 PaO_2 及通气功能改善，或心率达 $180 \sim 200$ 次/分时停用。

5.机械呼吸

指征：①严重的持续呼吸困难。②呼吸音减弱，随之呼吸音消失。③呼吸肌过度疲劳而使胸部活动受限。④意识障碍，甚至昏迷。⑤吸入 40％氧气而发绀仍无改善，$PaCO_2 \geqslant 8.6$ kPa（$\geqslant 65$ mmHg）。

三、护理评估、诊断和措施

（一）家庭基本资料

1.健康史

询问患儿发病情况，既往有无反复呼吸道感染史、过敏史、遗传史等。

2.身体状况

观察患儿有无刺激性干咳、气促、哮鸣音、吸气困难等症状和体征。观察有无循环、神经、系统受累的临床表现。了解 X 线、病原学及外周血检结果和肺功能检测报告,PEF 值。

3.社会状况

了解患儿及家长的心理状况,对本病病因、性质、护理、预后知识的了解程度。

(二)活动和运动

1.低效性呼吸形态

与气道梗阻、支气管痉挛有关。一般在哮喘发作前 1～2 天由呼吸道感染,年长儿起病急,常在夜间发作。发作时烦躁不安,出现呼吸困难,以呼气时困难为主,不能平卧,坐起耸肩喘息,面色苍白,鼻翼翕动,口唇指甲发绀,出冷汗,面容非常惶恐。咳嗽剧烈,干咳后排出黏痰液。听诊有干、湿音。白细胞总数增多等。发作初期无呼吸困难,自觉胸部不适,不易深呼吸、哮鸣音有或无。慢性病症状为身材矮小而瘦弱,显示肺气肿的病态。

(1)相关因素:在哮喘发作时,黏液性分泌物增多,并形成黏液栓子加上呼吸道黏膜苍白、水肿;小支气管和毛细支气管的平滑肌发生痉挛,使管腔变小,气道阻力增加出现哮喘。近年来观察到在哮喘发作时,肺动脉压力增高,伴有血管狭窄,可能与肺内微循环障碍有关。

(2)护理诊断:①清理呼吸道无效。②气体交换受损。

(3)护理措施:①消除呼吸困难和维持气道通畅。患儿多有氧气吸入,发作时应给予吸氧,以减少无氧代谢,预防酸中毒。因给氧时间较长,氧气浓度以不超过 40％为宜,用面罩雾化吸入氧气更为合适。有条件时应监测动脉血气分析,作为治疗效果的评价依据。可采取半卧位或坐位,使肺部扩张。还可采取体位引流以协助患儿排痰。②药物治疗的护理。药物治疗对缓解呼吸困难和缺氧有重要意义,常使用支气管扩张剂,如拟肾上腺素类、茶碱类和抗胆碱类药物。可采用吸入疗法,吸入治疗用量少、起效快、不良反应小,应是首选的治疗方法。吸入治疗时可嘱患儿在按压喷药于咽喉部的同时深吸气,然后闭口屏气 10 秒可获较好效果。也可采用口服、皮下注射和静脉滴注等方式给药。使用肾上腺素能 β_2 受体激动剂时注意有无恶心、呕吐、心率加快等不良反应。使用氨茶碱应注意有无心悸、惊厥、血压剧降等严重反应。③哮喘持续状态的护理。哮喘持续状态危险性极大,应积极配合医师做好治疗工作。及时给予吸氧,保证液体入量,纠正酸碱平衡,还应迅速解除支气管平滑肌痉挛,可静脉给予肾上腺皮质激素、氨茶碱、β_2 受体激动剂吸入困难者静脉给药,如沙丁胺醇。若无药可给予异丙肾上腺素,稀释后以初速每分 0.1 $\mu g/kg$ 滴入,每15～20 分钟加倍,直到每分 6 $\mu g/kg$,症状仍不缓解时,则可考虑气管切开机械通气。

2.活动无耐力

活动后出现呼吸加快或呼吸困难;心率增加,节律改变或在活动停止 3 分钟后仍未恢复;血压有异常改变。自诉疲乏或软弱无力。

(1)相关因素:与缺氧有关。

(2)护理诊断:活动无耐力。

(3)护理措施:①保证休息。过度的呼吸运动和低氧血症使患儿感到极度的疲乏,应保证病室安静、舒适清洁,尽可能集中进行护理以利于休息。哮喘发作时患儿会出现焦虑不安,护士应关心、安慰患儿,给予心理支持,尽量避免情绪激动。及时执行治疗措施,以缓解症状,解除恐惧心理,确保患儿安全、放松。护士应协助患儿的日常生活,患儿活动时如有气促、心率加快应让其卧床休息并给予持续吸氧。根据患儿逐渐增加活动量。②密切观察病情。观察患儿的哮喘情况,如呼气性呼吸困难程度、呼吸加快和哮鸣音的情况,有无大量出汗、疲倦、发绀,患儿是否有烦躁不安、气喘加剧、心率加快,肝脏在短时间内急剧增大等情况,警惕心力衰竭和呼吸骤停等并发症的发生,还应警惕发生哮喘持续状态,若发生应立即吸氧并给予半卧位,协助医师共同抢救。③哮喘间歇期的护理。协助医师制定和实施个体化治疗方案,通过各种方式宣教哮喘的基本知识,提高患儿经常就诊的自觉性及坚持长期治疗的依从性,从而减少严重哮喘的发生。

(薛　君)

第四节　病毒性心肌炎

一、概述

病毒性心肌炎是由病毒感染引起的心肌间质炎症细胞浸润和邻近的心肌细胞坏死、变形,有时病变也可累及心包或心内腹。该病可导致心肌损伤、心功能障碍、心律失常和周身症状。该病可发生于任何年龄,是儿科常见的心脏疾病之一,近年来发生率有增大的趋势。

(一)病因

近年来病毒学及免疫病理学迅速发展,通过大量动物实验及临床观察,证明多种病毒可引起心肌炎。其中柯萨奇病毒 B_6(1～6 型)常见,其他病毒(如柯萨奇病毒 A、埃可病毒、脊髓灰质炎病毒、流感病毒、副流感病毒、腮腺炎病毒、水痘病毒、单纯疱疹病毒、带状疱疹病毒及肝炎病毒)也可能致病。柯萨奇病毒具有高度亲心肌性和流行性,据报道很多原因不明的心肌炎和心包炎由柯萨奇病毒 B 所致。

病毒性心肌炎在一定条件下才发病。例如,当机体继发细菌感染(特别是链球菌感染)、发热、缺氧、营养不良、接受类固醇或放疗而抵抗力低下时,可发病。

医师对病毒性心肌炎的发病原理至今未完全了解,目前提出病毒学说、免疫学说等几种学说。

(二)病理

病毒性心肌炎病理改变轻重不等。轻者常以局灶性病变为主,而重者则多呈弥漫性病变。局灶性病变者的心肌外观正常,而弥漫性病变者的心肌苍白、松软,心脏呈不同程度的扩大、增重。镜检可见病变部位的心肌纤维变性或断裂,心肌细胞溶解、水肿、坏死。心肌间质有不同程度的水肿,淋巴细胞、单核细胞和少数多核细胞浸润。左室及室间隔的病变显著。病变可波及心包、心内膜及心脏传导系统。

慢性病例的心脏扩大,心肌间质炎症浸润,心肌纤维化,有瘢痕组织形成,心内膜呈弥漫性或局限性增厚,血管内皮肿胀。

二、临床表现

病情轻重悬殊。轻者可无明显自觉症状,仅有心电图改变。重者可出现严重的心律失常、充血性心力衰竭、心源性休克,甚至死亡。1/3 以上的病例在发病前1～3 周或发病的同时有呼吸道或消化道病毒感染,伴有发热、咳嗽、咽痛、周身不适、腹泻、皮疹等症状,继而出现心脏症状,如年长儿常诉心悸、气短、胸部及心前区不适或疼痛、有疲乏感。发病初期患儿常有腹痛、食欲缺乏、恶心、呕吐、头晕、头痛等表现。3 个月以内婴儿有拒乳、苍白、发绀、四肢凉、两眼凝视等症状。心力衰竭者呼吸急促,突然腹痛,发绀,水肿。心源性休克者烦躁不安,面色苍白,皮肤发花、四肢厥冷或末梢发绀。发生窦性停搏或心室纤颤时患儿可突然死亡。如病情拖延至慢性期,常表现为进行性充血心力衰竭、全心扩大,可伴有各种心律失常。

体格检查:多数心尖区第一音低钝。一般无器质性杂音,仅在胸前或心尖区闻及 1～2 级吹风样收缩期杂音。有时可闻及奔马律或心包摩擦音。该病严重者心脏扩大,脉细数,颈静脉怒张,肝大并有压痛,有肺部啰音,面色苍白,四肢厥冷,皮肤发花,指/趾发绀,血压下降。

三、辅助检查

(一)实验室检查

(1)白细胞总数为$(10.0～20.0)×10^9/L$,中性粒细胞数偏高。红细胞沉降率、抗链"O"大多正常。

(2)血清肌酸磷酸激酶、乳酸脱氢酶及其同工酶、谷草转氨酶的含量在病程早期可升高。超氧化歧化酶在急性期降低。

(3)若从心包、心肌或心内膜中分离到病毒,或用免疫荧光抗体检查找到心肌中特异的病毒抗原,电镜检查心肌发现有病毒颗粒,可以确定诊断。

(4)测定补体结合抗体及用分子杂交法或聚合酶链式反应检测心肌细胞内的病毒核酸也有助于病原诊断。部分病毒性心肌炎患儿有抗心肌抗体,一般于短期内恢复,如抗体量持续提高,表示心肌炎病变处于活动期。

(二)心电图检查

心电图在急性期有多变与易变的特点,对可疑病例应反复检查,以助于诊断。其主要变化为 ST-T 改变,有各种心律失常和传导阻滞。恢复期多见各种类型的期前收缩。少数慢性期患儿可有房室肥厚的改变。

(三)X 线检查

心影正常或不同程度地增大,多数为轻度增大。若该病迁延不愈或合并心力衰竭,则心脏扩大明显。该病合并心力衰竭可见心搏动减弱,伴肺淤血、肺水肿或胸腔少量积液。有心包炎时,有积液征。

(四)心内膜心肌活检

心内膜心肌活检在成人患者中早已开展,该检查用于小儿患者是近年才有报道的,这为心肌炎的诊断提供了病理学依据。据报道,心内膜心肌活检证明约 40％原因不明的心律失常、充血性心力衰竭患者患有心肌炎。该检查的临床表现和组织学相关性较差,原因是取材很小且局限,取材时不一定是最佳机会;心内膜心肌活检本身可导致心肌细胞收缩,而出现一些病理性伪迹。因此,心内膜心肌活检无心肌炎表现者不一定无心肌炎,临床医师不能忽视临床诊断。此项检查在一般医院尚难开展,不作为常规检查项目。

四、诊断与鉴别诊断

(一)诊断要点

1.病原学诊断依据

(1)确诊指标:检查患儿的心内膜、心肌、心包或心包穿刺液,发现以下之一者可确诊心肌炎由病毒引起。①分离到病毒。②用病毒核酸探针查到病毒核酸。③特异性病毒抗体呈阳性。

(2)参考依据:有以下之一者结合临床表现可考虑心肌炎由病毒引起。①从患儿的粪便、咽拭子或血液中分离到病毒,并且恢复期血清同型抗体滴度是患儿入院检测的第一份血清的5倍或比患儿入院检测的第一份血清同型抗体滴度降低25%以上。②病程早期患儿血中特异性IgM抗体呈阳性。③用病毒核酸探针从患儿的血中查到病毒核酸。

2.临床诊断依据

(1)患儿有心功能不全、心源性休克或心脑综合征。

(2)心脏扩大。

(3)心电图改变,以R波为主的2个或2个以上主要导联(Ⅰ、Ⅱ、aVF、V_5)的ST-T改变持续4天以上伴动态变化,窦房传导阻滞,房室传导阻滞,完全性右束支或左束支阻滞,成联律、多型、多源、成对或并行性期前收缩,非房室结及房室折返引起异位性心动过速,有低电压(新生儿除外)及异常Q波。

(4)CK-MB(肌酸肌酶同工酶)含量升高或心肌肌钙蛋白(cTnI或cTnT)呈阳性。

3.确诊依据

(1)具备2项临床诊断依据,可临床诊断为心肌炎。发病的同时或发病前1~3周有病毒感染的证据支持诊断。

(2)同时具备病原学诊断依据之一,可确诊为病毒性心肌炎,具备病原学参考依据之一,可临床诊断为病毒性心肌炎。

(3)不具备确诊依据,应给予必要的治疗或随诊,根据病情变化,确诊或排除心肌炎。

(4)应排除风湿性心肌炎、中毒性心肌炎、先天性心脏病、结缔组织病、代谢性疾病的心肌损害、甲状腺功能亢进症、原发性心肌病、原发性心内膜弹力纤维增生症、先天性房室传导阻滞、心脏自主神经功能异常、β受体功能亢进及药物引起的心电图改变。

4.临床分期

(1)急性期:新发病,症状及检查的阳性发现明显且多变,一般病程为半年以内。

(2)迁延期:临床症状反复出现,客观检查指标迁延不愈,病程多为半年以上。

(3)慢性期:进行性心脏增大,反复心力衰竭或心律失常,病情时轻时重,病程为1年以上。

(二)鉴别诊断

在考虑九省市心肌炎协作组制定的心肌炎诊断标准时,应首先排除其他疾病,包括风湿性心肌炎、中毒性心肌炎、结核性心包炎、先天性心脏病、结缔组织病、代谢性疾病、代谢性疾病的心肌损害、原发性心肌病、先天性房室传导阻滞、高原性心脏病、克山病、川崎病、良性期前收缩、神经功能紊乱、电解质紊乱及药物等引起的心电图改变。

五、治疗、预防、预后

该病尚无特殊治疗方法。应结合患儿的病情采取有效的综合措施。

(一)一般治疗

1.休息

急性期患儿应至少卧床休息至热退3周;心功能不全或心脏扩大的患儿,更应绝对卧床休息,以减轻心脏负荷及减少心肌耗氧量。

2.抗生素

抗生素虽对引起心肌炎的病毒无直接作用,但因细菌感染是病毒性心肌炎的重要条件,故在开始治疗时,应适当使用抗生素。一般肌内注射青霉素1～2周,以清除链球菌和其他敏感细菌。

3.保护心肌

大剂量维生素C具有增加冠状血管血流量、心肌糖原、心肌收缩力,改善心功能,清除自由基,修复心肌损伤的作用。剂量为$100\sim200$ mg/(kg·d),溶于$10\sim30$ mL $10\%\sim25\%$的葡萄糖注射液,静脉注射,每天1次,$15\sim30$天为1个疗程;抢救心源性休克患儿时,第1天可用$3\sim4$次。

极化液、能量合剂及ATP因难进入心肌细胞内,故疗效差。近年来多推荐以下几种药物:①辅酶Q_{10},1 mg/(kg·d),口服,可连用$1\sim3$个月。②1,6-二磷酸果糖,$0.7\sim1.6$ mL/kg,静脉注射,最大量不超过2.5 mL/kg,静脉注射速度为10 mL/min,每天1次,$10\sim15$天为1个疗程。

(二)激素治疗

肾上腺皮质激素可用于抢救危重病例及其他治疗无效的病例。口服泼尼松$1.0\sim1.5$ mg/(kg·d),用$3\sim4$周,症状缓解后逐渐减量停药。对反复发作或病情迁延者,可考虑较长期的激素治疗,疗程不少于半年。对于急重抢救病例可采用大剂量,如地塞米松$0.3\sim0.6$ mg/(kg·d),或氢化可的松$15\sim20$ mg/(kg·d),静脉滴注。

(三)免疫治疗

动物试验及临床研究均发现丙种球蛋白对心肌有保护作用。从1990年开始,在美国波士顿及洛杉矶的儿童医院已将丙种球蛋白作为病毒性心肌炎治疗的常规用药。

(四)抗病毒治疗

动物试验中联合应用利巴韦林和干扰素可提高生存率,目前欧洲正在进行干扰素治疗心肌炎的临床试验,其疗效尚待确定。环孢霉素A、环磷酰胺目前尚无肯定疗效。

(五)控制心力衰竭

心肌炎患儿对洋地黄类药物耐受性差,易出现中毒而发生心律失常,故应选用快速作用的洋地黄类药物,如毛花苷C(西地兰)或地高辛。病重者静脉滴注地高辛,一般病例口服地高辛,饱和量为常规量的$1/2\sim2/3$,心力衰竭不重、发展不快者可每天口服维持量。应早用和少用利尿剂,同时注意补钾,否则易导致心律失常。注意供氧,保持安静。若患儿烦躁不安,可给镇静剂。患儿发生急性左心功能不全时,除短期内并用毛花苷C(西地兰)、利尿剂、镇静剂、吸入氧气外,应给予血管扩张剂(如酚妥拉明$0.5\sim1.0$ mg/kg加入$50\sim100$ mL 10%的葡萄糖注射液内),快速静脉滴注。紧急情况下,可先用半量,以10%的葡萄糖注射液稀释,静脉缓慢注射,然后静脉滴注其余半量。

(六)抢救心源性休克

抢救心源性休克需要吸氧、扩容,使用大剂量维生素C、激素、升压药,改善心功能及心肌代谢等。

近年来,应用血管扩张剂——硝普钠取得良好疗效,常用剂量为$5\sim10$ mg,溶于100 mL 5%的葡萄糖注射液中,开始时以0.2 μg/(kg·min)滴注,以后每隔5分钟增加0.1 μg/kg,直到获得疗效或血压降低,最大剂量不超过$4\sim5$ μg/(kg·min)。

(七)纠正严重心律失常

对轻度心律失常(如期前收缩、一度房室传导阻滞),多不用药物纠正,而主要是针对心肌炎本身进行综合治疗。若发生严重心律失常(如快速心律失常、严重传导阻滞),应迅速、及时地纠正,否则威胁生命。

六、护理

(一)护理诊断
(1)活动无耐力与心肌功能受损、组织器官供血不足有关。
(2)胸闷与心肌炎症有关。
(3)潜在并发症包括心力衰竭、心律失常、心源性休克。

(二)护理目标
(1)患儿的活动量得到适当控制,休息得到保证。
(2)患儿的胸闷缓解或消失。
(3)患儿无并发症或有并发症,但能被及时发现和适当处理。

(三)护理措施
1.休息
(1)急性期患儿要卧床休息至热退后 3~4 周,以后根据心功能恢复情况逐渐增加活动量。
(2)心功能不全的患儿或心脏扩大的患儿应绝对卧床休息。
(3)总的休息时间为 3~6 个月。
(4)护理人员应创造良好的休息环境,合理安排患儿的休息时间,保证患儿的睡眠时间。
(5)护理人员应主动提供服务,满足患儿的生活需要。

2.胸闷的观察与护理
(1)护理人员应观察患儿的胸闷情况,注意诱发和缓解因素,必要时给予吸氧。
(2)护理人员应遵医嘱给予心肌营养药,促进患儿的心肌恢复正常。
(3)患儿要保证休息,减少活动。
(4)护理人员应控制输液的速度和输液总量,减轻患儿的心肌负担。

3.并发症的观察与护理
(1)护理人员应密切注意患儿的心率、心律、呼吸、血压和面色改变,有心力衰竭时给予吸氧、镇静、强心等处理,应用洋地黄类药物时要密切观察患儿有无洋地黄中毒表现,如出现新的心律失常、心动过缓。
(2)护理人员应注意有无心律失常,一旦心律失常发生,需及时通知医师并给予相应处理。例如,对高度房室传导阻滞者给异丙肾上腺素和阿托品来提升心率。
(3)护理人员应警惕心源性休克,注意血压、脉搏、尿量、面色等的变化,一旦出现心源性休克,立即给患儿取平卧位,配合医师给予大剂量维生素 C 或肾上腺皮质激素来治疗。

(四)康复与健康指导
(1)护理人员应给患儿家长讲解病毒性心肌炎的病因、病理、发病机制、临床特点及诊断、治疗措施。
(2)护理人员应强调休息的重要性,指导患儿控制活动量,建立合理的休息制度。
(3)护理人员应讲解该病的预防知识,如预防上呼吸道感染和肠道感染。
(4)护理人员应对有高度房室传导阻滞者讲解安装心脏起搏器的必要性。

七、展望

近年来,心肌炎已成为常见心脏病之一,对人类健康构成了威胁,因而对该病的诊治研究也日益受到重视。心脏扩大、心律失常或心力衰竭为心脏明显受损的表现,心电图 ST-T 改变与异位心律或传导阻滞反映心肌病变的存在。但对于怀疑为病毒性心肌炎的患者,提倡进行心脏活检,行病理学检查。

但分离病毒检查或特异性荧光抗体检查存在以下几个问题。

(1)患儿不易接受。

(2)炎性组织在心肌中呈灶状分布,活检标本小而致病灶标本不一定取得到。

(3)提取 RNA 的质量和检测方法的敏感性不同。

(4)心脏中有病毒,而从血液中不一定检出抗原或抗体;心脏中无病毒,而从心脏中检出抗原或抗体;即使抗原或抗体呈阳性反应,也不足以证实有病毒性心肌炎;只有当感染某种病毒并引起相应的心脏损害时,心脏和血液检查呈阳性反应才有意义。在检查血液中抗原或抗体时,因检测试剂、检查方法、操作技术不同而结果迥异。

因此,病毒性心肌炎的确诊相当困难。由于抗病毒药物的疗效不显著,目前建议采用中西医结合疗法。有人用以黄芪、牛磺酸及一般抗心律失常药物为主的中西医结合方法治疗病毒性心肌炎,取得了比较满意的效果。中药黄芪除具有抗病毒、免疫调节、保护心肌的作用,还可以抑制内向钠-钙交换电流,改善部分心电活动,清除氧自由基,而广泛应用于临床。牛磺酸是心肌游离氨基酸的重要成分,也可通过抑制病毒复制,抑制病毒感染心肌细胞引起的钙电流增大,使受感染而降低的最大钙电流膜电压及外向钾电流趋于正常,使心肌细胞钙内流减少,在病毒性心肌炎动物模型及临床病毒性心肌炎患者中,具有保护心肌、改善临床症状等作用。

(薛 君)

第五节 心 包 炎

心包炎可分感染性和非感染性两类,且多为其他疾病(婴儿常见于败血症、肺炎、脓胸,学龄儿童多见于结核病、风湿病)的一种表现。

一、临床特点

(一)症状

较大儿童常有心前区刺痛,平卧时加重,取坐位或前倾位时可减轻,疼痛可向肩背及腹部放射。婴儿表现为烦躁不安。患儿同时有原发病的症状表现,常有呼吸困难、咳嗽、发热等。

(二)体征

早期可听到心包摩擦音,多在胸骨左缘第 3～4 肋间最清晰,但多为一过性。有心包积液时心音遥远、低钝,出现奇脉。当心包积液达一定量时,心包舒张受限,出现颈静脉怒张、肝大、肝颈反流征阳性、下肢水肿、心动过速、脉压变小。

(三)辅助检查

1.X 线检查

心影呈烧瓶样增大,肺血大多正常。

2.心电图

心电图显示窦性心动过速,低电压,广泛 ST 段、T 波改变。

3.超声心动图

超声心动图能提示心包积液的部位、量。

4.实验室检查

红细胞沉降率加快。C 反应蛋白(CRP)含量升高。血常规结果显示白细胞、中性粒细胞含量升高。

二、护理评估

(一)病史

了解患儿近期有无感染性疾病及有无结核、风湿热病史。

(二)症状、体征

评估患儿有无发热、胸痛,胸痛与体位的关系。评估有无心包填塞症状,如呼吸困难、心率加快、颈静脉怒张、肝大、水肿、心音遥远及奇脉。听诊心脏,注意有无心包摩擦音。

(三)社会、心理状况

评估家长对疾病的了解程度和态度。

(四)辅助检查

了解并分析胸部 X 线片、心电图、超声心动图等检查结果。

三、常见护理问题

(一)疼痛

疼痛与心包炎性渗出有关。

(二)体温异常

体温异常与炎症有关。

(三)气体交换受损

气体交换受损与心包积液、心脏受压有关。

(四)合作性问题

合作性问题是急性心脏压塞。

四、护理措施

(一)休息与卧位

患儿应卧床休息,宜取半卧位。

(二)饮食

护理人员应给予患儿高热量、高蛋白、高维生素、易消化的半流质或软食,限制患儿的钠盐摄入,嘱其少食易产气的食物(如薯类),多食芹菜、海带等富含纤维素的食物,以防止肠内产气过多而引起腹胀及便秘,导致膈肌上抬。

（三）高热护理

护理人员应及时做好降温处理，测定体温并及时记录体温。

（四）吸氧

护理人员应对胸闷、气急严重者给予氧气吸入。

（五）对症护理

对有心包积液的患儿，护理人员应做好解释工作，协助医师进行心包穿刺。在操作过程中护理人员应仔细观察生命体征的变化，记录抽出液体的性质和量，穿刺完毕，局部加压数分钟后无菌包扎。把患儿送回病床后，护理人员应继续观察有无渗液、渗血，必要时给局部用沙袋加压。

（六）病情观察

（1）呼吸困难为急性心包炎和慢性缩窄性心包炎主要的突出症状，护理人员应密切观察患儿的呼吸频率和节律。

（2）当患儿静脉压升高，面色苍白、发绀，烦躁不安，肝脏在短期内增大时，护理人员应及时报告医师并做好心包穿刺准备。

（七）心理护理

护理人员应肯定患儿对疼痛的描述，并设法分散其注意力，减轻其不适感觉。

（八）健康教育

（1）护理人员应向家长讲解舒适的体位、休息和充足的营养供给是治疗该病的良好措施。

（2）若需要进行心包穿刺时，护理人员应向家长说明必须配合和注意的事宜。

五、出院指导

（1）护理人员应遵医嘱及时、准确地使用药物并定期随访。

（2）由于心包炎患儿的抵抗力减弱，出院后患儿应坚持休息半年左右，并加强营养，以利于心功能的恢复。

（薛　君）

第六节　充血性心力衰竭

充血性心力衰竭（congestive heart failure，CHF）是指在回心血量充足的前提下，心搏出量不能满足周身循环和组织代谢的需要而出现的一种病理生理状态。小儿时期 1 岁内发病率最高，尤以先天性心脏病引起者最多见。病毒性或中毒性心肌炎、心内膜弹力纤维增生症、心肌糖原累积症为重要原因。只要能积极治疗病因，大部分该病患儿能得到根治，但如果多次发作，则预后极差。

一、临床特点

（一）症状与体征

（1）安静时心率加快，婴儿的心率大于每分钟 180 次，幼儿的心率大于每分钟 160 次，这不能用发热或缺氧来解释。

（2）患儿呼吸困难，面色青紫突然加重，安静时呼吸频率大于每分钟 60 次。

（3）肝脏肿大超过肋下 2 cm 以上，或在短时间内较之前增大 1.5 cm 以上，而不能以横膈下移等原因解释。

（4）心音明显低钝或出现奔马律。

（5）患儿突然烦躁不安、面色苍白或发灰，而不能用原有疾病解释。

（6）患儿尿少，下肢水肿，已排除营养不良、肾炎、B 族维生素缺乏等病因。

（二）心功能分级与心力衰竭分度

Ⅰ级：患儿的体力活动不受限制。

Ⅱ级：进行较重劳动时患儿出现症状。

Ⅲ级：进行轻微劳动时患儿即有明显症状，活动明显受限。

Ⅳ级：在休息状态患儿往往呼吸困难或肝脏肿大，完全丧失活动能力。

Ⅰ级无心力衰竭，Ⅱ级、Ⅲ级、Ⅳ级分别有Ⅰ、Ⅱ、Ⅲ度心力衰竭。

（三）辅助检查

1.X 线检查

心影多呈普遍性扩大，搏动减弱，肺纹理增多，肺部淤血。

2.心电图

左心室和右心室肥厚、劳损。

3.超声心电图

可见心房和心室腔扩大，M 型超声显示心室收缩时间延长，射血分数降低。

二、护理评估

（一）健康史

询问患儿的基础疾病及发病的过程（诱因，症状出现的时间、程度等）。

（二）症状、体征

测量生命体征，观察患儿的面色，听诊心率、心律，评估患儿左心和右心衰竭的程度、心功能级别。

（三）社会、心理状况

评估家长及年长儿对疾病的了解程度及心理活动类型。

（四）辅助检查

了解 X 线、心电图、超声心动图、血气分析等检查的结果。

三、常见护理问题

（一）心排血量减少

心排血量减少与心肌收缩力降低有关。

（二）气体交换受损

气体交换受损与肺循环淤血有关。

（三）体液过多

体液过多与心功能降低、微循环淤血、肾灌注不足、排尿减少有关。

（四）恐惧

恐惧与疾病的危险程度及环境改变有关。

四、护理措施

(一)休息

护理人员应保持病房安静舒适;宜给患儿取半坐卧位或怀抱患儿,使横膈下降,有利于呼吸运动。休息以心力衰竭程度而定:Ⅰ度心力衰竭的患儿可起床活动,增加休息时间;Ⅱ度心力衰竭的患儿其应限制活动,延长卧床休息时间;Ⅲ度心力衰竭的患儿须绝对卧床休息。避免婴儿剧烈哭闹,以免加重其心脏负担。

(二)饮食

患儿应进食高维生素、高热量、少油、富含钾和镁、含有适量纤维素的食物,少食多餐,避免进食刺激性食物。轻者可进少盐饮食(指每天饮食中钠盐不超过 0.5 g)。重者进无盐饮食(即在烹调食物时不加食盐或其他含盐食物)。保持大便通畅。

(三)吸氧

护理人员应给呼吸困难、发绀、有低氧血症者供氧;患儿有急性肺水肿时,可用 20%～30% 乙醇替代湿化瓶中的水,让患儿间歇吸入,每次 10～20 分钟,间隔 15～30 分钟,重复 1～2 次。

(四)病情观察

(1)护理人员应及时发现早期心力衰竭的临床表现,如发现患儿心率加快、乏力、尿量减少、心尖部闻及奔马律,应及时与医师联系;患儿一旦出现急性肺水肿征兆,应及时抢救。

(2)护理人员应监测患儿的心率、心律、呼吸、血压。

(3)护理人员应控制输液速度和浓度。静脉输液的速度以小于 5 mL/(kg·h)为宜。

(4)护理人员应记录患儿的 24 小时出入量,按时测量体重。

(五)合理用药,观察药物作用

(1)给患儿服用洋地黄类药物前两人核对姓名、药物、剂量、用法、时间,并测心率,如新生儿的心率小于每分钟 120 次,婴儿的心率小于每分钟 100 次,幼儿的心率小于每分钟 80 次,学龄儿童的心率小于每分钟 60 次,应停用该类药物并报告医师。

(2)护理人员应观察洋地黄类药物的毒性反应。患儿服药期间如果有恶心、呕吐、食欲减退、心率减慢、心律失常、嗜睡等,护理人员应报告医师,以及时停用洋地黄类药物。

(3)如果用洋地黄制剂的同时需要应用钙剂,二者的使用应间隔 4～6 小时。

(六)心理护理

护理人员应根据患儿的心理特点采用相应的对策,主动与患儿沟通,给予安慰、鼓励,取得合作,避免患儿抗拒哭闹,加重心脏负担。

(七)健康教育

(1)护理人员应宣传有关疾病的防治与急救知识。

(2)护理人员应鼓励患儿积极治疗原发病,避免诱因(如感染、劳累、情绪激动)。

(3)护理人员应教患儿家长使用洋地黄制剂期间不能用钙剂;若患儿出现胃肠道反应、头晕应立即告诉护理人员;应用利尿剂期间应给患儿补充含钾丰富的食物(如香蕉)。

五、出院指导

(1)给患儿适当安排休息,避免其情绪激动和过度活动。

(2)给患儿提供高维生素、高热量、低盐、易消化的食物。让患儿少食多餐。耐心喂养,给小婴儿选择大小适宜的奶嘴。

（3）根据气候变化及时给患儿增、减衣服，防止其受凉、感冒。

（4）如果患儿需使用洋地黄制剂、血管扩张剂、利尿剂，护理人员应向家长详细介绍所用药物的名称、剂量、给药时间和方法，并使其掌握疗效和不良反应。患儿出现不良反应时应及时就医。

（5）带患儿定期复查。

（薛 君）

第七节 胃食管反流

胃食管反流（gastroesophageal reflux,GER）是指胃内容物反流入食管。分生理性和病理性两种，后者主要是由于食管下端括约肌本身功能障碍和/或与其功能有关的组织结构异常而导致压力低下出现的反流。本病可引起一系列症状和严重并发症。

一、临床特点

（一）消化道症状

1.呕吐

呕吐是小婴儿 GER 的主要临床表现。可为溢乳或呈喷射状，多发生在进食后及夜间。并发食管炎时呕吐物可为血性或咖啡样物。

2.反胃

反胃是年长儿 GER 的主要症状。空腹时反胃为酸性胃液反流，称为"反酸"。发生在睡眠时反胃，常不被患儿察觉，醒来可见枕上遗有胃液或胆汁痕迹。

3.胃灼热

胃灼热是年长儿最常见的症状。多为上腹部或胸骨后的一种温热感或烧灼感，多出现于饭后 1～2 小时。

4.胸痛

见于年长儿。疼痛位于胸骨后、剑突下或上腹部。

5.吞咽困难

早期间歇性发作，情绪波动可致症状加重。婴儿可表现为烦躁、拒食。

（二）消化道外症状

1.呼吸系统的症状

GER 可引起反复呼吸道感染，慢性咳嗽，吸入性肺炎，哮喘，窒息，早产儿呼吸暂停，喉喘鸣等呼吸系统疾病。

2.咽喉部症状

反流物损伤咽喉部，产生咽部异物感、咽痛、咳嗽、发声困难、声音嘶哑等。

3.口腔症状

反复口腔溃疡、龋齿、多涎。

4.全身症状

多为贫血、营养不良。

(三)辅助检查

1.食管钡餐造影

能观察到钡剂自胃反流入食管。

2.食管动态 pH 监测

综合评分＞11.99,定义为异常胃酸反流。

3.食管动力功能检查

食管下端括约肌压力低下,食管蠕动波压力过高。

4.食管内镜检查及黏膜活检

引起食管炎者可有相应的病理改变及其病变程度。

二、护理评估

(一)健康史

询问患儿的喂养史、饮食习惯及生长发育情况。发病以来呕吐的次数、量、呕吐物的性质及伴随症状。

(二)症状、体征

评估患儿有无消化道及消化道以外的症状,黏膜、皮肤弹性,精神状态,测量体重、身长及皮下脂肪的厚度。

(三)社会、心理状况

了解家长及较大患儿对疾病的认识和焦虑程度。

(四)辅助检查

了解血气分析结果,评估有无水、电解质、酸碱失衡情况。了解食管钡餐造影,食管动态 pH 监测等检查结果。

三、常见护理问题

(一)体液不足

与呕吐、摄入不足有关。

(二)营养失调:低于机体需要量

与呕吐、喂养困难有关。

(三)有窒息的危险

与呕吐物吸入有关。

(四)合作性问题

上消化道出血。

四、护理措施

(1)饮食管理:婴儿稠食喂养,儿童给予低脂、高碳水化合物饮食。少量多餐。小婴儿喂奶后予侧卧位或头偏向一侧,必要时给予半卧位以免反流物吸入。年长儿睡前 2 小时不宜进食。

(2)喂养困难或呕吐频繁者按医嘱正确给予静脉营养。

（3）注意观察呕吐的次数、性状、量、颜色并做记录，评估有无脱水症状。严密监测血压、心率、尿量、外周循环情况，以及时发现消化道出血。

（4）保持口腔清洁，呕吐后及时清洁口腔、更换衣物。

（5）24 小时食管 pH 检查时妥善固定导管，受检时照常进食，忌酸性食物和饮料。指导家长正确记录，多安抚患儿，分散其注意力，减少因插管引起的不适感。

（6）健康教育：①向家长介绍本病的基本知识，如疾病的病因、相关检查、一般护理知识等，减轻家长及年长儿的紧张情绪，增加对医护人员的信任，积极配合治疗。②各项辅助检查前，认真介绍检查前的准备以得到家长的配合。③解释各种用药的目的和注意事项。④对小婴儿家长要告知本病可能引起窒息、呼吸暂停，故喂奶后患儿应侧卧或头偏向一侧或半卧位，以免反流物吸入。

五、出院指导

（1）饮食指导：以稠厚饮食为主，少量多餐。婴儿可增加喂奶次数，缩短喂奶时间，人工喂养儿可在牛奶中加入米粉。避免食用增加胃酸分泌的食物如酸性饮料、咖啡、巧克力、辛辣食品和高脂饮食。睡前2小时不予进食，保持胃处于非充盈状态，以防反流。

（2）体位：小婴儿喂奶后排出胃内空气，给予前倾俯卧位即上身抬高30°。年长儿在清醒状态下可采取直立位或坐位，睡眠时可予右侧卧位，将床头抬高 15°～20°，以促进胃排空，减少反流频率及反流物吸入。

（3）按时服用药物，注意药物服用方法，如奥美拉唑宜清晨空腹服用、雷尼替丁宜在餐后及睡前服用。

（4）鼓励患儿进行适当的户外活动，避免情绪过度紧张。

（5）如患儿呕吐物有血性或咖啡色样物及时就诊。

（薛　君）

第八节　消化性溃疡

消化性溃疡主要指胃、十二指肠黏膜及其深层组织被胃消化液所消化（自身消化）而造成的局限性组织丧失。小儿各年龄组均可发病，以学龄儿童为主。根据病变部位可分为胃溃疡、十二指肠溃疡，复合性溃疡（胃和十二指肠溃疡并存）。因儿童时期黏膜再生能力强，故病变一般能较快痊愈。

一、临床特点

（一）症状

（1）腹痛：幼儿为反复脐周疼痛，时间不固定，不愿进食。年长儿疼痛局限于上腹部，有时达后背和肩胛部。胃溃疡大多在进食后疼痛，十二指肠溃疡大多在饭前和夜间疼痛，进食后常可缓解。

（2）腹胀不适或食欲缺乏，体重增加不理想。

(3)婴幼儿呈反复进食后呕吐。

(4)部分患儿可突然发生吐血、血便甚至昏厥、休克。也有表现为慢性贫血伴大便潜血阳性。

(二)体征

(1)腹部压痛,大多在上腹部。

(2)突然剧烈腹痛、腹胀、腹肌紧张、压痛及反跳痛,须考虑胃肠穿孔。

(三)辅助检查

1.纤维胃镜检查

溃疡多呈圆形、椭圆形,少数呈线形,不规则形。十二指肠溃疡有时表现为一片充血黏膜上散在的小白苔,形如霜斑、称"霜斑样溃疡"。必要时行活检。

2.X线钡餐检查

若有壁龛或龛影征象可确诊溃疡。

3.幽门螺杆菌的检测

幽门螺杆菌是慢性胃炎的主要致病因子,与消化性溃疡密切相关。

4.粪便潜血试验

胃及十二指肠溃疡常有少量渗血,使大便潜血试验呈阳性。

二、护理评估

(一)健康史

询问患儿的饮食习惯,既往史及其他家庭成员健康史,有无患同类疾病史,评估患儿的生长发育情况。

(二)症状、体征

评估腹部症状和体征,呕吐物及大便性质。了解腹痛的节律和特点。

(三)社会、心理状况

评估患儿及家长对本病的认知和焦虑程度。

(四)辅助检查

了解胃镜、钡餐检查、大便潜血试验、病理切片结果。

三、常见护理问题

(一)疼痛

与胃、十二指肠溃疡有关。

(二)营养失调

低于机体需要量,与胃、十二指肠溃疡影响食物的消化吸收、胃肠道急慢性失血有关。

(三)合作性问题

消化道出血、穿孔、幽门梗阻。

四、护理措施

(1)观察腹痛出现的时间,疼痛的部位、范围、性质、程度。

(2)卧床休息,腹痛时予屈膝侧卧位或半卧位,多与患儿交谈、讲故事等,分散患儿注意力。

(3)饮食调整溃疡出血期间饮食以流质、易消化软食为主;恢复期在抗酸治疗同时不必过分限制饮食,以清淡为主,避免暴饮暴食。

(4)做好胃镜等检查的术前准备,告知术前术后禁食时间,检查中如何配合及注意事项。

(5)按医嘱正确使用制酸剂,解痉剂及胃黏膜保护剂。

(6)并发症护理。①消化道出血:是本病最常见的并发症。如为少量出血症状,一般不需禁食,以免引起饥饿及不安,胃肠蠕动增加而加重出血;对于大量出血要绝对安静、平卧、禁食,监测生命体征变化,观察呕吐物、大便的性质和颜色,呕血后应做好口腔护理,清除血迹,避免恶心诱发再出血,迅速开放静脉通道,尽快补充血容量,必要时输血。②穿孔:急性穿孔是消化性溃疡最严重的并发症,临床表现为突然发生上腹剧痛,继而出现腹膜炎的症状、体征,甚至出现休克状态。应立即禁食、胃肠减压、补液、备血、迅速做好急症术前准备。同时做好患儿的心理护理,消除患儿的紧张情绪。③幽门梗阻:是十二指肠球部溃疡常见的并发症,儿科比较少见。表现为上腹部疼痛于餐后加剧,呕吐大量宿食,呕吐后症状缓解。轻者可进流质食物,重者应禁食,补充液体,纠正水与电解质紊乱,维持酸碱平衡,保证输入足够的液体量。

(7)健康教育:①通俗易懂地介绍本病的基础知识,如疾病的病因,一般护理知识等。②向患儿讲解胃镜、钡餐、呼气试验等检查的基本过程及注意事项,取得患儿及家长配合,胃镜后暂禁食2小时,以免由于麻醉药影响导致误吸窒息。

五、出院指导

(一)饮食

养成定时进食的良好习惯,细嚼慢咽,避免急食;少量多餐,餐间不加零食,避免过饱过饥。禁食酸辣、生冷、油炸、浓茶、咖啡、酒、汽水等刺激性食物。

(二)休息

养成有规律的生活起居,鼓励适度活动。避免过分紧张,疲劳过度。合理安排学习。父母、老师不要轻易责骂孩子,减轻小儿心理压力,保证患儿充分的睡眠和休息。

(三)个人卫生

尤其是幽门螺杆菌阳性者,患儿大小便要解在固定容器内,饭前便后要洗手,用过的餐具,要定期消毒,家庭成员之间实行分餐制。家庭成员有幽门螺杆菌感染者应一起治疗,避免交叉感染。

(四)合理用药

让家长及患儿了解药物的用法、作用及不良反应,如奥美拉唑胶囊宜清晨顿服;制酸剂应在饭后1～2小时服用;H_2受体拮抗剂每12小时一次或睡前服;L-谷氨酰胺呱仑酸钠颗粒宜饭前直接嚼服等。抗幽门螺杆菌治疗需用二联、三联疗法。

(五)定期复查

定期复查,以免复发。当出现黑便、头晕等不适时及时去医院就诊。

(薛 君)

第九节 急 性 胃 炎

急性胃炎是由不同病因引起的胃黏膜急性炎症。常见病因有进食刺激性、粗糙食物,服用刺激性药物,误服腐蚀剂,细菌、病毒感染及蛋白质过敏等。

一、临床特点

(一)腹痛

大多为急性起病,腹痛突然发生,位于上腹部,疼痛明显。

(二)消化道不适症状

上腹饱胀、嗳气、恶心、呕吐。

(三)消化道出血

严重者可有消化道出血,呕吐物呈咖啡样,出血多时可呕血及黑便。有的首发表现就是呕血及黑便,如应激性胃炎、阿司匹林引起的胃炎。

(四)其他

有的患儿可伴发热等感染中毒症状。呕吐严重可引起脱水、酸中毒。

(五)胃镜检查

可见胃黏膜水肿、充血、糜烂。

二、护理评估

(一)健康史

了解消化道不适感开始的时间,与进食的关系。有无呕血、黑便。病前饮食、口服用药情况,有否进食刺激性食物、药物或其他可疑异物。

(二)症状、体征

评估腹痛部位、程度、性质,大便的颜色和性状等。

(三)社会、心理状况

评估家庭功能状态,患儿及父母对疾病的认识、态度及应对能力。

(四)辅助检查

了解胃镜检查情况。

三、常见护理问题

(一)舒适改变

与胃黏膜受损有关。

(二)焦虑

与呕血有关。

(三)合作性问题

消化道出血、电解质紊乱。

四、护理措施

(1)保证患儿休息。

(2)饮食:暂停原饮食,给予清淡、易消化流质或半流质饮食,少量多餐,必要时可停食1~2餐。停服刺激性药物。

(3)对症护理:呕吐后做好口腔清洁护理。腹痛时给予心理支持,手握患儿,轻轻按摩腹部或听音乐,以分散注意力,减轻疼痛。有脱水者纠正水、电解质失衡。出血严重时按上消化道出血护理。

(4)根据不同病因给予相应的护理:如应激性胃炎所致的休克按休克护理。

(5)病情观察:注意观察腹痛程度、部位,有无呕血、便血,有消化道出血者应严密监测血压、脉搏、呼吸、外周循环,注意观察出血量,警惕失血性休克的发生。

(6)心理护理:剧烈腹痛和呕血都使患儿和家长紧张,耐心解释症状与疾病的关系,减轻患儿和家长的恐慌,同时给予心理支持。

(7)健康教育:①简要介绍本病发病原因和发病机制。②讲解疾病与饮食的关系,饮食治疗的意义。③饮食指导:介绍流质、半流质饮食的分辨和制作方法,告之保证饮食清洁卫生的意义。

五、出院指导

(一)饮食指导

出院初期给予清淡易消化半流质饮食、软食,少量多餐,逐渐过渡到正常饮食。避免食用浓茶、咖啡、过冷过热等刺激性食物。饮食的配置既要减少对胃黏膜的刺激,又要不失营养。牛奶是一种既有营养,又具有保护胃黏膜的流质,可以每天供给。同时由于孩子正处于生长发育阶段,食物种类要多元化。

(二)注意饮食卫生

保证食物新鲜,存留食物必须经过煮沸才能食用,凉拌食物要注意制作过程的卫生,饭前便后注意洗手。

(三)避免滥用口服药物

药物可刺激胃黏膜,破坏黏膜的保护屏障,不可滥用。某些药物还可引起胃黏膜充血、水肿、糜烂甚至出血,如阿司匹林、吲哚美辛、肾上腺皮质激素、氯化钾、铁剂、抗肿瘤药等。若疾病治疗需要则应饭后服,以减少对胃黏膜的损害。

(四)避免误服

强酸、强碱等腐蚀性物品应放置孩子取不到的地方。

(薛 君)

第十节 慢 性 胃 炎

慢性胃炎是由多种致病因素长期作用而引起的胃黏膜炎症性病变。主要与幽门螺杆菌(helicobacter pylori,HP)感染、十二指肠-胃反流、不良饮食习惯、某些药物应用等因素有关。小儿慢性胃炎比急性胃炎多见。

一、临床特点

(1)腹痛:上腹部或脐周反复疼痛,往往伴有恶心、呕吐、餐后饱胀、食欲缺乏,严重时影响活动及睡眠。

(2)胃不适:多在饭后感到不适,进食不多但觉过饱,常因进食冷、硬、辛辣或其他刺激性食物引起症状或使症状加重。

（3）合并胃黏膜糜烂者可反复少量出血，表现为呕血、黑便。

（4）小婴儿还可以表现为慢性腹泻和营养不良。

（5）给予抗酸剂及解痉剂症状不易缓解。

（6）辅助检查：胃镜检查可见炎性改变，以胃窦部炎症多见。病原学检查幽门螺杆菌阳性率高。胃黏膜糜烂者大便潜血阳性。

二、护理评估

（一）健康史
了解有无不良的饮食习惯，是否患过急性胃炎，有无胃痛史，有无鼻腔、口腔、咽部慢性炎症，近期胃纳有无改变，腹痛与饮食的关系，有无恶心、呕吐、腹泻等其他胃肠道不适表现。

（二）症状、体征
评估腹痛部位、程度，是否有恶心、呕吐、餐后饱胀等情况，大便颜色有否改变，有无营养不良、贫血貌。

（三）社会、心理状况
评估家庭饮食和生活习惯，父母及患儿对疾病的认识和态度、对患病和住院的应对能力。

（四）辅助检查
了解胃镜检查情况，实验室检查有无幽门螺杆菌感染。

三、常见护理问题

（一）舒适的改变
与胃黏膜受损，腹痛有关。

（二）营养失调
低于机体需要量，与食欲缺乏、胃出血有关。

（三）知识缺乏
缺乏饮食健康知识。

四、护理措施

（一）饮食
给予易消化、富营养、温热软食，少量多餐，定时定量，避免过饥过饱，忌食生、冷和刺激性食物。

（二）腹痛的护理
通过音乐、游戏、讲故事等转移患儿的注意力，以减轻疼痛。腹痛明显者遵医嘱给予抗胆碱能药。

（三）注意观察
观察腹痛的部位、性质、程度，大便的颜色、性状。

（四）健康教育
（1）简要介绍该病的病因、发病机制、相关检查的意义，疾病对生长发育的影响。

（2）讲述疾病与饮食的关系：饮食没有规律，挑食，偏食，常食生冷、辛辣的食物对胃肠道黏膜是一种刺激。

（3）讲解饮食治疗的意义：温热柔软、少量多餐、定时定量的饮食可避免对胃黏膜的刺激，有利于胃黏膜的修复。而生冷、辛辣、油炸、粗糙的食物可使疾病反复。

五、出院指导

（一）食物的选择与配置

根据不同年龄给予不同的饮食指导，原则是食物温、软，营养丰富。

（二）培养良好的饮食习惯

进食要少量多餐，忌挑食、偏食、饱一顿饿一顿。忌食生冷、辛辣、油炸、粗糙等对胃黏膜有害的食物。不要喝浓茶、咖啡，少喝饮料，饮料中往往含有咖啡因，浓茶和咖啡对胃黏膜都具有刺激性。

（三）用药指导

（1）有幽门螺杆菌感染者，要遵医嘱联合用药，坚持完成疗程。

（2）慎用刺激性药物：阿司匹林、激素、红霉素、水杨酸类药物，对胃黏膜有一定的刺激作用，要慎用。

（薛　君）

第十一节　腹　泻　病

腹泻病是一种多病原多因素引起的消化道疾病，以大便次数增多，大便性状改变为特点，是小儿时期的常见病。腹泻病多见于<2岁的婴幼儿。严重腹泻者除有较重的胃肠道症状外，还伴有水、电解质、酸碱平衡紊乱和全身中毒症状。

一、临床特点

（一）一般症状

1.轻型腹泻

大便次数5~10次/天，呈黄色或绿色稀水样，食欲减退，伴有轻度的恶心、呕吐、溢乳、腹痛等症状，临床上无明显脱水症状或仅有轻度脱水，体液丢失约<50 mL/kg。

2.重型腹泻

大便次数>10次/天，甚至达数十次。大便水样、量多、少量黏液、腥臭，伴有不规则的发热，并伴呕吐，严重的可吐咖啡样物，体液丢失>100 mL/kg，有明显的水和电解质紊乱症状。

（二）水和电解质紊乱症状

1.脱水

根据腹泻的轻重，失水量多少可分为轻、中、重度脱水。由于腹泻时水和电解质两者丧失的比例不同，从而引起体液渗透压的变化，临床上以等渗性脱水最常见。

2.代谢性酸中毒

中、重度脱水多有不同程度的酸中毒，主要表现精神萎靡、嗜睡、呼吸深快、口唇樱桃红色，严重者可意识不清,呼气有酮味。<6 月龄婴儿呼吸代偿功能差,呼吸节律改变不明显,应加以注意,尤其当 pH 下降<7.0 时,患儿往往有生命危险。

3.低钾血症

当血钾<3.5 mmol/L 时,患儿表现为精神萎靡,四肢无力,腱反射减弱,腹胀,肠鸣音减弱,心音低钝,重者可出现肠麻痹、呼吸肌麻痹、腱反射消失、心脏扩大、心律不齐,而危及生命。

4.低钙、低镁血症

当脱水酸中毒被纠正时,原有佝偻病的患儿,大多有低钙血症,甚至出现手足搐搦等低钙症状。

(三)几种常见不同病原体所致腹泻的临床特点

1.轮状病毒肠炎

又称秋季腹泻,多发生于 6～24 个月婴幼儿。起病急,常伴发热和上呼吸道感染症状;病初即有呕吐,常先于腹泻;大便次数多、量多、水分多,为黄色水样或蛋花汤样,无腥臭味;常并发脱水和酸中毒。本病为自限性疾病,病程 3～8 天。

2.致病性大肠埃希菌肠炎

大便每天 5～15 次,为稀水样带有黏液,无脓血,但有腥味。可伴发热、恶心、呕吐或腹痛。病程 1 周左右,体弱者病程迁延。

3.鼠伤寒沙门菌肠炎

近年有上升趋势,可占沙门菌感染中的 40%～80%。全年均有发生,夏季发病率高,绝大多数患儿为小于 2 岁的婴幼儿,新生儿和婴儿尤易感染。临床表现多种多样,轻重不一,胃肠型表现为呕吐、腹泻、腹痛、腹胀、发热等,大便稀糊状,带有黏液甚至脓血,性状多变,有特殊臭味,易并发脱水、酸中毒。重症可呈菌血症或败血症,可出现局部感染灶,病程常迁延。

4.空肠弯曲菌肠炎

全年均可发病,以 7～9 月份多见,可散发或暴发流行,常伴发热,继而腹泻、腹痛、呕吐,大便为水样、黏液或典型菌痢样脓血便。

(四)辅助检查

1.大便常规

病毒、非侵袭性细菌性及非感染性腹泻大便无或偶见少量白细胞;侵袭性细菌感染性腹泻大便有较多白细胞或脓细胞、红细胞。

2.大便 pH 和还原糖测定

乳糖酶缺乏大便 pH<5.5,还原糖>++。

3.血生化检查

可有电解质紊乱。

二、护理评估

(一)健康史

询问喂养史,有无饮食不当及肠道内、外感染表现,询问患儿腹泻开始时间,大便次数、颜色、性状、量,有无发热、呕吐、腹胀、腹痛、里急后重等不适。

(二)症状、体征

评估患儿生命体征、脱水程度,有无电解质紊乱,检查肛周皮肤有无发红、破损。

（三）社会、心理状况

评估家长对疾病的了解程度和紧张、恐惧心理。

（四）辅助检查

了解大便常规、大便致病菌培养、血气分析等化验结果。

三、护理问题

（一）体液量不足

与排泄过多及摄入减少有关。

（二）腹泻

与肠道内、外感染,饮食不当导致肠道功能紊乱有关。

（三）有皮肤完整性受损的危险

与大便次数增多刺激臀部皮肤有关。

（四）营养失调:低于机体需要量

与摄入减少及腹泻呕吐丢失营养物质过多有关。

（五）知识缺乏

家长缺乏饮食卫生及腹泻患儿护理知识。

四、护理措施

（一）补充体液,纠正脱水

1.口服补液

适用于轻度脱水及无呕吐、能口服的患儿。世界卫生组织推荐用口服补液盐溶液（oral rehydration salts,ORS）。①补液量:累积损失量50 mL/kg（轻度脱水）;继续损失量一般可按估计大便量的1/2补给。②补液方法:2岁以下患儿每1～2分钟喂5 mL,稍大患儿可用杯少量多次喂,也可随意口服,若出现呕吐,停10分钟后再喂,每2～5分钟喂5 mL。累积损失量于8～12小时内补完。

2.静脉补液

适用于中度以上脱水和呕吐较重的患儿。迅速建立静脉通道,保证液体按计划输入,对重度脱水伴有外周循环衰竭的患儿必须尽快（30～60分钟）补充血容量,补液时按先盐后糖、先浓后淡、先快后慢、见尿补钾的原则补液,严禁直接静脉推注含钾溶液。密切观察输液速度,准确记录输液量,根据病情调整输液速度,并了解补液后第一次排尿的时间。

（二）合理喂养,调整饮食

腹泻患儿存在消化功能紊乱,应根据病情合理安排饮食,以达到减轻消化道负担的目的。原则上腹泻患儿不主张禁食,母乳喂养者,可继续母乳喂养,暂停辅食;人工喂养者应将牛奶稀释或喂以豆制代乳品或发酵奶、去乳糖奶。已断奶者喂以稠粥、面条加一些熟植物油、蔬菜末、精肉末等,少量多餐。腹泻停止后,继续给予营养丰富的饮食,并每天加餐一次,共2周,以赶上其正常生长发育。

（三）严密观察病情

1.监测体温变化

体温过高者应采取适当的降温措施,做好口腔及皮肤护理。鼓励患儿增加口服液体的摄入,提供患儿喜爱的饮料,尤其是含钾、钠高的饮料。

2.判断脱水程度

通过观察患儿的神志、精神、皮肤弹性、前囟及眼眶有无凹陷、尿量等临床表现,估计患儿脱水程度。同时观察经过补液后脱水症状是否得到改善。

3.观察代谢性酸中毒

当患儿呼吸深快、精神萎靡、口唇樱红、血 pH 下降时积极准备碱性液体,配合医师抢救。

4.观察低钾血症表现

低血钾常发生在输液脱水纠正时,当患儿出现精神萎靡、吃奶乏力、腹胀、肌张力低、呼吸频率不规则等临床表现,以及时报告医师,做血生化测定及心电图检查。

5.注意大便的变化

观察记录大便的次数、颜色、性状,若出现脓血便,伴有里急后重的症状,考虑是否有细菌性痢疾的可能,立即送检大便化验,为输液和治疗方案提供可靠的依据。

(四)注意口腔清洁、加强皮肤护理

(1)口腔黏膜干燥的患儿,每天至少 2 次口腔护理,以保持口腔黏膜的湿润和清洁。如口腔黏膜有白色分泌物附着考虑为鹅口疮,可涂制霉菌素甘油。

(2)保持床单位清洁、干燥、平整,以及时更换衣裤。每次便后及时更换尿布,用温水冲洗臀部并擦干,保持肛周皮肤清洁、干燥,臀部涂呋锌油或宝婴药膏。

(3)严重的尿布疹给予红外线照射臀部,每天 2 次;或 1∶5 000 高锰酸钾溶液坐浴,每天 2 次;也可用 5% 聚维酮碘(PVP-Ⅰ)溶液外涂,每天 1～2 次。

(五)做好消毒隔离,防止交叉感染

做好床边隔离,护理患儿前后要彻底洗手,食具、衣物、尿布应专用。对传染性较强的感染患儿用后的尿布要焚烧。

(六)健康教育

(1)评估患儿家长文化程度,对知识的接受能力,选择适当的教育方案,教给家长腹泻的病因及预防方法,讲述调整饮食的目的、方法及步骤,示范配置和服用 ORS 的方法,示范食具的清洁消毒方法,讲述观察及处理呕吐物和大便的方法。

(2)合理喂养,宣传母乳喂养的优点,如何合理调整饮食,双糖酶缺乏者不宜用蔗糖,并暂时停喂含双糖的乳类。

(3)急性腹泻患儿出院无需带药,迁延性或慢性腹泻患儿可遵医嘱继续服药,如微生态制剂、蒙脱石散、多种维生素、消化酶等,以改善消化功能。告知家长微生态制剂应温水冲服,水温小于 37 ℃,以免杀伤有关的活菌。蒙脱石散最好在空腹时服用(尤其是小婴儿)以免服用该药呕吐误吸入气道,每次用 30～50 mL 温开水冲服有利于药物更好地覆盖肠黏膜。具体剂量:1 岁以下,每天 1 袋;1～2 岁,每天 1～2 袋;2 岁以上,每天 2～3 袋,每天 3 次口服。

五、出院指导

(一)指导合理喂养

宣传母乳喂养的优点,避免在夏季断奶,按时逐步添加辅食,切忌几种辅食同时添加,防止过食、偏食及饮食结构突然变动。

(二)注意饮食卫生

培养良好的卫生习惯。注意食物新鲜、清洁及食具消毒,避免肠道内感染,教育儿童饭前便后洗手,勤剪指甲。

(三)增强体质

适当户外运动,以及早治疗营养不良、佝偻病。

(四)注意气候变化

防止受凉或过热,冬天注意保暖,夏季多喂水。

(五)防止脱水

可选用以下效果较好的口服补液方法。

1.米汤加盐溶液

米汤 500 mL+细盐 1.75 g,或炒米粉 25 g+细盐 1.75 g +水 500 mL,煮 2～3 分钟。此液体为 1/3 张,且不含糖,口感好。

用法:20～40 mL/kg,4 小时内服完,以后随意口服。

2.糖盐水

饮用水 500 mL+白糖 10 g +细盐 1.75 g,煮沸后备用,用法用量同上。

3.口服补液盐(ORS)

此液体为 2/3 张,用于预防脱水时张力过高,可用白开水稀释降低张力。

用法:每次腹泻后,2 岁以下服 50～100 mL;2～10 岁服 100～200 mL;大于 10 岁的能喂多少就给多少,也可按 40～60 mL/kg 预防脱水,腹泻开始即服用。

(薛　君)

第十二节　急性阑尾炎

急性阑尾炎是儿童常见的急腹症,可发生于任何年龄,新生儿及婴幼儿阑尾炎也有报道。临床表现多变易被误诊,若能正确处理,绝大多数患儿可以治愈,但如延误诊断治疗,可引起严重并发症,甚至造成死亡。

一、临床特点

(一)腹痛

多起于脐周或上腹部,呈阵发性加剧,数小时后腹痛转移至右下腹,右下腹压痛是急性阑尾炎最重要的体征,压痛点常在脐与右髂前上棘连线中、外 1/3 交界处,也称麦氏点,需反复三次测得阳性体征才能确诊。盆腔阑尾炎、腹膜后阑尾炎及肥胖小儿压痛不明显。穿孔时腹痛突然加剧。

(二)呕吐

早期常伴有呕吐,吐出胃内容物。

(三)发热

早期体温正常,数小时后渐发热,一般在 38 ℃左右,阑尾穿孔后呈弛张型高热。

（四）局部肌紧张及反跳痛

肌紧张和反跳痛是壁层腹膜受到炎性刺激的一种防御反应，提示阑尾炎已到化脓、坏疽阶段。右下腹甚至全腹肌紧张及反跳痛，提示伴有腹膜炎。阑尾坏疽或穿孔引起腹膜炎时，患儿行走时喜弯腰，卧床时爱双腿卷曲。阑尾脓肿时除高热外，炎症刺激直肠可引起里急后重、腹泻等直肠刺激症状。并发弥散性腹膜炎时可出现腹胀。

（五）腹部肿块

腹壁薄的消瘦患儿可在右下腹触及索条状的炎性肥厚的阑尾。阑尾脓肿时可在右下腹触及一包块。

（六）直肠指检

阑尾脓肿时直肠前壁触及一痛性肿块，右侧尤为明显。

（七）辅助检查

(1)血常规：多数有白细胞总数及中性粒细胞比例升高。

(2)外周血 C 反应蛋白（CRP）测定＞8 mg/L。

(3)腹部 B 超：有时可见水肿的阑尾、腹腔渗出液、阑尾脓肿包块。

二、护理评估

（一）健康史

了解患儿有无慢性阑尾炎史及胃肠道疾病史，询问腹痛出现的时间、部位，有无呕吐、发热等。

（二）症状、体征

评估腹部疼痛的部位、性质、程度及伴随症状，有无反跳痛及阵发性加剧，麦氏点有无压痛，有无恶心、呕吐及发热。

（三）社会、心理状况

评估患儿及家长对突然患病并需立即进行急诊手术的认知程度及心理反应。

（四）辅助检查

根据血常规、C 反应蛋白、腹部 B 超结果评估疾病的严重程度。

三、常见护理问题

（一）疼痛

与阑尾的炎性刺激及手术创伤有关。

（二）体温过高

与阑尾的急性炎症有关。

（三）体液不足

与禁食、呕吐、高热及术中失血、失液有关。

（四）合作性问题

感染、粘连性肠梗阻。

四、护理措施

（一）术前

(1)监测体温、心率、血压，评估疼痛的部位、程度、性质、持续时间及伴随症状。

（2）患儿取半卧位,在诊断未明确前禁用止痛剂,以免掩盖病情。

（3）开放静脉通路,遵医嘱及时补液、应用抗生素,并做好各项术前准备。

（4）与患儿及家长进行交谈,消除或减轻对疾病和手术恐惧、紧张、焦虑的心情。

(二)术后

（1）术后麻醉清醒、血压稳定后取半卧位,以促进腹部肌肉放松,有助于减轻疼痛,同时使腹膜炎性渗出物流至盆腔,使炎症局限。

（2）咳嗽、深呼吸时用手轻按压伤口。遵医嘱准确使用止痛剂后需观察止痛药物的效果。

（3）指导家长多安抚患儿,讲故事、唱儿歌,以分散患儿注意力。

（4）监测体温,体温＞39 ℃时给物理降温或药物降温,并观察降温的效果。

（5）监测血压、心率、尿量,评估黏膜和皮肤弹性,观察有无口渴。

（6）肠蠕动恢复后,开始进少量水,若无呕吐再进流质饮食、软食,并逐渐过渡到普通饮食。

（7）保持伤口敷料清洁、干燥,观察伤口有无红肿、渗出,疼痛有无加重。

（8）观察肠蠕动恢复情况及腹部体征有无变化,鼓励并协助患儿床上活动,术后 24 小时后视病情鼓励早期下床活动,以防止肠粘连。若患儿术后体温升高或体温一度下降后又趋上升,并伴有腹痛、里急后重、大便伴脓液或黏液,应考虑为盆腔脓肿的可能。

(三)健康教育

（1）患儿及家长对手术易产生恐惧、忧虑,并担心手术预后,护理人员应热情接待患儿,耐心讲解疾病的发生、发展过程及主要治疗手段等,以减轻患儿及家长的顾虑,积极配合医护人员。

（2）在术前准备阶段,认真向患儿及家长讲解术前各项准备的内容,如备皮、皮试、禁食、禁水、术前用药的目的、注意事项,以取得患儿及家长配合。

（3）术后康复过程中,护理人员应始终将各项术后护理的目的、方法向患儿及家长说明,共同实施护理措施,以取得良好的康复效果。

五、出院指导

（1）饮食:适当增加营养,指导家长注意饮食卫生,给易消化的食物如稀饭、面条、肉末、鱼、蛋、新鲜蔬菜、水果等,饮食要定时定量,避免过饱。

（2）伤口护理:保持伤口的清洁干燥,勤换内衣,伤口发痒时忌用手抓,以防破损、发炎。

（3）鼓励适度的活动,以促进伤口愈合,预防肠粘连,但应避免剧烈活动,以防止伤口裂开。

（4）注意个人卫生,保持室内通风、清洁,防止感冒、腹泻等疾病的发生。

（5）如患儿出现腹痛、腹胀、发热、呕吐或伤口红、肿、痛等情况需及时去医院就诊。

（薛　君）

第十三节　急性肾小球肾炎

一、疾病概述

急性肾小球肾炎(acute glomerulonephritis,AGN)简称急性肾炎,是一组不同病因所致的感染后免疫反应引起的急性弥漫性肾小球炎性病变。其特点为急性起病,患儿出现血尿、蛋白尿、水肿和高血压,并可伴有一过性氮质血症,多发生于 5~10 岁儿童,小于 2 岁者少见(原因是其免疫系统未发育完全)。男孩发病率是女孩的 2 倍。本病为自限性疾病,发病率为 10%~12%。绝大多数为 A 组 β 溶血性链球菌感染后所致,称为急性链球菌感染后肾炎(APSGN);较少见的病原体有肺炎链球菌、支原体和腮腺炎病毒等,称为急性非链球菌感染后肾炎。

(一)病因

最常见的病因是 A 组 β 溶血性链球菌感染后引起的,冬季常继发于呼吸道感染(尤其是咽扁桃体炎),夏季继发于皮肤感染。

(二)发病机制

发病机制详见图 8-10。

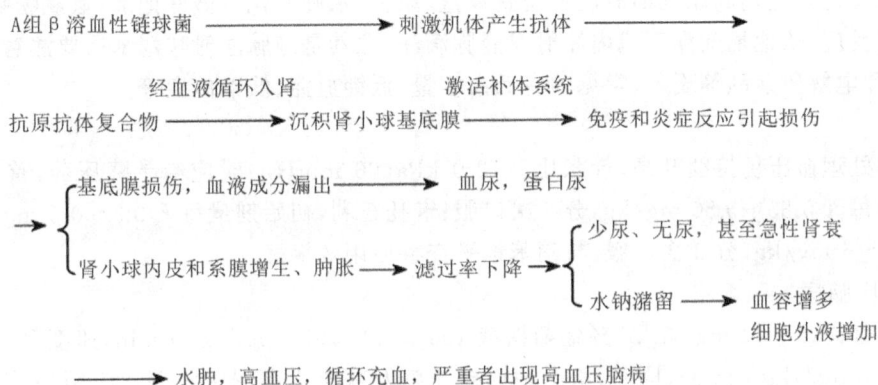

图 8-10　急性肾小球肾炎发病机制

(三)原发性肾小球肾炎的主要类型

(1)肾小球轻微病变。

(2)局灶性序段性肾小球硬化。

(3)局灶性序段性肾小球肾炎

(4)弥漫性肾小球肾炎:①膜性肾小球肾炎(膜性肾病)。②系膜增生性肾小球肾炎。③毛细血管内增生性肾小球肾炎。④膜性增生性肾小球肾炎(系膜毛细血管性肾小球肾炎)Ⅰ型及Ⅲ型。⑤致密沉积物性肾小球肾炎(致密沉积物病;膜性增生性肾小球肾炎Ⅱ型)。⑥新月体性(毛细血管外增生性)肾小球肾炎。

(5)未分类肾小球肾炎。

二、治疗概述

本病治疗以休息及对症为主,少数急性肾衰竭病例应予透析,待其自然恢复。不宜用激素及细胞毒素药物。

(一)一般治疗

急性肾炎卧床休息十分重要。卧床能增加肾血流量,可改善尿异常改变。预防和减轻并发症,防止再感染。当肉眼血尿消失、水肿消退,血压下降可作适量散步,逐渐增加轻度活动,防止骤然增加活动量。予低盐(<3 g/d)饮食,尤其有水肿及高血压时。肾功能正常者蛋白质入量应

保持正常(每天每公斤体重1 g),但氮质血症时应限制蛋白质摄入,并予高质量蛋白(富含必需氨基酸的动物蛋白)。仅明显少尿的急性肾衰竭病例才限制液体入量。

(二)治疗感染灶

肾炎急性期在有感染灶的情况下要给以足够抗感染治疗,无感染灶时,一般以不用为妥。使用抗生素来预防本病的再发往往无效。首选青霉素。

(三)对症治疗

利尿、消肿、降血压。

1.利尿

利尿是治疗本病的关键。经控制水盐入量后仍有水肿少尿或高血压者给予利尿剂,一般用氢氯噻嗪每天 1～2 mg/kg,口服;重症者用呋塞米(速尿)每次 1～2 mg/kg,每天 1～2 次,肌内注射或静脉注射。应用利尿剂前后注意观察体重、尿量、水肿变化并做好记录,氢氯噻嗪饭后服,减轻胃肠道反应,依他尼酸深部肌内注射或静脉滴注,尤其是静脉注射呋塞米后要注意有无大量利尿、脱水和电解质紊乱等现象,常见的有低血容量、低钾血症、低钠血症等。

2.降压

经上述处理血压仍持续升高,舒张压>12.0 kPa(90 mmHg)时应给予降压药,首选硝苯地平(心痛定)每天 0.25～0.50 mg/kg,分 3 次口服;卡托普利,初始剂量每天 0.3～0.5 mg/kg,最大剂量每天 5～6 mg/kg,分 3 次口服,与硝苯地平交替使用效果好。

3.高血压脑病

首选硝普钠,5～20 mg 加入 5％葡萄糖液 100 mL 中,以 1 μg/(kg·min)速度静脉滴注,最快不得超过 8 μg/(kg·min),同时,给予地西泮止痉及呋塞米利尿脱水等。应用硝普钠应新鲜配制,放置 4 小时后即不能再用,整个输液系统须用黑纸或铝箔包裹遮光。快速降压时必须严密监测血压、心率和药物不良反应(恶心、呕吐、情绪不安定、头痛和肌痉挛)。

4.严重循环充血

应严格限制水、钠摄入量和应用强利尿剂(如呋塞米)促进液体排出,表现有发生肺水肿者可用硝普钠扩张血管降压;对难治病例可采用腹膜透析或血液滤过治疗。

5.急性肾衰竭

维持水电解质平衡,以及时观察和处理水过多、低钠血症、高钾血症(乏力、心率减慢、心律失常)、氮质血症(恶心、呕吐、疲乏、意识障碍)、酸中毒(呼吸深快、樱桃嘴)。

(四)中医药治疗

本病多属实证。根据辨证可分为风寒、风热、湿热,分别予以宣肺利尿,凉血解毒等疗法。

(五)抗凝疗法

根据发病机制,肾小球内凝血是个重要病理改变,主要为纤维素沉积及血小板聚集。因此,在治疗时,可采用抗凝疗法,将有助于肾炎缓解。具体方法:①肝素按 0.8～1.0 mg/kg 体重加入 5％葡萄糖液250 mL,静脉滴注,每天 1 次,10～14 次为 1 个疗程,间隔 3～5 天再行下 1 个疗程,共 2～3 个疗程。②双嘧达莫 50～100 mg 每天 3 次。③丹参 20～30 g 静脉滴注,亦可用尿激酶 2 万～6 万 U 加入 5％葡萄糖液250 mL静脉滴注,每天 1 次,10 天为 1 个疗程,根据病情进行2～3 个疗程。但宜注意肝素与尿激酶不可同时应用。

(六)抗氧化剂应用

可应用超氧歧化酶(SOD)、含硒谷胱甘肽过氧化酶及维生素 E:①超氧歧化酶可使 O_2 转变

成 H_2O_2。②含硒谷胱甘肽过氧化物酶(SeGsHPx),使 H_2O_2 还原为 H_2O。③维生素 E 是体内血浆及红细胞膜上脂溶性清除剂,维生素 E 及辅酶 Q_{10} 可清除自由基,阻断由自由基触发的脂质过氧化的连锁反应,保护肾细胞,减轻肾内炎症过程。

三、护理评估

(一)健康史

询问患儿病前 1~3 周有无上呼吸道或皮肤感染史,目前有无发热、乏力、头痛、呕吐及食欲下降等全身症状;若主要症状为水肿或血尿,应了解水肿开始时间、持续时间、发生部位、发展顺序及程度。了解患儿 24 小时排尿次数及尿量、尿色。询问目前药物治疗情况,用药的种类、剂量、疗效及不良反应等。

(二)身体状况

重点评估患儿目前的症状、体征,包括一般状态,如神志、体位、呼吸、脉搏、血压及体重等。

1.一般病例

均有以下四项表现。①水肿:水肿的出现率为 70%~90% 初始于眼睑和颜面,渐下行至四肢及全身,多为轻度或中度水肿,合并浆膜腔积液者少见。水肿一般为非凹陷性,与肾病性水肿明显不同。②尿少:尿量减少,可有少尿或无尿。尿量越少则水肿越重。③血尿:100% 患儿有血尿,多为镜下血尿,约 1/3 病例可有肉眼血尿,此时尿呈鲜红色或洗肉水样(中性或弱碱性尿者),也可呈浓茶色、茶褐色或烟灰样(酸性尿者)。④高血压:70% 病例有高血压,患儿可有头晕、头痛、恶心、呕吐和食欲缺乏等,此因水钠潴留、血容量扩大所致。

2.严重病例

多在病程 1~2 周内发生,除上述一般病例的表现外,有以下一项或多项表现。①严重循环充血:表现有尿少加剧、心慌气促、频咳、烦躁、不能平卧、呼吸深大、发绀、两肺湿音、心率增快,可有奔马律和肝脏进行性增大。②高血压脑病:表现有剧烈头痛、频繁呕吐、视物模糊、一过性失明、嗜睡、惊厥和昏迷。此时血压可高达 21.3~26.7/14.7~18.7 kPa(160~200/110~140 mmHg)。③急性肾功能不全:表现有少尿或无尿、水肿加剧、氮质血症、代谢性酸中毒和电解质紊乱。

3.非典型病例

(1)无症状性 APSGN:无急性肾炎的临床表现,但有相应的实验室检查异常,但较轻微,故又称为亚临床型急性肾炎。

(2)肾外症状性 APSGN:患儿有水肿和/或高血压,但尿改变轻微,多呈一过性尿异常或尿检始终正常,故又称为尿轻微异常或无异常的急性肾炎。

(3)具体肾病表现的 APSGN:以急性肾炎起病,但水肿和蛋白尿似肾病,可有低蛋白血症,以至于误诊为肾炎性肾病综合征,故又称为肾病综合征性急性肾炎。

(三)社会、心理状况

了解患儿及家长的心态及对本病的认识程度。患儿多为年长儿,心理压力来源较多,除因疾病和治疗对活动及饮食严格限制的压力外,还有来自家庭和社会的压力,如中断了日常与同伴的玩耍或不能上学而担心学习成绩下降等,会产生紧张、忧虑、抱怨等心理,表现为情绪低落、烦躁易怒等。家长因缺乏本病的有关知识,担心转为慢性肾炎影响患儿将来的健康,可产生焦虑、失望等心理,渴望寻求治疗方法,愿意接受健康指导并与医务人员合作。学龄期患儿的老师及同学因缺乏本病的有关知识,会表现出过度关心和怜悯,会忽略对患儿的心理支持,使患儿产生自卑心理。

(四)辅助检查指标

(1)尿液检查:血尿为急性肾炎重要所见,或肉眼血尿或镜下血尿,尿中红细胞多为严重变形红细胞,此外还可见红细胞管型,提示肾小球有出血渗出性炎症,是急性肾炎的重要特点。尿沉渣还常见肾小管上皮细胞、白细胞、大量透明和颗粒管型。尿蛋白通常为(+)~(++),尿蛋白多属非选择性,尿中纤维蛋白降解产物(FDP)增多。尿常规一般在4~8周内大致恢复正常。残余镜下血尿(或爱迪计数异常)或少量蛋白尿(可表现为起立性蛋白尿)可持续半年或更长。

红细胞计数及血红蛋白可稍低,由血容量扩大、血液稀释所致。白细胞计数可正常或增高,此与原发感染灶是否继续存在有关。红细胞沉降率增快,2~3个月内恢复正常。

(2)血常规:肾小球滤过率(GFR)呈不同程度下降,但肾血浆流量仍可正常,因而滤过分数常减少。与肾小球功能受累相较,肾小管功能相对良好,肾浓缩功能多能保持。临床常见一过性氮质血症,血中尿素氮、肌酐增高。不限水量的患儿,可有一轻度稀释性低钠血症。此外,患儿还可有高血钾及代谢性酸中毒。血浆蛋白可因血液稀释而轻度下降,在蛋白尿达肾病水平者,血清蛋白下降明显,并可伴一定程度的高脂血症。

(3)血化学及肾功能检查。

(4)细胞学和血清学检查:急性肾炎发病后自咽部或皮肤感染灶培养出β溶血性链球菌的阳性率约30%左右,抗链球菌溶血素O抗体(ASO),其阳性率达50%~80%,通常于链球菌感染后2~3周出现,3~5周滴度达高峰,半年内恢复正常。判断其临床意义时应注意,其滴度升高仅表示近期有过链球菌感染,与急性肾炎的严重性无直接相关性;尚可检测抗脱氧核糖核酸酶B及抗透明质酸酶,并应注意应于2~3周后复查,如滴度升高,则更具诊断价值。

(5)血补体测定:除个别病例外,肾炎病程早期血总补体及C3均明显下降,6~8周后恢复正常。此规律性变化为本症的典型表现。血补体下降程度与急性肾炎病情轻重无明显相关,但低补体血症持续8周以上,应考虑有其他类型肾炎之可能,如膜增生性肾炎、冷球蛋白血症或狼疮肾炎等。

(6)肾活检:肾活检将展示急性间质性肾炎或肾小球肾炎的特征性病理变化。肾小球囊内可见广泛的新月体形成。

(7)其他检查:部分病例急性期可测得循环免疫复合物及冷球蛋白。通常典型病例不需肾活检,但如与急进性肾炎鉴别困难;或病后3个月仍有高血压、持续低补体血症或肾功能损害者可行肾活检检查。

四、护理措施

(1)急性期应绝对卧床休息2周,待水肿和肉眼血尿消失,血压正常,可逐渐恢复活动。

(2)严格执行饮食管理,急性期高度水肿、少尿时给予低蛋白、低盐、高糖饮食,适当限制水分,待尿量增加,水肿消退,可改为普通饮食,鼓励患儿多吃水果及糖类食物。

(3)详细记录尿液颜色、性质、次数,每周送检尿常规2次。

(4)急性期每天测血压2次,有条件给予血压监测,以及时记录。

(5)每周测体重2次,并积极应用抗生素控制感染灶,勿选用对肾有损害的抗生素。

(6)严密观察并发症的发生,发现问题及时报告医师处理。①心力衰竭:患儿烦躁不安、发绀、端坐呼吸、胸闷、心率增快、尿少、肝急骤增大、呼吸急促、咳泡沫样痰,应立即安置患儿半坐卧位、吸氧,报告医师并做好抢救准备。②高血压脑病:患儿出现血压增高、头痛、呕吐、烦躁、惊厥等,应立即报告医师并保持患儿安静,给产吸氧,神志不清按昏迷常规护理。③急性肾功能不全:患儿出现少尿或无尿、头痛、呕吐、呼吸深长,立即报告医师,按急性肾功能不全护理。

(李振静)

第十四节　肾盂肾炎

一、疾病概述

肾盂肾炎是尿路感染中的一种重要临床类型,是由细菌(极少数为真菌、病毒、原虫等)直接引起的肾盂肾盏和肾实质的感染性炎症。本病好发于女性,女:男约为 10:1,临床上将本病分为急性或慢性两期。

(一)病因

本病为细菌直接引起的感染性肾脏病变,近年也有认为细菌抗原激起的免疫反应可能参与慢性肾盂肾炎的发生和发展过程。致病菌以肠道细菌为最多,大肠埃希菌占 $60\% \sim 80\%$,其次依次是副大肠埃希菌、变形杆菌、葡萄球菌、粪链球菌、产碱杆菌、铜绿假单胞菌等,偶见厌氧菌、真菌、病毒和原虫感染。感染途径以上行感染最常见。

(二)发病机制

细菌侵入肾脏后,血液循环与肾脏感染局部均可产生抗体,与细菌结合,引起免疫反应。另外,细菌毒力在发病机制中起重要作用,某些大肠埃希菌对尿路上皮细胞有特殊亲和力,可黏附在尿路上皮细胞的相应受体上引起感染。

二、治疗概述

治疗原则:控制症状,消除病原体,去除诱发因素,预防复发。

(一)急性肾盂肾炎

1.轻型急性肾盂肾炎

经单剂或 3 天疗法治疗失败的尿路感染或轻度发热和/或肋脊角叩痛的肾盂肾炎,应口服有效抗菌药物 14 天,一般用药 72 小时显效,如无效,则应根据药物敏感试验结果更改药物。

2.较严重急性肾盂肾炎

发热体温＞38.5 ℃,血白细胞升高等全身感染中毒症状明显者,静脉输注抗菌药物。无药敏结果前,暂用环丙沙星 0.25 g,每 12 小时 1 次,或氧氟沙星 0.2 g,每 12 小时 1 次,或庆大霉素 1 mg/kg,每 8 小时1 次,必要时改用头孢噻肟 2 g,每 8 小时 1 次。获得药敏报告后,酌情使用肾毒性小而便宜的抗菌药。静脉用药至退热 72 小时后,改用口服有效抗菌药,完成 2 周疗程。

3.重型急性肾盂肾炎

寒战、高热、血白细胞显著增高、核左移等严重感染中毒症状,甚至低血压、呼吸性碱中毒,疑为革兰阴性败血症者,多是复杂性肾盂肾炎,无药敏结果前,可选用下述抗菌药联合治疗:①半合成的广谱青霉素(如哌拉西林 3 g,每 6 小时静脉滴注 1 次),毒性低,价格较第三代头孢菌素便宜。②氨基糖苷类抗生素（如妥布霉素或庆大霉素 1 mg/kg，每 8 小时静脉滴注 1 次）。③第三代头孢菌素类（如头孢曲松钠 1 g，每 12 小时静脉滴注 1 次，或头孢哌酮钠 2 g，每 8 小时静脉滴注1 次）。通常使用一种氨基糖苷类抗生素加上一种广谱青霉素或头孢菌素类联用起协同作用。退热 72 小时后，改用口服有效抗菌药，完成 2 周疗程。肾盂肾炎患儿在病情允许时，应尽快做影像学检查。以确定有无尿路梗阻（尤其是结石），如尿液引流不畅未能纠正，炎症很难彻底治好。④碱化尿液：口服碳酸氢钠片，每次1 g，每天 3 次，增强上述抗生素的疗效，减轻尿路刺激症状及减少磺胺结晶所致结石等。

(二)慢性肾盂肾炎

1.一般治疗

寻找并去除导致发病的易感因素，尤其是解除尿流不畅、尿路梗阻，纠正肾和尿路畸形，提高机体免疫力等。多饮水、勤排尿，增加营养。

2.抗菌药物治疗

药物与急性肾盂肾炎相似，但治疗较困难。抗菌治疗原则：①常需两类药物联合应用，必要时中西医结合治疗。②疗程宜适当延长，选用敏感药物。③抗菌治疗同时，寻找并去除易感因素。④急性发作期用药同急性肾盂肾炎。

三、护理评估

(一)健康史

询问患儿有无寒战、高热、全身不适、疲乏无力等全身症状及尿液外观有无浑浊、脓尿或血尿等。

(二)身体状况

评估患儿有无尿频、尿急、尿痛、耻骨弓上不适等尿路刺激征，是否伴腰痛或肾区不适、肋脊角有压痛和/或叩击痛或腹部上、中输尿管点和耻骨上膀胱区有压痛。

1.急性肾盂肾炎

临床表现为患儿起病急，常有寒战、高热（体温可达 40 ℃以上）、全身不适、疲乏无力、食欲减退、恶心呕吐等，泌尿系统症状患儿有腰痛，多为钝痛或酸痛，程度不一，少数有腹部绞痛，沿输尿管向膀胱方向放射，体检时在上输尿管点（腹直肌外缘与脐平线交叉点）或肋腰点（腰大肌外缘与十二肋交叉点）有压痛，肾叩痛阳性。患儿常有尿频、尿急、尿痛等膀胱刺激症状。

2.慢性肾盂肾炎

症状较急性期轻，有时可表现为无症状性尿。半数以上患儿有急性肾盂肾炎既往史，其后有乏力、低热、厌食及腰酸腰痛等症状，并伴有尿频、尿急、尿痛等下尿路刺激症状。急性发作表现也时有出现。肾盂肾炎病程超过半年，同时伴有以下情况之一者，可诊断为慢性肾盂肾炎：①在静脉肾盂造影片上可见肾盂肾盏变形、狭窄。②肾外形凹凸不平（有局灶粗糙的肾皮质瘢痕），且两肾大小不等。③肾功能有持续性损害。

(三)社会、心理状况

了解患儿及家长的生活环境，以及对本病的认识程度。

(四)辅助检查指标

1.尿常规和细胞计数

镜检尿白细胞明显增多，见白细胞管型。红细胞增多，可有肉眼血尿。白细胞最常见＞5/HP。尿蛋白常为阴性或微量，一般＜2.0 g/d。

2.血常规

急性肾盂肾炎血白细胞和中性粒细胞增高,并有中性粒细胞核左移。红细胞沉降率可增快。慢性期红细胞计数和血红蛋白可轻度降低。

3.尿细菌学检查

临床意义为尿含菌量$\geq 10^5/mL$,即为有意义的细菌尿。$(10^4 \sim 10^5)/mL$ 为可疑阳性,$<10^4/mL$ 则可能是污染。膀胱穿刺尿定性培养有细菌生长也提示菌尿。

4.尿沉渣镜检细菌

清洁中段尿的未染色的沉渣用高倍镜找细菌,如平均每个视野≥ 20 个细菌,即为有意义的细菌尿。

5.肾功能检查

尿渗透浓度下降,肌酐清除率降低,血尿素氮、肌酐增高。

6.影像学检查

肾盂造影、B超等。

四、护理措施

(1)密切观察患儿的生命体征,尤其是体温的变化,对高热患儿可采用冰敷等物理降温措施,并注意观察和记录降温的效果。

(2)进食清淡而富于营养的饮食,指导患儿尽量多摄入水分,以使尿量增加达到冲洗膀胱、尿道的目的,减轻尿路刺激征。

(3)急性发作期患儿应注意卧床休息,各项护理操作最好集中进行,避免过多打扰患儿,加重患儿的不适,应做好生活护理。

(4)按医嘱使用抗生素药物,让患儿及家属了解药物的作用、用法、疗程的长短。尤其是慢性肾盂肾炎患儿治疗较复杂。

(5)向患儿及家属解释各种检查的意义和方法,正确采集化验标本,以指导临床选用抗生素药物。

(6)认真观察病情变化,如腰痛的性质、部位、程度变化及有无伴随症状、急性肾盂肾炎患者若高热等全身症状加重或持续不缓解,且出现腰痛加剧等时,应考虑是否出现肾周脓肿、肾乳头坏死等并发症,应及时通知医师处理。

(7)肾疼痛明显应卧床休息,嘱其尽量不要弯腰,应站立或坐直,以减少对肾包膜的牵拉力,利于疼痛减轻。

(8)加强卫生宣教,注意个人清洁,尤其是注意会阴部及肛周皮肤的清洁。避免过度劳累,多饮水、勤排尿是最简单而有效的预防尿路感染的措施。

(李振静)

第十五节　肾病综合征

一、疾病概述

肾病综合征(nephrotic syndrome,NS)是由于多种病因造成肾小球基底膜通透性增高,大量血浆蛋白从尿中丢失引起的一组临床综合征。

NS 在小儿肾脏疾病中发病率仅次于急性肾炎。男女比例为 3.7∶1。发病年龄多为学龄前儿童,3～5 岁为发病高峰,按病因分为原发性、继发性和先天性三种类型。小儿时期绝大多数＞90％以上为原发性肾病综合征,本节主要叙述原发性肾病综合征。

原发性肾病综合征分为单纯性肾病和肾炎性肾病,单纯性肾病多见于 2～7 岁,临床上具有四大特征,水肿非常重,可伴有胸腔积液、腹水及阴囊水肿,重者有少尿。病理多见微小病变。肾炎性肾病多见 7 岁以上儿童,水肿不如单纯性肾病重,但伴有持续性高血压或血尿或血补体下降,肾功能不全。病理多见微小病变。

(一)病因

目前病因尚未明确,多认为与机体的免疫功能异常有关(如急性肾炎引起肾小球滤过膜损伤等)患儿起病或复发前常有前驱期的感染症状,尤其是呼吸道感染,McDonald 曾做前瞻性研究发现近 70％复发前有上呼吸道感染。

(二)发病机制

发病机制详见图 8-11。

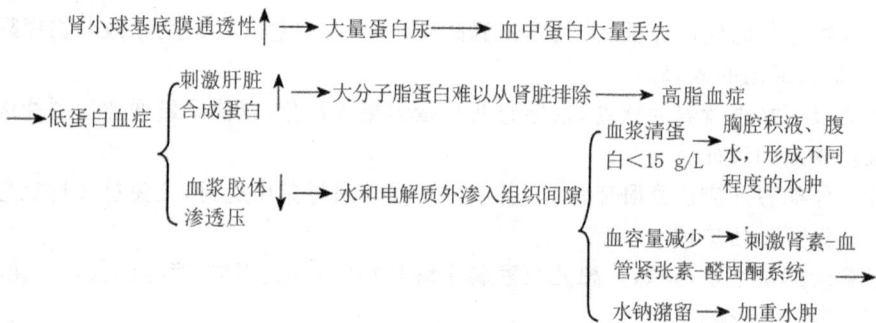

图 8-11 肾病综合征发病机制

二、治疗概述

治疗原则:利尿、激素治疗、免疫抑制剂治疗、抗凝治疗、中药治疗。

(一)利尿药物

一般不用利尿剂治疗,只有高度水肿、严重胸腔积液、腹水等时使用,以改善全身症状,如呋塞米(速尿)和氢氯噻嗪等,以及右旋糖酐-40(提高血浆胶体渗透压)。必要时按医嘱用清蛋白。

(二)激素治疗

应用激素尽管有某些不良反应、且尚未解决复发问题,临床实践证明仍是目前能诱导蛋白消失的有效药物,并作为肾病治疗的首选药。故肾上腺皮质激素为治疗肾病综合征较有效的首选药物。常用泼尼松,口服给药。在尿蛋白消失以前每天 2 mg/kg,分 3～4 次服用;尿蛋白转阴后改为隔天给药一次,早餐后一次顿服、不能擅自停药。

1.泼尼松中长程疗法

国内较多采用。

2.泼尼松短程治疗

欧美等国多采用此法。

3.疗效判断

用药后 8 周进行评价,评价的要点是水肿情况,尿蛋白 2 项指标。激素分泌有晨高夜低昼夜波动规律,护理要点是正确准时执行药疗,并注意观察激素的不良反应。

4.复发

尿蛋白转阴,停用激素 4 周以上,尿蛋白≥＋＋。①反复:治疗过程中尿蛋白转阴后出现同复发蛋白尿变化。②频繁复发:初次反应后 6 月内 2 次,1 年内＞3 次。③激素依赖:皮质激素停用或减量 2 周内复发或反复且重复＞3 次。④激素耐药:治疗满 8 周尿蛋白＋＋以上。⑤激素敏感:正规治疗 8 周内尿蛋白转阴,水肿消退。⑥激素部分敏感:治疗 8 周内水肿消退,尿蛋白＋～＋＋。

(三)免疫抑制剂治疗

适应证:难治性肾病和/或激素不良反应严重者,可加用或换用免疫抑制剂,用药有环磷酰胺、雷公藤多苷等。

(四)抗凝治疗

如肝素、双嘧达莫、活血化瘀中药丹参等。

三、护理评估

询问感染病史、水肿血尿情况、尿量情况,观察患儿有无严重并发症,了解患儿及家长对本病的认识程度。

(一)健康史

询问患儿病前 1～3 周有无上呼吸道或皮肤感染史;若主要症状为水肿或蛋白尿,应了解水肿开始时间、持续时间、发生部位、发展顺序及程度。了解患儿 24 小时排尿次数及尿量、尿色,有无泡沫。询问目前药物治疗情况,用药的种类、剂量、疗效及不良反应等。

(二)身体状况

重点评估患儿目前的体征及有无并发症发生,检查水肿的部位、程度及指压迹,是否为凹陷性水肿,有无凝状态和血栓形成(如最常见的肾静脉血栓形成发生突然腰痛或腹痛)、感染、电解质紊乱、生长延迟等并发症。

临床四大特点:水肿(常为主诉,最常见)、大量蛋白尿(尿蛋白定性＞＋＋＋,24 小时定量＞50 mg/kg,最根本的病理生理改变,是引起其他三大症的基本原因)、低清蛋白血症和高胆固醇血症。

1.全身水肿

几乎所有肾病综合征患儿均出现程度不同的凹陷性水肿,水肿可持续数周或数月,或于整个病程中时肿时消。检查水肿的部位、程度及指压迹,是否为凹陷性水肿。在肾病综合征患儿感染(特别是链球菌感染)后,常使水肿复发或加重,甚至可出现氮质血症。

2.消化道症状

因胃肠道水肿,肾病综合征患儿常有不思饮食、恶心、呕吐、腹胀等消化道功能紊乱症状。当肾病综合征患儿出现有氮质血症时,上述症状加重。

3.高血压

非肾病综合征的重要症状,但有水、钠潴留及血容量增多,可出现一时性高血压,而Ⅱ型原发性肾病综合征可伴有高血压症状。

4.蛋白尿

大量蛋白尿是诊断肾病综合征最主要症状。

5.低蛋白血症

主要是肾病综合征患儿血浆蛋白下降,其程度与蛋白尿的程度有明显关系。

6.高脂血症

肾病综合征患儿血中甘油三酯明显增高。

(三)社会、心理状况

了解患儿及家长的心态及对本病的认识程度。年长儿因来自医院、家庭、社会多方面的压力而产生抑郁、焦虑、烦躁、隐瞒、否认等情绪,再加之患儿应用激素关系引起的体型改变产生自卑心理;而年龄小患儿会因医院检查治疗及医疗性限制等造成患儿情绪异常。

(四)辅助检查指标

1.尿

尿常规镜下可见大量的红细胞,白细胞和多种细胞或颗粒管型。在过敏性间质性肾炎患儿尿中可见嗜酸性粒细胞。尿钠浓度 10～40 meq/L。尿蛋白明显增多,定性＋＋＋～＋＋＋＋,24 小时尿蛋白定量≥0.05 g/kg。

2.血常规

血浆总蛋白和清蛋白明显减少,血清胆固醇明显增高。在免疫复合物沉积期间,血清补体成分减少。在某些条件下,可检出循环免疫复合物。其他测定可发现红斑狼疮和血栓性血小板减少性紫癜等全身性疾病。

3.X 线检查

静脉尿路造影或同位素肾扫描可以表现为显影不良。因为造影剂有肾毒性作用,因此应避免进行常规的静脉尿路造影。超声检查是排除尿路梗阻的最佳手段。

四、护理措施

(1)执行儿科一般护理常规。

(2)适当休息,无高度水肿、低血容量及感染的患儿无须卧床,即使卧床也应在床上经常变换体位,以防血管栓塞等并发症,但不要过劳,以防复发,严重水肿或高血压须卧床休息,并遵医嘱使用利尿剂及降压药,一般无须严格限制活动。

(3)饮食治疗目的是保证营养供应,减轻肾的工作负担,减少钠、水潴留及代谢产物的积聚。严格按照医嘱给予必要的饮食治疗,有高血压、水肿时应限制盐的摄入。肾功能减退、明显少尿时,严格限水;氮质血症时应限制患儿蛋白质的入量,并给予含有必需氨基酸的优质蛋白;激素治疗阶段,适当增加蛋白质、钙剂和维生素 D。

(4)与感染性疾病患儿分室居住,防止交叉感染。病室温度适宜,注意随气候变化增减衣服,防止受凉感冒使病情加重或复发。

(5)准确记录出入量,观察尿色、性质、尿量等。

(6)及时收集尿标本,收集早晨第 1 次尿做尿常规,每周送检 2 次。留取尿培养标本时遵守无菌操作,争取于治疗前送检。留 24 小时或 12 小时尿标本,在尿盆内加入 0.8% 硼酸 10 mL。尿标本内不要混入大便,准确测量尿量并做记录。

(7)每周测体重 2 次(每周二、周六早餐前),水肿严重、少尿患儿每天测体重 1 次。

(8)加强皮肤护理,保持皮肤清洁、干燥,预防皮肤感染及褥疮。阴囊肿大时,可用阴囊托带托起。

(9)密切观察生命体征及病情变化,如发现烦躁、头痛、心律失常等及时报告医师。①肾衰竭:少尿或无尿、恶心、呕吐、食欲缺乏、头痛、呼吸深长等。②高血压脑病:血压增高、头痛眼花、呕吐、呼吸急促、烦躁、神志不清、惊厥等。③心力衰竭:患儿烦躁不安、胸闷、气促、咳嗽、脉快、尿少、肝大等。

(10)注意观察水、电解质平衡紊乱症状,以及时报告医师处置。①低钾血症:心律减慢、心音低钝、无力。②低钠血症:面色苍白、无力、食欲低下、水肿加重。③低钙血症:出现手足抽搐。

(11)血压高者,根据病情每天测量血压1~3次。

(12)肾病患儿用激素治疗时,易有骨质疏松,要避免剧烈活动,防止发生骨折。

(李振静)

第十六节　甲状腺疾病

一、先天性甲状腺功能减低症

(一)疾病概述

先天性甲状腺功能减低症简称甲减,根据病因可以分为两类,散发性和地方性。它是由于患儿甲状腺先天性缺陷或因为母亲在怀孕期间饮食中缺碘所致的小儿时期的最常见的内分泌疾病。

1.病因及危险因素

病因及危险因素具体参见表8-5。

表 8-5　散发性和地方性甲状腺功能低下的病因及危险因素

散发性甲状腺功能低下	先天性甲状腺发育障碍及甲状腺激素合成途径缺陷所致。这种情况约占甲状腺功能低下的90%
	甲状腺不发育或发育不全,亦称原发性甲低;母体服用抗甲状腺药物或母体存在抗甲状腺抗体,亦称暂时性甲低;甲状腺激素合成途径障碍,亦称家族性甲状腺激素合成障碍;促甲状腺激素缺乏,亦称下丘脑-垂体性甲低、甲状腺或靶器官反应低下
地方性甲状腺功能低下	胚胎期缺碘,使甲状腺素合成不足造成中枢神经系统和骨骼系统不可逆的严重损害。随着我们广泛使用碘化食盐作为预防措施其发病率已明显下降

2.病理生理

甲状腺的合成与释放受下丘脑的 TRH 和垂体的 TSH 控制,T_3、T_4 对其有负反馈作用。甲状腺素促进新陈代谢、促进蛋白质合成,增加酶活力促进糖吸收和利用,促进脂肪分解和利用,对小儿生长发育极为重要,促进组织细胞的生长发育和成熟,促进骨、软骨的生长,促进神经系统的生长发育(图8-12)。

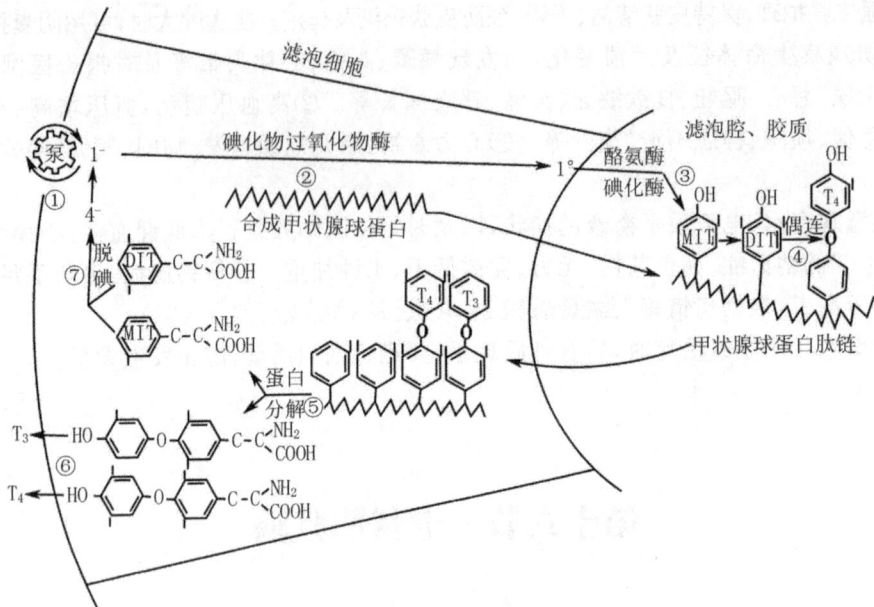

图 8-12 甲状腺激素的合成及释放

3.临床症状和体征

散发性甲状腺功能低下者因为在胎内受母亲甲状腺激素的影响,出生时多无症状,症状出现的早晚与轻重程度同患儿甲状腺组织多少及功能低下程度有关。无甲状腺组织的患儿,出生后1~3个月内出现症状,有少量甲状腺组织的患儿多于出生后6个月症状渐显。

新生儿期就会与正常幼儿不同:患儿常超过预产期才出生,出生时体重比正常新生儿大,一般大于4 000 g;出生后出现的生理性黄疸比正常新生儿消退的慢;不会吸奶,吞咽缓慢,母亲常觉得喂养困难;很乖,很少哭,即使饥饿、大小便前后都不哭闹;哭声低哑;体温低,皮肤感觉比较凉、比较粗糙;心跳、呼吸较慢;腹胀明显,常有便秘。

婴幼儿期患儿可表现为比较特殊的面容:头大、颈短、鼻梁低,眼裂小,眼距宽,唇厚,舌大且常伸出口外,经常流口水,毛发稀少、干枯。患儿的生长发育迟缓:由于生长缓慢,身长低于同龄正常婴儿;四肢粗短;囟门大且闭合晚;出牙迟,牙小而稀;神经系统方面,动作发育迟缓,抬头、坐、爬、站、走路均比正常婴儿慢;随着患儿年龄的增长,智能低下表现得越来越明显,发声、区别熟人与生人、说话等均延迟;表情呆板,对周围环境漠不关心,叫也没反应,总是一个人待在一边,不与人交往,学习能力差。

地方性甲状腺功能低下者因为胎儿时期缺碘而不能合成足量的甲状腺激素,严重影响中枢神经系统的发育。临床表现为两种,一种为神经系统症状为主,出现共济失调、痉挛性瘫痪、聋哑和智力低下,而甲状腺功能低下的其他表现不明显。另一种以黏液性水肿为主,有特殊面容和体态,智力发育落后而神经系统检查正常,这两种症状有时会有交叉重叠。

(二)治疗概述

1.一般治疗

(1)甲状腺片:每片40 mg。小量开始,一般每周增加1次剂量,每次增加5~10 mg,根据血清T_4水平监测治疗。维持剂量:6个月以下15~30 mg/d,1岁以内30~60 mg/d;3岁以下60~90 mg/d;7岁以下90~150 mg/d;14岁以内120~180 mg/d。治疗前2年每3~6个月复查1次,以后每6～12月复查1次。

(2)左旋甲状腺素钠(L-T_4):人工合成,系治疗本病最可靠、有效的药物。每 $100\ \mu g$(L-T_4)相当于60 mg干甲状腺片的作用,剂型有每片 $25\ \mu g$、$50\ \mu g$、$100\ \mu g$、$200\ \mu g$、$300\ \mu g$ 及 $500\ \mu g$ 几种。是治疗本病最可靠、最有效的药物。

(3)左旋三碘甲状腺原氨酸钠(L-T_3):作用较 L-T_4 更强、更迅速,但代谢及排出也较快,主要适用于甲状腺功能减低危象紧急状态。

2.并发症治疗

(1)本病患儿由于黏液性水肿,约半数存在心包积液,1/4 的患儿出现心室扩大、心肌酶谱升高等心肌受累的表现。用甲状腺素治疗后,随着临床症状的好转,一般在 1～2 个月后心脏改变恢复正常。但对重症病例,特别是心脏受累明显的患儿,甲状腺素应从小剂量开始,逐渐谨慎加量,使心脏功能逐渐恢复。洋地黄、利尿剂及低盐饮食并无明显的治疗作用,如确实需用洋地黄,应从小剂量开始。

(2)治疗后患儿代谢增强,生理功能改善,生长发育加速,应及时补充蛋白质、钙剂及维生素类。

(三)护理评估、诊断和措施

1.基本资料

(1)生长发育情况:①体温有无过低而怕冷。②脉搏、呼吸有无缓慢。③甲状腺有无重大或发育不全。④动作发育有无迟缓。⑤身材有无矮小、躯干长而四肢短小。

(2)有无特殊面容:有无头大、颈短。

(3)有无特殊体态:有无腹部膨隆或脐疝。

(4)家族史:此病可能为家族性甲状腺激素生成障碍,此为常染色体隐性遗传病。

(5)接触史:有无去过甲状腺流行的山区。

2.活动和运动

生长发育改变:胎儿时期缺碘而不能合成足量的甲状腺激素,严重影响中枢神经系统的发育。

(1)相关因素:与甲状腺合成不足有关。

(2)护理诊断:生长发育迟缓

(3)护理措施:患儿能正确对待疾病,积极配合治疗。①加强训练,促进生长发育:做好日常生活护理患儿智力发育差,缺乏生活自理能力。②加强患儿日常生活护理,防止意外伤害发生。③通过各种方法加强智力。④体力训练,以促进生长发育,使其掌握基本生活技能。⑤对患儿多鼓励,不应歧视。

3.营养代谢

(1)体温过低:由于基础代谢低下导致体温低于正常范围。①相关因素:与代谢率低有关。②护理诊断:体温过低。③护理措施:患儿体温保持在正常范围内。a.保暖,患儿因基础代谢低下,活动量少致体温低而怕冷。b.防止感染,因机体抵抗力低,易患感染性疾病。c.注意室内温度,适时增减衣服,避免受凉。d.勤洗澡,防止皮肤感染。e.避免与感染性或传染性疾病患儿接触。

(2)营养失调:由于摄入过少或消耗过多导致营养无法满足机体需要。①相关因素:与喂养困难、食欲差有关。②护理诊断:营养失调:低于机体需要量。③护理措施:患儿在住院期间营养均衡,体重增加。保证营养供应,对吸吮困难、吞咽缓慢者要耐心喂养,提供充足的进餐时间,必要时用滴管喂奶或鼻饲。经病因治疗后,患儿代谢增强,生长发育加速,故必须供给高蛋白、高维生素、富含钙及铁剂的易消化食物,保证生长发育需要。向家长介绍病情,指导喂养方法。

4.排泄

便秘:大便次数少,且大便硬结。

(1)相关因素:与肌张力低下、肠蠕动减慢、活动量少有关。

(2)护理诊断:便秘。

(3)护理措施:患儿在住院期间大便保持通畅。①保持大便通畅:早餐前半小时喝1杯热开水,可刺激排便。②每天顺肠蠕动方向按摩腹部数次,增加肠蠕动。③适当引导患儿增加活动量,促进肠蠕动。④养成定时排便习惯,必要时使用大便软化剂、缓泻剂或灌肠。

5.药物管理

(1)注意观察药物的反应。对治疗开始较晚者,虽智力不能改善,但可变得活泼,改善生理功能低下的症状。

(2)甲状腺制剂作用较慢,用药1周左右方达最佳效力,故服药后要密切观察患儿食欲、活动量及排便情况,定期测体温、脉搏、体重及身高。

(3)用药剂量随小儿年龄加大而增加。用量小疗效不佳,过大导致甲亢,消耗多,造成负氮平衡,并促使骨骼成熟过快,致生长障碍。

(4)药物发生不良反应时,轻者发热、多汗、体重减轻、神经兴奋性增高。重者呕吐、腹泻、脱水、高热、脉速,甚至痉挛及心力衰竭。此时应立即报告并及时酌情减量,给予退热、镇静、供氧、保护心功能等急救护理。

二、先天性甲状腺功能亢进症

(一)疾病概述

儿童甲状腺功能亢进症主要指 Grave 病,由甲状腺分泌过多的甲状腺激素所致,临床上表现为消瘦、甲亢、突眼、甲状腺弥漫性肿大。可发生于任何年龄的儿童,但以学龄期为多,尤其是青春期女性较多见。其病因和发病机制有家族和遗传因素,与白细胞相关抗原(HLA)有关。有自身免疫系统异常,感染、精神刺激、情绪紧张可能是诱因。

1.病理生理

Grave 病是一种自身免疫性疾病,本病与 HLA-Ⅱ类抗原的某些等位基因有密切关联。本病起始于 T 细胞抑制细胞功能缺陷,以致 T 辅助细胞受到 TSH 抗原激活后促使 B 细胞向浆细胞转化,后者产生的促甲状腺素受体刺激性抗体与甲状腺细胞上的受体结合后,通过 cAMP 第二信号系统最终使甲状腺素大量分泌;在 TRSAb 分泌的同时也会有促甲状腺受体阻断性抗体产生,患儿的临床症状和过程即取决于这两种抗体的比值。甲状腺细胞遭受破坏后释放出更多抗原,使免疫系统进一步产生各种抗体,以致病情更加严重。这类抗体还可以与眼外肌和眼眶内具有类似抗原的组织结合,刺激其中的成纤维细胞合成大量氨基葡聚糖类,临床即出现突眼症状(图 8-13)。

2.临床表现

(1)儿童甲状腺功能亢进症多为慢性起病,一般 3~6 个月,常以情绪改变、记忆力差、学习成绩下降为首要症状。

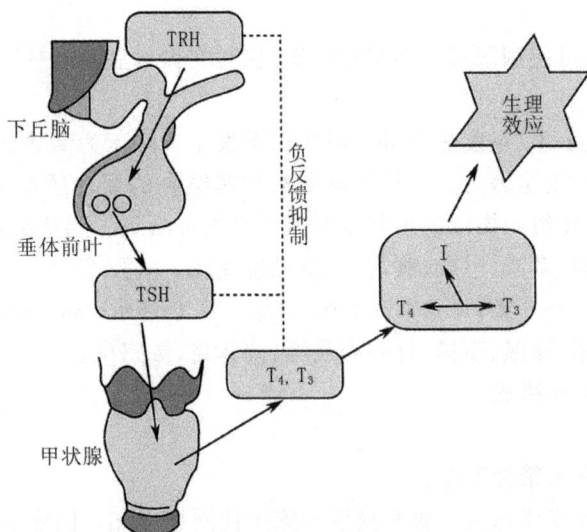

图 8-13 甲状腺激素的反馈性调节

(2)基础代谢率增高表现：食欲亢进、易饥饿、消瘦、乏力；心悸、心率增快、脉压大、可有心律失常；多汗、怕热、脾气急躁。

(3)突眼：多为轻、中度。

(4)甲状腺肿大：多为轻中度弥漫性肿大，质地柔软，表面光滑，可闻血管杂音。

(5)新生儿甲亢：突眼、甲状腺肿大、极度烦躁不安、易激惹、皮肤潮红，心率增快，呼吸次数增多，血中 T_4 浓度增高。

(二)治疗概述

1.急性期

患儿应充分休息，减少活动，避免体力过度及情绪激动，严重者宜住院治疗。

2.抗甲状腺药物治疗

常用药有甲巯咪唑、卡比马唑、丙基硫脲嘧啶(PTU)，可阻断 T_3、T_4 的生物合成。在使用药物期间，要定期监测血清 T_3、T_4，不良反应有白细胞计数减少及皮疹。抗甲状腺药物服用至少需维持1~2年。如甲状腺持续肿大，停药后复发机会较大。待甲亢症状获得改善时，可加用甲状腺片，以防甲减。心速者加用普萘洛尔(表8-6)。

表 8-6 抗甲状腺药物剂量

病情	BMR	心率/分	甲(丙)硫氧嘧啶(mg/d)	甲咪唑或卡比马唑(mg/d)
轻	<+30	<100	100~150	10~15
中	30~60	100~120	150~300	15~30
重	>60	>120	300~400	30~40
维持量			50~150	5~15

3.手术治疗

对抗甲状腺药物严重过敏或效果不佳者反复复发或重度甲状腺肿大影响呼吸者，结节性甲状腺肿大者，可考虑使用手术治疗，采用次全切除法。

4.突眼治疗

保护眼球,防止感染可使用眼罩。泼尼松口服,仅对充血水肿期有效,对已纤维化效果差。

5.甲亢危象处理

甲亢危象多在感染、手术、过度疲劳等应激情况下发生。临床为高热、烦躁、心动过速、呕吐、腹泻、多汗,甚至休克。主要是因为大量甲状腺激素与其结合的蛋白质解离,使血液循环中游离的甲状腺激素迅速增高,而组织摄取的甲状腺激素明显增加所致。起病突然且进展迅速,进行性高热、烦躁不安、心动过速、多汗、呕吐、腹泻,甚至发生休克。病死率很高。治疗应首先给予抗甲状腺药物,并加服卢戈液1~5滴,每6小时1次,口服。普萘洛尔1 mg/kg静脉滴注可迅速控制症状。此外加强对症处理:降温、镇静、抗心力衰竭、抗休克、抗感染。

(三)护理评估、诊断和措施

1.基本资料

(1)家庭社会背景:有无精神刺激。

(2)家族史:甲亢常有家族遗传。曾有报道一家4代同患甲亢。同卵双胎先后患甲亢的可达30%~60%,异卵双胎仅为3%~9%。遗传方式有常染色体显性遗传、常染色体隐性遗传或多基因遗传等。

(3)个人史:有无罕见疾病史,毒性单结节甲状腺肿、甲亢性甲状腺癌、亚急性甲状腺炎等。

(4)年龄与性别:小儿甲亢约占甲亢总数的5%,学龄儿童多见。男性与女性之比为1.0∶5.1,以女孩多见。

(5)生长发育:身高多高于同龄儿,但有消瘦、多汗、怕热、低热等。食欲多增加,大便次数多但为稠便,心悸、心率增快,心尖部可闻及收缩期杂音,脉压大,可有高血压、心脏扩大及心律失常等。心力衰竭及房颤在小儿较少见。手与舌震颤,肌肉乏力,周期性瘫痪少见,骨质疏松,可伴有骨痛。性发育迟缓,可有月经紊乱、闭经或月经过少。

(6)眼部表现:突眼占30%~50%,可表现为一侧或两侧突眼,睑裂增宽,少瞬目、常作凝视状,上眼睑挛缩,眼向下看时上眼睑不能随眼球下落,上眼睑外翻困难,闭眼时睑缘颤动,辐辏力弱,眼向上看时前额皮肤不能皱起,眼皮有色素沉着,可有眼肌麻痹。

2.健康管理

甲状腺危象:甲状腺危象的发生,是甲状腺功能亢进恶化时一系列症状的总和,高热达40 ℃持续不降,同时出现大汗、腹痛、腹泻、神情焦虑、烦躁不安,最后休克、昏迷甚至死亡。

(1)相关因素:多见于未经治疗的重症甲状腺功能亢进者。

(2)护理诊断:潜在并发症——甲亢危象。

(3)护理措施:家属或患儿知道避免应激的措施,并且一旦发生甲亢危象可被及时发现与处理。①病情监测原有甲亢症状加重,出现严重乏力、烦躁、发热(39 ℃以上)、多汗、心悸、心率达120次/分以上,伴纳减、恶心、腹泻等应警惕发生甲亢危象。②甲亢危象紧急护理措施:保证病室环境安静;严格按规定的时间和剂量给予抢救药物;密切观察生命体征和意识状态并记录;昏迷者加强皮肤、口腔护理,定时翻身,以预防压疮、肺炎的发生。③病情许可时,教育患者及家属知道感染、严重精神刺激、创伤等是诱发甲亢的重要因素,应学会避免诱因,患者学会进行自我心理调节,增强应对能力,家属病友要理解患者现状,应多关心、爱护患者。

3.营养代谢

营养失调:蛋白质分解加速导致营养低于机体正常需要量。

（1）相关因素：与基础代谢率增高有关。

（2）护理诊断：营养失调：低于机体需要量。

（3）护理措施：患儿在住院期间恢复并维持正常体重。①饮食：高碳水化合物、高蛋白、高维生素饮食，提供足够热量和营养以补充消耗，满足高代谢需要。膳食中可以各种形式增加奶类、蛋类、瘦肉类等优质蛋白以纠正体内的负氮平衡。餐次以1天六餐或1天三餐间辅以点心为宜。主食应足量。忌食生冷食物，减少食物中粗纤维的摄入，调味清淡可改善排便次数增多等消化道症状。慎用卷心菜、花椰菜、甘蓝等致甲状腺肿食物。②药物护理：有效治疗可使体重增加，应指导患者按时按量规则服药，不可自行减量或停服。③定期监测体重、血BUN值。

4.认知和感知

自我形象紊乱：突眼、甲状腺肿大等外部体征异于常人。

（1）相关因素：与甲亢所致突眼，甲状腺肿大等形体改变有关。

（2）护理诊断：自我形象紊乱。

（3）护理措施：患儿了解身体变化的原因，积极配合治疗。①患儿常易情绪激动，烦躁易怒，多虑，因此要避免不良的环境和语言的刺激。②要主动关心和体贴患儿，多给予鼓励，树立治疗信心。③帮助其正确看待自我形象的改变，树立正向的自我概念。

5.药物管理

（1）抗甲状腺药物治疗，不可过早减量，应坚持不断服药，有半数轻、中度患儿能获得长期缓解以至痊愈，其余多在停药后一年内复发，须重复治疗或改用其他治疗。

（2）千万不能自觉症状好转，自动停药，造成"甲亢"复发。

（3）服用硫脲类抗"甲亢"药物时，注意观察有无药物反应，如发热、皮疹、咽痛、牙龈肿、中性白细胞减少等。若药物治疗效果不好，根据病情，可听取医师意见，行手术治疗或进行放射性[131]I治疗。

（李振静）

第十七节 儿童糖尿病

一、疾病概述

糖尿病是一种以高血糖为主要生化特征的全身慢性代谢性疾病，儿童时期的糖尿病主要是指在15岁以前发生的糖尿病。

（一）病因及危险因素

目前广泛接受的观点认为IDDM（胰岛素依赖型糖尿病）是在遗传易感性基因的基础上，导致β细胞的损伤和破坏，最终致胰岛β细胞功能衰竭而起病。但是，在以上各因素中还有许多未能完全解释的问题。根据目前的研究成果概述如下。

1.遗传因素

IDDM和NIDDM（非胰岛素依赖型糖尿病）的遗传性不同。根据同卵双胎的研究，证明NIDDM的患病一致性为100%，而IDDM的仅为50%，说明IDDM是除遗传因素外还有环境因素作用的多基因遗传病。

2.环境因素

多年来不断有报告 IDDM 的发病与多种病毒的感染有关,如风疹病毒、腮腺炎病毒、柯萨奇病毒等感染后发生 IDDM 的报告。动物试验表明有遗传敏感性的动物仅用喂养方法即可使发生糖尿病。总之环境因素可能包括病毒感染、环境中化学毒物、营养中的某些成分等都可能对带有易感性基因者产生 β 细胞毒性作用,激发体内免疫功能的变化,最后导致 IDDM 的发生。严重的精神和身体压力,应激也能使 IDDM 的发病率增加。

3.免疫因素

最早发现新起病 IDDM 患者死后尸检见胰岛有急性淋巴细胞和慢性淋巴细胞浸润性胰小岛炎改变,继之发现 IDDM 患者血中有抗胰岛细胞抗体(ICA)、抗胰岛细胞表面抗体(ICSA)、抗胰岛素抗体等多种自身抗体,现在倾向于认为 ICA 抗体等是胰岛细胞破坏的结果。还发现患者的淋巴细胞可抑制胰岛 β 细胞释放胰岛素。辅助 T 细胞/抑制 T 细胞的比值增大,杀伤细胞增多等。另外,还证明了患者体内 T 淋巴细胞表面有一系列的有功能性的受体,以及有Ⅰa抗原的 T 细胞增多等免疫功能的改变。对免疫功能变化的机制也提出不同的学说。总之 IDDM 患者免疫功能的改变在发病中是一个重要的环节。

(二)病理生理和分类

1.病理生理

IDDM 主要为胰岛 β 细胞破坏,分泌胰岛素减少引起代谢紊乱。胰岛素对能量代谢有广泛的作用,激活靶细胞表面受体,促进细胞内葡萄糖的转运,使葡萄糖直接供给能量,转变为糖原,促进脂肪合成,抑制脂肪的动员。胰岛素还加强蛋白质的合成,促进细胞的增长和分化。促进糖酵解,抑制糖异生。IDDM 患者胰岛素缺乏,进餐后缺少胰岛素分泌的增高,餐后血糖增高后不能下降,高血糖超过肾糖阈值而出现尿糖,体内能量丢失,动员脂肪分解代谢增加,酮体产生增多(图 8-14)。

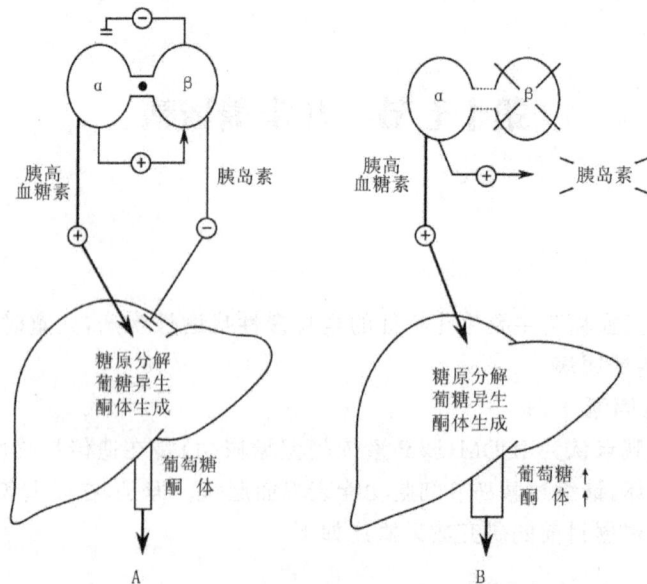

图 8-14　胰岛素和胰高糖素与能量代谢的关系

酮症酮中毒时大脑功能受损伤,氧利用减低,逐渐出现嗜睡、意识障碍而渐进入昏迷。酸中毒严重时 CO_2 潴留,为了排出较多的 CO_2,呼吸中枢兴奋而出现不规则的呼吸深快(Kussmaul呼吸)。呼吸中的丙酮产生特异的气味(腐烂水果味)。

另外糖尿病时反调节激素如胰高糖素、肾上腺素、生长激素的增多,加重了代谢的紊乱,使糖尿病发展为失代偿状态。反调节激素促进糖原分解、糖异生增加,脂肪分解旺盛,产生各种脂肪中间代谢的产物和酮体。由于高血糖、高血脂和高酮体血症引起渗透性利尿,而发生多尿、脱水、酸中毒。由于血浆渗透压增高而产生口渴多饮,体重明显减低。

2.分类

具体分类详见表 8-7 和表 8-8。

表 8-7　儿童糖尿病的分类

胰岛素依赖型糖尿病(1 型糖尿病)(insulin dependant diabetes mellitus,IDDM)	ⅠA 型是指由于因遗传基因、免疫因素和环境因素共同参与起病的,是 IDDM 的代表
	ⅠB 型是指家族性自身免疫性疾病中的 IDDM,是自身免疫疾病的一部分
非胰岛素依赖型糖尿(2 型糖尿病)(noninsulin dependant diabetcs mellitus,NIDDM)	有肥胖型和大肥胖型之分,过去 NIDDM 发生儿童期时称为儿童(青少年)开始的成人糖尿病(maturity onset diabetes mellitus of youny,MODY),MODY 一词未完全舍弃。这是属于常染色体显性遗传。但儿童期 2 型糖尿病也有散发病例
营养不良有关的糖尿病(rralnutrition related diabetes mellitus,MRDM)	可见有胰腺纤维钙化或胰岛钙化并有蛋白质缺乏的病史
其他型	包括胰腺疾病、内分泌病、药物或化学物直接引起的糖尿病,以及某些遗传综合征、胰岛素受体异常等引起的糖尿病
葡萄糖耐量损伤(inparial glucose tdarance,IGT)	儿童时期所患糖尿病绝大多数(90％以上)是胰岛素依赖型糖尿病ⅠA 型(IDDM,ⅠA 型),ⅠA 依赖是指患者必须用注射胰岛素治疗才能防止发生糖尿病酮症酸中毒昏迷和死亡

表 8-8　1 型糖尿病与 2 型糖尿病的区别

项目	1 型	2 型
发病原因	免疫与遗传	遗传与生活方式
发病年龄	青少年	中老年
发病方式	急	缓慢或无症状
体重情况	多偏瘦	多偏胖
胰岛素分泌	绝对缺乏	相对缺乏或胰岛素抵抗
酮症酸中毒	容易发生	不易发生
一般治疗	注射胰岛素	口服降糖药
胰岛素释放试验	空腹血胰岛素及 C 肽低于正常,且进食后不增高者	空腹血胰岛素及 C 肽正常、增高或稍低,进食后有增高但高峰值延迟

(三)临床症状和体征

IDDM 常为比较急性起病,多数患者可由于感染、情绪激惹或饮食不当等诱因起病,出现多饮、多尿、多食和体重减轻的症状,全称为 IDDM 的"三多一少"症状。但是,婴儿多尿多饮不易被发觉,很快发生脱水和酮症酸中毒症状。幼年儿童因夜尿增多可发生遗尿。多食并非患者必然出现的症状,部分儿童食欲正常或减低,体重减轻或消瘦很快,疲乏无力、精神萎靡亦常见。如果有多饮、多尿又出现呕吐、恶心、厌食或腹痛、腹泻和腿痛等症状则应考虑并发糖尿病酮症酸中毒。糖尿病酮症酸中毒重者表现为严重脱水、昏迷、皮肤弹性差、口干舌燥、口唇樱红、眼眶深陷、呼吸深快、呼出气有烂水果的丙酮味。病情严重时出现休克,表现为脉快而弱、肢凉、血压下降。发热、咳嗽等呼吸道感染或皮肤感染、阴道瘙痒和结核病可与糖尿病并存。病程较久,对糖尿病控制不好时可发生生长落后、身矮,智能发育迟缓,肝大称为糖尿病侏儒(Mauhiac 综合征)。晚期可出现白内障、视力障碍、视网膜病变,甚至双目失明。还可有蛋白尿、高血压等糖尿病肾病,最后致肾衰竭。

(四)常见并发症

1.急性并发症

(1)酮症酸中毒:IDDM 患者在发生急性感染、延误诊断、过食或中断胰岛素治疗时均可发生酮症酸中毒,临床表现如前述。年龄越小酮症状中毒的发生率越高。新的 IDDM 患者以酮症酸中毒起病时可误诊为肺炎、哮喘、败血症、急腹症和脑膜炎等,应予以鉴别。酮症酸中毒血糖增高可>28.0 mmol/L(500 mg/dL),血酮体可>10 mmol/L(200 mg/dL),血酮体中不仅有乙酰乙酸、β-羟丁酸和丙酮,还有多种脂肪酸代谢的中间产物的许多酮体,如 α-戊酮、3-戊烯-2 酮等大分子酮体及脂肪酸如己二酸,癸二酸等均明显增高。糖尿病患者酮症酸中毒时的脂肪代谢紊乱较为复杂。酮症酸中毒时血 pH 下降,HCO_3^- 减低,血钠、钾、氯亦低于正常,有的治疗前血钾不低,用胰岛素治疗血钾迅速降低。尿酮体定性试验阳性反应可较弱或(一),经初步治疗后乙酰乙酸产生增多,尿酮体反应反而增强。

(2)低血糖:糖尿病用胰岛素治疗后发生低血糖是由于胰岛素用量过多或注射胰岛素后未能按时进餐,出现心悸、出汗、饥饿感、头晕和震颤等,严重时可发生低血糖昏迷甚至惊厥;抢救不及时可引起死亡。反复低血糖发作可产生脑功能障碍或发生癫痫。

(3)感染:IDDM 为终身疾病,随时可发生各种感染的可能,包括呼吸道、泌尿系统及皮肤等急慢性感染。每当有轻度感冒时亦可使病情加重,严重感染时可发生中毒性休克,如果只注重感染的治疗,忽视对糖尿病的诊断和治疗,可造成严重后果应予以警惕。

(4)糖尿病高渗性非酮症性昏迷:儿童 IDDM 时少见,患者多数先有神经系统的疾病。高血糖非酮症性昏迷诊断为糖尿病高渗性非酮症昏迷时必须是发生在原患有糖尿病的患者,应与医源性由于注射高张葡萄糖盐水等引起的高血糖渗性昏迷相鉴别。糖尿病高渗性昏迷时血糖常>28 mmol/L(500 mg/dL),血 Na^+ > 145 mmol/L,血浆渗透压 > 310 mmol/L,有时可达>370 mmol/L,有脱水及昏迷,但血、尿酮体不明显增高,无酸中毒、治疗需用等渗液或低于血浆渗透压 40 mmol/L(20 mOsm/L)的高渗液体,如血浆渗透液>370 mmol/L(370 mOsm/ng)时用>330 mmol/L 的高渗液。胰岛素用量应小、血糖降低速度应慢,防止血糖迅速下降使血浆渗透压降低太快引起脑水肿。本症病死率较高。

2.慢性并发症

糖尿病的慢性并发症有牙周脓肿;肺结核;肾病;麻木、神经痛;脑梗死、脑出血;白内障、视网膜病变出血;心肌梗死、心绞痛、高血压;便秘、腹泻、感染;坏疽、截肢等。

二、治疗概述

IDDM 是终身的内分泌代谢性疾病,治疗的目标是使患者达到最佳的"健康"状态。IDDM 的治疗是综合性的,包括胰岛素、饮食管理和身体的适应能力,还应加强精神心理的治疗。

在 IDDM 的治疗过程中应定期(出院后 1～2 周一次,稳定后 2～3 个月一次)复诊,复诊前检查当天餐后 2 小时血糖,前 1 天留 24 小时尿测尿糖定量,有条件的每次应测糖基化血红蛋白(HbA1c 或 HbA1)使 HbA1<10.5%,平均血糖<11.1 mmol/L(200 mg/dL)。患者备有自动血糖仪时每天应测血糖 4 次,至少测 2 次,无血糖仪者每次餐前及睡前测尿糖共 4 次。每次复诊应测血压。每年检查眼底一次。

(一)胰岛素的治疗

胰岛素是治疗 IDDM 能否成功的关键。胰岛素的种类、剂量、注射方法都影响疗效,胰岛素的制剂近年来有许多新产品,注射方法也有多样。

1.胰岛素制剂和作用

世界各国胰岛素的产品共有数十种,从作用时间上分为短效、中效和长效三类。从制剂成分上分由猪或牛胰岛提取的胰岛素,基因工程重组 DNA 合成的纯人胰岛素和半人工合成的,改造猪胰岛素为人胰岛素(置换胰岛素结构中的一个氨基酸)4 类。中国目前只有短效的正规胰岛素(rogular insulin,RI)和长效的鱼精蛋白锌胰岛素(protamine zinc insulin,PZI),近年来常有进口的中效胰岛素 NPH(neutral pratamine Hagedorn,NPH)和其他纯品人胰岛素。

2.胰岛素开始治疗时的用量和调整

IDDM 患儿每天胰岛素的需要量一般为 0.4～1.0 U/(kg·d),治疗开始的第 1 天以 0.5～0.6 U/kg 计算较安全。将全日量平均分为 4 次于每餐前及睡前加餐前 30 分钟注射。每天的胰岛素总量分配:早餐前 30%～40%,中餐前 20%～30%,晚餐前 30%,临睡前 10%。糖尿病初患者一开始也用 NPH 60% 和 RI 40% 的量分二次注射,早餐前用全日量的 2/3,晚餐前用 1/3 量。早餐前注射的胰岛素提供早餐和午餐后的胰岛素,晚餐前注射的胰岛素提供晚餐后及睡前点心直至次日晨的胰岛素。根据用药日的血糖或尿糖结果调整次日的胰岛素。RI 分 3～4 次注射时胰岛素用量的调节应根据前 1 天上午第一段尿糖及午餐前尿糖或血糖调节次日早餐前 RI 量或调整早餐;根据前1天晚餐后一段尿糖及睡前尿糖或血糖调节晚餐前 RI 剂量或调整晚餐。病情稳定后有波动时应从饮食、感染、气候和情绪的变化先找原因,再调整胰岛素和病因治疗(表8-9)。

表 8-9 常用注射胰岛素剂型及作用时间

剂型	作用类别	注射途径	作用时间(h)		
			开始	最强	持续
普通速效胰岛素(RI)	速效	皮下	0.5	3～6	6～8
		静脉	即刻	0.5	1～2
中效胰岛素(NPH)	中效	皮下	2	8～12	18～24
鱼精蛋白锌胰岛素(PZI)	长效	皮下	4～6	14～20	24～36
混合(RI＋PZI)		皮下	0.5～1.0	2～8	24～36
混合(RI＋NPH)		皮下	0.5～1.0	2～8	18～24

3.胰岛素注射笔或注射泵强化胰岛素的治疗

胰岛素注射笔是普通注射器的改良,用喷嘴压力和极细针头推进胰岛素注入皮下,可减少皮肤损伤和注射的精神压力,此法方便和无痛,所用胰岛素 RI 和长效胰岛素(与注射笔相适用的包装),以普通注射器改用胰岛素笔时应减少原胰岛素用量的 15%～20%,仔细监测血糖和尿糖进行调整。连续皮下输入胰岛素(continuous subcatanous insulin infusion,CSⅡ)是用胰岛素泵持续的输入基础量的胰岛素,用 RI 和 NPH 较稳定,于每餐前加注 RI。CSⅡ可能使血糖维持在正常水平,开始应住院观察,调整剂量,用量一般为平常量的 80%,基础输入量为总量的 40%,早餐前加量 20%,午餐和晚餐前各加 15%,睡前加餐时为 10%。餐前加量应在进餐前 20～30 分钟输入,应特别注意晨 3 时和 7 时的血糖,以及时发现 Somogy 现象及黎明现象。

(二)饮食治疗

IDDM 的饮食治疗目的也是为了使血糖能稳定的控制在接近正常水平,以减少并发症的发生,糖尿病儿童的饮食应是有一定限度的计划饮食,并与胰岛素治疗同步。

每天总热量以糖占 55%～60%,蛋白质 10%～20%,脂肪 30%～35% 的比例计算出所需的糖、蛋白质和脂肪的量(克)。脂肪应是植物油(不饱和脂肪)避免肥肉和动物油。全日热量分为三餐和三次点心,早餐为每天总热量的 25%,午餐 25%,晚餐 30%,三餐间 2 次点心各 5%,睡前点心(加餐)10%。每餐中糖类是决定血糖和胰岛素需要量的关键。

(三)运动治疗

运动是儿童正常生长和发育所需要的生活内容的一部分,运动对糖尿病患儿更有重要意义。运动可使热量平衡并能控制体重,运动能促进心血管功能,改进血浆中脂蛋白的成分,有利于对抗冠心病的发生。运动时肌肉消耗能量比安静时增加 7～40 倍。能量的来源主要是由脂肪代谢所提供和肌糖原的分解;运动使肌肉对胰岛素的敏感性增高,从而增强葡萄糖的利用,有利于血糖的控制。运动的种类和剧烈的程度应根据年龄和运动能力进行安排,有人主张 IDDM 的学龄儿童每天都应参加 1 小时以上的适当运动。运动时必须做好胰岛素用量和饮食的调节,运动前减少胰岛素用量或加餐。糖尿病患者应每天固定时间运动,并易于掌握食入热量、胰岛素的用量和运动量之间的关系。

三、护理评估、诊断和措施

(一)家庭基本资料

1.家族史

遗传因素。

2.家庭经济状况

对糖尿病长期治疗过程有参考价值。

3.体重的变化情况

糖尿病对体重有严重的影响,尤其是 1 型糖尿病患儿发病前体重多为正常或偏低,发病后体重明显下降,合理治疗后体重可恢复正常。

4.用药史

了解求医过程,用药情况,做好药物管理。

(1)指导患儿正确服药,并尽量避免或纠正药物的不良反应。

(2)正确抽吸胰岛素,采用 1 mL OT 针筒,以保证剂量绝对准确。长、短效胰岛素混合使用时,应先抽吸短效胰岛素,再抽吸长效胰岛素,然后混匀。切不可逆行操作,以免将长效胰岛素混入短效内,影响其速效性。

(3)掌握胰岛素的注射时间:普通胰岛素于饭前半小时皮下注射,鱼精蛋白锌胰岛素在早餐前1小时皮下注射。根据病情变化,以及时调整胰岛素的用量。

5.不典型症状

(1)日渐消瘦:由于胰岛素缺乏,葡萄糖氧化生能减少,组织分解代谢加强,动用体内脂肪及蛋白质,因此患儿日见消瘦,经胰岛素治疗后,能很快恢复正常。

(2)不易纠正的酸中毒:小婴儿发病常误诊为消化不良、脱水及酸中毒,输入大量碳酸氢钠、葡萄糖及盐水等,不但酸中毒未能纠正,还可能出现高钠、高血糖昏迷。有的患儿酸中毒出现呼吸深长,误诊为肺炎而输入抗生素及葡萄糖而延误诊治。

(3)酷似急腹症:急性感染诱发糖尿病酮症酸中毒(DKA)时可伴有呕吐、腹痛、发热、白细胞增多,易误诊为急性阑尾炎等急腹症。文献上曾有误诊而行手术者。

(二)健康管理

1.有感染的危险

接触有感染性疾病的患儿,包括呼吸道、泌尿系统、皮肤感染等,避免不同病种交叉感染,定期查血常规,以免感染导致酮症酸中毒等并发症的发生。

(1)相关因素:与抵抗力下降有关。

(2)护理诊断:有感染的危险。

(3)护理措施:预防感染,患儿在住院期间无感染的症状和体征。①定期为患儿洗头,洗澡,勤剪指甲。注重患儿的日常清洁。②保持患儿的口腔清洁,指导患儿做到睡前、早起要刷牙,必要时可给予口腔护理。③每天为患儿清洗外阴部,并根据瘙痒的程度,酌情增加清洗次数。做好会阴部护理,预防泌尿道感染。④预防外伤:告知患儿不可赤脚走路,不可穿拖鞋外出。要求患儿尽量不使用热水袋,以防烫伤。做好瘙痒部位的护理,以防抓伤。⑤做好保暖工作,预防上呼吸道感染。对于已发生感染的患儿,应积极治疗。而对未发生感染的患儿,可预防性地使用抗生素,预防感染。

2.潜在并发症:酮症酸中毒

患儿发生急性感染、延误诊断、过食或中断胰岛素治疗时均可发生酮症酸中毒。

(1)相关因素:酮症酸中毒与过食导致酸性代谢产物在体内堆积有关。

(2)护理诊断:潜在并发症——酮症酸中毒。

(3)护理措施:患儿在住院期间未发生酮症酸中毒;患儿发生酮症酸中毒后及时发现并处理。①病情观察:密切观察患儿血糖、尿糖、尿量和体重的变化。必要时通知医师,予以处理。监测并记录患儿的生命体征、24小时液体出入量、血糖、尿糖、血酮、尿酮及动脉血气分析和电解质变化,防止酮症酸中毒发生。②确诊酮症酸中毒后,绝对卧床休息,应立即配合抢救治疗。③快速建立2条静脉通路,1条为纠正水、电解质及酸碱平衡失调,纠正酮症症状,常用生理盐水20 mL/kg,在30分钟到1小时内输入,随后根据患儿的脱水程度继续输液。另1条静脉通路遵医嘱输入小剂量胰岛素降血糖,应用时抽吸剂量要正确,最好采用微泵调节滴速,保证胰岛素均匀输入。在输液过程中随酸中毒的纠正、胰岛素的输入,钾从细胞外进入细胞内,此时可出现致死性的低血钾,因此在补液排尿后应立即补钾。对严重酸中毒患儿(pH<7.1)可给予等渗碳酸氢钠溶液静脉滴注。静脉输液量及速度应根据患儿年龄及需要调节并详细

记录出入水量,防止输液不当引起的低血糖、低血钾、脑水肿的发生。④协助处理诱发病和并发症,严密观察生命体征、神志、瞳孔,协助做好血糖的测定和记录。每次排尿均应检查尿糖和尿酮。⑤饮食护理:禁食,待昏迷缓解后改糖尿病半流质或糖尿病饮食。⑥预防感染:必须做好口腔及皮肤护理,保持皮肤清洁,预防压疮和继发感染,女性患者应保持外阴部的清洁。

3.潜在并发症:低血糖

低血糖患儿主诉头晕、面色苍白、心悸、出冷汗等低血糖反应,胰岛素注射过量或注射胰岛素后未按时进食所导致。

(1)相关因素:低血糖或低血糖昏迷与胰岛素过量或注射后进食过少有关。胰岛素注射剂量准确,注射后需按时进食。

(2)护理诊断:潜在并发症——低血糖。

(3)护理措施:患儿在住院期间未发生低血糖,患儿发生低血糖后及时发现并处理,教会患儿及家属处理低血糖的急救方法。

病情监测:低血糖发生时患儿常有饥饿感,伴软弱无力、出汗、恶心、心悸、面色苍白,重者可昏迷。睡眠中发生低血糖时,患儿可突然觉醒,皮肤潮湿多汗,部分患儿有饥饿感。

预防:应按时按剂量服用口服降糖药或注射胰岛素,生活规律化,定时定量进餐,延迟进餐时,餐前应少量进食饼干或水果。运动保持恒定,运动前适量进食或适当减少降糖药物的用量。经常测试血糖,尤其注射胰岛素者及常发生夜间低血糖者。

低血糖的紧急护理措施:①进食含糖食物:大多数低血糖患儿通过进食含糖食物后15分钟内可很快缓解,含糖食物可为 2~4 块糖果或方糖,5~6 块饼干,一匙蜂蜜,半杯果汁或含糖饮料等。②补充葡萄糖:静脉推注 50% 葡萄糖 40~60 mL 是紧急处理低血糖最常用和有效的方法。胰高血糖素及 1 mg 肌内注射,适用于一时难以建立静脉通道的院外急救或自救。

(4)健康教育:教育患儿及家长知道发生低血糖的常见诱因,其一是胰岛素应用不当,其中胰岛素用量过大是最常见的原因。低血糖多发生在胰岛素最大作用时间内,如短效胰岛素所致低血糖常发生在餐后 3 小时左右;晚餐前应用中、长效胰岛素者易发生夜间低血糖。此外,还见于注射胰岛素同时合用口服降糖药,或因运动使血循环加速致注射部位胰岛素吸收加快,或胰岛素种类调换如从动物胰岛素转为人胰岛素时,或胰岛素注射方法不当,如中、长效胰岛素注射前未充分混匀,剂量错误等。其二是磺脲类口服降糖药剂量过大。其三是饮食不当,包括忘记或延迟进餐、进食量不足或食物中碳水化合物过低,运动量增大的同时未相应增加食物量、减少胰岛素或口服降糖药物的剂量及空腹时饮酒过量等。

4.有体液不足的危险

患儿多尿,且消耗较高,易有体液不足。

(1)相关因素:与血糖升高致渗透性利尿有关。

(2)护理诊断:有体液不足的危险。

(3)护理措施:患儿在住院期间体液平衡。①检测血糖和血电解质。②关心患儿主诉。③尤其是运动过后,必须及时补充水分,以防意外。

(三)营养代谢:营养不良

食物偏好,食欲的变化。

1.相关因素

与胰岛素缺乏致体内代谢紊乱有关。

2.护理诊断

营养失调:低于机体需要量。

3.护理措施

患儿饮食均衡,尽早治疗使获得适当的生长与发育。

(1)用计划饮食来代替控制饮食。以能保持正常体重,减少血糖波动,维持血脂正常为原则,指导患儿合理饮食。

(2)多食富含蛋白质和纤维素的食物,限制纯糖和饱和脂肪酸。鼓励患儿多食用粗制米,面和杂粮。饮食需定时定量。

(3)为患儿计算每天所需的总热量,儿童糖尿病患者热量用下列公式进行计算:全日热量=1 000+年龄×(80~100),热量略低于正常儿童,不要限制太严,避免影响儿童生长发育,并予以合理分配。全日量分三餐,1/5、2/5、2/5,每餐留少量食物作为餐间点心。详细记录患儿饮食情况,游戏、运动多时给少量加餐(加20 g碳水化合物)或减少胰岛素用量。

(四)排泄:排尿异常

患儿夜尿多,有的尿床,有些家长发现尿甜、尿黏度增高。女孩可出现外阴瘙痒。皮肤疖、痈等感染亦可能为首发症状。

1.相关因素

与渗透性利尿有关。

2.护理诊断

排尿异常与渗透性利尿有关。

3.护理措施

未发生排尿异常。

(1)观察有无多尿、晚间有无遗尿。

(2)了解尿液的色、质、量及尿常规的变化并做相应记录。

(五)感知和认知:焦虑

糖尿病是需要长期坚持治疗,易产生心理负担。

1.相关因素

执行治疗方案无效,担心预后。

2.护理诊断

焦虑,与担心预后有关。

执行治疗方案无效,与知识缺乏及患儿的自控能力差有关。

3.护理措施

能接受和适应此疾病,积极配合检查和治疗。

4.心理护理

关心患儿,耐心讲解疾病相关知识,认真解答患儿提出的问题,帮助患儿树立起生活的信心。教会患儿随身携带糖块及卡片,写上姓名、住址、病名、膳食治疗量、胰岛素注射量,以便救治。

5.健康教育

(1)告知患儿父母糖尿病是一终生疾病,目前尚不能根治。但若血糖控制良好,则可减少或延迟并发症的发生和发展,生长发育也多可不受影响。

(2)正确饮食。正确饮食是控制血糖的关键,与疾病的发展有密切的关系。要教会父母为患儿计算每天饮食总量并合理安排。每餐中糖类是决定血糖和胰岛素需要量的关键。不同食物的血糖指数分为低、中、高三类。注意食物的色、香、味及合理搭配,督促患儿饮食定时定量。当患儿运动多时,应给予少量加餐或减少胰岛素用量。

(3)注意防寒保暖,以及时为孩子添加衣服。注重孩子的日常清洁,勤洗澡,勤洗头,勤换衣,勤剪指甲。预防外伤,避免孩子赤脚走路,以免刺伤;避免孩子穿拖鞋外出,以免踢伤。使用电热毯或热水袋时,应避免孩子烫伤。若孩子已有感染,则应积极治疗。

(4)监督并指导孩子正确使用药物。抽吸胰岛素时应采用 1 mL 注射器以保证剂量绝对准确。根据不同病期调整胰岛素的用量,并有计划的选择注射部位进行注射。注射时防止注入皮内致组织坏死。每次注射需更换部位,注射点至少相隔1 cm,以免局部皮下脂肪萎缩硬化。注射后应及时进食,防止低血糖。

(5)若备有自动血糖仪,则应每天测血糖 4 次,至少测 2 次,无血糖仪者每次餐前及睡前测尿糖共 4 次。24 小时尿糖理想应<5 g/24 小时,最多不应超过 20 g/24 小时,每年检测血脂 1 次包括胆固醇、甘油三酯、HDL、LDL,血脂增高时改进治疗。每次复诊应测血压。每年检查眼底一次。

(6)应定期(出院后 1~2 周一次,稳定后 2~3 个月一次)带孩子去医院复诊,复诊前检查当天餐后 2 小时血糖,前 1 天留 24 小时尿测尿糖定量,有条件的每次应测糖基化血红蛋白(HbA1c 或 HbA1)使 HbA1<10.5%,平均血糖<11.2 mmol/L(200 mg/dL)。

(7)学会用斑氏试剂或试纸法作尿糖检测。每周为孩子测一次重量,若体重改变>2 kg,应及时去医院就诊。

(8)指导孩子健康生活,让孩子进行适量的运动,如步行,以利于降低血糖,增加胰岛素分泌,降低血脂。

(9)教会观察低血糖和酮症酸中毒的表现,以便及时发现孩子的异常,同时掌握自救的方法,并给予积极的处理。

(10)为孩子制作一张身份识别卡,并随时提醒孩子携带糖块和卡片外出。给予孩子足够的关心,帮助孩子树立生活的信心,使孩子能正确面对疾病,并积极配合治疗。

(李振静)

第九章

门诊护理

第一节 门诊岗位要求

一、门诊总体岗位要求

(一)岗位职责要求

(1)坚持以患者为中心,一切服务工作都要让患者满意。

(2)严格遵守医院作息时间,不迟到、早退,提前10分钟上岗,整理诊台,做好接诊准备。

(3)熟练掌握岗位要求,工作认真负责,坚守岗位。

(4)服务热情(微笑)、主动、周到,语言文明。

(5)执行首问负责制,耐心询问与解答患者,及时解决相关问题。不能解决的及时汇报科室主任/护士长。电话接听、记录详细、仔细,语气温和。

(6)遇危重、突发急症的患者,配合医师采取积极有效的抢救措施。

(7)就诊环境保持清洁、整洁、安静,做好患者就诊前、后的指导、宣教工作。

(8)维持就诊秩序,遇到高龄体弱、危重患者,与相关科室联系,合理安排就诊次序。危重患者、孤寡老人等特殊人员有专人护送。

(9)积极参加院、科组织的培训、学习和活动。

(二)仪表规范要求

(1)服装干净、整洁、衣扣齐全。内衣不外露,配穿护士鞋,白色棉袜或肉色丝袜。

(2)发型要求:长发使用统一的头花、发网盘起;短发不得过肩。头发前不过眉,不佩戴夸张头饰。不染颜色绚丽的发色,不留奇异发型。

(3)护士佩戴燕尾帽稳妥端正,前端距发际4~5 cm,用两个银白色或白色发夹固定于帽后,发夹不得显露于帽子正面。

(4)上班画淡妆,妆色端庄、淡雅。口红颜色接近唇色。不留长指甲和涂带色指/趾甲油。

(5)工作时禁止佩戴戒指、手镯、脚链、耳饰,颈部不可佩戴粗大或夸张项链。

(三)服务基本用语要求

态度和蔼、亲切自然、语言文明、语气柔和、用词通俗、表达准确、耐心细致、体贴周全,杜绝生、冷、硬、顶、推或斥责患者的现象。

(1)文明用语:请、您好、谢谢、对不起、再见。

(2)称呼用语:同志、先生、老师、女士、阿姨、叔叔、大姐、大哥、小朋友。

(3)公共用语:您好、对不起、不客气、谢谢、请进、请坐、请稍候、再见、我能帮您什么、请配合一下、谢谢合作、祝您早日康复、您走好、请多提宝贵意见。

二、门诊导诊护士

(一)岗位要求

(1)按照疫情防控要求,做好预检分诊工作。

(2)指导患者办理就诊卡及自助充值事项。

(3)维持门诊大厅就诊秩序,遇到高龄体弱、危重患者,与相关科室联系,合理安排就诊次序。危重患者、孤寡老人等患者主动护送。

(4)耐心解答电话咨询。

(5)提供便民服务,监督卫生工作。

(6)做好轮椅的集中发放和保管工作。

(7)站立式微笑服务,使用规范用语,热情接待咨询人员。

(8)完成门诊部主任、护士长交代的其他工作任务。

(二)服务语言要求

(1)患者首问咨询时,护士站立,说:"您好!""您好,有什么可以帮到您?""您好,您有什么需要我来做?""您好,请您稍等,我……""您好,我帮您问一下,请稍等。""您好,这个地方在……。"

(2)送患者坐电梯、楼梯或出门时,说:"请您慢走。""小心。""小心台阶。"或"您走好。"

(3)送患者到达诊区、诊室或其他辅助科室时等,说:"您好,这里是……,"回头交代到达区域工作人员"您好,这位…(称呼)需要……。""您好,这里是某某诊区,现在患者比较多,请您耐心等一下。"

(4)帮助患者取号,说:"很高兴为您服务。"

(5)患者送还轮椅、担架车物品时,说:"您好,交给我吧,让我来。""不客气。""您还有什么需要吗?""请您慢走。"

三、分诊人员

(一)岗位要求

(1)按候诊号的先后顺序依次安排患者就诊,认真维持好候诊秩序,正确分流患者。

(2)分配诊室"一医一患一陪护",以保护患者隐私,确保医师全神贯注地为患者诊治,提高工作效率。

(3)就诊前根据患者情况测量体温、脉搏、呼吸、血压,并记录于门诊病历上。

(4)全面观察候诊患者的病情变化,遇有高热、剧痛、出血、呼吸困难、休克等急性病症应立即安排患者提前就诊,必要时联系急诊科参与救治。

(5)如发现传染患者,应立即隔离诊治,及时向主管领导及时汇报,并做好消毒隔离工作。

(6)在诊疗过程中,要主动指导患者充值、取药、化验等,以缩短候诊时间,并使患者及时得到治疗。

(7)协助做好门诊安全保卫工作,候诊区禁止吸烟,为患者提供安静、舒适、安全的就诊环境。

(8)参与门诊病区的抢救工作。

(二)服务语言要求

面带微笑,站姿规范,主动热情,上前询问:"您有什么事情需要我帮忙吗?""您有哪些问题不清楚,我给您解释一下?""现在候诊患者较多,请不要着急。""请到XX诊室就诊。""请到这边坐一下。""看X科的患者较多,请您在此排队就诊,谢谢。""为保护患者隐私,请有序就诊,请在诊室外候诊! 谢谢您的配合。""同志,对不起,请在此排队挂号、就诊,请自觉遵守秩序,谢谢您的配合。""对不起,这位专家今天不坐诊,我帮您联系另选一名专家好吗?"

四、儿童诊疗中心护士

(一)岗位要求

(1)做好预检分诊工作,对危重患儿优先安排就诊,发现病情变化时,立即配合医师处理。

(2)保持工作区域干净、整洁。

(3)根据实际工作情况填写各项记录本,如药品、耗材清点记录、仪器设备保养记录等。

(4)协助医师工作,根据医嘱正确执行各项操作并登记。

(5)严格执行"三查九对",认真执行护理核心制度和操作规程。

(6)对中心内的区域进行消毒并记录。

(7)核对账目,不给患者多扣费和漏收费。

(8)及时巡视输液大厅,密切观察患儿在输液过程中病情变化,发现异常情况及时报告医师并记录。

(9)做好护理治疗的宣教工作。

(二)服务语言要求

面带微笑,主动热情,可说:"请您把药品给我,谢谢。""您把药品放在这里,我们会标记孩子姓名,不会出错,请放心。""请您帮孩子按压5~10分钟,谢谢您的配合。""输液过程中,请您不要随意调整输液滴数,如有需要,请及时联系我们工作人员。""小朋友用嘴含住这个管口,做深呼吸,然后用鼻子慢慢呼气,看阿姨怎么做。""小朋友雾化结束了,你感觉好点了吗?""家长您好,雾化结束后一定想着给孩子洗脸、漱口或者多喝水,以防声音嘶哑和口腔炎的发生。""小朋友你好,你以前吹过气球吗?""你过生日的时候吹蜡烛没有啊?""你不用紧张,没有一点疼痛的。"

五、健康管理中心

(一)岗位要求

服从主任/护士长的管理和工作安排,认真执行各项规章制度和操作流程。

1.机关、企事业单位来院体检

(1)检前:①根据各单位体检要求,打印发放体检指引单,引导受检者合理安排体检流程,另外要做好未按约定前来体检人员的工作安排。②组织、接待、引导、协调体检人员有序进行健康体检。③按照各科体检项目的要求,认真询问病史,并按各科体检程序进行检查,确保体检项目无遗漏。

(2)检中:①体检过程中对体检人员咨询的问题,要做好解答工作。②对体检中发现的阳性体征,应在体检表的相应栏目中要简明扼要地予以描述,防止简单下结论。

(3)检后:①发放体检结果时,执行保护性医疗制度,尊重受检客人的隐私权。②在健康管理师的指导下,针对管理客户提出并实施相关健康保健计划,以及临床医疗信息服务。③对体检人员的身体健康、日常生活、行为方式进行干预。④管理体检人员及体检团队,重点人群重点服务,建立良好的长期合作关系。

2.封闭式体检(征兵体检、公务员体检)

(1)负责确定相关单位体检时间、体检项目,协调各项目体检人员,布置封闭式体检场地。

(2)负责召开检前培训会,共同学习特殊体检项目标准、体检系统使用、体检结论下达等。

(3)负责物资准备(包括体检表、早餐等)、引导人员培训、报告整理汇总等。

(4)负责主检,统计体检人数及结果并反馈给单位,开具单位发票等。

(5)负责核对体检人数、钱数上报登记,统计参加体检人员考勤并上报人力资源科。

3.外出体检(高考学生体检、中小学生体检)

(1)负责沟通学校体检时间、体检项目,协调各项目体检人员,提前去学校布置体检场地。

(2)负责召开检前培训会,共同学习外出体检项目标准、体检系统使用、体检结论下达等。

(3)负责外出物资准备、引导人员培训、报告整理汇总、学生来院复查等。

(4)负责统计体检人数及结果,出具体检监测报告书、反馈给学校,开具单位发票等。

(5)负责核对体检人数、钱数上报登记,统计参加体检人员考勤并上报人力资源科。

4.其他事项

(1)每月与财务科核对团检单位结算费用的工作,并及时上报主任/护士长。

(2)每月双人核对个人体检人数及费用、各单位人员加项的工作,并及时上报主任/护士长。

(二)服务语言要求

(1)关于打印查体指引单,可采用:"您好,请问有什么可以帮您?""您是单位组织的查体吗?""提供一下您的身份证,好吗?""好的,请稍等。这是您的查体表,请您拿好进入各个诊室进行检查。等您检查完后,把体检表交回前台好吗?"

(2)关于前台导诊,可采用:"您好,请问有什么可以帮您?""XX在走廊X边的位置,请您随我走。""不客气,您慢走。"

(3)关于彩超分号,可采用:"您好,请问有什么可以帮您?""您的彩超号是彩二10号,前面还有两个人,请稍等""请您进入彩超室等待区稍等,前面还有一人,一会医师会叫您。""您的彩超号是彩三10号,请您去西走廊进行彩超体检""您还有眼科等其他项目没查,就在您右手边方向,请您再去检查其他体检项目。""不客气,您慢走。"

(4)关于测量血压,可采用:"您好,请问有什么可以帮您?""请这边坐,我来帮您测一下。""请您坐好,伸出右胳膊,放松,别紧张。""马上开始测量,请不要动您的手臂,好吗?""您的血压正常。请您再去检查其他体检项目。""不客气,您慢走。"

(5)关于测肺功能,侧采用:"您好,请问有什么可以帮您?""请这边坐,我来帮您测一下。""请您坐好,一只手捏着鼻子,嘴含着吹嘴,先吸一口气,再吹6秒(护士说6个吹)。""马上开始测量,请不要紧张,尽量配合我,好吗?""您的肺功能正常。请您再去检查其他体检项目。""不客气,您慢走。"

(6)关于测电测听,可采用:"您好,请问有什么可以帮您?""请这边坐,我来帮您测一下。""请您坐好,看一下检查示意图,先把耳机带上,右边是红色、左边是蓝色,听见声音无论大小一定要按。""马上开始测量,请不要紧张,尽量配合我,好吗?""您的电测听正常。请您再去检查其他体检项目。""不客气,您慢走。"

(7)关于测碳13、碳14呼气试验,可采用:"您好,请问有什么可以帮您?"碳14:"请这边坐,请您把这个胶囊喝下去,15分钟之后撕开包装袋,大头套上进行吹气,吹气5分钟后给我就可以了,慢慢吹,正常呼吸就可以了。"碳13:"请这边坐,请您先吹一口气把蓝袋子吹满,然后把这个胶囊喝下去,30分钟之后吹红袋子。""您的结果会直接放到体检报告中。请您再去检查其他体检项目。""不客气,您慢走。"

(8)关于领取胃肠镜药品,可采用:"您好,请问有什么可以帮您?""请您跟我来,我来帮您拿一下。""这是您的药品,里面有玻璃瓶药品、一定要轻拿轻放,放到背光地方,千万不要放到冰箱里。""您稍等,给您登记一下,请您签字确认""请您去二楼内镜室进行预约,二楼医务人员会给您一张明白纸,上面会有具体用药时间。""不客气,您慢走。"

(9)关于收回查体人员查体表(前台),可采用:"您好,请问有什么可以帮您?""您把体检表交到我这里就可以。""您坐这里照张相,好吗?""照好了,请您第二天下午两点以后到主检室领取您的体检报告。""若您不方便来取,可留下邮箱给您发送电子版,或者留下地址给您邮寄纸质版。""若您着急要结果,我们会给您尽快出具结果,这是我们的电话,请于今下午4点左右打电话咨询结果。""不客气,您慢走。"

(10)关于查体科领取体检报告,可采用:"您好,请问有什么可以帮您?""有我为您详细讲解您的体检报告。请问,还有什么可以帮助您的吗?""不客气,您慢走。"

六、彩超室分诊人员

(一)岗位要求

(1)按要求提前上班,做好开诊前的清洁工作。

(2)每天登记医师出诊时间,做好工作量统计工作。

(3)保持诊室安静,维持一医一患一诊室。

(4)主动、热情接待患者,有问必答,做好解释工作

(5)熟悉本科医师特长及出诊时间,维护候诊室良好秩序,对高热、新生儿等特殊患者及急危重症患者优先做检查,并对其他患者做好解释工作。

(6)向候诊患者介绍有关本科室的情况。

(7)合理安排彩超预诊工作。

(二)服务语言要求

面带微笑,主动热情,可采用:"您好!请问有什么可以帮您?""请让我看一下您的申请单,好吗?""已经给您排上号了,请您在大厅座位上耐心等待,注意大屏喊号提示,听到您的名字后到相应诊室检查""系统有点慢,请您稍等。""您好,这个单子不清晰,您稍等,我问一下开单大夫。""您检查的项目不能吃饭喝水,您吃饭喝水了吗?""您检查的项目需要鼓尿,外面有饮水机,您可以多喝点水。"

七、门诊手术室

(一)岗位要求

(1)在主任/护士长的领导下进行工作。负责开诊、手术、治疗前后的准备工作。

(2)严格执行各项护理规章制度、无菌技术操作规程、查对制度,严防差错事故的发生。

(3)配合医师对患者进行检查,按医嘱给患者进行治疗、冲洗、手术配合与处置。

(4)负责手术室的整洁、保持安静,做好手术前后的健康宣教工作。

(5)负责手术室药品、物资、器材清点及保养、登记、统计工作。

(6)负责使用后的各种器械、物品的终末处理,严格执行消毒隔离制度。

(7)按照实施手术进行手术费用,术后做好各类登记工作,每月第一个工作日统计手术量并汇总上报护士长。

(8)完成上级领导交办的其他工作。

(二)服务语言要求

可采用:"您好,请把手术单给我看一下。""您叫什么名字吗?马上就要给您手术了,请您躺(坐)好,不要太紧张,有什么不舒服,随时告诉我好吗?""您的手术做完了,谢谢合作。""给您取了病理标本,XX 时间到门诊三楼病理科取报告,谢谢合作。""这是门诊部的电话,您有任何问题可以电话联系。"

八、检验科护士

(一)岗位要求

(1)在主任/护士长的领导下,负责门诊患者的血液采集及采血室日常护理工作。

(2)严格执行无菌技术操作规程,熟练掌握静脉穿刺技术及外周采血技术。

(3)认真执行查对制度,核对患者的信息、检验项目,一旦发现有误,立即与开单医师核对,根据情况及时与检验人员有效沟通。

(4)严格执行一次性医疗用品使用管理制度,做到一人、一针、一管、一带。

(5)严格执行医疗废物管理有关规定,做好医疗废物的分类处理。

(6)做好当天工作量的核对、登记、统计工作。

(7)负责采血物品的请领和保管,并做好使用消耗登记负责采血室的清洁、消毒工作。

(8)采血后主动并详细告知患者及陪属领取报告的时间、地点及方法,必要时协助其领取报告。

(二)服务语言要求

可采用:"您好,请把化验条码给我,谢谢。""您化验的项目需要空腹抽血,您吃饭了吗?""请放松,不要动,采血不会很疼,一会儿就好。""请您按压 5～10 分钟。""请您 X 时刻到诊室门口自助机打印报告单,谢谢您的配合。""这个检查在 X 楼 X 区,您可以到那里去检查。""请您取号后在大厅候诊座椅上等待叫号。""您好,请出示医保卡或就诊电子码。""请带好您的随身物品。""请拿好您的扣费收据及化验条码。"或"请拿好您的扣费收据及检查单。"

九、内镜室护理人员

(一)岗位要求

(1)在主任/护士长的领导下进行工作。

(2)认真执行医院和本科室的各项规章制度和技术操作常规,严格查对制度,严防差错发生。

(3)做好开诊前的准备工作,保持内镜室整洁、安静。热情接待患者,维护就诊秩序。向患者交代检查前和检查中的注意事项,同时做好心理护理等健康宣教工作,解除思想顾虑,使患者愉快地接受检查。

(4)观察候诊患者的病情变化,对病情较重者予以提前就诊,对年老体弱和远道来的患者给予关照。

(5)预约时了解患者的病史及必要的化验检查结果,并做好登记。

(6)注意保护患者的隐私权。

(7)检查后要向患者及家属交代注意事项,严防并发症的发生。

(8)严格执行消毒隔离制度,每次用后应消毒去污、清洁,经高效消毒剂消毒后备用。

(9)各种检查镜分类放置,定期检查,做好器械保养工作。

(10)科内抢救物品及药品定点放置,定期检查,处于备用状态。

(11)每天做好工作量统计工作。

(二)服务语言要求

可采用:"您好,请把申请单给我,谢谢。""您的内镜检查已经预约好,请问您是否选择做无痛内镜?""请你稍等,麻醉师会为您进行评估并开具无痛检查。""请您在候诊区等一下,按顺序检查,很快就会轮到您。""检查时我会陪着您,请您放松,不要紧张。""您是XXX吗?请您朝左侧身躺好,检查时会有点不舒服,请您配合一下,谢谢。""谢谢您的合作,请到候诊区休息,一会就可以取报告单。"或"给您取的病理标本,X天后到内镜室来取报告单就行。您慢走。"

十、口腔门诊护理人员

(一)岗位要求

(1)在科主任/护士长的领导下认真完成诊室的常规护理工作。

(2)密切配合医师治疗工作,准备所需物品及器械。

(3)熟悉常用器械、药品、材料的作用和用法。

(4)负责口腔科整洁、安静、维持就诊秩序,并与患者保持好良好的沟通、宣教工作。

(5)做好器械的消毒、灭菌,检查物品效期的工作。

(6)认真执行各项规章制度和技术操作规程,严格查对制度,严防事故的发生。

(7)负责领取、保管诊室的材料、器械,及时更换补充,保证完整配套及充足,使诊治工作方面高效。

(二)服务语言要求

可采用:"请您在候诊区稍等一会,按顺序检查,很快就会轮到您。""您是XXX吗?请您躺好,检查时会有点不舒服,请您配合一下,谢谢。""您好,您哪里不舒服,请问您是第一次来看牙吗?"或"您好,我是口腔科,请问有什么需要帮忙的吗?"

十一、影像科护理人员

(一)岗位要求

(1)在护士长领导下负责本科室的各项护理工作,做好各项预约、登记、划价、扣费、治疗等工作。

(2)严格执行各项规章制度和技术操作规程,认真做好各项护理查对,严防差错事故发生。

(3)负责申领、保管耗材及其他物资。按时检查抢救车药品、物品是否完好,并做好记录。

(4)保持候检有序,遵循先来先做原则,对急危重症患者做好解释工作的同时适当安排提前就诊。

(5)为预约增强患者解释检查前的准备工作。检查过程中严密观察患者的病情变化,发现异常情况及时配合医师做好急救处理并做好记录。

(6)检查结束后主动告知患者及家属注意事项。

(7)做好患者及家属的放射防护工作。

(8)做好消毒隔离工作,防止交叉感染。

(9)按要求参加院、科级安排的学习、会议及各种活动。

(二)服务语言要求

可采用:"您好,请把您的就诊卡或医保卡给我。""您好,请出示您的住院号或腕带。""对不起,您的余额不足,您可以用手机充值或自助机充值。""请问您需要帮助吗?""您好,您预约的时间还没到,请您于XX点XX分来分诊台登记取号。""请您在候诊区等待,按顺序检查,谢谢。""对不起,这位急诊患者需要马上做XX检查,请您稍等一会好吗?""检查时需要您配合机器做吸气、憋气的动作,请您听好机器的指令。""您的检查做完了,您可以先回医师处看病。""您如果需要取片,请到门诊大厅自助取片机扫码取片。""您需要做强化检查,请先做一个过敏试验。""注射药物时,可能会有血管发凉发胀的感觉,全身有发热的感觉,都是正常现象,请您不要紧张。""您已检查完毕,请在观察区观察半小时,如果有什么不适请及时告诉我们。"或"半小时已到,请问您有什么不适吗? 没有的话我给您拔针,针眼处请按压10分钟,回去后这两天多喝水,以促进造影剂排出。"

十二、血液净化科护理人员

(一)岗位要求

(1)在主任/护士长的领导下进行工作。

(2)严格遵守医院、科室的规章制度,执行各项工作流程和护理核心制度。

(3)热情接待血液透析的患者,合理安排、相对固定床位,保证血液净化护理工作有序开展。

(4)密切观察病情变化,定时巡视,保持良好的应急状态,发现问题及时汇报医师并采取相关措施。

(5)针对患者进行个案宣教,随时关注患者心理变化,做好心理护理。

(6)掌握各种仪器性能、熟练操作,做好日常维护,设备处于完好备用状态,保证治疗安全。

(7)积极进行专业学习,不断提升专业素养,为患者提供高质量透析。

(二)服务语言要求

可采用:"我是您的责任护士XXX,有事您说话。""您在透析过程中有任何不舒服的感觉,请及时告诉我。""请您按规定时间来院透析,有事请提前告知。""您的血压偏低,我把床头给您放平。""为了保护您的内瘘,请不要在内瘘侧肢体抽血、输液、测血压。""请不要用内瘘侧肢体提重物。""请不要把内瘘侧肢体放于枕下。""为了防止您的体重增长过快,请合理控制饮食。""穿刺失败,实在抱歉! 马上给您换高年资老师穿刺。""这是您的医保卡,请您收好。""请问您有牙龈出血、大便发黑、皮肤淤血等情况吗? 若有请及时告诉我们。""回家后若发现穿刺处肿胀请您立即冰敷,并拨打科室电话或通过肾友群联系,第一时间来院就诊。"或"疫情期间请您做好自我防护,正确佩戴口罩。"

十三、介入导管室护理人员

(一)岗位要求

(1)在护理部、护士长的直接领导下,配合手术医师,负责介入治疗术前的准备、介入术中的配合和介入治疗后的导管室整理工作。

(2)认真执行各项规章制度和无菌技术操作规程,并监督上台医师的无菌操作,负责导管室的清洁、消毒及感染监控的工作,防止感染和交叉感染。

(3)严格执行"三查九对",正确执行医嘱及时完成各项护理治疗。

(4)负责各种介入耗材及有关器械、药品、敷料的请领、保管、保养工作,放置应定点定位有序,出入账目要清楚。

(5)主动热情接待患者,态度和蔼,认真核对患者姓名、病案号、诊断、手术名称,并做好患者心理护理;保持环境安静、整洁、温湿度适宜,注意保护患者的隐私;返回病房时按照规定的程序严格逐项交接,并做好交接记录及签字确认。

(6)术前建立静脉通路、连接心电监护,协助手术医师对患者进行导尿、消毒铺巾等;密切配合手术,材料物品等传递准确、迅速;正确执行术中医嘱,正确配置术中药物,并做好职业防护工作;严密观察术中患者病情变化,发现异常情况及时报告医师。

(7)负责供氧、吸引器及心电监护仪、除颤仪等应急设备的日常保养维护,并熟悉使用方法,正确使用,使其处于备用状态;同时负责急救药品、物品的清点及完好性评估,做好记录,随时做好急救准备。

(8)每天检查介入导管室各项无菌物品是否在有效期内。

(9)术后负责对一次性医疗用品按照规定进行销毁处理。

(10)按要求参加院级安排的学习、会议及各种活动。

(二)服务语言要求

素质要求:服装、鞋帽整洁,仪表大方,举止端庄,态度和蔼,语言恰当,微笑服务。

(1)手术当天,至患者床旁,首先自我介绍、问候患者、说明目的,了解患者基本情况,同病房护士做好详细交接。可以说:"您好,我是介入手术室的护士,由我陪您去介入手术室做手术,如果您有疑问,请及时提出;您的家属会在等候区等待,请您不用担心。"

(2)进入手术室,手术室护士做好详细交接,动作轻柔地协助患者过床,为患者盖好棉被。可以说:"您好,我叫XXX,由我负责您的手术配合工作,我会一直在您身边陪着您,请您放心。由于手术床比较窄,为了保障您的安全,我们将用安全带为您固定好,请不要紧张!现在我要核对一下您的基本信息,请您配合;手术中我都会在您的身边,有什么不舒服告诉我,我会尽量帮您解决。"

(3)手术结束后,护士要以和蔼可亲的态度告诉患者:"您好,您的手术很顺利,谢谢您的配合。"

(4)用温水擦净患者身上的消毒液及血迹,为患者穿好衣裤或盖好被单,协助手术医师将患者平移到转运车上,减少因震荡带给患者的疼痛不适,将患者送回病房,与病房护士做好术中情况和术后皮肤的交接,并适时安慰、鼓励患者:"您好,您现在已回到病房,现在您的任务是好好休息,争取早日康复。"

十四、皮肤科门诊护理人员

(一)岗位要求

(1)在科主任的领导下认真完成诊室的常规护理工作。

(2)密切配合医师治疗工作,准备所需物品及器械。

（3）熟悉常用器械、药品、材料的作用和用法。

（4）负责皮肤科整洁、安静、维持就诊秩序，并与患者保持好良好的沟通、宣教工作。

（5）做好仪器清洁，检查药品、物品效期的工作。

（6）认真执行各项规章制度和技术操作规程，严格查对制度，严防事故的发生。

（7）负责领取、保管诊室的材料、器械，及时更换补充，保证完整配套及充足，使诊治工作方面高效。

（二）服务语言要求

可采用："请您在候诊区稍等一会，按顺序检查，很快就会轮到您。"或"您是 XXX 吗？请您躺好，我帮您敷一下面膜，请您配合一下，谢谢。"

十五、耳鼻喉门诊护理人员

（一）岗位要求

（1）在科主任的领导下认真完成诊室的常规护理工作。

（2）密切配合医师治疗工作，准备所需物品及器械。

（3）熟悉常用器械、药品、材料的作用和用法。

（4）负责耳鼻喉科整洁、安静、维持就诊秩序，并与患者保持好良好的沟通、宣教工作。

（5）做好仪器清洁，检查药品、物品效期的工作。

（6）认真执行各项规章制度和技术操作规程，严格查对制度，严防事故的发生。

（7）负责领取、保管诊室的材料、器械，及时更换补充，保证完整配套及充足，使诊治工作方面高效。

（二）服务语言要求

可采用："请您在候诊区稍等一会，按顺序检查，很快就会轮到您。""您是 XXX 吗？请您坐好，我帮您测一下听力，请您配合一下，谢谢。"

十六、儿童保健中心护理人员

（一）岗位要求

（1）在科主任/护士长的领导下，遵守医院各项规章制度。

（2）执行科室"6S"管理，做好接种前的准备工作，接种后的整理工作。

（3）主动热情接待受种者，对年老体弱居民给予提供帮助。严格"三查七对一验证"制度，及时告知接种后的注意事项及下次疫苗的接种时间，严防差错事故发生。

（4）负责每天疫苗、注射器出入库记录，冷链设备的使用、保养记录。

（5）负责疫苗的清点、摆放、近效期检查。

（6）每周负责查漏补种及新生儿建档工作。

（7）按时完成日报表、月报表的填写。

（8）发现不良反应积极配合医师给予处置，并上报不良反应。

（9）做好科室物表、地面的消毒及记录。

（10）按时完成入学查验及统计报表。

（二）服务语言要求

可采用："您好，请问您今天来接种什么疫苗？""请您把您的接种证或者身份证给我，谢谢！"

"请问您近几天有没有感冒、发热或者是其他不舒服?""您今天的疫苗是收费的,请您到收款台交一下费用,谢谢!""请您阅读一下疫苗知情同意书,点一下签核,按指纹,谢谢!""马上要注射了,请您配合我一下,把住宝宝胳膊,我会轻轻地给宝宝接种的。"或"接种完疫苗请您留观 30 分钟,回家忌口三天,鱼虾牛羊肉先不吃,注射部位三天不能洗澡。"

十七、放疗科护理人员

(一)岗位要求

(1)在科主任及护士长的领导下进行工作。

(2)认真执行各项护理制度和技术操作规程,正确执行医嘱,准确及时地完成各项护理工作,做好查对,防止差错、事故的发生。

(3)做好基础护理和心理护理工作,密切观察患者病情,发现异常及时报告。

(4)做好科室消毒隔离,药品、物资、材料请领、保管等工作。

(5)认真做好危重患者的护理及抢救工作,做好急救物品管理。

(6)协助医师及技师进行各种治疗工作,保护患者隐私。

(7)做好接诊患者工作,负责患者预约、排号、登记,做好收费管理,负责监督、检查收费项目落实工作。

(8)参加护理教学,指导护生和保洁员工作。

(9)宣传放疗知识,经常征求患者意见,改进护理工作。

(二)服务语言要求

可采用:"您好,请把您的定位检查单给我,谢谢。""您好,请您稍等,马上就轮到您了。""您好,请问您是 XXX? 马上进行定位,一般不会有不舒服的感觉,请您放松,我会陪着您。""您好,请问您是 XXX? 马上进行治疗,请您放松,有什么不适请及时告诉我。""您好,治疗结束了,先到休息区休息会再回病房。"或"您的治疗已经全部结束,谢谢您的配合,祝您早日康复。要定期复查。"

十八、高压氧护理人员

(一)岗位要求

(1)在科主任领导下进行工作,认真执行各项规章制度和技术操作规程,严格执行医嘱,按时完成治疗、护理工作,严格遵守医院医德医风规范。

(2)认真做好进舱治疗的安全教育,严格对进舱人员进行安全检查。详细介绍进舱须知,指导正确使用氧气面罩。

(3)严格按照疫情防控要求做好进舱人员体温检测工作。

(4)负责氧舱操作,严格遵守操作规程和治疗方案。

(5)认真填写各项护理、治疗及操舱记录。

(6)参加教学和科研工作,努力学习专业知识,不断提高护理技术水平。

(7)做好清洁卫生和消毒隔离工作。

(二)服务语言要求

可采用:"请大家不要将手机、手表、打火机和带电的物品带入舱内,谢谢。""XXX 患者(或陪属),请将您的面罩带好,谢谢。""您好,如果在吸氧过程中有什么不适,请及时告知我。"

十九、中医科护理人员

（一）岗位要求

（1）在科主任的领导下认真完成科室的护理工作。

（2）热情接待来诊患者，患者诊疗完毕，有空的情况下送别人到电梯口。帮患者按下电梯按钮。

（3）负责科室整洁、安静、维持就诊秩序。

（4）密切配合医师的中医疗法，准备每天所需物品和器械。

（5）做好中医仪器清洁、检查物品、耗材效期的工作。

（6）每周更换被服，如有污染随时更换，保持被服清洁。

（7）认真执行各项规章制度和护理操作规程，严防差错事故的发生。

（8）负责领取、保管科室的耗材、器械和后勤物资。

（9）与患者进行良好的沟通，做好宣教工作。

（10）做好消毒隔离工作，避免交叉感染。

（二）服务语言要求

可采用："您好，你是 XXX 老师吗？您是来针灸吗？请随我来针灸室。上床请稍等，大夫马上过来。""您好，你是 XXX 老师吗？你预约做督灸，请稍等，我马上做好准备工作。"或"您好，你做完督灸不要着凉，禁食生冷饮食。"

（殷婷婷）

第二节　门诊预检分诊

近年来随着 JCI 标准的不断普及应用，医院门诊护理经验的不断累积，标准所涉及的范围更加完善。就诊管理是门诊管理的重要环节，护理部针对医疗及护理过程的各个重要环节，依据 ACC（可及和连贯的患者医疗服务）给予患者连贯性的优质护理及医疗服务，针对来院就诊的门诊患者进行信息的搜集及处理，确保患者得到及时有效的医疗服务，以保证患者的就诊安全，提高患者就诊满意度；同时规定相同诊断的患者在医疗机构内得到相同质量的优质服务，不因为患者经济、性别、职业的不同，而有区别对待。护理管理者在门诊护理工作中要重视护士资质及培训工作、门诊服务质量、公共设施及其安全性管理、信息管理等多个方面。

一、门诊预检分诊原则

门诊是医院对外的一个窗口，也是直接对患者进行诊疗、咨询、预防保健的场所，作为一个医患关系的重要纽带，患者就诊时对医院的第一印象非常重要。由于门诊的患者流动性大，护理工作内容繁多，护理压力大，门诊也是容易发生纠纷的部门，因此就要求分诊的护士对来就诊的患者进行快速的资料收集，根据患者的个体化的需求和患者的病情轻重缓急及所属的专科合理安排分科就诊。

(一)分科就诊

根据可及和连贯的患者医疗服务 ACC.1 标准,进一步建立健全了医院的诊疗门诊分诊制度,对分诊目标、标准、流程和护士的职责都做了新的调整;对于初次就诊的患者,护士在接诊的过程中应该根据所属的病种指引患者分科就诊,帮助患者选择合适的科室;为病情急或变化快的患者提供绿色通道以积极争取治疗时机,挽救患者的生命;告知患者就诊地点,辅助检查的作用和注意事项等。

(二)预检评估

护士预检分诊增加了几个重要的环节,包括对安全性评估,对生命指征的一般测评和对跌倒的评估。门诊的预检人员可根据患者的基本情况(如面色、呼吸是否急促、有无疼痛及疼痛的剧烈程度等)决定患者的就诊科室。每一个来院就诊的患者都必须通过生理、心理等全方面评估后方可就诊。通过分诊护士的动态分诊,根据患者的个体化病情调整就诊顺序,体现了高效、快捷的分诊模式,减少了患者和家属与医护人员的纠纷,明显提高了患者的满意度。

护理工作从门诊分诊流程上加大改进力度,做到了及时、准确分诊,提高了护士的分诊效率,减少了患者的就诊时间,保证了就诊的有序性,确保了急危重症患者的及时有效抢救,增加患者就医安全性。

二、实施实名制就诊

门诊工作包含患者在医疗机构内通过预约、预检分诊、挂号、候诊、就诊流程,得到适合的门诊医疗服务的过程。按照 ACC.1 标准,规范门诊就诊流程,使就诊患者获得安全、规范、高效、满意的医疗服务。

(一)核对确认注册

为使患者就诊安全,医院采用门诊实名制就诊。完成预约挂号的患者,应于就诊当天,持就诊卡到自助机或窗口进行确认注册。如无就诊卡的患者可凭有效身份证明到自助机或窗口办理就诊。就诊前,导诊台护士需核对患者信息,使患者按挂号的序号进行候诊和评估。就诊时,医师再次核对患者信息,核对无误方可就诊。

(二)患者隐私保护

按照患者的权利与义务 PFR 标准,整个就诊过程中要对患者的隐私进行保护。保护患者的隐私不会被其他无关的医护人员及患者的家属所知,医院需保证医患之间的诊疗活动在相对独立的环境中进行,使患者的信息受到保护。门诊医务人员真正落实一医一患一诊室,保证患者信息不被其他人"旁听""旁观";科室所有计算机设置为自动屏保状态;病例系统使用医护人员个人用户名、密码登录;对涉及患者隐私的废弃病历文书资料不能当废纸复用,全部使用粉碎机处理,保证患者隐私的资料不外泄;门诊候诊呼叫系统改装为不能显示患者的全名,名字为三个字的患者隐去中间的一字,名字为两个字的患者隐去后面的一字,以保证门诊患者姓名隐私不泄露;患者的化验单等检查资料也只能是患者本人或者是患者授权的人才能查看;在所有自助机前设置1 米等候线,切实保护患者的就医隐私的权利。

三、门诊患者身份识别

身份识别是指确认某个个体是否符合指定对象身份的过程,以保证指定对象的合法权益及群体系统的安全和秩序。目的是为防止因识别错误而导致患者受到损害的事件发生。患者身份识别制度,要求在实施任何医疗措施之前必须同时核对至少2种个体独有的、能标识患者的特征信息。应规范患者身份识别方法和程序,并提供更安全的治疗,以确保患者医疗安全。

(一)门诊患者身份识别的标识

医院根据本院实际情况选择能识别门诊患者身份的2个首要标识符,分别是患者姓名、门诊患者病案号或患者姓名和患者出生年月日。如选择患者姓名和门诊病案号,门诊患者应实行唯一的门诊病案号,即无论患者第几次来院就诊,统一使用第一次来院就诊时建立的门诊病案号。因此患者在第一次就诊时需到收费窗口打印带有病案号的条码贴在病历本上。对于预约的患者,医院可通过短信发送病案号到患者手机上。

(二)门诊患者身份识别的方法

面对可交流沟通的患者,工作人员以主动问答的方式,与患者或其家属共同进行患者身份识别的核对,同时用识别工具辅助核对。就诊时医师询问患者:"请问你叫什么名字?"患者报自己的姓名,医师插医保卡或就诊卡查看信息系统,核对患者姓名、病案号等患者身份信息。

(三)患者的交流沟通

面对无法交流沟通的患者,有患者代理人在场时,请代理人陈述患者姓名等患者身份信息,并用患者病历卡上的条码核对病案号。无患者代理人在场时,医护人员至少用2种识别工具核对以确保患者姓名、病案号的一致性。

四、门诊患者评估

在门诊护理工作中按照AOP.1标准(AOP:患者评估)实施护理服务并进行评估,对门诊工作的护理质量提升有着重要的价值。门诊患者评估是由具有资质的护士通过病史询问、体格检查、辅助检查等途径,对患者的生理、心理-社会状况、健康史、经济因素及疾病严重程度等情况作出综合评价,以指导诊断和治疗。

(一)门诊患者评估目的

门诊患者评估的目的在于规范医护人员采集、分析患者在生理、心理-社会状况、经济因素及其健康史等方面信息和数据的行为,确保及时、准确、全面地了解患者病情的基本现状和其对诊疗服务的需求,为制定适合于患者的诊疗护理方案及后续的医疗和护理提供依据和支持。

(二)门诊患者评估内容

护士在患者就诊前需对每一个门诊就诊的患者进行护理评估,评估内容包括生理、心理、社会、经济等方面。评估患者体温、脉搏、呼吸、血压等生命体征,身高、体重等指标,是否为特殊人群(如孕产妇、65岁以上的老人、长期疼痛或疾病患者、儿童、青少年、吸毒人员、受虐待者等),有无生理、心理康复需求,疾病严重程度及跌倒风险、营养风险等,AOP.1.5标准要求对每一个患者,包括门诊就诊的患者都要进行主动的疼痛评估,通过疼痛评估,可及早发现患者潜在的疾病风险。

(三)门诊患者评估方法

接诊护理工作者需对每一位患者都按照医院规定的评估流程进行评估,以确定其医疗需求并记录在相关记录单上。同时,护士需提供初步的评估资料,该评估资料将伴随整个诊疗过程。医师评估患者的自理功能、营养状态等指标,并在整合其基本情况、护理评估、体格检查、辅助检查结果的基础上做出初步诊断,制定诊疗方案。门诊患者每次就诊都要进行评估,1天内多科室就诊可只评估一次。

(四)护士的资质

为了能够正确地对门诊患者进行预检分诊,门诊预检分诊的护士要具有一定的资质。因此就需要对门诊护士进行严格筛选,使其在接受正规考核后上岗,以确保患者的诊疗安全。要求门诊的护士具有护士执业证书,熟悉医院的工作流程和医院可提供的医疗服务范围,并对突发事件具有良好的应变能力。每一个在护理专业进行的评估,应在其执业、执照、法律法规范围内进行。不仅要求门诊的分诊护士具有过硬的临床护理知识,能够快速地识别出患者的疾病严重程度并给予及时分诊,而且要求护士也具有良好的心理素质,对于形形色色的患者进行观察,能够正确判断出患者的心理需求。

五、门诊患者危急值报告程序

国际患者安全目标危急值管理 IPSG.2 是六大患者安全目标管理之一,规范了临床检验危急值的流程,根据上报的危急值采取重要的安全措施,将危急值报告及时传达给临床医师,使其对患者病情做出正确判断并给予适当的医疗处置,是提高医疗质量和确保医疗安全的关键因素之一。因此,构建一个完善、及时的危急值通报机制,将信息系统整合应用,使其成为医护人员沟通的重要途径,也是医院通过 JCI 评审的重点项目。危急值是指某项或某类检验或检查结果显著超出正常范围,而当这种异常结果出现时,表明患者可能正处于高风险或存在生命危险状态。临床医师需要及时得到这种异常结果信息,迅速给予患者有效的干预治疗措施或治疗,否则患者就有可能出现严重后果。

(一)确定危急值的项目和范围

医院根据规模、专科特色、患者的人群特点、标本量等实际情况,征求专家意见后,制定符合实验室和临床要求的危急值项目和范围,包括各类临床检验危急值项目。

(二)制定危急值通报标准程序

构建启用危急值通报和应答信息系统,制定危急值通报标准操作程序。一旦出现危急值,检验者在确认检测系统正常情况下,立即复核,确认结果属于危急值后,在 10 分钟内电话通知医师,并在《危急值报告登记本》中做好已通知的记录。报告者在通知时,按《危急值接受登记本》中记录的项目逐一读报。医师做好记录并向报告者逐一回读然后确认。医师接到通知后 30 分钟内联系患者并做出对患者处置的诊疗意见。医师及护士在门诊病历中详细记录报告结果、分析处理情况、处理时间。

明确医务人员间危急值传达方式及信息的记录方式,促进临床、医技科室之间的有效沟通与合作,可以更好地为患者提供安全、及时、有效的诊疗服务。

(殷婷婷)

第三节 门诊患者跌倒防范管理

跌倒是指突发、不自主、非故意的体位改变,倒在地面或比初始位置更低的平面,是患者生理、心理、病理、药物、环境、文化等多种因素综合作用的结果。国际医院评审(JCI)已将患者跌倒作为患者安全管理六大目标之一,我国卫生管理部门也将患者跌倒列入护理质量监测指标之一。

国际患者安全 IPSG.6 中要求医院制定并实施流程,对所有患者及病情、诊断、情境或位置表明面临跌倒高风险的患者进行评估,以降低患者由于跌倒受到伤害的风险。

一、评估易跌倒的风险人群

加强预防患者跌倒的措施,主动识别跌倒高风险人群,及时为跌倒高风险人群提供宣教及帮助,能够更好地完成对跌倒高风险人群门诊就诊的护理工作。

门诊易跌倒的人群:年龄≥65 岁老年人及年龄≤14 岁的儿童及婴幼儿;肢体残障或行动不便人员;有跌倒史、服用易致跌倒药物的人员;康复科、血透室、眼科、保健科等科室就诊患者,以及接受中深度镇静的患者。

分诊护士按易跌倒风险因素初步判断门诊患者是否具有跌倒风险,然后对初筛出的具有跌倒风险的患者按《门诊患者跌倒危险因子评估表》进行评估,明确是否为高风险跌倒患者。

二、患者跌倒防范措施

门诊是医院护患纠纷较多的部门,预防患者跌倒是护理工作中需要重视的一个环节。创造一个舒适、整洁、安静、空气新鲜的门诊环境,能够更好地完成对跌倒高风险人群的门诊就诊护理工作,并保证护理质量安全。

(一)制定防跌倒制度

在门诊接诊的时候要求做好警示工作,建立跌倒的报告和有效的防跌倒制度,告知患者注意事项,更要加强对员工的安全教育,努力改善医疗机构内部的建设,对医院的公共设施进行定期的整改,消除风险隐患。

(二)张贴宣传材料

医院应在候诊区张贴预防跌倒的宣传材料,向患者及家属进行预防跌倒的安全教育。诊室应布局合理,光线充足,走廊设有扶手。卫生间设防滑垫、扶手、呼叫铃,开水间放置防滑垫。易跌倒区域有醒目的提醒标识。医院可制作一些提示标识,在征得跌倒高风险患者同意后,护士在患者上臂等明显位置粘贴"小心跌倒"标识。将跌倒高风险患者安排在距离分诊台较近的区域,集中管理。根据需要提供轮椅等辅助用具,并指导使用,必要时提供平车。

三、患者不慎发生跌倒时的应急处理

首位发现跌倒患者的人员应立即通知就近医护人员,由医护人员评估患者的神志、瞳孔、生命体征及受伤情况,妥善处置,并做好交接工作。若发现跌倒患者病情危重,则按《全院急救紧急呼叫及处理作业标准规范》执行基本生命支持(BLS)或高级生命支持(ACLS)程序。及时报告护士长及科主任,门诊护士长接到报告后,首先应评估与分析患者跌倒的危险因素,加强防范。同时向患者及家属做好耐心细致的解释与安慰,避免医患冲突。

加强医务人员培训,提高人员素质,并对出现问题进行分析,做出相关防范措施,才能更好地预防和减少患者跌倒的发生。

(殷婷婷)

第十章

消毒供应中心护理

第一节 清洗、消毒与灭菌质量监测

一、清洗质量监测

(一)器械、器具或物品清洗质量监测

日常监测应以目测为主,每件清洗后的器械、器具和物品都应检查。目测是目前全世界公认的一种清洗效果监测方法,操作简单,效果明显。材质表面光滑的器械如盆、盘、碗等,可通过肉眼直接目测检查;复杂器械、器械关节或缝隙处等,使用带光源放大镜(4～6倍)检查,以提高检查效果;管腔器械可以采用专用探条进行探查。对每件器械均应进行清洗消毒质量检查,并且重点检查齿牙、咬合面、关节等复杂部位。清洗后的器械表面及其关节、齿牙应光洁,无血渍、污渍、水垢等残留物质和锈斑视为合格。不合格器械应视污染性质进行再处理。肉眼可观测到的血渍、污渍应返回污染区重新进行清洗;放大镜下观测到的微量污渍可直接使用75％～80％的乙醇擦拭去污,乙醇仅适用于不锈钢材质或金属、玻璃等类材质。其他材质慎用,应返回污染区重新清洗或去污处理。目前国内外对清洗效果的评价方法很多,但没有一个被医院广泛接受、公认的标准方法。除目测外,监测方法还有蛋白残留量测定、潜血测试、标准污染物测试和 ATP 三磷酸腺苷监测等。

(二)清洗消毒设备清洗质量监测

清洗消毒设备的清洗质量应根据设备运行中显示的参数、器械清洗质量的目测检查、清洗测试物监测结果、清洗用水监测等指标综合起来分析。在设备每次运行中还应观测喷淋壁的旋转、喷水口有无堵塞等运行情况。每批次清洗的物理参数符合清洗设备厂商的技术标准,并在误差范围内视为合格;不符合标准的清洗循环,视为清洗失败,应重新进行清洗工作,清洗设备停止使用,进行检修;对清洗不合格的物品,应分析原因,并采取相应的措施。设备循环参数符合标准,而测试物监测结果不符合标准,查找原因予以纠正。

二、消毒质量监测

(一)湿热消毒监测

消毒供应中心在物品检查包装前应对其进行消毒,以保障检查包装灭菌区环境和操作人员

的安全。一些物品经过消毒后会直接用于患者,因此,为保证消毒效果和质量应进行消毒质量监测。每次消毒设备运行时,通过设备自动测试打印记录,观测消毒维持的时间和温度,或 A0 值是否符合消毒质量标准。监测不合格,应及时查找原因或修正参数;消毒后直接使用的物品应重新消毒处理。

(二)化学消毒剂消毒监测

化学消毒剂必须以足够浓度在适当温度下保持与器械、器具或物品的表面接触特定时间,才能达到消毒的要求。不同种类的消毒剂所需的浓度、温度及暴露时间不同,必须严格按照消毒产品卫生许可批件中的规定使用,包括使用中的注意事项。应记录消毒剂监测日期、消毒剂名称、具体监测的浓度等项目、监测结果、监测人签名等;监测记录留存≥6 个月;监测不合格应立即纠正后使用。

(三)器械消毒监测

经过消毒后可直接供应临床部门使用的器械物品应定期进行消毒效果测试,如呼吸机管路及其配件。应每季度进行消毒效果的监测,由检验室进行细菌培养。直接使用的消毒物品的抽样,则根据消毒后直接使用物品的种类而定,原则上是选取有代表性的和难于消毒的物品 3~5 件进行监测。监测结果不合格,应从清洗、消毒方面查找原因并改进,不合格的物品重新清洗消毒。

三、灭菌质量监测

(一)物理监测

由于灭菌过程的特殊性,无法用肉眼或其他直接的方法进行监测,只能通过间接的手段对其过程进行监控,物理监测指通过灭菌器自带的探头对关键物理参数进行监测和记录的方法。物理监测能马上显示监测结果,及时发现灭菌失败,对部分灭菌失败较敏感;其局限性是灭菌器温度探头一般位于排气口上方,无法监测包裹中心部位温度,监测结果只能反映灭菌器炉腔温度,如局部灭菌物品装载过密,则该部位的实际温度可能比显示的温度低。另外,物理监测的缺陷也包括了探头等需要定期校验。物理监测很重要,但不能代替化学监测和生物监测。

(二)化学监测

化学监测指利用某些化学物质对某一杀菌因子的敏感性,使其发生颜色或形体改变,以指示杀菌因子的强度(或浓度)和/或作用时间是否符合消毒或灭菌处理要求的制品。化学监测能帮助发现因不正确的包裹、不正确的装载和灭菌器故障等引起的灭菌失败。其局限性是化学监测"合格"并不能证明该监测物品无菌。化学监测仅是整个灭菌质量考核体系中的一部分,应同时结合物理监测、生物监测来综合评价灭菌过程的有效性。

(三)生物监测

生物是唯一含有活的微生物(芽孢)对该灭菌过程进行监测和挑战的监测技术。它能够直接反映该灭菌过程对微生物的杀灭能力和效果,是最重要的监测手段。因为灭菌过程的目的就是要杀灭微生物,而对灭菌过程最大的挑战来自对该灭菌过程有最大抗力的芽孢。灭菌器和灭菌循环参数的设定都是基于对特定芽孢的杀灭,生物指示剂是灭菌器和灭菌循环设计的基础和出发点,所以在实际灭菌的工作中生物指示剂的地位不可替代,是最重要的监测方法。但生物监测也不能代替物理监测和化学监测。

随着医院信息化的普及,CSSD 信息化管理也于近几年开始发展。通过信息系统获得监测数据和信息,可以评价 CSSD 的工作质量,及时发现各个科室灭菌包的储存时限,提前预警,促进 CSSD 质量标准的落实和质量的持续改进,并将 CSSD 的医院感染预防和控制关口前移,可以有效预防医院感染的发生。

(刘兰春)

第二节　器械清洗、消毒与灭菌操作流程的要求

一、清洗流程的要求

(一)影响因素

清洗是指去除医疗器械、器具和物品上污物的全过程,包括冲洗、洗涤、漂洗和终末漂洗。影响清洗质量的重要因素有清洁剂、清洗用水及设备。清洁剂应选择符合国家相关标准和规定,低泡、与器械的材质(如高分子、不锈钢等)、污染物种类相适宜。洗涤用自来水水质应符合《生活饮用水卫生标准》的规定;纯化水应符合电导率≤15 μS/cm(25 ℃)。

(二)清洗方法

清洗不彻底,残留的污染物会形成生物膜,影响消毒质量,造成灭菌失败,并且还可造成器械锈蚀、腐蚀和损坏,缩短器械的使用寿命。因此应根据器械材质和精密程度选择有效的清洗方法。耐湿耐热的器械采用机械清洗方法;精密、复杂器械采用手工清洗方法;污染量较重的器械应进行预处理清洗后再作常规清洗;精密器械的清洗,应遵循生产厂家提供的使用说明或指导手册。手工清洗可以针对性地的去除器械上湿性、干性的血渍和污渍、锈迹、水垢、化学药剂残留、医用胶残留等。手工清洗时水温最好在15～30 ℃;去除干固的污渍应先用酶清洁剂浸泡,再刷洗或擦洗;刷洗操作应在水面下进行,防止产生气溶胶;管腔器械应用压力水枪冲洗,可拆卸部分应拆开后清洗;应选用相匹配的刷洗用具、用品,不应使用钢丝球类用具和去污粉等用品,避免器械磨损。手工清洗后的器械应及时进行消毒处理后传送到检查、包装与灭菌区,避免二次污染。清洗池、清洗用具等应每天清洁与消毒。超声波清洗水温应控制在35～45 ℃将器械放在清洗设备专用篮筐中,浸没在水面下;设定清洗时间最好为3～5分钟,可根据器械污染情况适当延长清洗时间,不宜超过10分钟;清洗时应盖好超声清洗机盖子,防止产生气溶胶。清洗消毒器清洗的器械、器具和物品应充分接触水流;器械轴节应充分打开;可拆卸的零部件应拆开;管腔类器械应使用专用清洗架;精细器械和锐利器械应固定放置;冲洗、洗涤、漂洗时应使用软水,终末漂洗、消毒时应使用纯化水。预洗阶段水温应≤45 ℃;金属器械在终末漂洗程序中应使用润滑剂。塑胶类和软质金属材料器械,不应使用酸性清洁剂和润滑剂;设备舱内、旋臂应每天清洁、除垢。清洗的环境即去污区应保持清洁,及时去除台面污染物和杂物,防止微粒污染产生。

二、消毒流程的要求

(1)消毒处理特指污染器械清洗后,进行消毒的过程,可使用化学或物理的方法杀灭或清除传播媒介上的病原微生物。消毒方法首选机械热力消毒,如自动化清洗消毒机;少量精密器械可采用75％乙醇消毒;大量手工清洗器械可采用酸性氧化电位水流动冲洗浸泡消毒,或取得国务

院卫生行政部门卫生许可批件(新研发、对器械没有腐蚀性)的消毒药械进行消毒。

(2)消毒后的干燥目的是去除消毒后器械上的残留水,以防止细菌的生长和锈蚀。根据器械的材质选择适宜的干燥温度,金属类干燥温度70～90 ℃;塑胶类干燥温度65～75 ℃。无干燥设备以及不耐热器械、器具和物品可使用消毒的低纤维絮擦布进行干燥处理。穿刺针、手术吸引头等管腔类器械,应使用压力气枪或95％乙醇进行干燥处理。不应使用自然干燥方法进行干燥。

三、灭菌流程的要求

(1)灭菌是指杀灭或清除传播媒介上一切微生物,包括细菌芽孢和非致病微生物的处理。灭菌的影响因素包括灭菌设备的效能、灭菌方法及程序的选择、操作人员技能水平等、灭菌前的清洗去污、制作包装等。因此,灭菌操作人员需要全面了解和掌握质量要求,严格执行灭菌操作规程和进行全面的灭菌过程质量监测和质量追溯,以保证灭菌成功。

(2)常规灭菌方法包括热力灭菌和低温灭菌方法。热力灭菌方法包括湿热灭菌法和干热灭菌法。湿热可使菌体蛋白凝固、变性;干热可使菌体蛋白氧化、变性、碳化和使电解质浓缩引起细胞的死亡。湿热灭菌方法中的压力蒸汽灭菌方便、效果好、无毒,因此,是目前医院消毒供应中心使用主要的灭菌方法。医院消毒供应中心常用灭菌设备还有干热灭菌器、低温环氧乙烷灭菌器、过氧化氢等离子低温灭菌器等。

(刘兰春)

第三节 手 消 毒

一、外科手消毒

外科手消毒是手术前医务人员手与前臂的消毒过程,包括外科手术前医务人员用肥皂(皂液)和流动水洗手,再用手消毒剂清除或者杀灭手部暂居菌和减少常居菌等环节。

(一)外科手消毒应遵循以下原则

先洗手,后消毒;不同患者手术之间、手套破损或手被污染时,应重新进行外科手消毒。

(二)洗手方法与要求

洗手之前应先摘除手部饰物,并修剪指甲,长度应不超过指尖;取适量的清洁剂清洗双手、前臂和上臂下1/3,并认真揉搓。清洁双手时,应注意清洁指甲下的污垢和手部皮肤的皱褶处;流动水冲洗双手、前臂和上臂下1/3;使用干手物品擦干双手、前臂和上臂下1/3。

(三)外科手消毒方法

1.冲洗手消毒方法

取适量的手消毒剂涂抹至双手的每个部位、前臂和上臂下1/3,并认真揉搓2～6分钟,用流动水冲净双手、前臂和上臂下1/3,无菌巾彻底擦干。流动水应达到相关要求。特殊情况水质达不到要求时,手术医师在戴手套前,应用醇类手消毒剂在消毒双手后戴手套。手消毒剂的取液量、揉搓时间及使用方法遵循产品的使用说明。

2.免冲洗手消毒方法

取适量的免冲洗手消毒剂涂抹至双手的每个部位、前臂和上臂下 1/3,并认真揉搓直至消毒剂干燥。手消毒剂的取液量、揉搓时间及使用方法遵循产品的使用说明。

(四)外科手消毒产品的选择

美国强调持续杀菌能力,欧盟强调杀真菌能力,我国已有的手消毒剂卫生标准并未对此有特殊要求。在美国,评估其减少手部细菌的能力:①洗手后即刻;②戴手套后 6 小时(持久活性);③多次使用 5 天后(累积活性)。美国推荐的指南中,即刻和持久活性被认为是最重要的,外科手消毒产品应该能显著降低完整皮肤上的微生物,含有无刺激性的消毒剂,拥有广谱抗菌、快速、持久活性。

(五)外科手消毒设施

(1)应配置洗手池。洗手池设置在手术间附近,水池大小、高矮适宜,能防止洗手水溅出,池面应光滑无死角易于清洁。洗手池应每天清洁与消毒。

(2)洗手池及水龙头的数量应根据手术间的数量设置,水龙头数量应不少于手术间的数量,水龙头开关应为非手触式。

(3)应配备清洁剂。肥皂应保持清洁与干燥。盛放皂液的容器宜为一次性使用,重复使用的容器应每周清洁与消毒。皂液有浑浊或变色时及时更换,并清洁、消毒容器。

(4)应配备清洁指甲用品;可配备手卫生的揉搓用品。如配备手刷,手刷应柔软,并定期检查,及时剔除不合格手刷。

(5)手消毒剂应在卫生行政部门备案,有效期内使用。

(6)手消毒剂的出液器应采用非手触式。消毒剂宜采用一次性包装,重复使用的消毒剂容器应每周清洁与消毒。

(7)应配备干手物品。干手巾应每人一用,用后清洁、灭菌;盛装消毒巾的容器应每次清洗、灭菌。

(8)应配备计时装置、洗手流程及说明图。

(六)注意事项

(1)不应戴假指甲,保持指甲和指甲周围组织的清洁。

(2)在整个手消毒过程中应保持双手位于胸前并高于肘部,使水由手部流向肘部。

(3)洗手与消毒可使用海绵、其他揉搓用品或双手相互揉搓。

(4)术后摘除外科手套后,应用肥皂(皂液)清洁双手。

(5)用后的清洁指甲用具、揉搓用品如海绵、手刷等,应放到指定的容器中;揉搓用品应每人使用后消毒或者一次性使用;清洁指甲用品应每天清洁与消毒。

二、卫生手的消毒

卫生手消毒是指手的预防性消毒的过程。医务人员用手消毒剂揉搓双手,以减少手部暂居菌的过程。

(一)原则

洗手与卫生手消毒应遵循以下原则:①手部有血液或其他体液等肉眼可见的污染时,应用肥皂(皂液)和流动水洗手;②手部没有肉眼可见污染时,宜使用速干手消毒剂消毒双手代替洗手;③医务人员在下列情况时应先洗手,然后进行手卫生消毒:接触患者的血液、体液和分泌物及被传染性致病微生物污染的物品后;直接为传染病患者进行检查、治疗、护理或处理传染患者污物之后。

(二)规范

我国 WS/T 313－2009《医务人员手卫生规范》规定在下列情况下,医务人员可根据上述原则选择洗手或使用速干手消毒剂。

(1)直接接触每个患者前后,从同一患者身体的污染部位移动到清洁部位时。

(2)接触患者黏膜、破损皮肤或伤口前后,接触患者的血液、体液、分泌物、排泄物、伤口敷料等之后。

(3)穿脱隔离衣前后,摘手套后。

(4)进行无菌操作、接触清洁、无菌用品之前。

(5)接触患者周围环境及物品后。

(6)处理药物或配餐前。

(三)方法

医务人员卫生手消毒应遵循以下方法。

(1)取适量的速干手消毒剂于掌心。

(2)每个步骤认真揉搓双手至少 15 秒,应注意清洗双手所有皮肤,包括指背、指尖和指缝,具体揉搓步骤为:①掌手相对,手指并拢,相互揉搓;②手心相对,双手交叉指缝相互揉搓,交换进行;③掌心相对,双手交叉指缝相互揉搓;④弯曲手指使关节在另一手掌心旋转揉搓,交换进行;⑤右手握住左手大拇指旋转揉搓,交换进行;⑥将五个手指尖并拢放在另一手掌心旋转揉搓,交换进行。

(3)揉搓时保证手消毒剂完全覆盖手部皮肤,直至手部干燥。

(四)卫生手消毒设施

应配备合格的速干手消毒剂,并应方便医务人员使用。卫生手消毒剂应符合下列要求:①应符合国家有关规定;②宜使用一次性包装;③医务人员对选用的手消毒剂应有良好的接受性,手消毒剂无异味、无刺激性等。

三、手消毒剂的进展

手消毒剂是应用于手消毒的化学制剂,如乙醇、异丙醇、氯己定、碘伏等。

(一)醇类

当手未被致病菌明显玷污时,醇类手消毒剂是国际权威卫生机构推荐使用的最佳手部卫生用品。目前大多数以醇类为基础的手消毒剂含有乙醇、丙醇或异丙醇或两种成分的复方。醇类的抗菌活性主要是使蛋白质变性。60%～80%的醇类抗菌活性最强,浓度越高,有效性越低,这主要是由于蛋白质在缺水的情况下不容易变性。醇类在体外试验中对革兰阳性(G^+)和革兰阴性(G^-)菌(包括多种耐药菌如 MRSA 和 VRE)、结核分枝杆菌和多种霉菌都有非常好的杀菌作用,然而对芽孢和原生动物虫卵没有活性。乙醇很容易灭活亲脂性病毒和许多亲水性病毒(如腺病毒、鼻病毒和轮状病毒,但不包括甲型肝炎病毒,对乙型肝炎病毒的杀灭效果尚有争议),杀灭真菌孢子则需要适当延长时间。

醇类不是好的清洁剂,当手脏或有明显可视的含蛋白质的物质时,不推荐使用醇类,建议使用肥皂和水洗手。醇类用于皮肤能快速杀菌,但是没有持久(残留)活性。氯己定、季铵盐或三氯生加入醇类配方可产生持久活性。频繁使用乙醇进行手消毒会导致皮肤干燥,除非加入保湿剂和其他护肤因子。例如,解决乙醇干燥的问题可以通过添加 1％～3％的甘油和其他护肤因子。即使含有保湿剂,耐受度较好的醇类手消毒剂也会引起破损(切口、磨损)皮肤的刺痛。伴有浓烈香味的醇类手消毒剂会导致很多呼吸道过敏的医护人员难以耐受。醇类手卫生产品受很多因素的影响,包括醇类的种类、浓度、接触时间、使用乙醇的量和使用醇类时手是否湿润等,少量(0.2～0.5 mL)乙醇洗手并不比普通肥皂和水洗手更有效。理想用于手消毒的乙醇量未知,且可能因为不同配方有所不同。然而通常如果揉搓双手不到 10 秒双手感觉干,则说明使用乙醇的量不够。乙醇性湿纸巾只含有少量乙醇,与肥皂和水洗手比较有效性并不高。

医院中常用的醇类手消毒液包括液体剂、凝胶和泡沫剂。很少有数据显示各种类型手消毒剂的相对有效性。一个小型研究发现乙醇类凝胶在降低医护人员手部菌落的有效性方面低于液体剂。最近研究发现相同的结论,液体剂在降低医护人员手部菌落上显著性优于测试凝胶。但目前已经发现新一代的凝胶配方比以前的版本有更好的抗菌有效性。更多的关于乙醇液体和凝胶对降低医院相关性感染的有效性研究有待开展。此外值得考虑的是医务人员的依从性,即如果体外试验有效性低的凝胶使用更加广泛,则其总体使用效果也许更好。

尽管醇类手消毒剂具有显见的益处,但它确实存在局限性,最突出的一点是醇类手消毒剂使用后不能从手上移走污垢和其他污物,也不能杀死类似炭疽或艰难梭菌之类的细菌孢子。最新的研究重点是提高手消毒剂对难杀死、无包膜病毒的效果。已经有几项研究报告描述了醇类手消毒剂在杀死无包膜病毒方面的有效性,这些手消毒剂均是在醇消毒的基础上,增添了可加强醇对特殊病毒杀灭效果的成分。

(二)氯己定

氯己定本身难溶于水,但其葡萄糖酸的形式是水溶性的。抗菌活性似乎是黏附并破坏细胞浆膜,导致细胞内容物沉淀。氯己定的即刻抗菌活性比乙醇慢。它具有很好的抗 G^+ 菌作用,对 G^- 和霉菌的作用较弱,对分枝杆菌作用小,对芽孢无效。体外试验显示对有包膜的病毒如疱疹病毒、HIV、巨细胞病毒、流感病毒和呼吸道合胞病毒有效,但明显对无膜的病毒如轮状病毒、肠道病毒和腺病毒有效性较低。氯己定的抗菌活性不受有机物质包括血液的影响。因为氯己定是阳离子分子,它的活性会被天然肥皂、各种无机阴离子、阴离子的表面活性剂及含阴离子乳化剂的护手霜减弱。葡萄糖酸氯己定已被大量用于手卫生产品。氯己定通过皮肤吸收很少见。使用 1％及以上浓度的氯己定应注意避免接触眼睛,因为氯己定可以导致结膜炎和严重的角膜损伤。因为耳毒性,应避免在内耳和中耳的手术中使用。应避免和脑组织与脑膜接触。皮肤刺激和浓度有关,频繁使用 4％氯己定洗手易导致皮炎。变态反应不常见。偶然的几起医院感染暴发和氯己定污染有关。氯己定耐药也有报道。

氯己定具有明显的残留活性。低浓度(0.5％～1.0％)的氯己定加上乙醇比单纯乙醇具有显著性的残留活性,且氯己定具有很好的安全性。目前医院使用的手消毒剂,多数是乙醇与氯己定的复合制剂,除了这两种主要成分,还有很多其他成分,如护肤成分等。复合制剂可以增加消毒效果。因为乙醇作用快,但持续时间短;而氯己定作用起效慢,但持续时间较长,两者合用可以互补。外科手消毒用有效含量≥2 g/L 氯己定-乙醇(70％,体积比)溶液,使用方法及作用时间应遵循产品使用说明。

（三）氯二甲酚

氯二甲酚的抗菌作用是使细菌的酶明显失活，并破坏细胞壁。体外试验对 G^+ 和 G^- 菌、分枝杆菌和许多病毒有同等的活性作用。氯二甲酚对铜绿假单胞菌的作用较小，加入二胺四乙酸乙醇（EDTA）可以增加对假单胞菌属和其他病原体的活性。

近几年来，很少有关于氯二甲酚用于医护人员的文章发表，研究的结论有时也是相互矛盾的。将氯二甲酚用于外科洗手，有报道称 3％氯二甲酚和 4％葡萄糖酸氯己定相比较具有即刻和持久活性。而另外有研究发现氯二甲酚的即刻和持久活性比葡萄糖酸氯己定和碘伏差。不同研究之间的分歧可能是由于所含浓度、配方的不一致性或是否含有 EDTA 所致。有研究总结认为氯二甲酚作用没有葡萄糖酸氯己定和碘伏快，而残留活性比葡萄糖酸氯己定弱。

氯二甲酚的活性受有机物的影响较小，但易被非离子表面活性剂中和。氯二甲酚一般耐受性较好，相关过敏不常见；会被皮肤吸收；有效浓度为 0.30％～3.75％。

（四）六氯酚

六氯酚是双酚类化合物，包括两个酚基团和三个氯。20 世纪 50 年代和 20 世纪 60 年代初，3％的六氯酚广泛用于卫生洗手、外科洗手和医院内新生儿洗澡。抗菌活性和引起微生物重要酶系统失活有关。六氯酚是抑菌剂，对金黄色葡萄球菌有很好的作用，但对 G^- 杆菌、霉菌和分枝杆菌的作用较弱。

对六氯酚用于洗手和术前消毒液的研究证实单次洗手后已有适当的作用。多次使用后六氯酚有几小时的持久活性，并逐渐降低手上的菌落（累积效应）。事实上重复使用 3％六氯酚，药物会被皮肤吸收，婴儿洗澡和常规使用 3％六氯酚洗手，血液六氯酚水平为百万分之 0.1～0.6。早在 20 世纪 70 年代，使用六氯酚婴儿洗澡有时会产生神经毒性（黄斑变性）。结果 1972 年美国 FDA 警告六氯酚不再常规用于婴儿洗澡。而医院内不再使用六氯酚婴儿洗澡后，大量的调查发现和医院相关的金黄色葡萄球菌感染事件明显上升了。很多例子说明重新使用六氯酚进行婴儿洗澡后，感染的发生率下降。然而目前的指南建议不要使用六氯酚进行婴儿洗澡，因为存在潜在的神经毒性。美国 FDA 未将六氯酚归于安全和有效的抗菌消毒剂，因为皮肤吸收率和毒性作用高，含有六氯酚的产品应该避免使用。

（五）碘和碘伏

从 1800 年起，碘已经被广泛认为是有效的消毒剂。然而因为碘会刺激皮肤及引起皮肤着色问题，碘伏因其杀菌有效性已大部分替代碘。

碘分子快速渗透细胞壁，导致蛋白合成困难和细胞膜改变。碘伏为有效碘、碘化物或三碘化物和高分子聚合物。碘分子的量（"游离碘"）确定了碘伏的抗菌活性。碘和各种聚合物结合可以提高碘的溶度，并可促进碘离子持续释放，降低皮肤的刺激。碘伏的抗菌活性会受到 pH、温度、暴露时间、有效碘浓度、有机物和无机物化合物（如乙醇和清洁剂）的影响。

碘和碘伏对 G^+、G^- 菌和很多芽孢形式的细菌（梭菌属、杆菌属）有效，对分枝杆菌、病毒和霉菌也有效。然而用于消毒的碘伏浓度通常不能杀死芽孢。人体试验已经证实这类消毒剂可以降低可能来源于医护人员手上的微生物。在美国 FDA 中将 5％～10％的碘伏归为安全和有效的医护人员手消毒剂。碘伏使用后的持久活性有很多争议。有研究显示持久活性为 6 小时，但是很多其他的研究证实使用碘伏洗手后持久活性为 30～60 分钟。在人体试验中，碘伏的活性会被有机物如血液或唾液显著性降低。大多数用于手卫生的碘伏含有 7.5％～10.0％聚维酮碘。含更低浓度聚维酮碘的碘伏也有很好的抗菌活性，稀释会提高游离碘的浓度。然而游离碘的量越大,皮肤刺激性也越大。碘伏对皮肤的刺激和产生的变态反应比碘少,但是比其他消毒剂在手卫生中引起的接触性皮炎要多。偶尔由于工艺原因会出现 G^- 菌的污染,并导致感染的暴发或假暴发。外科手消毒用碘伏消毒液原液擦拭揉搓作用至少 3 分钟。

(六)季铵盐类化合物

尽管美国 FDA 颁布的暂定最终规范中将季铵盐类归于"种类Ⅲ"(即效率不高)的活性物种类,但仍有几种市售的手消毒剂以苯扎氯胺或苯扎溴铵作为活性物。专家一般将季铵盐类手消毒剂定位为替代醇类手消毒剂、无灼烧感的手消毒剂,或满足使用者偶发性或有意的潜在消费需求,这些都是季铵盐类的正面作用,但有效性和对皮肤的刺激性或敏感性(变态反应)是其不足之处,尚需得到进一步的科学论证。

季铵盐类的抗菌活性归因于它对胞质膜的吸附性并导致低分子量胞质成分的缺失。季铵盐是最早用于抑制细菌和真菌的季铵葡萄糖苷类化合物。季铵盐对 G^+ 菌的杀灭作用优于对 G^- 菌,对分枝杆菌和真菌的抑活性则相对较弱,对脂包膜病毒的作用也不大。由于季铵盐的作用部位瞄准了细胞膜,因而它们对非包膜病毒也没有活性。其抗菌活性会受到有机物的影响,并且可能被阴离子表面活性剂和非离子表面活性剂、水、蛋白质和其他物质所中和。

通常季铵盐化合物耐受性较好。不过由于对 G^- 菌的作用弱,苯扎氯胺有可能会被这一类细菌污染。大量感染暴发的发生与季铵盐化合物被 G^- 细菌污染有关。因为这个原因,在美国最近 20 年已很少使用该类化合物作为手消毒剂了。然而更新的苯扎氯胺和苯扎溴胺洗手产品已经推广用于医护人员洗手。最近在外科 ICU 医护人员中作临床研究发现用含有季铵盐化合物的产品擦手,效果与肥皂和水洗手相似,但两者的效果都比乙醇性手消毒剂差。

(七)三氯生

三氯生在水中的溶解性差,但易溶于醇类。三氯生可通过损害细胞膜杀死微生物。三氯生有一定的抗菌谱,但是偏向于抑菌。最小抑菌浓度为 $0.1\sim10.0\ \mu g/mL$,而最小杀菌浓度为 $25\sim500\ \mu g/mL$。在较低浓度下,三氯生就能表现出抑菌性,并对烯酰还原酶具有靶向性,而烯酰还原酶是生物体进行脂肪酸合成的重要物质。三氯生对 G^+ 菌(包括 MRSA)的作用强于 G^- 杆菌(尤其是铜绿假单胞菌),除了对 G^+ 和 G^- 菌具有低活性外,对大多数细菌均表现出广谱抗菌性。三氯生对分枝杆菌和假丝酵母菌属有一定的活性,但是对细丝真菌的活性较弱。从配方角度考虑,三氯生的水溶性相当差,而且倾向于随表面活性剂进入胶束。因此,很难在配方中维持其抗菌活性。目前关于三氯生的数据许多被用来评价含三氯生手消毒产品的有效性,但几乎没有什么数据是用来支持三氯生用于免洗产品。由于三氯生的环境累积性和存在的潜在健康危险性引起了广泛的注意,美国 FDA 已禁止此类产品用于普通民用洗手液和沐浴液。

大量研究发现三氯生对细菌菌落的降低数比氯己定、碘伏和乙醇产品低。就像氯己定,三氯生也有皮肤上的持久活性。它在医疗产品中的活性会受 pH、表面活性因子或保湿剂和部分配方中离子的影响。三氯生的活性不受有机物的影响,但可能会受某些配方中表面活性因子的凝胶形态的影响。大多数浓度低于 2% 的三氯生都有很好的耐受性并很少引起变态反应。很多报道认为提供含三氯生的产品给医护人员手消毒可以减少 MRSA 引起的感染。三氯生对 G^- 杆菌缺乏足够的抗菌活性会导致偶然有三氯生被污染的报道。

(八)其他消毒剂

多年前已有研究证实使用次氯酸洗手对降低产妇由于产褥热而导致的病死率有重要意义,并有研究发现用 4% 次氯酸溶液洗手大约 5 分钟直至手部光滑,其有效性是 60% 异丙醇使用

1 分钟的 30 倍。然而次氯酸反复使用会对皮肤造成严重刺激，并且气味难闻，所以现在已很少用于手卫生。

美国 FDA 正在评估大量用于临床消毒的消毒剂，然而没有对其用于医护人员的手卫生作出足够的评估。使用传统不同浓度的消毒剂（如低浓度的碘伏）或新成分的消毒剂产品可能被推广用于医护人员手消毒。例如，初步研究已经证实在乙醇中加入含银的聚合体在动物和人体身上有持久活性。体外试验具有很好活性的化合物必须做人体试验以证实它能够去除医护人员手上的常驻菌和暂驻菌。

（刘兰春）

第十一章

预 防 接 种

第一节 狂 犬 病

一、概述

狂犬病患者遇水或闻流水声即加剧痉挛,故又称"恐水病",是由狂犬病毒所致的一种自然疫源性疾病,全世界都有流行。病毒一旦侵入中枢神经,病死率极高,发病者几乎100％死亡,故引起人们的重视。目前,该病在我国仍然位列法定传染病病死率之首。人及所有温血动物都可被感染,被感染的动物唾液中含有大量病毒,人患狂犬病主要是被动物咬伤,病毒由咬伤伤口入侵机体,经过长短不同的潜伏期,沿神经纤维传至中枢神经,出现烦躁、痉挛等临床症状,直至中枢神经麻痹而死亡。

二、病原学

狂犬病毒在病毒分类学上属弹状病毒科,狂犬病毒属,为 RNA 病毒;形似子弹,大小为180 nm×75 nm;其内为 40 nm 的核心,是单股不分节片的 RNA;外有致密包膜,外膜有许多7～8 nm 血凝素槌状突出物;包膜内为右旋单股核壳体,由膜蛋白组成,病毒颗粒含有 5 种蛋白。病毒在人或其他易感动物中枢神经细胞内复制时,在胞质内形成包涵体。1903 年,内基氏在感染动物脑细胞内发现一种呈嗜酸性球形单个或多个小体,称内基氏小体。该包涵体对狂犬病病理诊断有意义。

狂犬病病毒有 2 种主要抗原,一种是存在于外膜的蛋白抗原,此抗原可刺激机体产生保护性中和抗体;另一种抗原为病毒颗粒内部核蛋白抗原,此抗原刺激机体产生非保护性补体结合抗体。狂犬病病毒有两种类型,一种是从人与病兽分离出的狂犬病街毒,有嗜神经和嗜唾液腺的特性,人或动物感染后,患者临床症状以疯狂为主,称狂躁型狂犬病;另一种是在中、南美洲吸血蝙蝠分离出的狂犬病街毒,感染人和动物后,患者临床症状以瘫痪为主,称为瘫痪型狂犬病,这种病毒既嗜神经又嗜内脏,侵袭性比一型弱,但可经气溶胶传播。

三、流行病学

(一)传染源

狂犬病是一种自然疫源性疾病,几乎所有温血动物都敏感,但敏感程度不一。野生动物为本病主要储存宿主,人、畜为偶然宿主,野生动物狼、豺、熊、臭鼬、蝙蝠以及一些啮齿类动物均可成为传染源。野生动物传播给家畜后,特别是犬,由于犬与人生活最接近,在临床症状前3~5天及发病期都具有很强的传染性,狂犬咬伤其他家畜,如马、牛、羊等,也成为重要传染源。

(二)易感者

人对狂犬病病毒普遍易感。人被狂犬咬伤后不一定全部发病,在狂犬病疫苗未使用以前,被可疑狂犬病动物咬伤后,一般发病率为15%左右,被确诊为狂犬病动物咬伤后,发病率可高达70%左右。被狂犬病动物咬伤后发病率的高低,取决于咬伤部位距中枢神经的距离、创面大小与深浅、伤及部位是否覆盖衣服等因素。一般咬伤手、面部发病率高。自1998年后,我国狂犬病发病率大幅度上升。

(三)传播途径

狂犬病的传播主要是通过发狂动物或带毒动物咬伤时,将唾液内的病毒带入新的动物机体。带毒动物通过牙齿咬伤或抓伤人的皮肤、黏膜,也可通过宰杀受染动物接触传染,亦可经呼吸道气溶胶传播,吸血动物(蝙蝠)传播狂犬病在我国未见报道。

50%~90%的发病动物唾液内含狂犬病病毒,一般症状发作7天唾液内可带毒,但有的在发生症状之前较长时间病毒已在唾液内出现,这时已有传染性。近些年我国南方一些省、市发现带狂犬病病毒的"健康"狂犬,其携带率为5%~10%。这些所谓健康带狂犬病病毒犬,在流行病学方面的意义尚缺乏研究。

(四)地理分布

自古以来,狂犬病在世界各地广泛存在。近年,由于大众饲养犬类增多,狂犬病发病有增多趋势。自1967年后,WHO进行了10次调查,全世界有狂犬病的国家占67.6%,少数无狂犬病的国家或地区分两种情况,一是历来无狂犬病的南美洲、大洋洲的澳大利亚、新西兰和斐济等国,但澳大利亚1978年发生1例输入狂犬病;二是早年消灭了狂犬病的斯堪的纳维亚诸国,如挪威自1885年、瑞典自1879年先后消灭了狂犬病,这些国家采取了严格的动物检疫制度。晚期消灭狂犬病的国家和地区有日本、英国、新加坡等,近期控制狂犬病的国家有葡萄牙、以色列、荷兰、意大利等国。我国是狂犬病高发地区,以南方及东北居多,近些年每年有数千例病例。

四、发病机制

狂犬病病毒存在于病畜唾液腺内,可经多种途径感染。但最常发生的是以皮肤破伤处为入侵门户,病毒进入伤处的肌肉细胞内复制,复制到一定的量则排出到细胞间隙,进而侵入附近的神经、肌肉、肌腱的接头部,再感染周边的神经轴索,病毒在神经轴索中复制,并产生子代包涵体。

狂犬病病毒沿神经向脑脊髓的移行速度约每小时3mm,病毒到达脊髓背侧神经根(与咬伤部位相应的神经节)便开始大量复制,然后侵入脊髓有关背段,在24小时内可遍布于中枢神经系统。这时,在中枢神经组织及脑脊液中可查到病毒,并侵犯多处神经元,最后死亡。狂犬病病毒侵入大脑后,临床症状严重,中枢神经系统可发生广泛病理变化,特别是大脑海马角、延髓、基底神经节与脑桥、小脑最为严重。

五、临床特征

(一)潜伏期

狂犬病的潜伏期波动范围极大,从几天到10余年,潜伏期长短与咬伤部位、伤口的深浅及创面大小、伤者年龄等因素有关。一般情况下，近中枢的潜伏期短于远中枢的；创面大而深的潜伏期短于小而浅的；儿童的潜伏期短于成人，为 18～60 天。

(二)前驱期

初期常诉头痛、烦躁、失眠，有的病例有呕吐、体温略升高，有 80％病例伤口已愈合处的伤痕处有麻木刺痛、瘙痒、蚁走感。此后，咽喉部有紧迫感，厌饮、厌食，咽喉部可现痉挛，尚能吞咽。这些症状持续 2～3 天。

(三)暴躁期

兴奋症状逐步发生，前驱期的症状加重。每当饮水时，因咽喉部剧烈痉挛而怕饮水，声门呼吸肌受累而致呼吸困难，恐水症状突出，对声、光、风敏感，痉挛加剧。患者常伴有全身性痉挛，颈项强硬，呈阵性发作。随着病情发展，症状逐步加重，发作越来越频繁，惊恐不安，暴躁异常，愤怒咆哮。患者神志清楚，唾液分泌增多，不时喷吐，瞳孔散大，脉快，体温升高可达 39～40 ℃，1～3 天进入麻痹期。

(四)麻痹期

由暴躁转为安静，皮肤对冷、热、痛刺激的敏感性减退，肌肉痉挛停止，似乎病情好转，但很快心力衰竭，呼吸浅表不规则，有时出现潮式呼吸，最后麻痹而死亡。此期一般经历 2～18 个小时。

六、免疫预防

(一)自动免疫

1.疫苗的研发

狂犬病疫苗是用于免疫预防的最悠久的疫苗之一。1882 年，法国巴斯德用连续传代的方法减弱病毒的毒力，以适应制备疫苗。他以"街毒"连续传 90 代，改变了病毒某些生物学特性，使之成为"固定毒"以制备疫苗，用于被狂犬咬伤的人的免疫预防，获得成功。

狂犬病疫苗的发展历程大致分为三个阶段：神经组织疫苗、禽胚(鸡、鸭)疫苗和细胞培养疫苗。由于疫苗的安全性和保护效果欠佳，前两种疫苗被淘汰。目前采用不同细胞培养方法制备的疫苗，有人二倍体细胞疫苗和 Vero 细胞疫苗。人二倍体细胞疫苗是公认的安全性和效果最好的疫苗，现今在有些工业化国家的部分人群中应用。

原代地鼠肾细胞疫苗曾是我国及加拿大、俄罗斯等国应用最广的狂犬病疫苗，如今仍有此种产品市售。Vero 细胞疫苗有其固有的优点，有取代原代地鼠肾细胞疫苗的趋势。此类疫苗是将狂犬病病毒固定毒接种于单层细胞上，经培养收获病毒液，灭活病毒，浓缩、纯化，加适宜的稳定剂和防腐剂(硫柳汞，不超过 0.1 mg/mL)，用于预防狂犬病。该类疫苗既往有加佐剂型和无佐剂型冻干剂两种，使用方法相同(现今我国均无佐剂)。

2.疫苗的应用

凡被疯动物咬伤、抓伤时，不分年龄、性别应立即处理伤口并及时按暴露后免疫程序接种疫苗。凡有接触狂犬病病毒危险的人群(如兽医、动物饲养员、林业人员、屠宰工人、狂犬病病毒实验室工作人员等)，按暴露前免疫程序预防接种疫苗。狂犬病疫苗每 1 剂 1.0 mL，效价≥2.5 U。注射于上臂三角肌内，幼儿可注射于大腿外侧肌内。

(1)暴露前免疫程序：于 0、7、28 天各接种疫苗 1 剂，全程共接种 3 剂。

(2)暴露后免疫程序：被狂犬咬伤后，立即于 0 天(第 1 天)、3 天(第 4 天)、7 天、14 天、28 天各接种疫苗 1 剂，共 5 剂，儿童和成人用量相同。下列情况之一者，建议首剂疫苗剂量加倍：①接种疫苗前1个月内注射过免疫球蛋白或抗血清者;②先天性获得性免疫缺陷患者;③接受免疫抑制剂(包括抗疟药)治疗的患者、老年人及慢性病患者;④于暴露后48小时或更长时间才接种疫苗的人。

暴露后免疫程序按下述伤情及程度分级处理。①Ⅰ级暴露:触摸动物,被动物舔及无损皮肤,一般不需处理,不必注射疫苗。②Ⅱ级暴露:未出血的皮肤咬伤、抓伤,破损的皮肤被舔及,应按暴露后免疫程序接种疫苗。③Ⅲ级暴露:一处或多处出血性咬伤或被抓伤出血,可疑或确诊疯动物唾液污染黏膜,应立即按暴露后免疫程序接种疫苗及注射抗血清或免疫球蛋白。抗狂犬病血清按40 U/kg注射,或人特异抗狂犬病免疫球蛋白按20 U/kg注射,将尽可能多的抗狂犬病血清或抗狂犬病特异免疫球蛋白做咬伤局部浸润注射,剩余的行肌内注射。

(3)对曾经接种过狂犬病疫苗的人群需再接种疫苗的建议:①1年内进行过全程疫苗接种(5剂),被可疑动物咬伤者,应于0天和3天各接种1剂疫苗。②1年前进行过全程疫苗接种(5剂),被可疑动物咬伤者,则应进行全程疫苗再接种。③3年内进行过全程疫苗接种,并且进行过加强免疫,被可疑动物咬伤者,则应于0天和3天各接种1剂疫苗。④进行过全程疫苗接种,并且进行过加强免疫,但超过3年,被可疑动物咬伤者,则应进行全程疫苗再接种。

3.疫苗的保护效果

疫苗的保护效果取决于疫苗的使用是否即时(咬伤后注射疫苗的时间),伤口创面是否按流程清洗,是否与抗狂犬病血清同时注射,咬伤部位与中枢神经的距离等因素。一般应在咬伤后立即按疫苗规定程序注射疫苗,若能与抗血清同时注射则效果更佳。

疫苗的保护效果还与疫苗的效价和剂型有关,既往市售原代地鼠肾细胞疫苗含有氢氧化铝佐剂,虽然可提高疫苗的免疫应答,但延迟了抗体的产生时间,无疑对免疫保护不利。学者曾临床研究市售含铝佐剂原代地鼠肾细胞疫苗和法国无铝佐剂Vero疫苗,证明前者产生抗体时间迟于后者,且抗体滴度也低于后者。学者采用小鼠中和试验检测血清抗体,以抗体水平≥0.5 U/mL作为保护水平,按0、3、7、14、28天5针免疫程序免疫。从初免后0天(第1剂)到初免后10天,已注射3剂疫苗,完成了0、3、7程序;再到初免后30天,已注射5剂疫苗并完成了全程免疫。

4.疫苗的不良反应

接种地鼠肾细胞疫苗后,一般不良反应与疫苗中是否含有铝佐剂有关。含铝佐剂者反应轻微,局部红肿、硬结发生率为10%~20%,偶有过敏性皮疹,无需医疗处置,可自愈。经浓缩后无铝佐剂,发生率高于有铝佐剂者。异常反应主要是变态反应,临床表现有过敏性皮疹、荨麻疹、血管性水肿、过敏性紫癜、过敏性休克。报道其发生率悬殊,为0.68%~1.00%。

5.疫苗禁忌证

由于狂犬病病死率极高,暴露后的免疫不考虑禁忌。暴露前免疫,遇有发热、急性疾病、严重慢性病、神经系统疾病、过敏性疾病或既往对抗生素、生物制品有过敏史者慎用;对哺乳期、孕期妇女推迟使用。

(二)被动免疫预防

1.抗血清

抗血清是用抗原(灭活狂犬病病毒固定毒)免疫马、骡等大动物,待抗体滴度达高峰时取其血浆,提纯、精制提取IgG,即为抗血清。

2.抗血清的应用

被狂犬咬伤后,尽早按 0.1～0.5 mL/kg(体重)肌内注射,必要时取一半剂量抗血清在伤口周围作浸润注射。

抗血清应用前需做常规过敏试验。过敏试验方法:用 1∶10 或 1∶100 稀释血清 0.1 mL 注射前臂屈侧皮内。有过敏者,注射部位于 10～20 分钟内显示红肿,并可能不断扩大,反应强烈者,可现伪足样隆起条痕,是为阳性;无过敏者,不显红肿,是为阴性。可按上述方法将抗血清一次注射完。

皮试阳性者,必须采用脱敏方法。脱敏原则是将抗血清总量分为若干小剂量份,按一定顺序注射。由皮下注射小剂量高度稀释的血清,注射后 15 分钟内,若不出现红肿或其他不良反应,即可以双倍量作第 2 剂注射。此后进行第 3 次、第 4 次以至更多次注射。如果其中一次发生不良反应,需等 15 分钟后退回到上一次注射的量(出现不良反应那次以前的一次),重新循序进行。脱敏的具体操作方法:①0.05 mL 稀释 20 倍的抗血清,皮下注射。②0.05 mL 稀释 10 倍的抗血清,皮下注射。③0.11 mL 不稀释抗血清,皮下注射。④0.21 mL 不稀释抗血清,皮下注射。⑤0.51 mL 不稀释抗血清,皮下注射。⑥剩余未稀释的抗血清,全部由肌内注射。

3.抗狂犬病免疫球蛋白(HRIG)

采集高抗狂犬病抗体者的血浆,抗体滴度不低于 100 U/mL。将提取的抗体分别以 100 U、200 U、500 U、1 000 U 的剂量分装,备用。WHO 推荐,被可疑疯动物咬伤、抓破皮肤流血,都应按 20 U/kg 体重注射 HRIG(血清抗体保护水平为 0.5 U/mL)。HRIG 是人源性 IgG,不存在过敏问题,无须做过敏试验。

4.抗狂犬病血清或 HRIG 和疫苗联合使用

因为疫苗接种后第 7 天尚检测不到抗体,故对严重咬伤,如头、面、颈、手指深度咬伤者用抗血清可延长疾病潜伏期,使疫苗得以发挥作用。但抗血清和疫苗联合使用时,抗血清有抑制疫苗的作用,为此,应控制抗血清的用量,并增加疫苗接种剂次。

(康晓庆)

第二节　流行性乙型脑炎

一、概述

流行性乙型脑炎(以下简称乙脑),也称为日本脑炎。该病最早在日本发现,1924 年,在日本大流行时被认为是一种新的传染病。该病在夏秋季流行,曾被称为"夏秋脑炎"。为了与当时在日本流行的一种昏睡型脑炎相区别,称后者为甲型脑炎,前者为乙型脑炎。1935 年,日本学者从病死者脑组织中分离到病毒,发现其抗原性不同于美国的圣路易脑炎病毒,首次确定了该病的病原,并将分离到的病毒命名为 Nakayama 原始株;1937 年,从马脑组织中分离到病毒;1938 年,日本学者报告从三带喙库蚊分离到病毒;1946 年,日本厚生省确定该病为法定传染病,并统称为日本脑炎。

在拥有 30 亿人口的亚洲,乙脑是一个重要的公共卫生问题,也是引起病毒性脑炎的首要原因。据估计,乙脑病毒每年至少引起 50 000 例临床新发病例,其中大部分为≤10 岁儿童,并导致 10 000 例死亡和 15 000 例长期神经、精神系统后遗症的发生。在乙脑地方流行区,大部分人在 15 岁前已感染过乙脑病毒。但如果近期有乙脑病毒输入,任何年龄人群都会被感染。在某些地区,乙脑有季节性传播的特点,但有些地区则全年均可传播。由于缺乏完善的监测系统和试验诊断技术,许多地区存在病例漏报和误报现象。

控制乙脑的措施理论上包括灭蚊、猪和人类的免疫预防措施,其中疫苗是唯一有效的长期控制和预防乙脑的方法。大量的证据表明,免疫接种对控制乙脑效果明确,又具有很高的成本效益性。我国绝大多数省(市、区)为乙脑流行区。在 20 世纪 60 年代末,广泛应用疫苗前,乙脑高发年份的发病率可达 30/10 万。随着疫苗的逐步改进与应用,发病率显著下降。

二、病原学

(一)病毒的形态结构

乙型脑炎病毒是一种球形的单链 RNA 病毒,属披盖病毒科虫媒 B 组。病毒颗粒呈球形,壳体为 20 面立体对称,RNA 为单股,分子量约 $3×10$ dalton。电镜下的病毒颗粒有核心、包膜和刺突 3 部分,它们的平均直径分别为 29.8 nm±2.5 nm、44.8 nm±3.2 nm、53.1 nm±5.4 nm。该病毒单股正链 RNA 全序列由 11 000 个核苷酸组成,含有 3 种结构蛋白。E1 是构成包膜上刺突的糖蛋白;E2 是一种非糖基化的小蛋白多肽,与包膜层相连;碱性蛋白 C 与核壳体中的 RNA 相连构成核壳。

(二)病毒的理化性质

乙型脑炎病毒的抵抗力不强,在 100 ℃2 分钟、55~60 ℃30 分钟或 37 ℃2 天即可被完全灭活。但 30 ℃以下存活时间较长,在-70 ℃以下可保存 1 年以上。冷冻干燥下的病毒,在 4 ℃可保存数年。该病毒在适宜的稀释剂中(脱脂牛乳、兔血清或牛血清、水解蛋白等)比较稳定,在生理盐水中则迅速被灭活。

乙型脑炎病毒可被常用的消毒剂如碘酊、乙醇、酚等迅速灭活,也易被胆汁、脱氧胆酸钠所灭活。对有机溶剂敏感,胰蛋白酶和脂肪酶不但能破坏病毒的感染力,而且使血凝活性迅速丧失。甲醛和 β-丙内酯可使病毒灭活,并且保持其抗原性,因此常用作灭活剂。

(三)病毒的抗原性和免疫原性

乙型脑炎病毒的蛋白包括 3 种结构蛋白和 7 种非结构蛋白。3 种结构蛋白即衣壳蛋白 C、包膜蛋白 E 和 M,其中 E 蛋白是乙型脑炎病毒的重要抗原成分,它具有病毒与细胞受体的结合、特异性膜融合及诱生病毒中和抗体、血凝抑制抗体和抗融合抗体的作用。因此,E 蛋白与病毒毒力、致病性和免疫保护性密切相关。非结构蛋白为病毒的酶或调节蛋白,与病毒复制和生物合成有关。

乙型脑炎病毒感染或疫苗免疫后均可产生中和抗体、血抑抗体和补结抗体。血抑抗体和补结抗体出现较早,一般在感染 7 天后出现;中和抗体出现较迟,在 1~2 周内,但都在 1 个月左右达高峰。补结抗体消失快,可用来判断人或动物的年感染率;其次是血抑抗体,可用作临床病例的诊断;中和抗体维持时间最长,是衡量人体是否有免疫力的指标。

人被感染后,绝大部分呈隐性感染,仅有少数人发病,有显性感染症状者≤1%。隐性或显性感染者只发生 3~5 天短暂的病毒血症,对于本病的流行传播上意义不大。牛、马等大型牲畜的饲养和使用时间长,而幼畜数量不多,传播本病的意义也不大。因此,上述 2 种传染源并不是主要的传染源。

据研究资料表明,本病最重要的传染源是猪,主要是幼猪。猪数量多,感染后病毒血症期持续时间长,血液中病毒滴度很高;幼猪出生率高,生长时间短,对乙型脑炎病毒的免疫力低下,易感染。乙型脑炎病毒在蚊体内大量繁殖,在唾液腺内的乙型脑炎病毒滴度达到较高水平。当环境温度<20 ℃,病毒滴度低;若≥28 ℃,则病毒迅速复制,具有很高的传染性。

(四)人群易感性和免疫性

乙型脑炎病毒的抗原较稳定,较难变异,至今也只有一个血清型,但不同时间分离的病毒株之间也发现一定的差异,在免疫学上没有意义。

三、流行病学

(一)乙脑流行地域分布

乙脑是由媒介蚊虫传播的一种中枢神经系统急性传染病,为人畜共患传染病。患者起病急,以高热、惊厥、昏迷、抽搐等神经症状为特征。乙脑病死率达 5%～35%,约 30%的患者留有神经、精神系统后遗症。乙脑主要在亚洲广大地区流行,在日本、朝鲜、韩国、中国、越南、泰国、印度、印度尼西亚、马来西亚、菲律宾、缅甸及独联体地区东部的海滨地区,太平洋的一些岛屿均有本病的报道。

我国除新疆、青海、西藏无病例报告以外,其他各省、自治区、直辖市均有发病。年发病数最高超过 17 万人,病死率达 25%。我国为乙脑高流行区,乙脑属于乙类法定报告传染病。疫苗使用前,乙脑发病一直处于较高水平,在 20 世纪 50～70 年代初期曾发生大流行,每间隔 3～5 年出现一次小的流行高峰。2006 年再次出现一个发病高峰,超过 2004 年和 2005 年发病水平,部分省病例数上升幅度较大,局部地区发生乙脑流行。2004－2006 年平均发病数达 6 320 例,2006 年除青海外,另外 30 个省(市、区)报告乙脑病例累计发病 7 643 例,死亡 463 例。我国乙脑的流行主要在 7～9 月份,发病主要集中在贵州、四川、重庆等西南地区,≤10 岁病例占总病例的75%以上。

1.全国乙脑年龄组发病率

全国乙脑年龄组发病率分析显示,我国乙脑≤10 岁病例占总病例的 75%以上。全国报告乙脑病例仍以小年龄组报告发病率较高,其中 3～6 岁组儿童报告发病率最高。8 月龄和间隔 1 年接种 2 剂次疫苗,可有效保护≤10 岁儿童。2006 年仍以小年龄组报告发病率较高,其中 3～6 岁组儿童报告发病率最高,各年龄组报告发病率在 6.0/10 万～6.2/10 万,与 2004 年、2005 年相比,各年龄组报告发病率均有所上升,但仍以小年龄组增加幅度大。

2.我国乙脑地区分布

病例主要分布在西南、华南、华中、华东地区,东北和西北地区病例数较少。近几年病例集中在西南地区。

(二)传染源与储存宿主

乙脑是一种人畜共患的传染病,属于蚊类媒介传播的自然疫源性疾病。乙型脑炎病毒感染后的人和动物通过蚊子叮咬传播,均可成为本病的传染源。

通过对健康人群的血清流行病学调查证明,蚊子(主要为库蚊)不但是乙型脑炎病毒的传播媒介,而且也是储存宿主。带毒蚊子一次叮咬的排毒量可高达小鼠 10^2～10^4 ID_{50} 病毒滴度,受带毒蚊子叮咬后几乎 100%感染。人类主要呈隐性感染,极少数感染者发病。发病对象在流行区的少年儿童,随着年龄的增长,发病也减少。所以,流行区 10 岁以下儿童最为易感,患者年龄发病率也最高。乙脑无论是隐性感染还是显性感染,均可获得持久免疫力,再次发病者极少见。

（三）乙脑流行有关因素

乙脑流行具有明显的周期性,一个大流行年后,流行就会处于低谷期 4～5 年,然后再次形成高峰。这主要是由于一次大流行,众多人群因隐性感染而获得免疫。此外,乙脑流行的地域性,其实质是自然因素(如气温高、降水量大等)对媒介昆虫滋生条件的影响。

四、免疫预防

（一）疫苗发展概况

日本和独联体地区是最早应用鼠脑制备疫苗预防乙脑的国家。第二次世界大战期间,美国也用鼠脑和鸡胚制备的疫苗在军队中使用。

在 1950 年和 1951 年,北京生物制品研究所先后研制出鸡胚灭活疫苗和鼠脑灭活疫苗。鸡胚疫苗免疫原性差;鼠脑疫苗由于未经纯化含有鼠脑组织成分,1957 年,曾发生严重的变态反应性脑脊髓炎而停止生产。之后,在原有疫苗工艺基础上,增加了澄清、过滤和用乙醚处理等工艺,但疫苗的不良反应和免疫原性仍不够满意。1960－1966 年,使用鸡胚细胞生产灭活疫苗,不良反应虽有明显减少,但流行病学效果欠佳。1967 年,北京生物制品研究所研制成功用地鼠肾细胞培养病毒,经甲醛灭活的疫苗,1968 年起正式投产和应用。经人体血清学和流行病学效果调查证明,该疫苗不仅不良反应较轻,效果也较好。之后上海、兰州、成都和长春等生物制品研究所也相继生产并在全国范围内推广、应用,对我国控制乙脑的流行起到重要作用。但此疫苗为原代地鼠肾细胞疫苗,疫苗中的残余牛血清和地鼠肾细胞残片可引起不良反应;再则,灭活疫苗接种剂次多,超敏反应发生率也随着疫苗接种剂次的增加而增高。

目前使用的乙脑疫苗有以下三种:一是鼠脑纯化疫苗,得到 WHO 的认可,除在日本大量使用外,也曾在欧洲和亚洲一些国家应用;二是地鼠肾细胞减毒活疫苗,主要在国内使用,少量出口到韩国、尼泊尔和印度等国;三是 Vero 细胞灭活纯化疫苗,只在国内使用。

（二）我国两种乙脑疫苗的制造

1.Vero 细胞灭活纯化疫苗

Vero 细胞是从非洲绿猴肾建立的猴肾细胞系。经全面检定,无外源因子污染和致瘤性,完全符合 WHO 规程的要求,在国际上先后用于小儿麻痹灭活疫苗、小儿麻痹活疫苗和人用狂犬病疫苗的生产。

(1)疫苗的制备流程:选育生物性状稳定,符合 WHO 规程要求并适应乙型脑炎病毒繁殖的 Vero 细胞,培养病毒,并通过以下的纯化工艺过程制备成疫苗。①超滤,抗原经中空纤维柱超滤后浓缩 10～20 倍;②鱼精蛋白处理,进行初步纯化,并去除细胞残余 DNA;③蔗糖密度梯度离心,进一步纯化,收取一个蛋白活性高峰,蛋白含量 60 μg 以下,补结活性达 1:(32～64),再经超滤脱去蔗糖。

(2)疫苗的安全性:分别选择不同年龄组人群进行临床试验,初免 1 针后 8 小时,有 5% 左右发生一过性中度发热(37.6～38.5 ℃),接种第 2 针后中度发热率≤1%。对 3 种不同疫苗的比较临床研究,全身发热反应减毒活疫苗高于其他两种疫苗但无统计学显著差异(t < 1.96, P > 0.01)。

(3)抗体应答:Vero 细胞乙脑灭活疫苗初免 2 剂后,抗体阳转率、抗体几何平均滴度(GMT)

均高于地鼠肾灭活疫苗和减毒活疫苗有统计学显著差异($t > 2.58, P < 0.001$)。Vero 疫苗用于 1～6 岁儿童,无论既往接种何种疫苗,用 Vero 疫苗加强免疫 1 剂,抗体阳转率达到 100%,GMT 上升 22.8 倍。对抗体应答持久性观察,北京生物品研究所在非疫区连续进行了 5 年血清学中和抗体的检测,抗体下降缓慢,免疫接种后第 5 年仍保持有效免疫水平。

2.地鼠肾细胞减毒活疫苗

我国乙脑减毒活疫苗毒种是中国药品生制品检定所俞永新院士率领课题组选育的 SA14-14-2减毒株。该弱毒株具有遗传稳定性好,免疫原性强,可产生良好的体液和细胞免疫反应。

(1)疫苗制造:我国用于生产减毒活疫苗的毒种为 SA14-14-2 株,母株为 SA14 病毒株,于 1954 年分离自西安蚊的幼虫。疫苗制备与灭活疫苗基本相同,即在地鼠肾原代细胞上培养,病毒收获后,加入疫苗保护剂(蔗糖、明胶)进行冷冻干燥,最后根据《中华人民共和国药典》规定的检定项目进行检定。

(2)疫苗的安全性:在我国,乙脑减毒活疫苗已广泛应用多年,未收到与疫苗相关的严重不良反应报告。

(3)疫苗的免疫性:曾对 6～12 岁和 1～3 岁儿童进行血清学试验,测定免疫后中和抗体阳转率可达 90% 以上。在乙脑非流行区,人体免疫 1 剂后,中和抗体阳转率和抗体水平随免疫剂量的减少而降低,病毒剂量(滴度)在 $10^{6.7}$ TCID$_{50}$/mL(相当 10^5 PFU/mL)时阳转率达 90%。

(4)临床有效性:1995 年,在洛克菲勒基金会资助下,由中国四川大学华西医学院和美国宾夕法尼亚大学在中国四川联合进行的临床研究表明,乙脑活疫苗接种 1 针的有效率为 80%,接种 2 针的有效率为 97.5%。1999 年,在尼泊尔进行的临床考核,接种一针疫苗的中和抗体阳转率达 99.3%;在韩国所做的临床考核显示,乙脑活疫苗单针接种后的中和抗体阳转率达 96%。

在长期大面积的流行病学效果考核中,乙脑活疫苗接种后可使发病率降低 80% 左右,保护率达 98%。白智泳等对乙脑活疫苗和灭活疫苗进行血清抗体观察,结果显示,活疫苗接种一针抗体阳转率为 83.4%,GMT 为 53.59,灭活疫苗抗体阳转率为 62.79%,GMT 为 20.99。对乙脑活疫苗和灭活疫苗进行免疫效果观察,结果显示,乙脑活疫苗抗体阳转率为 91.30%,GMT 为 22.22;乙脑灭活疫苗阳转率为 64.38%,GMT 为 16.51。

五、疫苗应用

(一)乙脑疫苗为免疫规划疫苗

按《中华人民共和国药典》(三部)规定,乙脑疫苗是我国免疫规划疫苗。

1.地鼠肾细胞灭活疫苗

(1)接种对象:6 月龄至 10 周岁的儿童和由非疫区进入疫区的儿童和成年人。每一次人用剂量为0.5 mL。

(2)免疫程序:6～12 月龄接种第 1 针和第 2 针,时间间隔 7～10 天,6 个月后和 4～10 岁时分别接种第 3 剂和第 4 剂。Vero 细胞灭活疫苗(纯化)免疫程序与地鼠肾细胞灭活疫苗相同。

2.地鼠肾细胞减毒活疫苗

接种对象为 8 月龄以上的健康儿童及由非疫区进入疫区的儿童和成人。每一次人用剂量为 0.5 mL,含乙脑活病毒不低于 5.41 g PFU。8 月龄儿童首次注射 0.5 mL;分别于 2 岁和 7 岁再各注射 0.5 mL,以后不再免疫。

（二）疫苗上市后的不良反应

1.Vero 细胞灭活疫苗（纯化）

Vero 细胞纯化乙脑灭活疫苗广为使用后证明，大多数接种对象基础免疫（初免）后偶有一过性高热（≥38 ℃），多为低热；接种第 2 剂时，发热率显著降低。局部反应偶有红肿、硬结等。

2.减毒活疫苗

有学者 1985 年第一次对乙脑减毒活疫苗进行安全性研究表明，1 026 名 5～12 岁儿童中，第 1 组 47 名儿童接种 1 剂后，跟踪观察 14 天，无 1 例体温＞37.4 ℃者。第 2 组 35 名儿童和第 3 组 944 名儿童接种稀释后的疫苗，疫苗按 1∶3、1∶5、1∶50 稀释后接种，其抗体阳转率分别为 100％、100％和 83％，同样进行 14 天的临床医学观察后也未监测到任何的症状或体征出现。

有学者对乙脑减毒活疫苗进行的短期安全性观察（26 239 人）显示，疫苗接种组与未接种组（对照组）相比，各指标均无显著性差异，表明乙脑减毒活疫苗是安全的。1998 年，在韩国进行乙脑减毒活疫苗接种 1 剂次后不良反应监测和抗体水平检测，84 名儿童未发现有严重不良反应报告。

2000 年，广西钦州市有报告对 15 岁以下儿童接种兰州生物制品研究所生产的乙脑减毒活疫苗时，发生超敏反应 1 例，该病例前一年曾接种过乙脑减毒活疫苗；2002 年，广东省深圳市有报告接种成都生物制品研究所生产的乙脑减毒活疫苗，发生 1 例过敏性休克。其余未见报道。

（三）建议免疫程序

1.现行免疫程序

免疫程序分为基础免疫和加强免疫。乙脑灭活疫苗注射 4 剂，第 1、2 剂为基础免疫，时间间隔为 7～10 天，第 3、4 剂为加强免疫；乙脑减毒活疫苗注射 2 剂，第 1 剂为基础免疫，第 2 剂为加强免疫。

2.WHO 有关乙脑疫苗的建议

对于减毒活疫苗的免疫程序，建议依据现用疫苗的免疫效果和疾病流行情况。

（1）目前使用的减毒活疫苗与新一代灭活疫苗有望取代鼠脑灭活疫苗。接种 1 剂或 2 剂减毒活疫苗后，可诱导产生持续几年的保护。

（2）1 剂次基础免疫后中和抗体阳转率高，我国乙脑减毒活疫苗已在韩国取得注册，其临床试验也证明该疫苗无严重的预防接种反应。1 剂次后中和抗体阳转率为 96％，2 剂次后为 97.4％。

（3）2 剂次接种后发病率出现明显下降。经 3～11 年儿童 2 剂次免疫与发病率的关系比较显示，接种 2 剂次后，人群平均发病率比接种前下降 70％以上；1～10 岁发病率比接种前下降 85％以上。有免疫史的儿童发病率显著低于无免疫史儿童。

（4）免疫效果持久，我国乙脑减毒活疫苗免疫效果的持续时间初步观察，为 5～11 年。

（5）尼泊尔 2001 年开始大面积接种乙脑减毒活疫苗 1 剂，当年的保护效果为 99.3％，第 2 年的保护效果为 98.5％，第 5 年的保护效果保持在 96.2％，表明接种 1 剂活疫苗后有较长的免疫持久性。

（6）加强免疫后均能出现回忆性免疫应答。我国应用的乙脑减毒活疫苗有广谱的抗原性，保护性高，安全有效。活疫苗免疫后，即使中和抗体较低，当再次接触到乙脑野病毒时，将快速产生高滴度中和抗体，并可增强细胞免疫应答的免疫回忆反应，使机体获得保护。

（康晓庆）

第三节 流行性腮腺炎

一、概述

流行性腮腺炎是由腮腺炎病毒引起的以腮腺肿大为特征的急性呼吸道传染病,发病率高,常年发病率≥100/10万,5～15岁儿童占发病总数的80%～95%。临床上以腮腺非化脓性肿胀、疼痛伴发热为主要症状。广泛开展腮腺炎疫苗接种,提高人群的免疫水平是控制流行性腮腺炎最有效的手段。欧美许多国家实施疫苗第二次加强注射,以增强机体的免疫保护。国内也应将腮腺炎疫苗纳入免疫规划,以形成有效的群体免疫力,从而降低腮腺炎在我国的发病率。

该病发生的病理变化及造成的危害远非局限于腮腺,也可侵犯其他腺体器官,常见的并发症有病毒性脑膜炎和脑炎、睾丸炎、附睾炎。此外,还有卵巢炎、胰腺炎、心肌炎等。严重者可导致伤残或死亡,同时也是后天获得性耳聋的重要病因之一,此种耳聋往往是不可逆的,对社会造成负担。

二、病原学

腮腺炎病毒(mumps virus,MV)属副黏病毒科。球形的直径为90～600 nm,平均为200 nm。宿主细胞衍生的脂质膜围绕含单链RNA基因组的核壳体。血凝素-神经氨酸酶蛋白和融合蛋白两种表面成分在毒力中起作用。抗血凝素-神经氨酸酶蛋白抗体可中和病毒。其他四种结构蛋白是内部病毒粒子蛋白,不是保护性免疫应答的重要目标。酶联免疫吸附测定法(ELISA)广泛用于抗MV特异性抗体的测定,简单、可靠。MV可在各种细胞培养物及鸡胚中复制。对于常规诊断病毒学中的初次分离,可用猴肾、人胚肾或海拉细胞培养。用血吸附抑制试验可检测细胞培养物中的MV。

病毒对热极不稳定,56 ℃30分钟即被灭活,具有不耐酸,易被脂溶剂灭活的特点。腮腺炎病毒只有1个血清型,血凝素和神经氨酸酶两种表面成分是病毒的主要毒力成分,也是其主要的保护性抗原,抗血凝素-神经氨酸酶蛋白的抗体可中和病毒。根据SH基因序列,腮腺炎病毒可分为A、B、C、D、E、F、G、H 8个基因型。不同地区,不同季节流行的病毒株可能有基因型的改变。

三、流行病学

(一)人群易感性和发病率

流行性腮腺炎是全球性流行的急性传染病,全年均有发病。人群对流行性腮腺炎的易感性为80%～100%,15岁以下儿童占发病总数的80%～95%。据常规监测资料显示其发病率大于100/10万,美国一项研究预测腮腺炎的发病率为2 000/10万,是被动监测资料的10倍左右,而发展中国家目前还没有确切数据来评估腮腺炎的发病率。在我国,也未见全国性的有关腮腺炎流行病学调查资料。本文收集到的数据仅为个别地区腮腺炎的流行情况,但在一定程度上反映出我国腮腺炎的发病率较高。例如,据陕西省安康市2004－2005年疫情网络上报告的腮腺炎病例,2004 年为 1 162 例,2005 年为 1 945 例,发病率分别为 39.70/10 万和 66.14/10 万,2005 年发病率较 2004 年明显上升。发病时间集中在春末夏初和秋末冬初,年龄集中在 3～15 岁,占 87.44%,且多发于中、小学校及幼托机构。

2005 年,江西吉安县报告,全年共发生腮腺炎患者 182 例,发病率为 41.44/10 万。流行高峰在 1～5 月份,发病年龄以 5～9 岁为多,共 114 例,占 62.64%。在无免疫实施的情况下,疾病常随人群抗体的消长而呈周期性流行,通常每 2～3 年流行一次,7～8 年为一个流行周期。1 岁以内婴儿从胎盘传递的母体抗体中获得免疫力,在集体机构、交通闭塞地区以及新兵中可引起暴发。人群免疫力水平低下,易感人群积聚是造成腮腺炎流行的主要因素。在白令海峡圣劳伦斯岛,1967 年发生了腮腺炎暴发。提示腮腺炎在易感人群中发生暴发,总感染率为 82%,其中显性感染为 65%,临床表现有腮腺炎肿大特征者占 95%。

(二)传染源

人是流行性腮腺炎病毒的唯一宿主,发病前驱期及亚临床感染者都是传染源,患者在腮腺肿大前 6 天至肿大后 9 天,均可从唾液中分离到病毒,此期有高度传染性。隐性感染者在流行期可占 30%～50%,因此也是重要传染源。

(三)传播途径

流行性腮腺炎以飞沫传播为主,污染的衣物、食品、玩具均可传播。幼儿园儿童常把病毒引入家庭,从而传播给其他易感者;军队中,特别是来自四面八方的入伍新兵,常引起新兵训练营腮腺炎的暴发;孕妇感染腮腺炎病毒后,可通过胎盘传给胚胎,引起胎儿死亡。

四、临床特点及常见并发症

腮腺炎病毒经直接接触或空气飞沫传播,潜伏期平均为 16～18 天。通常以肌痛、头痛、厌食、不适和低热等非特异性症状开始,有 30%～40% 的感染者出现典型症状,在 1 天内出现特有的一侧或两侧腮腺肿胀,1～3 天内,约有 10% 的患者影响唾液腺。大约 1 周后,发热和腺体肿胀消失,如无并发症,则疾病完全消退。15%～20% 的患者中,感染仅出现非特异症状或无症状,2 岁以下儿童大多为亚临床感染。疾病多发于 2～9 岁儿童,且大多有严重并发症,主要有青春期后男性睾丸附睾炎(发生率 25%)、女性卵巢炎(发生率 5%)、胰腺炎(发生率 4%)、无症状脑脊液淋巴细胞计数增多(发生率 50%)、无菌性脑膜炎(发生率 1%～10%)、脑炎(发生率 0.02%～0.30%)、暂时性耳聋(发生率 4%),其他还有轻度肾功能异常(发生率 30%～60%)、心电图异常(发生率 5%～15%)。此外,经观察发现,妊娠早期(3 个月内)感染腮腺炎病毒的孕妇中有 25% 会自然流产,其发生率高于风疹病毒感染,但尚未发现母体感染腮腺炎病毒引起胎儿先天性畸形。腮腺炎常见并发症的原因可能是流行性腮腺炎病毒有嗜神经性,而幼儿免疫功能低下及神经系统发育不完善,故病毒容易透过血-脑屏障进入脑部,引起一系列脑膜炎症状,但多数预后良好。

五、免疫预防

(一)疫苗前被动免疫预防

早在 20 世纪 20 年代后期,匈牙利学者就用腮腺炎患者脱纤维血液或恢复期血清行肌内注射,结果证明两种方法均可产生被动保护作用。我国也在 20 世纪 50 年代使用胎盘免疫球蛋白作被动免疫,也可起到减少发病和减轻临床症状的作用。

(二)疫苗研发

1945年,Enders等首次研制成功福尔马林灭活疫苗并用于人体。通过观察,1次免疫抗体阳转率为50%,2次免疫为100%,保护效果可达80%。1948年,美国批准腮腺炎灭活疫苗。1960年,灭活疫苗在芬兰军队中首次常规使用,在约20万新兵中应用,接种2次,补体结合抗体阳转率达73%~92%,使军队中腮腺炎的发病率由31‰下降至1.9‰,并发脑膜炎由10%下降至1%。到1978年,发现灭活疫苗对腮腺炎的预防效果不理想,疫苗仅诱生短期免疫力,保护效果差,个别人可发生变态反应,因此已不再使用。1936年后,日本、独联体地区、瑞士和美国就致力于研制腮腺炎减毒活疫苗,但由于病毒在鸡胚等细胞中减毒迅速,难以获得高效价、免疫性持久及无致病性的疫苗。世界范围内腮腺炎减毒活疫苗生产所用的主要毒株的特点和免疫效果见下述。

1.Jeryl-Lynn株

20世纪60年代初,美国以鸡胚分离后,在鸡胚细胞上减毒至17代,即目前应用的JL疫苗株。Jeryl-Lynn株1967年被批准;1977年,美国推荐常规使用;到1992年,全球已有约1.35亿儿童和成人接种疫苗。1995年,美国报告的腮腺炎病例数仅为疫苗接种前的1%。工业化国家研究证明,接种第1剂Jeryl-Lynn株腮腺炎疫苗,血清阳转率为80%~100%。接种第1剂含Jeryl-Lynn株的MMR疫苗,73%的儿童在10.5年后仍为血清阳性。间隔5年后接种第2剂,在接种第2剂后4年,86%为血清阳性。美国腮腺炎暴发研究证实,Jeryl-Lynn株抗临床腮腺炎的保护效果为75%~91%。经实践证明是国内外使用毒种中最为安全的,不良反应的发生十分罕见,不良反应总报告率仅为17.4/10万,而且主要为低热、短暂皮疹、瘙痒和紫癜等变态反应,且都在短期内自行消退,不留后遗症。到目前为止,尚无确切证据表明在接种后可发生脑炎或脑膜炎并发症。

2.RIT4385株

RIT4385腮腺炎疫苗是由Jeryl-Lynn疫苗株衍化而来。市售的疫苗是与Schwarz麻疹疫苗和RA27/3风疹疫苗联合的MMR疫苗。有7项研究对RIT4385疫苗与Jeryl-Lynn疫苗的免疫原性进行了比较。9~24月龄儿童接种RIT4385疫苗,用ELISA检测1 080名儿童,血清阳转率为95.50%;接种Jeryl-Lynn疫苗(MMR)的383名儿童,血清阳转率为96.9%,GMT明显比RIT4385疫苗高。两组间发热、皮疹、唾液腺肿胀和发热性惊厥的发生率相似,但RIT4385疫苗组注射部位的局部症状(如疼痛、红肿)发生率明显较低。意大利在12~27月龄儿童中比较了RIT4385(MMR)与含Rubini株的MMR疫苗的效果。发现RIT4385疫苗接种者,血清阳转率为97%,抗体GMT为1 640 U/mL。Rubini株接种者血清阳转率为35.4%,GMT为469 U/mL,两者在血清阳转率和GMT方面的差异有显著性,两组的局部和全身症状发生率相似。

3.Leningrad-3株

独联体地区研制的Leningrad-3疫苗株,用豚鼠肾细胞培养增殖,再进一步用日本鹌鹑胚培养,传代减毒。该疫苗已用于独联体地区/俄罗斯联邦的国家免疫规划,自1980年以来,已接种儿童超过2 500万。Leningrad-3疫苗接种1~7岁儿童,血清阳转率为89%~98%,保护效果为92%~99%。此外,在113 967名1~12岁儿童中的试验证实,独联体地区/俄罗斯联邦腮腺炎暴发期间,该疫苗用做紧急预防时,保护效率为96.6%。

4.L-Zagreb 株

在克罗地亚,用 Leningrad-3 株通过适应于鸡胚成纤维细胞培养,进一步减毒。新毒株命名为 L-Zagreb,用于克罗地亚和印度的疫苗生产,在全球已接种几百万儿童。L-Zagreb 疫苗在克罗地亚的研究显示,保护效果与 Leningrad-3 疫苗相当。1988—1992 年,克罗地亚报道,每接种 10 万剂含 L-Zagreb 株的 MMR,有 90 例无菌性脑膜炎。而 1990—1996 年在斯洛文尼亚,被动监测得到相应的无菌性脑膜炎发生率为 2/10 万剂。

5.Urabe 株

20 世纪 70 年代,由日本建株,由人胚肾细胞分离并在 CE 中传代减毒,最后在 CE 或 CEC 中制备疫苗。首先在日本,然后在法国、比利时和意大利获准使用。用鸡胚羊膜或鸡胚细胞培养生产 Urabe 株疫苗,在几个国家已成功地使用 Urabe 株疫苗。自 1979 年以来,已接种疫苗 6 000 万人。12~20 月龄儿童血清阳转率为 92%～100%,9 月龄儿童血清阳转率为 75%～99%。但经研究发现 Urabe 疫苗与诱发脑膜炎有关系,加拿大科学家通过分子生物学研究发现 Urabe 株疫苗是一种混合病毒,带有 A 野生型病毒与 G 变异型病毒,患者脑脊液检查主要为 A 野生型病毒,该病毒能改变脑脊液成分,进而发展为无菌性脑膜炎。在英国,接种 11 000 剂该疫苗,估计发生 1 例无菌性脑膜炎。日本接种 10 万剂含 Urabe 株的 MMR 疫苗,发生约 100 例无菌性脑膜炎,发生率随不同制造厂商而不同。发生率的差异可能反映监测或 Urabe 疫苗株反应原性的差异。Urabe 疫苗含有多株 MuV,这些毒株的神经毒力可能不同。为此全球许多国家停止生产和使用 Urabe 株疫苗。

6.Rubini 株

20 世纪 80 年代,由瑞士建株,首先在人二倍体细胞上传代,而后在 CE 中减毒,并适应至 MRC-5 人二倍体细胞上制备疫苗。1985 年,Rubini 株疫苗首先在瑞士获准使用。与 Jeryl-Lynn 和 Urabe 疫苗接种者相比,Rubini 疫苗接种者血清阳转率和 GMT 明显较低。最后对 Rubini 疫苗观察表明,其效力比 Jeryl-Lynn 或 Urabe 疫苗低。瑞士的 3 年研究证明,Rubini 疫苗仅提供 6.3% 的保护,而 Urabe 和 Jeryl-Lynn 疫苗保护效果分别为 73.1% 和 61.6%。对保护效果差的一种解释是,高代次传代(大于 30 代)可能造成疫苗株过度减毒。据此,WHO 建议国家免疫规划不使用 Rubini 疫苗。

7.S_{79} 毒株

1979 年,上海生物制品研究所通过国际交往从美国引进腮腺炎病毒株(Jeryl-Lynn 株),在实验室通过原代鸡胚细胞传代培养后,冻干保存,改名为 S_{79} 株。病毒传至第 3 代建立主代种子批,腮腺炎病毒 S_{79} 株经猴体神经毒力试验表明,注射后猴体未见与病毒神经毒力相关的病理表现,该毒株生产的疫苗制检规程列入 1995 年以后的《中国生物制品规程》。特别是 20 世纪 90 年代以来,上海、北京、兰州等生物制品研究所都用 S_{79} 株制造疫苗,该毒株与 JL 株相同,具有病毒滴度较高,免疫原性较好,而临床反应轻的特点,各地使用后的抗体阳转率达 82.6%～88.6%。同时,利用蚀斑纯化技术对毒株进行筛选,制备的疫苗与未纯化的病毒疫苗及进口的 MMR 联合疫苗同时进行免疫原性观察,发现纯化病毒疫苗的抗体阳转率提高,达 83.33%～94.29%。

8.M56

20 世纪 70 年代,北京生物制品研究所从腮腺炎患者鼻咽分泌物中分离到一株病毒,减毒成为弱毒株 ME 和 M56-1,制备成气溶胶剂型,人群以气雾经呼吸道免疫后,效果良好,血清阳转率可达 90% 以上。但实施气雾免疫操作的工作人员,不断重复吸入过量疫苗致高热而停用。

(三)腮腺炎疫苗的效果

上海生物制品研究所研制的麻疹、腮腺炎二联疫苗,曾在江西省进行系统的临床观察,136 名 8 月龄以上易感儿童接种疫苗后,不良反应轻微,未见腮腺肿大及皮疹,发热以轻度为主,占 15.44%,中度发热反应为 5.88%,无强反应。腮腺炎的抗体阳转率为 81.82%~86.00%,麻疹的抗体阳转率为 95.12%~100.00%,与对照的单价疫苗和进口 MMR 三联疫苗相似。

关于腮腺炎疫苗的免疫保护效果,国内曾报道,宁波市甬江中心小学 2000 年 4 月 12 日至 2000 年 6 月 11 日流行性腮腺炎暴发,全校 463 名学生发病 82 例,年龄 7~12 岁。其中,接种过疫苗的 90 名学生,发病 8 例(8.89%);未接种过疫苗的 373 名学生,发病 74 例(19.84%),疫苗保护率为 55.0%,二者差异有显著意义($\chi^2 = 5.97, P < 0.05$)。

(四)腮腺炎疫苗的安全性

腮腺炎疫苗接种的不良反应罕见而轻微。接种后最常见的不良反应是发热、皮疹。腮腺炎疫苗引发无菌性脑膜炎的发生率不同毒株之间有差异。S_{79} 株腮腺炎疫苗在我国已被广泛使用,其临床反应轻微。在国内进行的所有临床研究资料中未见引发无菌性脑膜炎的报道。有研究者以北京、上海生物制品研究所生产的 S_{79} 株腮腺炎疫苗,在上海观察 175 名疫苗接种者,局部出现红肿反应者 1 人(0.6%),未见腮腺肿大,在接种后 6~10 天,有 $\geqslant 1$ 次体温在 37.6~38.5 ℃者 8 人,占 4.57%;$\geqslant 38.6$ ℃者 2 人,占 1.14%。1 人食欲欠佳,抗体阳转率为 85%,蚀斑减少中和试验法。另有研究者以兰州生物制品研究所生产的 S_{79} 株腮腺炎疫苗在山东省观察疫苗的安全性,接种疫苗的 345 名 2~9 岁儿童,未出现严重反应,仅有 6 人注射部位出现轻微红晕,未发生与接种疫苗相关的发热、皮疹等反应。目前,国内生产的 S_{79} 株疫苗已在全国范围内得到广泛应用,未发生与疫苗相关的严重不良反应。充分说明国产 S_{79} 株腮腺炎疫苗安全性良好。

(五)疫苗的免疫效果和持久性

国内应用腮腺炎疫苗的时间不长,有关疫苗免疫效果的研究也不多。从个别结果来看,S_{79} 株腮腺炎疫苗的血清中和抗体阳转率达 85.4%,疫苗保护率为 81.9%,血清学和流行病学效果基本吻合。

有报道,在浙江省杭州市下城区,观察上海生物制品研究所生产的 S_{79} 株腮腺炎疫苗与美国 Merck 公司的 MMR 联合疫苗免疫后的腮腺炎抗体比较结果,S_{79} 株腮腺炎疫苗的抗体阳转率为 79.59%~88.46%,Merck 公司的 MMR 联合疫苗的抗体阳转率为 82.86%,无显著的统计学意义。国产 S_{79} 株腮腺炎减毒活疫苗在奉化地区对易感幼儿免疫效果研究中发现,受试者免疫前抗体阳性率为 24.41%,免疫后 1 个月明显增高至 90.00%,免疫后阳性数去除免疫前阳性数其疫苗保护率仍有 90.00%。浙江绍兴市于 1996 年初在全县范围内对 7 岁以下儿童推广使用国产冻干流行性腮腺炎减毒活疫苗,全县 8 月龄至 7 岁以下儿童共观察 65 216 人,一年内报告病例 108 人,总发病率为 165.60/10 万。其中,接种组 52 208 人,发病 33 人,发病率为 63.21/10 万;未接种组 13 008 人,发病 75 人,发病率为 576.57/10 万,两组发病率有非常显著性差异,疫苗保护率为 89.04%。有关疫苗长期的免疫保护性资料,国内仅有为期 3 年的研究数据,尚未见有更长的持久性研究资料。

1996 年,温州市观察了上海生物制品研究所生产的腮腺炎疫苗,接种 3 年后血清中流行性腮腺炎的特异性抗体 IgG 和发病情况。对 102 人进行了腮腺炎疫苗注射,未注射疫苗的 56 人作为对照组。在观察期内曾有两次腮腺炎流行。发现接种疫苗后抗体阳性率为 92.16%,对照组腮腺炎的自然感染率为71.43%,未接种疫苗者腮腺炎的隐性感染率高达64.28%。接种组腮腺炎发病率为0.98%,明显低于对照组7.14%,免疫后经过两个流行期,疫苗的保护率为86.27%。结果表明易感人群注射一剂国产冻干流行性腮腺炎疫苗,3年后仍然有保护作用。还有报道认为,腮腺炎减毒活疫苗接种1年后,抗体阳性率和GMT均有所下降,3年后进一步降低。一般认为群体免疫率在90%以上可阻止腮腺炎的流行,但3年后群体的免疫率为70%,因此是否需要再次免疫接种,几年后需要加强值得进一步探讨。

(六)腮腺炎疫苗免疫接种程序

根据WHO提供的资料,将腮腺炎疫苗列入免疫规划的82个国家中,有52个国家(63.4%)使用单剂,30个国家(36.6%)使用双剂。目前,国外MMR两剂方案获得了广泛的支持。14～18月龄儿童初免,抗体阳性率达到85%以上。免疫后第2年,抗体不断下降,只有经再次免疫后,抗体阳性率才能回升到95%左右。再过9年,抗体阳性率仅缓慢降至85%。而且,再次免疫4年后的平均抗体滴度仍高于初免时的水平。要达到消灭腮腺炎的预期要求,对9～12月龄儿童进行单剂疫苗接种,其接种率应≥80%,方可形成群体免疫力。使用腮腺炎疫苗单剂免疫程序的国家应考虑进行二次接种。

芬兰自1982年11月开始采用2剂MMR免疫方案,第1剂于14～18月龄免疫,第2剂于6岁时免疫,到1986年95%以上的儿童都得到了适当免疫。1989年统计,芬兰南部的赫尔辛基儿童医院已没有儿童腮腺炎病毒性脑炎的报告,1994年报告芬兰每年经实验室确认的流行性腮腺炎病例已不足30例。1997—1999年芬兰共报告了4例输入腮腺炎病例,并证明没有发生继发感染。因此,认为消灭腮腺炎的目标已经达到。瑞典也于1982年开始实行2剂免疫方案,第1剂于18月龄,第2剂则于儿童12岁时进行,每次疫苗接种的覆盖率均达到90%。研究报告显示,第2剂免疫之前,27%的人已经失去了腮腺炎抗体,但加强免疫使97%的免疫对象血清阳转。也有文献报道,MMR疫苗1剂免疫的保护率为92%,2剂免疫其保护率达100%。这也说明第二次免疫接种是十分必要的。

作为腮腺炎的有效预防措施,美国目前推荐的免疫程序是12～15月龄接种第1剂MMR,4～6岁或11～12岁再免疫第2剂MMR。我国自20世纪90年代开始使用国内自行研制的单价疫苗,腮腺炎发病率较高,只推荐对8月龄以上儿童进行单剂注射,也有多数人建议有必要在国内对学龄儿童和学龄前儿童进行腮腺炎的加强注射。

(七)腮腺炎疫苗与其他儿童疫苗同时接种的相容性

经观察,腮腺炎减毒活疫苗或MMR疫苗与白喉、破伤风、全细胞百日咳联合疫苗同时接种,或与白喉、破伤风、无细胞百日咳联合疫苗同时接种,或与口服脊髓灰质炎疫苗,或与B型流感嗜血杆菌多糖结合菌苗,或与乙型肝炎疫苗同时接种都不影响抗体应答或增加严重不良反应。腮腺炎疫苗无论是作为单价疫苗还是作为MMR疫苗的组分之一,与水痘疫苗同时接种,均不影响各疫苗及其自身的抗体形成,疫苗接种后反应也无加剧迹象。MMR疫苗与乙脑疫苗同时接种也获得较好效果。腮腺炎疫苗是否可与这些疫苗制成联合制剂及联合免疫后人群免疫程序如何进行调整还有待研究。

(康晓庆)

第四节　流行性感冒

一、概述

流行性感冒（以下简称流感）是由流感病毒引起的一种急性呼吸道传染病。历史上有记载曾发生数十次世界范围的大流行，早在公元前412年，古希腊时期，希波克拉底就已经记述了类似流感的疾病。到19世纪，德国医学地理学家Hirsch详细列表记述了公元1173年以来似流感流行、暴发的情况。流感第一次流行是在1510年的英国，后来在1580年、1675年和1733年也曾因流感引起大流行。而对流感大流行最详细的描述是在1580年，此后，文献记载了31次大流行，其中1742—1743年流感流行涉及东欧90％的人，1889—1894年席卷欧洲的"俄罗斯流感"发病广、病死率高。

1918—1919年始于西班牙，史称"西班牙流感"，此次流行波及全球。几年内共呈现3次高潮，临床发病率达40％以上，并出现多种并发症，夺去2 000万～4 000万人的生命。此次大流行的特点是：20～50岁成人发病率和病死率最高。此后，又出现3次流感大流行，即1957年开始，由甲型流感病毒（H2N2）所致的"亚洲流感"；1968年，由甲型流感病毒（H3N2）所致的"香港流感"；1977年，由甲型流感病毒（H1N1）所致的"俄罗斯流感"。

流感发病率高、传播快，老年人、幼儿发病可产生多种并发症，甚至危及生命。流感病毒为逃避宿主的免疫力及其他因素而产生变异，变异后的病毒对人群再次产生侵袭力，这是流感不间断产生大流行的原因。流感病毒善变的特性，至今人们尚不能掌握，只有通过全球不间断病原学监测，预报新抗原的构成，研究新疫苗用于免疫预防。

二、病原学

流感病毒属正黏病毒科，包括人甲、乙、丙型和动物的甲、丙型。核衣壳为螺旋对称，包膜含有血凝素（hemagglutinin，HA）和神经氨酸酶（neuraminidase，NA）。核酸为单负链RNA，分8个节段，分节段基因组的易变性与疾病流行有关。HA抑制抗体为中和抗体，有保护性。1980年，WHO公布新命名，甲型流感命名为型别/宿主/分离地点/毒株序号/分离年代；乙型流感命名和甲型相同，但无亚型，重配株命名需在株后加字母R。目前已知的型及分型根据病毒的核蛋白（NP）和基质膜蛋白（M1）的特性不同，分为甲、乙和丙型流感病毒株，再根据表面抗原（HA和NA）的不同，又可分为许多亚型。目前已知的HA有15个亚型（H_1～H_{15}），NA有9个亚型（N_1～N_9）。

流感病毒的变异主要表现在HA和NA的抗原性变异上。这种变异有两种形式，一种是所有流感病毒共有的，称为抗原漂移。这种变异幅度不大，主要是由于编码HA蛋白基因发生一系列突变，导致氨基酸序列上的改变，因而改变了HA蛋白抗原上的位点；或者是由于序列上出现了缺失，这种变异并不多见。另一种变异称为抗原性转变，这种变异只见于甲型流感病毒，变异幅度大，这种变异的原因可能有三个：一种可能是人-禽-其他动物流感基因重配；另一种可能是新亚型流感尚未出现，老的流感病毒株隐蔽于某种场所，隔一段时间又出现流行；再一种可能是禽类或动物流感获得对人的致病性。1940 年,Burnet 发现流感病毒能够在鸡胚中生长,这促进了流感病毒特征的深入研究和灭活疫苗的研发。在 19 世纪50 年代研制了效果明显的灭活流感疫苗。

三、流行病学

(一)地区分布

流感在全世界都有发生。在过去的 100 年里,有 4 次抗原变异导致大流行(1889—1891 年、1918—1920 年、1957—1958 年、1968—1969 年)。流行起始于局部地点,沿着旅游线路传播,有代表性的是所有人群的发病率和病死率明显增加。由于大量的人群感染,流行可以在一年中的任何季节发生,继发和第三代感染高峰可发生在 1~2 年以后,一般发生在冬季。在典型流行时期,对成人呼吸系统疾病的影响较大。在北半球,流行一般发生在晚秋并持续到初春。在南半球,流行一般发生在北半球之前或之后 6 个月。零星的暴发有时局限于家庭、学校和独立的团体。

(二)传染源

人类是已知的 B 型和 C 型流感病毒的唯一传染源,A 型流感病毒可以感染人和动物,没有慢性携带状态,但有隐性感染。

(三)传播途径

流感通过感染患者或病毒携带者的呼吸道排出的飞沫传播,另一个次要的形式是直接接触。

(四)时间分布

在北半球,流行一般发生在晚秋并持续到初春。在南半球,流行一般发生在北半球之前或之后的 6 个月。流行高峰在温带地区是从 12 月到次年 3 月,但也可以早一些或迟一些。流感流行高峰更多地发生在 1 月,流感在热带地区全年都有发生。

(五)传染性

1.A 型流感病毒

A 型流感病毒引起中、重度疾病,侵袭所有年龄组的人群,这种病毒感染人类和其他动物,如猪和鸟等。

2.B 型流感病毒

B 型流感病毒与 A 型流感病毒比较,一般引起轻微的疾病,主要侵袭儿童。B 型流感病毒比 A 型流感病毒更稳定,它仅侵袭人类。

3.C 型流感病毒

C 型流感引起人类疾病的报告很少,可能大多数病例是亚临床型的,它与流行性疾病没有关联。

(六)流感并发症

流感最常见的并发症是肺炎,继发细菌性肺炎。原发流感病毒性肺炎是一种不常见、高病死率的并发症。脑病合并内脏脂肪变性综合征(Reye 综合征)是一种几乎仅发生在服用阿司匹林药物儿童的并发症,主要与 B 型流感(或水痘、带状疱疹)有关,表现为严重呕吐和神志错乱等症状,进一步发展为昏迷,这是由于脑水肿引起的。其他的并发症包括心肌炎、慢性支气管炎和其他慢性肺部疾病,多数死亡发生在65 岁以上的老人。

四、免疫预防

(一)疫苗

接种流感疫苗是预防流感发病和流行的最有效的措施。当今国内、外通用的灭活流感疫苗有3种,全病毒疫苗、裂解疫苗和亚单位疫苗。

1.全病毒灭活疫苗

1941年在美国获准,1945年广泛使用。这种疫苗是将病毒接种于鸡胚尿囊腔,病毒复制后收取尿囊液,以红细胞吸附再释放方法获得病毒,用甲醛灭活制成疫苗。疫苗免疫效果好,但接种后全身和局部不良反应发生率高,不宜用于≤6岁的儿童。

2.裂解疫苗

1958年,有人用超速离心、层析技术制备纯化病毒疫苗,未能减少不良反应的发生率。有人设想用裂解剂使完整病毒裂解,从而减少了不良反应的发生,对疫苗的免疫效果影响不大,从而使裂解疫苗得以广为应用。

3.亚单位疫苗

1968年,英国在裂解疫苗的基础上,进一步提取了流感病毒表面抗原制成疫苗,该疫苗免疫效果与裂解疫苗相似,不良反应减少,可用于任何年龄人群。现今欧洲应用生物佐剂,可增强亚单位佐剂疫苗的免疫原性。

(二)疫苗质量标准

《中华人民共和国药典》只收入了流感全病毒灭活疫苗,其他类型疫苗尚未收入。

1.《中华人民共和国药典》对全病毒流感疫苗的规定

(1)毒种:用于生产疫苗的毒种必须是WHO推荐,并经批准的甲型和乙型流感毒株,经检定为当年流行或相似毒株。

(2)需选用无特定病原体健康鸡胚(9~11天龄),传代毒种和生产疫苗。

(3)毒种接种鸡胚尿囊腔,经培养收获病毒液,经灭活、浓缩、纯化制成疫苗。分装成0.5 mL、1.0 mL。每1人用剂量为0.5 mL、1.0 mL,含各流感病毒株血凝素15 μg。另外,疫苗中含硫柳汞防腐剂每剂不高于50 μg。

2.欧洲流感疫苗的标准

根据欧盟和美国食品药品监督管理局制定的标准,对流感灭活疫苗的免疫效果评价有3项指标。

(1)血清保护率:即人群在免疫接种后,免疫后血清中血凝抑制抗体滴度达到1∶40(血凝抑制试验)或25 mm^2(单扩散溶血试验SRH)的阳性百分率。

(2)血清阳转率:即人群经流感疫苗免疫后,血清中血凝抑制抗体滴度增高≥4倍,或由免疫前阴性增高到免疫后25 mm^2和免疫前阳性增高到免疫后25 mm^2,免疫前阳性而免疫后血清SRH抗体滴度增高5倍的阳性百分率。

(3)GMT:免疫前后增长倍数即GMT增长比值。欧盟和美国食品药品监督管理局制定的标准是,对18~60岁者,血清保护率应≥70%,血清阳转率应≥40%,抗体增长倍数应≥2.5;对60岁以上者,血清保护率应≥60%,血清阳转率应≥30%,抗体GMT增高数应≥2.0;对3~18岁者,未作规定。

(三)疫苗免疫程序

中国至今尚未将流感疫苗纳入国家免疫规划,《中华人民共和国药典》规定,全病毒疫苗接种对象为≥12岁儿童、成年人及老年人,每次接种0.5 mL或1.0 mL。美国推荐的免疫程序如下。

(1)6～35月龄组儿童,应注射1～2剂(每剂0.25 mL)疫苗。

(2)3～8岁年龄组儿童,应注射1～2剂(每剂0.5 mL)疫苗。

(3)所有9岁以上的人,应注射1剂流感疫苗。可以每年接种1剂疫苗。

(4)6个月～9岁年龄组的儿童第一次接种流感疫苗应该接受2剂注射,2剂间隔至少1个月。

建议所有50岁以上人群接种流感疫苗,不管是否有慢性疾病。建议接种流感疫苗的其他人群,包括疗养院患者、孕妇和6月龄至18岁长期接受阿司匹林治疗的人群。患慢性病6个月以上的人群,应该进行流感疫苗的预防接种。这些慢性疾病包括肺部疾病,如肺气肿、慢性支气管炎;代谢性疾病;肾功能不良;血红蛋白病,如镰状细胞病;抑制免疫反应疾病。

(四)免疫接种不良反应

疫苗不良反应的发生率与疫苗类型有关。一般全病毒疫苗不良反应发生率高于裂解疫苗,裂解疫苗高于亚单位疫苗。

1.一般不良反应

最常见的不良反应是局部疼痛、红斑和硬节。一般持续1～2天,发生率为15%～20%。全身症状包括发热、寒战、不适和肌肉疼痛,发生率在1%以下。这些症状通常发生在接种后6～12小时,持续1～2天。

2.异常反应

变态反应,如假膜性喉头炎、血管性水肿、过敏性哮喘或全身性过敏。这种反应发生率很低,可能是对某些疫苗成分过敏,大多数可能与残留的鸡胚蛋白有关。已证实对鸡蛋有超敏反应的人,也可能增加流感疫苗不良反应的风险。其他可能引起变态反应的疫苗成分是硫柳汞,已报告的对硫柳汞的变态反应,一般是局部迟发型的免疫反应。

(五)疫苗免疫效果

评价疫苗的效果可用血清学(血凝抑制HI)方法。公认HI≥1∶40为保护水平。抗体应答水平与疫苗的类型有关,一般全病毒疫苗≥裂解疫苗≥亚单位疫苗。疫苗的保护水平在80%～90%。

(六)疫苗禁忌证

发热患者,急性疾病及感冒者,有吉兰-巴雷综合征病史者,对鸡蛋有过敏史者,有其他过敏史者,妊娠期妇女。

(康晓庆)

第五节 水 痘

一、概述

水痘是由水痘-带状疱疹病毒(varicella zoster virus,VZV)所致的急性传染病。在北半球温带地区,以冬末春初多见,家庭续发率近90%,易感人群聚集,易出现暴发。病毒感染以显性感染为主,成年人血清学检测大多数呈阳性。该病毒极具传染性,几乎所有儿童或年轻人都经历过

VZV 病毒的感染,多数人在 10 岁以前患过此病。

疫苗接种是最好的控制措施,上市的水痘疫苗已证明是安全、有效的。1990—1994 年,美国每年大约发生 400 万水痘病例,1 万人住院,100 人死亡,有较大的社会经济影响。美国最近的成本-效益分析结果为 1∶5,发展中国家没有类似的疾病负担和成本效益的研究。

WHO 建议,每个儿童都有罹患水痘的可能性,有条件的国家应尽早将水痘疫苗纳入免疫规划。全球 18 个欧美国家已将水痘疫苗纳入免疫规划,美国 1995 年推荐水痘疫苗用于≥12 个月龄儿童的常规免疫接种,免疫程序为 1 剂,2006 年开始使用 2 剂程序(12～15 个月龄,4～6 岁),极大地降低了水痘造成的疾病负担和相关费用。

二、病原学

VZV 属疱疹病毒属 A 疱疹病毒科,核酸是双股 DNA,核衣壳是由 162 个粒子组成的 20 面体,外层是脂蛋白外膜,在核壳和外膜之间为皮质,含蛋白质和酶。病毒糖蛋白(g)有 6 种,分别命名 gB、gC、gE、gH、gI、gL,这些糖蛋白与感染、中和抗体的产生、病毒的复制和毒力有关,各种不同的糖蛋白有各自不同的特定功能。VZV 只有 1 个血清型,与其他疱疹类病毒有无交叉免疫尚无定论。人是该病毒唯一宿主。病毒极不稳定,在患者痂皮和污物中不能长期存活,60 ℃迅速灭活,在−70～−65 ℃稳定,在 pH 6.2～7.8 不丧失感染性,对有机溶剂及胃蛋白酶敏感。

VZV 可在人胚肺成纤维细胞和上皮细胞中复制,分离病毒可用人羊膜细胞、海拉细胞、甲状腺细胞、Vero 细胞及其他传代细胞系。病毒培养过程中,感染细胞与邻近细胞融合,形成多核巨细胞,胞核内有嗜酸性包涵体。血清抗体检测可用补体结合试验、免疫凝集试验、免疫荧光法、放免法、酶联免疫吸附试验、膜蛋白荧光法。

三、流行病学

(一)发病率

不同国家、不同地区的发病率不同。水痘不是我国法定传染病,自 2005 年开始报告,主要来自暴发。2005 年,报告发病率 3.20/10 万;2006 年,报告发病率 12.04/10 万;2007 年,报告发病率 20.60/10 万。作为公共卫生突发事件报告的病例数,不代表真实发病率,而是由于报告制度的改善,导致报告发病率上升。

(二)传播途径及发病季节分布

VZV 主要通过飞沫进入呼吸道传播,也可经患者的衣物、痘疱液、痂皮接触传播。水痘在世界各地广为流行,多见于儿童,≤1 岁的婴幼儿因有母传抗体的保护,发病者少见;3～10 岁儿童的发病数占发病总数的 90%。水痘的发病季节以冬、春季为主。

病毒初次感染时,先在淋巴结内复制,经 4～10 天产生第 1 次病毒血症。病毒再经淋巴液、血液播散,被单核细胞吞噬,经 4～6 天开始第 2 次病毒血症。病毒大量释放入血液,经毛细血管进入表皮,侵犯皮肤形成斑丘疹、水疱疹,并伴有全身症状。机体免疫功能正常者,病愈后产生特异性免疫力。

(三)水痘和带状疱疹发病年龄分布

水痘在世界各地广为流行,发病具有明显的季节性,温带地区以冬末春初多发。小学校中,以寒假开学后 1～2 周呈现暴发。发病多见于儿童,≤1 岁的婴儿有母体传递抗体的保护,发病者少见;3～10 岁儿童的发病数占发病总数的 90%;成年人偶有发病,往往病情重笃。带状疱疹仅见于感染 VZV 而患过水痘的人,呈高度散发,虽然发病机制尚不十分清楚,但目前认为,带状疱疹是原发感染 VZV 后病毒在体内潜伏的结果。带状疱疹则多发生在成人,尤以 30 岁以上的人群为主。

(四)人群易感性

人对水痘普遍易感,婴幼儿可由母体被动传递抗体保护。易感性随年龄增长而下降,3～10 岁儿童的发病数占总发病数的 90%。

四、临床表现

水痘的潜伏期为 10～21 天,平均为 14～16 天;免疫抑制的患者和注射水痘-带状疱疹免疫球蛋白的人群,潜伏期可以延长到 28 天。

(一)初次感染水痘

发病初期全身不适。儿童发病的首发症状通常是出现皮疹、瘙痒,并且迅速从斑疹发展到丘疹和水疱疹,疱液由清变浊,最后形成痂皮。皮疹通常首先在头皮上出现,然后转移到躯干和四肢。皮肤损害的分布是向心性的,多集中在躯干,肢体远端累及最少;损害也能在口咽部、呼吸道、阴道、结膜和角膜的黏膜上发生。皮肤损害通常直径在 1～4 mm。水疱表浅、细薄、单房,在红色斑疹上可见清晰透明的液体,这种疱疹可以破溃或化脓,以后干燥并形成痂皮。连续的皮损在几天内出现,几个阶段的皮肤损害可同时出现,例如,成熟的水疱疹和斑疹可以在皮肤的同一区域内被观察到。健康儿童通常有 200～500 处皮损,表现为 2～4 个不同阶段的连续的损害。一般来讲,健康儿童患病是轻微的,伴有轻度不适,有 2～3 天瘙痒和发热。成人可发生严重的疾病,而且并发症发生率较高。水痘初次感染痊愈,通常获得终身免疫。健康状况不好的人,水痘的第 2 次感染不常见,但也可能发生,特别是那些免疫力低下的人。就像其他的病毒性疾病,当再次暴露于水痘自然株(野毒株),可以导致无临床症状,而可检测到病毒血症的再感染,这种再感染增加了抗体滴度。

(二)复发疾病(带状疱疹)

带状疱疹具有水痘样皮疹的特征,带状疱疹是由潜伏的水痘-带状疱疹病毒重新激活并引起复发的疾病。目前,对带状疱疹发病机制的认识不完全。然而,水痘-带状疱疹病毒复发与衰老、重症后、免疫抑制、胎儿在子宫内的感染及在 18 月龄以下感染等因素联系在一起。带状疱疹的皮区是由第 V 对脑神经支配的范围。在皮疹暴发前 2～4 天,受累部位可发生疼痛和明显的感觉异常,很少有全身症状。严重的疱疹后神经痛是一个痛苦难忍的病症,目前没有适当的治疗方法。疱疹的神经痛可以在带状疱疹发病后持续 1 年。带状疱疹还牵涉到眼神经和其他的器官,不会产生严重的后遗症。

(三)围产期感染

分娩前 5 天和分娩后 2 天内,孕妇若感染水痘-带状疱疹病毒,可使出生的大多数婴儿感染水痘,且病死率高达 30%。胎儿被感染引起严重的疾病,被认为是没有母体抗体保护造成的。但孕妇在分娩前 5 天以前的水痘发病,出生的婴儿可健存,大概是因为母体的抗体通过胎盘被动传给了胎儿。

(四)先天性水痘-带状疱疹病毒感染

怀孕后头 20 周内感染水痘-带状疱疹,偶尔会造成新生儿出现包括低出生体重、发育不全、表皮瘢痕、局部肌肉萎缩、脑炎、表皮萎缩、脉络膜视网膜炎、小头、畸形等罕见症状。1947 年,将母亲怀孕早期感染水痘出现的新生儿反常现象叫作先天性水痘综合征,先天性水痘综合征发病率非常低。胎儿在子宫内感染水痘-带状疱疹病毒,特别在妊娠 20 周后,与婴儿早期发生带状疱疹有关。

(五)并发症

急性水痘通常是轻微和自限的,但可以有并发症。水痘最常见的并发症包括因皮肤损害继发细菌感染、脱水、肺炎及累及中枢神经系统等,皮肤损伤引起的葡萄球菌或链球菌继发感染是住院和门诊就诊的常见原因,A 型链球菌造成的继发性感染可以引起严重疾病并导致住院或死亡。水痘并发的肺炎通常是病毒性的,但也可以是细菌性的,继发性细菌性肺炎在 1 岁以下的儿童更常见。在健康成年人中,超过 30% 的继发性肺炎是致命的。

水痘的中枢神经系统症状表现范围从无菌性脑膜炎到脑炎,涉及小脑的病变中,小脑共济失调最常见,通常预后良好。在水痘并发症中脑炎是很少发生的,可导致抽搐甚至昏迷。成年人比儿童更易发生脑部并发症。

Reye 综合征是水痘和流感极少见的并发症,病死率极高,且只在患病急性期使用阿司匹林的儿童中发生。Reye 综合征的病因尚不知晓。在过去的 10 年间,Reye 综合征的发病数戏剧性地减少,可能是因为儿童使用阿司匹林减少的缘故。

水痘并发症包括无菌性脑膜炎、横断性脊髓炎、吉兰-巴雷综合征、血小板减少症、出血性水痘、暴发性紫癜、肾小球肾炎、心肌炎、关节炎、睾丸炎、眼色素、虹膜炎、肝炎等。

五、免疫预防

(一)水痘疫苗

1974 年,日本人高桥取水痘患儿的疱液,用人胚肺细胞分离,获得 VZV 株。经低温传代,再转到非灵长类动物细胞,获得低毒力变异株。用二倍体细胞 WI-38 或 MBC-5,37 ℃克隆传递建立了疫苗毒种,是当今世界广为应用的疫苗毒种,商业转让给许多国家,通过用不同来源的人胚二倍体细胞培养,制成冷冻干燥型疫苗。

1984 年,北京生物制品研究所用 VZV 野毒株经二倍体细胞传代,获得减毒株,并制成液体疫苗应用于人群。特别是对儿科医院白血病患儿接种,证明疫苗安全、有效。北京生物制品研究所冻干疫苗的临床对照研究表明,抗体阳性率为 92.3%。另外,选择以白血病为主的免疫缺陷儿童,共接种 222 人,证明疫苗有显著阻止患儿发病的效果。但由于疫苗是液体剂型,稳定性差,未能投放市场。

21 世纪初,上海、长春生物制研究所相继引进国外技术及毒种制备的冻干疫苗,在国内广为使用,获得良好免疫效果。经多点的临床试验,疫苗抗体阳转率均高于 90%。祈健生物制品股份公司用 Oka47 代毒种生产的疫苗,国内经过按“多中心随机双盲有对照”研究设计的 Ⅳ 期临床试验,结果显示疫苗的保护率为 81.04%～90.80%。

(二)疫苗使用

在全世界,水痘-带状疱疹病毒的传播非常广泛,其对人类的危害性和所造成的后果应引起足够重视。目前尚无治疗的特效药物,因此,预防其感染的唯一手段是接种水痘疫苗。接种水痘疫苗不仅能预防水痘,还能预防因感染 VZV 病毒而引发的并发症。

我国目前尚无统一的水痘疫苗接种方案。WHO 建议,在那些水痘成为较重要公共卫生与社会经济问题、能够负担疫苗接种且能够达到持久高免疫覆盖率的国家,可考虑在儿童期常规接种疫苗。美国免疫咨询委员会建议 12 月龄初免,13 岁接种第 2 剂。另外,WHO 建议对无水痘史的成人和青少年应接种疫苗。

暴露后免疫,确认已接触水痘患者的人,3 天内接种疫苗可阻止发病,5 天内接种可阻断部分人发病。如果接种未能阻止发病,也不会增加疫苗接种的风险。集体托幼机构、小学校一旦发生水痘流行,若不采取免疫预防措施,疫情可延续 6 个月,直至所有易感者都被感染,疫情才能终止。若在流行初期,迅速接种疫苗,疫情可很快终止。建议我国的接种对象为 12 月龄至 12 岁儿童,接种 1 剂量;≥13 岁人群,接种 2 剂量,间隔 6～10 周。用灭菌注射用水 0.5 mL 溶解冻干疫苗,注射于上臂三角肌外侧皮下。以下特殊人群应重点接种。

(1)工作或生活在高度可能传播环境中的人,如幼儿园教职工、小学教师、公共机构的职员、大学生和军人。

(2)与发生严重疾病或并发症危险者的密切接触者,如卫生工作者、儿童白血病及其他免疫功能缺陷和接受类固醇类药物治疗的儿童和家属。

(3)非妊娠的育龄妇女。

(4)国际旅行者,如易感者接触感染后,应注射免疫球蛋白。

(三)疫苗免疫效果

水痘的免疫持久性较好。在美国,对 60 名儿童和 18 名成人的调查表明,免疫 5 年后有 93%的儿童和 94%的成人具有 VZV 抗体,有 87%的儿童和 94%的成人对 VZV 具有细胞介导的免疫。关于成人接种疫苗的报告表明,在始于 1979 年的 21 年期间,突破性水痘的罹患率和严重性未增加,提示成人接种疫苗后免疫力没有明显衰退。国产 Oka47 水痘疫苗的免疫原性及免疫效果持久性的研究结果显示,免疫后 1 个月和免疫后 5 年仍保持很高的抗体水平。

早期在美国研究水痘疫苗是为了给医院中的白血病患儿用,所以观察了白血病患儿是否复发带状疱疹。在美国观察 67 例白血病患儿,其中 19 例自然感染水痘后,19 个患儿都复发了带状疱疹,48 个白血病患儿接种水痘疫苗并没有复发带状疱疹。

预防带状疱疹疫苗于 2006 年 5 月获生产许可,美国的默克公司开发出高滴度水痘疫苗,滴度是正常疫苗的 10 倍以上。用来预防带状疱疹,其滴度达到 24 000 PFU/mL。观察对象为 60 岁以上成年人,共 38 546 人。观察期 5 年。带状疱疹的发病率降低了 51.3%,带状疱疹后神经痛的发病率降低了 66.5%。

(四)疫苗不良反应

Oka47 自国内上市后,经临床研究,除接种疫苗后一般不良反应包括局部红肿、疼痛、全身反应偶有低热,未观察到异常不良反应。

Oka 株水痘疫苗在临床试验期间,众多临床研究资料证明疫苗安全性良好。为 11 000 多名儿童、青少年和成人接种水痘疫苗,具有良好耐受性。对水痘已具有免疫力的人未造成不良反应的增加。1991 年,Kuter 等在对 914 名健康易感儿童和青少年进行双盲有对照剂研究中,与对照组相比较,接种部位疼痛和发红是疫苗试验组中更经常发生的唯一不良反应($P < 0.05$)。

在年龄为 12 个月至 12 岁儿童中,对约 8 900 名健康儿童进行了无控制临床试验,他们接种 1 剂疫苗,然后连续监测 42 天。其中 14.7%出现发热(口腔温度为 39 ℃),通常与偶发性疾病有关。共有 19.3%的疫苗受种者主诉注射部位的反应(如疼痛、溃疡、肿胀、红斑、皮疹瘙痒、血肿、硬结);3.4%的疫苗受种者在注射部位有轻度水痘样皮疹,并且在接种后 5～26 天出现高峰;在不到 0.1%的儿童中出现接种后热性癫痫发作,尚未确定因果关系。

在年龄为 23 岁的人群中,对接种 1 剂水痘疫苗的约 1 600 名受接种者和接种两剂水痘疫苗的 955 名受接种者开展的无控制研究,持续 42 天监测不良事件。在第 1 剂和第 2 剂接种后,分别有 10.2％和 9.5％的受种者出现发热,通常与偶发性疾病有关;在 1 剂或 2 剂接种后,分别有 24.4％和 32.5％的受种者主诉注射部位的反应;分别有 3％和 1％的受种者在注射部位出现水痘样皮疹。

关于可能不良反应的数据可从疫苗不良反应报告系统获得,在 1995 年 3 月至 1998 年 7 月期间,在美国总共分发 970 万人份水痘疫苗。在这一期间,疫苗不良反应报告系统收到 6 580 份不良反应报告,其中 4％为严重不良反应,约 2/3 的报告涉及年龄在 10 岁以下的儿童,最经常报告的不良反应是皮疹。聚合酶链反应分析确认,在接种后两周内出现的大多数皮疹反应是由野病毒引起。

(五)异常(严重)不良反应

美国 1974 年批准水痘上市后,疫苗不良反应报告系统和疫苗生产厂家严重不良反应报告,不管因果关系如何,均包括脑炎、运动失调、多形性红斑、肺炎、血小板减少症、癫痫发作、神经病和带状疱疹。关于已知基础发病率数据的严重不良反应,疫苗不良反应报告系统报告的发病率,低于天然水痘发生后预期的发病率或社区中疾病的基础发病率。但是,由于漏报和报告系统的未知敏感性,疫苗不良反应报告系统的数据是局限的,使之难以将疫苗不良反应报告系统报告的接种后不良反应发生率与天然疾病后并发症引起的不良反应发生率进行比较。然而,这些差别的量值使接种后严重不良反应发生率有可能显著低于天然疾病后的发生率。在极少情况下,已确认水痘疫苗与严重不良事件之间的因果关系。在某些情况下,水痘-带状疱疹野病毒或其他致病生物已经查明。但是,在大多数情况下,数据不足以确定因果关联。在向疫苗不良反应报告系统报告的 14 例死亡中,8 例对死亡有其他明确的解释,3 例对死亡有其他可信的解释,另 3 例的信息不足以确定因果关系。由天然水痘引起的一例死亡发生在一名年龄为 9 岁的儿童,在接种后 20 个月死于水痘-带状疱疹野病毒的并发症。

(六)禁忌证与疫苗贮运

1.禁忌证

有严重疾病史、过敏史及孕妇禁用;一般疾病治疗期、发热者暂缓使用;成年妇女接种后3～4 月内应避孕;接受免疫球蛋白者,应间隔 1 个月再接种水痘疫苗。

2.疫苗贮运

疫苗应在 2～8 ℃贮存和运输。

(康晓庆)

第六节 风　疹

一、概述

风疹又名德国麻疹,是由风疹病毒引起的急性呼吸道传染病,4～10 岁儿童为高发年龄,成人也可发病。其临床症状轻微,以发热、皮疹及耳后、枕下、颈部淋巴结肿大和疼痛为特征,30％～50％的病例为亚临床感染或隐性感染,易被人们忽视,成为潜在的传染源。人是风疹病毒唯一宿主,病毒经呼吸道侵入,在上呼吸道增殖,潜伏期12～14 天。早期出现头痛、咳嗽、咽痛等症状,之后面部首先出现浅红色斑丘疹,迅速遍及全身,传染期从发病前1周到出疹后4周,风疹皮疹比麻疹轻微且不发生融合。在成人中常出现关节痛和关节炎。

风疹并发症儿童常见,成人比儿童多见,主要并发症为关节炎。成年女性70%可有关节疼痛,常与皮疹同时发生,且可持续1个月,由于发病多呈良性经过,并不为人们所重视。自1940年风疹大范围流行后,1941年澳大利亚眼科医师Norman Gregg报告了78例母亲在怀孕早期感染风疹,发生了婴儿先天性白内障,这是首次对先天性风疹综合征(congenital rubella syndrome,CRS)的报告。此后,经对风疹病毒学与先天性婴儿畸形的研究,发现妇女孕期感染风疹病毒与所生婴儿畸形密切相关,从而确定了CRS。在风疹疫苗应用之前,估计全球每年有30万例CRS,我国每年约有4万例CRS,从而推动了对风疹的免疫预防。

二、病原学

风疹病毒于1962年由Parkman和Weller首次分离,风疹病毒属于rubivirus属的披盖病毒。它与A组虫媒病毒,如东方和西方马脑炎病毒密切相关;它是一种单股正链RNA病毒;单独抗原类,不与其他披盖病毒产生交叉反应;在电镜下多呈球形,有时呈多形态,中度大小(50～70 nm),核壳体呈螺旋状结构,病毒最外层有脂蛋白包膜,包膜表面有短的刺突。Irey观察到,除了复杂的脂包膜外,风疹病毒由3种蛋白组成,2个在外膜(E1和E2),1个在核心(C)。E1是一种含有中和血凝抗原决定簇的糖蛋白。风疹病毒的RNA具有传染性,3种蛋白是由病毒在感染细胞内产生的,但并不合成病毒颗粒。风疹病毒只有1个血清型,在偶然分离的病毒株系列变异分析中显示氨基酸结构变化较大(0～3.3%),国际合作组证实,与来自20世纪60年代的流行株彼此相关,具亚洲基因型,而且在近几年未发现抗原漂移。

该病毒可在许多不同哺乳动物的原代或传代细胞上生长。在人羊膜细胞中产生敏感的细胞病变效应,在传代细胞系中可形成足够的空斑。风疹病毒相对不稳定,可被脂质溶液、胰蛋白酶、福尔马林、紫外线、过高或过低的pH和加热所灭活。

三、流行病学

(一)传染源

人类是风疹病毒唯一的宿主。风疹传染源主要有临床患者,先天性风疹患儿及亚临床感染的儿童。儿童感染后25%～50%不表现临床症状,但能从其鼻咽部分离到病毒。妊娠期妇女感染后,不论是显性还是隐性,均可使胎儿感染,导致CRS。患者和先天感染的婴儿随其唾液、尿液及其他分泌物排出病毒。尽管患有CRS的婴儿排毒时间可达数年之久,但真正的状态还未见报道。

(二)传播途径

主要是空气飞沫微滴传播,家庭内有高度传播性。风疹病毒还可在母子间垂直传播,即孕期母体内的病毒通过胎盘侵犯胎儿。

(三)易感人群

人对风疹普遍易感。据血清学调查表明,世界上大部分国家,通常在儿童2岁时开始出现风疹抗体,6～10岁儿童的抗体阳性率约为50%,至20岁时可达80%～90%。感染风疹后可获得较牢固的免疫,甚至提供终生保护。但抗体水平低,特别是呼吸道局部抗体水平低者,易发生再感染。再感染一般无病毒血症,仅出现特异性IgG,其出现时间早,效价高,消失快,一般在2～3个月迅速降低。

(四)流行特征

风疹是世界上广泛流行的传染病。在风疹疫苗问世之前,由于风疹易感人群的积累,可发生周期性流行。风疹感染后可获得牢固的免疫,甚至提供终生免疫保护。保护性抗体水平低,特别是呼吸道局部抗体水平低,易发生再感染;再感染不产生病毒血症,仅产生 IgG。

四、CRS

(一)CRS 的发病机制

导致 CRS 的母体-胚胎感染中,有连续性发展步骤。先是母体原发感染产生病毒血症,导致胎盘感染,感染扩散到胚盘组织,其后果视母体受感染孕期的早晚而不同。病毒不破坏早期合子细胞,而随胚胎发育损害胚胎分化的某一组织或器官。

(二)CRS 的临床综合征

CRS 发生多器官的损伤,有暂时性的,更多是永久性的。发病时间有先天的,也有出生后多年才呈现临床症状。有的出生后 4 年才发现耳聋和智力发育不全,有的 7 年后才发现智力低下,无学习能力。国外曾报告 4 例 CRS,11~14 年后神经系统的功能发生进行性损害,并从脑组织中分离出风疹病毒。美国对 376 例患先天性风疹感染儿童的前瞻性调查结果,总病死率在头 5 年内为 16%,发生新生儿血小板减少症的病死率为 35%,到 10 岁时证实主要临床表现有耳聋(87%)、心脏病(46%)、智力低下(39%)、白内障或青光眼(34%)。估计全球每年有 30 万例 CRS,我国每年约 4 万例 CRS。2001 年 CRS 诊断标准如下。

1.CRS 的常见体征

(1)白内障或青光眼、先天性心脏病、听力损害、视网膜色素变性病。

(2)紫癜,肝、脾大,黄疸,小头,发育迟缓,脑膜脑炎,骨质疏松。

2.CRS 分类

(1)可疑病例:有临床体征,但不典型。

(2)复合病例:具有临床体征,但缺乏实验室依据。

(3)确诊病例:具临床体征并有实验室依据。

(4)风疹先天性感染:缺乏 CRS 体征,但实验室证明有先天感染。

3.CRS 临床分型

(1)婴儿畸形。

(2)出生非畸形弱小婴儿型。

(3)出生婴儿正常型,可从身体不同部位分离出病毒,2~3 月龄发生肺部、中枢神经系统感染、听力缺陷等。

(4)婴儿生长正常型,但长期排毒,入学可发现听力障碍。

五、免疫预防

(一)风疹疫苗

1.疫苗发展简史

1969 年后,曾有人用 HPV-77 风疹病毒株分别以鸭胚、狗肾、兔肾三种细胞制备的风疹疫苗在美国得到使用许可。由于接种后有很多的相关不良反应,从市场上退出。1979 年 1 月,RA27/3 株(Meruvax-Ⅱ)得到许可,其他疫苗株被停止使用。此外,国外尚有 Cendehill 是原代兔肾细胞疫苗；TO-336 疫苗是日本于 1957 年研发的风疹疫苗。自从 1997 年欧洲 RA27/3 株风疹疫苗成功后，几乎取代了世界上所有其他株的风疹疫苗。

RA27/3 风疹疫苗是一种减毒活疫苗，它是 1965 年首次由 Wistar 研究所从一个感染风疹流产的胎儿体内分离的。这种病毒通过 25～30 代人双倍体纤维原细胞减毒培养，制备成疫苗。虽然接种风疹疫苗后可以从被接种者鼻咽部培养出疫苗病毒，但疫苗病毒无传染性。风疹疫苗可制备成单抗原，也可与麻疹、腮腺炎制成联合疫苗。美国免疫咨询委员会推荐，在任何个人需要时，接种麻腮风三联疫苗。我国北京生物制品研究所从一名风疹患儿鼻咽部分离并命名为 D 毒株，经人二倍体细胞传代减毒，研制成 BRDⅡ减毒活疫苗。经临床研究，安全性与免疫原性都与 RA27/3 处于同一水平。

2.风疹疫苗的免疫原性

在临床试验中，大于 12 月龄儿童接种单剂风疹疫苗后，95％以上的儿童产生风疹抗体。90％以上的风疹疫苗受种者可抵抗临床风疹和病毒血症，免疫保护至少 15 年。研究表明，1 剂风疹疫苗能够提供长时间保护，甚至终生。

一些报告表明，接种风疹疫苗产生低水平抗体的人，在暴露后可再感染，产生病毒血症。这种现象的原因和发生率不清楚，但它被认为是少有的。在接种疫苗产生免疫的妇女中，罕见的临床再感染和胎儿感染已被报告。CRS 病例已在怀孕前有风疹血清抗体阳性记录母亲所生的婴儿中发现。

我国研发的 BRDⅡ风疹疫苗和法国巴斯德生产的 RA27/3 株风疹疫苗临床比较试验结果显示，两种疫苗的免疫原性处于同一水平。将 BRDⅡ株风疹疫苗做 10 倍系列稀释至 10 000 倍时，疫苗仍有 61.7％的阳转率，BRDⅡ株风疹疫苗免疫原性非常好。

（二）风疹疫苗的应用

由于 CRS 的危害巨大，同时人类的优生优育被人们所重视，因此风疹疫苗在世界范围内广为应用。将风疹疫苗纳入国家免疫规划的国家从 1996 年的 65 个增加到 2006 年的 119 个。在未应用过风疹疫苗的地区，推荐在 1～12 岁儿童中普遍接种第 1 剂单价风疹疫苗或 MMR 三价疫苗，这样就可阻断风疹在儿童中的传播。第 2 剂风疹疫苗可在 18 岁时接种，以保护育龄期（18～30 岁）女性免于风疹病毒感染，减少 CRS 发病率。我国风疹疫苗是用 BRDⅡ株病毒接种人二倍休细胞，经培育，收获病毒液，加入适当保护剂冻干制成。为乳酪色疏松体，复溶后为橘红色澄明液体。每一人用剂量为 0.5 mL，疫苗用于 8 月龄以上易感人群。

（三）疫苗的安全性

1.风疹疫苗一般不良反应

风疹疫苗接种后无局部不良反应，在接种 6～11 天内，有一过性发热，一般不超过 2 天可自行缓解。成年人接种后 2～4 周内可出现关节反应，一般无需处置，必要时对症治疗。

2.风疹疫苗异常反应

风疹疫苗是一种非常安全的疫苗，报告的大多数 MMR 免疫接种不良反应可归因于麻疹疫苗成分（如发热和皮疹）。接种风疹疫苗后最常见的主诉是发热、淋巴结病和关节痛。这些不良反应仅发生在易感者中，特别是妇女更多见。接种 RA27/3 疫苗后，儿童急性关节痛和关节炎很罕见，与此对比，接种 RA27/3 疫苗后，25％的易感青春期女性发生急性关节痛，大约 10％有急性关节炎症状。有极少的短暂周围神经炎，如感觉异常和上下肢疼痛病例报告。

(四)免疫接种禁忌证及慎用证

(1)接种第 1 剂风疹疫苗有严重过敏史的人或对疫苗成分有过敏史的人应不予接种。

(2)已怀孕或即将怀孕的妇女不应接受风疹疫苗,虽然没有风疹疫苗引起胎儿损害的证据,但接种风疹疫苗或 MMR 疫苗 4 星期内应避免怀孕。

(3)由白血病、淋巴瘤、恶病质、免疫缺陷疾病或免疫抑制治疗引起的免疫缺陷或免疫抑制者应不予接种疫苗。使用类固醇进行免疫抑制治疗,停药 1 个月(治疗 3 个月)以上可以进行免疫接种,无症状或轻微症状的 HIV 感染者应考虑接种风疹疫苗。

(4)患有中、重度急性疾病的人应不予接种疫苗。

(5)接受含有抗体的血液产品的人应不予接种疫苗。

(五)疫苗的贮存和管理

MMR 疫苗在任何时候都必须在 10 ℃以下冷藏运输,都应避免光线直接照射,疫苗必须在 2～8 ℃条件下贮存,可以冻结。稀释液既可贮存在冷藏温度也可置于室温。拆开包装后,MMR 必须保存在冷藏温度下并避免阳光照射。稀释后的疫苗必须尽快使用,如果超过 4 小时,必须丢弃。

(康晓庆)

第七节　甲型病毒性肝炎

一、概述

甲型病毒性肝炎(简称甲型肝炎)是一种古老的疾病。根据流行病学记载,最早的甲型肝炎暴发是在公元前 17 世纪和公元前 18 世纪的欧洲。19 世纪,少数散发的黄疸病例被认为是卡他性黄疸。Cockayne 认为这些散发病例和流行的黄疸可能是同一种疾病现象,McDonald 推断可能与某种病毒有关。

甲型肝炎作为一种病毒性传播疾病的第一批研究数据,是在第二次世界大战期间通过一系列志愿者的感染试验获得的。在第二次世界大战中主要暴发于德国、法国和美国盟军,8％～9％的士兵和 1/3 的军官都曾患过此病。军医们认为,该病的传播是通过感染的粪便,恶劣的环境也是该病传播的一个重要原因。此后,传染性肝炎和血清型肝炎的传播模式及病因被清楚地区别开来,Maccallum 建议把两种肝炎分别命名为甲型肝炎和乙型肝炎。1952 年,WHO 首届病毒性肝炎专家委员会采纳了这一建议,直到 20 世纪 70 年代初,这一建议才被内科医师和病毒学家们广泛接受,但更名为传染性肝炎(甲型肝炎)和类似血清型肝炎(乙型肝炎)。

我国是甲型肝炎高发地区,1988 年上海甲型肝炎暴发,集中发病 32 万例,发病率高达 4 082.6/10 万,波及江苏、浙江等省。20～39 岁年龄占发病总数的 83.5％。是我国严重的公共卫生问题。

二、病原学

甲型肝炎病毒(Hepatitis A Virus,HAV)最初被划归为微小 RNA 病毒科的肠道病毒属。

但近几年对 HAV 分子生物学的研究表明,HAV 基因结构比较独特,与以前划归为同一属的脊髓灰质炎病毒差别较大,所以建议将 HAV 重新立为微小 RNA 病毒科的肝炎病毒属。

对 HAV 序列的分析结果,特别是对其 VP1/2A 基因区段附近的 168 个有较高变异度的核苷酸序列的分析,可将 152 株各地分离的野毒型 HAV 分为 7 个基因型。以发现的先后顺序编号,人源 HAV 属于Ⅰ、Ⅱ、Ⅲ、Ⅳ型,其中Ⅰ、Ⅲ型内又各分 A 和 B 两个亚型,灵长类 HAV 属于Ⅳ、Ⅴ、Ⅵ基因型,型间核苷酸变异在 15%～25%。大多数人源 HAV 株属于Ⅰ型,包括 CR326、MS-1、H2 和 HM175,Ⅱ型中包含人源株和类人猿 PA21 株。其他 5 型均只含有 1 个 HAV 株,其中 2 个为人型,另 3 个为猴型,有些基因型呈地区性,来源于中国的毒株均属于ⅠA 型。纯化的 HAV 颗粒有良好的抗原性,虽然 HAV 不同株间的核苷酸序列有较大变异,但目前认为人源 HAV 的抗原结构非常保守,只有 1 个血清型,有利于用疫苗预防甲型肝炎。

HAV 对 pH 有较强的耐受力,37 ℃ 1 小时,在 pH 2.0～10.0,感染滴度几乎不发生改变。对热有很强的抵抗力。60 ℃ 1 小时对 HAV 没有影响,100 ℃ 1 分钟能使其灭活。镁离子和钙离子可增强其热稳定性,可被紫外线迅速灭活,也可被多种消毒剂如 3%～8%的甲醛液、50%～90%乙醇、2%的石炭酸灭活。但能抵抗 0.1%甲醛液和 2%～5%来苏水 1 小时。

三、流行病学

HAV 宿主范围狭窄。在自然情况下,HAV 的宿主主要是人类,但黑猩猩、短尾猴、恒河猴、狨猴等几种灵长类动物也能感染,并成为宿主。其中黑猩猩与狨猴是最易感的动物。我国甲型肝炎报告发病率近年来呈下降趋势。

(一)传播途径

1.粪-口途径

患者在临床前期 3～10 天(谷丙转氨酶开始升高前)即可随粪便排毒,临床症状出现后排毒量减少,仍可维持 1～2 周,婴幼儿排毒期较长。粪-口途径是主要的传播方式。

2.经水传播

经水传播是暴发的主因,往往是输水管道、水源地(水井、河流)被污染。

3.经血传播

患者的病毒血症可延至前驱期,此期的血液及血液制剂等都可造成传播。首次因注射血制品而发生的甲型肝炎暴发,发生于 1986 年,是在用白介素-2 和自身淋巴因子对癌症患者进行试验性治疗时发生的,这些药物的细胞培养基中含有人血清。结果导致 39%的易感者发生了 HAV 急性感染。小规模的甲型肝炎暴发也见于意大利、德国、比利时和爱尔兰等接受浓缩Ⅷ因子治疗的血友病患者中。在意大利的暴发中,从 12 个含大量Ⅷ因子的物质中检测到了 5 个,其 HAV 基因序列分析表明,至少有 3 种不同的 HAV 株,这 3 种不同的 HAV 株与从接受Ⅷ因子的患者中检测到的病毒是相联系的,这个结果为甲型肝炎通过Ⅷ因子传播的假设提供了有力的证据。

4.食物传播

美国不断有食物作为传播媒介而发生甲型肝炎的报道,但仅占总报告病例的 5%。在许多国家,生食或半生食贝类是甲型肝炎病例和暴发的一个重要的原因。贝类极易传播甲型肝炎,是因为它们要滤过大量的水以获得足够的食物和氧气,因此可作为感染性病毒浓缩和蓄积的场所。贝类常常被生食或只轻微蒸一下后食用,这段时间足以使贝壳打开,但对于病毒的灭活却不充分。1998年,发生于上海的甲型肝炎大流行世人共知,在生食毛蚶者中的发病率为18%,在熟食者中为7%,而在未食用者中为2%。

(二)季节特征

秋天是甲型肝炎发病的季节高峰,在一些温带国家也见于早冬,但在热带或亚热带国家极少在早冬发生。除受旅行方式影响外,在美国或西欧,季节特征已不明显。

(三)流行周期

在温带一些发达国家,每5~10年可周期性出现一个流行高峰。在北美洲,疾病的高峰发生于1956年、1961年和20世纪70年代初;在澳大利亚,发生于1956年和1961年;在丹麦发生于战后和20世纪50年代中期;在荷兰发生于1954年和1960年。在过去的20年里,感染率的下降已影响了这些周期的规律。

(四)人群的易感性

(1)急性黄疸型(20%~25%):有明显的临床症状,如发热、黄疸、肝大、胃肠症状等,伴有肝功能异常。

(2)亚临床型(40%~45%):无临床症状,伴有肝功能异常。

(3)隐性感染(30%~35%):无任何临床症状和体征,肝功能正常。

(五)地域分布

甲型肝炎主要分布在一些无清洁饮水、食品卫生缺乏监督、无粪便处理措施的农村地区。我国农村甲型肝炎发病率显著高于城市。

(六)发病年龄分布

甲型肝炎发病率在流行强度不同的地区,各年龄组发病率略有差别。但总趋势仍以学龄儿童和青少年居多,成年人一般隐性感染率极高,从而获得感染免疫。我国城市不同年龄人群对甲型肝炎的易感性亦不同。

四、免疫预防

(一)甲型肝炎减毒活疫苗的研发

1979年,Provost和Hilleman在体外细胞培养、分离HAV获得成功,从而使甲型肝炎疫苗的研制与生产成为可能。国外曾报道,Karron、Provost等分别采用HM175毒株和CR326F毒株进行甲型肝炎减毒活疫苗的研制,但未能形成批量生产。

研发减毒活疫苗首要的是选择适宜的毒种,毒种在消除致病性的同时,仍保持感染性和复制的活性,并具有较长时期刺激机体产生特异性免疫应答的能力。其毒力(致病力)、免疫原性(产生体液和细胞免疫应答能力)均应保持稳定。

1.减毒活疫苗毒种选择

我国用于生产的减毒活疫苗株H2和L-A-1均为20世纪80年代分别在浙江、上海两地甲型肝炎患者粪便中分离获得。经传代减毒,符合制造活疫苗的条件。先后在杭州、长春、昆明投入批量生产。于1992年后在全国广为使用。应用早期为冷冻剂型,疫苗有效期短,不适宜在广大农村、边远地区使用。经疫苗生产厂家的努力,成功研制疫苗冷冻干燥保护剂,将液体剂型改进为冷冻干燥剂型。疫苗在4~8℃条件下,有效期从5个月延长到18个月。

2.甲型肝炎减毒活疫苗的应用

疫苗用于≥1岁易感人群,每剂1.0 mL,含活病毒lg6.5 $CCID_{50}$,于上臂三角肌附着处皮下注射。

3.不良反应

在甲型肝炎减毒活疫苗研发期间,经多省(市、区)数十万人群的观察,证明疫苗的安全性良好。

(1)一般反应:注射疫苗后,少数可能出现局部疼痛、红、肿,一般在 72 小时内自行缓解。偶有皮疹出现,不需特殊处理,必要时可对症治疗。

(2)异常反应:有过敏性皮疹、过敏性紫癜等变态反应。极少数人有谷丙转氨酶短暂和轻微升高,另有 2 例类肝炎报道。据分析,此类反应的发生可能与个人体质有关,患者可能对疫苗敏感,引起肝胆管过敏,发生变性水肿,致使胆管栓塞,胆汁排泄受阻,临床上出现短时胆汁潴留,形成黄疸。但肝细胞可能损害较轻,病程较短,预后良好。

4.疫苗效果

1996—1998 年,广西、河北、上海等地 45 万儿童中进行的随机对照研究证明,试验疫苗 L-A-1 和 H2 株,对照组接种伤寒 Vi 疫苗。L-A-1 株疫苗滴度 lg6.5 $CCID_{50}$/mL,H2 株疫苗滴度为lg7.0 $CCID_{50}$/mL。两株疫苗免疫后抗体阳转高峰出现在 2～6 个月,分别为 94.87% 和 85.95%,GMT 分别为 131.3 mU/mL 和 118.6 mU/mL。36 个月时,抗-HA 抗体阳转率在 75%～80%,但保护效果不变。在 46 万名被研究者中,上海市现场观察 2 年,其他现场观察 3 年,对照组发现 118 例甲型肝炎病例,接种疫苗组发现 3 例,保护率为 97.52%。

上述两批疫苗滴度均≥lg6.75 $CCID_{50}$/mL。2 个疫苗厂家生产的不同批号、不同滴度的疫苗,其血清抗体阳转率检测结果可见滴度≤lg6.0 $CCID_{50}$/mL 时,血清抗体阳转率都不理想。故《中华人民共和国药典》规定,甲型肝炎减毒活疫苗每人用剂量≥lg6.5 $CCID_{50}$/mL。

(二)甲型肝炎灭活疫苗的研发

1.甲型肝炎灭活疫苗毒种

世界上首先获得批准上市的甲型肝炎灭活疫苗是 GSK 公司的 Havris,所用毒株分离自澳大利亚某肝炎患者。其后,有 Merck 公司的 VAQTA,所用的毒株为 CR326F,分离自哥斯达黎加患者粪便。法国巴斯德研究所的 Avaxirn,所用的毒株分离自德国患者粪便。北京科兴生物制品有限公司生产的 Healive 甲型肝炎灭活疫苗的毒株 TZ84,于 1984 年分离自唐山某患者粪便。

2.甲型肝炎灭活疫苗的应用

(1)1～18 岁每剂 0.5 mL。不少于 720 ELISA 单位;≥19 岁,每剂 1.0 mL,不少于 1 440 ELISA 单位。

(2)基础免疫为 1 个剂量,之后 6～12 个月进行一次加强免疫,以确保长期维持抗体滴度。

(3)成人和儿童均于三角肌肌内注射,绝不可静脉注射。

(4)可与许多疫苗在不同部位同时接种。

甲型肝炎灭活疫苗的接种抗原剂量,不同厂家的定量表示方法不同,有的以 ELISA 单位表示,有的以蛋白重量(U)表示。据北京科兴生物制品有限公司临床试验证明,720 ELISA 测定单位相当于 500 U,1 440 ELISA 测定单位相当于 1 000 U。

(三)甲型肝炎灭活疫苗的免疫效果

对 HAV 的抗体保护水平研究表明,体外细胞培养 HAV 的研究结果显示,20 mU/mL 或稍低抗-HAV 抗体可中和 HAV。应用免疫球蛋白 1～2 个月后,抗-HAV 水平达到 10～

20 mU/mL可预防甲型肝炎。史克公司的Havrix疫苗临床研究用ELISA检测保护性抗-HAV抗体,最低浓度定为20 mU/mL。默克公司的AVAXIM疫苗用放免法检测,最低抗体保护水平定为10 mU/mL。

国外批准上市的甲型肝炎灭活疫苗对无母传抗体的儿童、青少年及成人均具有免疫原性,绝大多数接种者对单剂疫苗接种即产生应答,第2剂可提高抗体水平。免疫原性研究显示,抗体阳转率达94%~100%,成人为97%~100%。儿童和青少年第1剂注射后1个月,抗体水平即达保护水平,6~12个月接种第2剂后,约100%接种疫苗者具有高水平的抗体。抗体水平很大程度上取决于剂量和程序。甲型肝炎灭活疫苗2002年用于5~15岁少儿,接种250 U疫苗1剂,3个月的抗体阳转率为100%,GMT为417 mU/mL。用0、6月和0、12月两剂免疫程序,全程免疫后1个月,GMT分别为5 963 mU/mL和14 893 mU/mL。

甲型肝炎灭活疫苗Harix和VAQTA正式生产已近十年,临床研究观察人数多、覆盖面广,所获资料十分丰富。其中Innis等1989-1990年在泰国40 119名1~16岁儿童中进行的一次大规模双盲、随机,设对照的现场观察最具代表性。对照组为基因工程乙型肝炎疫苗,接种109 000剂甲型肝炎灭活疫苗。免疫原性结果:注射1剂疫苗后第8、12和17个月抗-HAV(20 mU/mL或更高抗体水平)为94%(223/238)、93%(222/238)和99%(236/238)。此项研究共发生40例甲型肝炎,38例发生在对照组,两例发生在试验组,累积效果为95%。试验组发生的2例甲型肝炎患者,病程短、转氨酶升高轻微,显示疫苗的部分保护作用。

北京科兴公司用国内分离的TZ84甲型肝炎毒株以二倍体细胞制备灭活疫苗,临床研究证明安全性与免疫原性良好,与国外Havrix及VAQTA毒株处于同一水平。早先报道Havrix灭活疫苗免疫后36个月抗体阳性率为100%,GMT为1 214 mU/mL。

(四)甲型肝炎灭活疫苗的安全性

1.一般反应

成人接种者大都在接种当天主诉注射后局部疼痛,其发生率占36.0%。此外,局部反应有红肿、硬结,其发生率为4.0%。全身反应成人接种者基本轻微,少有发热,主诉头痛、疲劳、精神萎靡、发热、恶心、食欲缺乏,其发生率为1.0%~10.0%。在儿童中观察,临床症状和体征基本与成人相似。

2.异常反应

极少数人接种疫苗后,转氨酶一过性增高,30天后恢复正常。偶有过敏性皮疹、紫癜,过敏性休克罕见。

(康晓庆)

参 考 文 献

[1] 白彦红.实用临床护理规范[M].长春:吉林科学技术出版社,2019.

[2] 窦超.临床护理规范与护理管理[M].北京:科学技术文献出版社,2020.

[3] 刘涛.临床常见病护理基础实践[M].哈尔滨:黑龙江科学技术出版社,2020.

[4] 陈洪芳.现代常见疾病护理基础与临床实践[M].长春:吉林科学技术出版社,2020.

[5] 马英莲,荆云霞,郭蕾,等.临床基础护理与护理管理[M].哈尔滨:黑龙江科学技术出版社,2022.

[6] 王美芝,孙永叶,隋青梅.内科护理[M].济南:山东人民出版社,2021.

[7] 姜永杰.常见疾病临床护理[M].长春:吉林科学技术出版社,2019.

[8] 万霞.现代专科护理及护理实践[M].开封:河南大学出版社,2020.

[9] 高淑平.专科护理技术操作规范[M].北京:中国纺织出版社,2021.

[10] 王海媛.临床常见病护理[M].长春:吉林科学技术出版社,2019.

[11] 叶丹.临床护理常用技术与规范[M].上海:上海交通大学出版社,2020.

[12] 张翠华,张婷,王静,等.现代常见疾病护理精要[M].青岛:中国海洋大学出版社,2021.

[13] 许传娟.临床疾病诊疗与护理[M].长春:吉林科学技术出版社,2019.

[14] 尉伟,郭晓萍,杨继林.常见疾病诊疗与临床护理[M].广州:世界图书出版广东有限公司,2020.

[15] 刘爱杰,张芙蓉,景莉,等.实用常见疾病护理[M].青岛:中国海洋大学出版社,2021.

[16] 赵玉洁.常见疾病护理实践[M].北京:科学技术文献出版社,2019.

[17] 王林霞.临床常见病的防治与护理[M].北京:中国纺织出版社,2020.

[18] 程娟.临床专科护理理论与实践[M].开封:河南大学出版社,2020.

[19] 孙淑华.现代临床护理规范[M].北京:科学技术文献出版社,2019.

[20] 王庆秀.内科临床诊疗及护理技术[M].天津:天津科学技术出版社,2020.

[21] 陈月琴,刘淑霞.临床护理实践技能[M].郑州:河南科学技术出版社,2019.

[22] 王虹.实用临床护理指南[M].天津:天津科学技术出版社,2020.

[23] 袁菲,杨翠翠,张金荣,等.临床护理思维与实践[M].上海:上海科学普及出版社,2023.

[24] 张鸿敏.现代临床护理实践[M].长春:吉林科学技术出版社,2019.

[25] 吴旭友,王奋红,武烈.临床护理实践指引[M].济南:山东科学技术出版社,2021.

[26] 吴欣娟.临床护理常规[M].北京:中国医药科技出版社,2020.

［27］黄俊蕾,赵娜,李丽沙.新编实用临床与护理［M］.青岛:中国海洋大学出版社,2019.

［28］洪梅.临床护理操作与护理管理［M］.哈尔滨:黑龙江科学技术出版社,2021.

［29］潘文彦.实用重症临床护理规范［M］.上海:复旦大学出版社,2021.

［30］张文霞.实用临床护理思维［M］.长春:吉林科学技术出版社,2019.

［31］吕巧英.医学临床护理实践［M］.开封:河南大学出版社,2020.

［32］于红,刘英,徐惠丽,等.临床护理技术与专科实践［M］.成都:四川科学技术出版社,2021.

［33］赵静.新编临床护理基础与操作［M］.开封:河南大学出版社,2021.

［34］窦立清.实用临床护理技术［M］.长春:吉林科学技术出版社,2019.

［35］孙丽博.现代临床护理精要［M］.北京:中国纺织出版社,2020.

［36］艾春雨,周敏,贺萍,等.帕金森病病人护理依赖研究进展［J］.护理研究,2021,35(20):
3661-3664.

［37］赵凤,顾志娥.自我效能干预对重症肌无力患者自我护理能力及生存质量的影响［J］.国际护
理学杂志,2020,39(3):526-529.

［38］李军,余嵘,庄云娥.全程护理干预对肛周脓肿一次性根治术患者的影响［J］.齐鲁护理杂志,
2020,26(4):110-113.

［39］付迪,孙悦,蔡飞飞.精细化护理在儿童大叶性肺炎纤维支气管镜治疗中的应用［J］.临床与
病理杂志,2020,40(6):1523-1528.

［40］韩茹,尹燕妮.综合护理干预对胃食管反流病患者生命质量和护理满意度的影响［J］.中国医
药指南,2021,19(11):218-219.